U0197021

儿童神经病学手册

Handbook of Pediatric Neurology

儿童神经病学手册

Handbook of Pediatric Neurology

原　著　Katherine B. Sims
　　　　Jurriaan M. Peters
　　　　Patricia L. Musolino
　　　　M. Zelime Elibol

主　译　刘献增　王晓飞

副主译　王　旭　禚志红

北京大学医学出版社

ERTONG SHENJINGBINGXUE SHOUCE

图书在版编目（CIP）数据

儿童神经病学手册 /（美）凯瑟琳·西蒙斯
（Katherine B. Sims）等原著；刘献增，王晓飞主译．—北京：
北京大学医学出版社，2020.11

书名原文：Handbook of Pediatric Neurology

ISBN 978-7-5659-2250-3

Ⅰ.①儿…　Ⅱ.①凯…②刘…③王…　Ⅲ.①小儿疾病-神
经系统疾病-诊疗　Ⅳ.① R748

中国版本图书馆 CIP 数据核字（2020）第 153595 号

北京市版权局著作权合同登记号：图字：01-2014-6655

Handbook of Pediatric Neurology
Katherine B. Sims, Jurriaan M. Peters, Patricia L. Musolino, M. Zelime Elibol
ISBN: 978-1-4511-7548-6

儿童神经病学手册

主　　译：刘献增　王晓飞
出版发行：北京大学医学出版社
地　　址：（100083）北京市海淀区学院路 38 号　北京大学医学部院内
电　　话：发行部 010-82802230；图书邮购 010-82802495
网　　址：http://www.pumpress.com.cn
E - mail：booksale@bjmu.edu.cn
印　　刷：中煤（北京）印务有限公司
经　　销：新华书店
责任编辑：畅晓燕　　责任校对：靳新强　　责任印制：李　啸
开　　本：889 mm×1194 mm　1/32　印张：20.625　字数：730 千字
版　　次：2020 年 11 月第 1 版　2020 年 11 月第 1 次印刷
书　　号：ISBN 978-7-5659-2250-3
定　　价：100.00 元
版权所有，违者必究
（凡属质量问题请与本社发行部联系退换）

主译简介

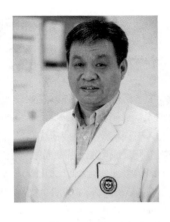

刘献增

北京大学国际医院，神经内科主任，神经电生理室主任，主任医师、副教授，硕士生导师；北京大学临床研究所教授。曾师从美国癫痫学会主席、美国哈佛大学医学院波士顿儿童医院 Gregory L. Holmes 教授。中华医学会神经病学分会癫痫与脑电图学组委员，中华医学会神经外科学分会神经生理监测学组前任组长；中国医师协会神经外科术中神经生理监测专家委员会前任副主任委员；白求恩精神研究会矫形分会副会长；中国初级卫生保健基金会癫痫关爱公益基金主任委员；中国高血压联盟晕厥与猝死专业委员会副主任委员；北京医学会脑电图与临床神经电生理分会常委，北京神经内科学会癫痫防治专业委员会副主任委员；国际术中神经生理监护学会委员，亚洲区代表；国家及北京市自然科学基金委员会评审专家。

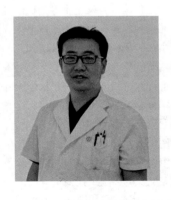

王晓飞

国家儿童医学中心，首都医科大学附属北京儿童医院，神经内科副主任医师。国家公派意大利访问学者。中国抗癫痫协会理事，中国医师协会癫痫专业委员会委员；北京抗癫痫协会常务理事、副会长，北京抗癫痫协会神经内科专业委员会副主任，北京神经内科学会癫痫专业委员会副主任，北京癫痫沙龙组委会秘书长，北京医学会神经内科分会癫痫学组委员。《癫痫论坛》编辑部主任。主译或主编《临床癫痫手册》《神经病学治疗手册》《癫痫治疗学》《癫痫原理与实践》《癫痫病学临床病例讨论》等。

副主译简介

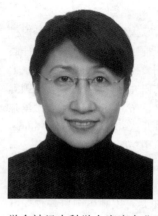

王 旭

首都医科大学附属北京儿童医院，神经内科主任医师。美国哈佛大学医学院波士顿儿童医院访问学者。中华医学会抽动障碍专业委员会委员，中国抗癫痫协会理事会理事，中国抗癫痫协会精准医学与药物不良反应监测专业委员会委员，中国抗癫痫协会结节硬化专业委员会委员；北京医学会脑电图与神经生理学分会青年委员，北京医学会神经内科学会癫痫专业委员会委员，北京抗癫痫协会理事会理事；北京市科委专家库成员，北京市自然基金委员会评审专家；国际小儿神经协会会员、亚太小儿神经协会会员。

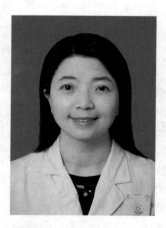

禚志红

郑州大学第一附属医院儿童医院，主任医师，硕士生导师，河南省儿童神经系统疾病临床诊治中心副主任。美国哈佛大学波士顿儿童医院访问学者。中华医学会儿科学分会神经学组委员，中华医学会儿科学分会罕见病委员，中华医学会儿科学分会脑科学委员会委员，中华医学会儿科学分会多发性硬化协作组副组长；中国抗癫痫协会青年委员；河南省医学会儿科学分会青年委员会副主任委员，河南省卒中学会儿童卒中分会副主任委员，河南省科普学会儿童癫痫分会副主任委员，河南省抗癫痫协会理事。

译者名单

主　　译　刘献增　王晓飞

副 主 译　王　旭　禚志红

编辑秘书　强　峻

译　　者（按姓名汉语拼音排序）

曹丽芳（北京大学国际医院）

陈玉珍（北京大学人民医院）

额日登娜希（呼和浩特市第一医院）

范存刚（北京大学人民医院）

方筱静（北京大学国际医院）

高智玉（北京大学国际医院）

金柯含（北京大学国际医院）

康晓萍（绵阳市中心医院）

李嘉辰（北京大学国际医院）

李亚杰（北京精诚博爱康复医院）

李征松（北京精诚博爱康复医院）

刘菁菁（北京大学国际医院）

刘婧伊（首都医科大学附属北京天坛医院）

刘献增（北京大学国际医院，北京大学临床研究所）

卢　葭（北京大学国际医院）

牛建平（厦门医学院附属第二医院）

祁秀峰（邯郸市第一医院）

强　峻（北京大学国际医院）

秦　炯（北京大学人民医院）

渠雪峰（南京医科大学附属脑科医院）

任　仙（郑州大学第一附属医院）

王夏红（郑州市第二人民医院）

王晓飞（首都医科大学附属北京儿童医院）

王新平（邯郸市第一医院）

王　旭（首都医科大学附属北京儿童医院）

王艳淑（北京大学国际医院）

肖丹青（北京大学人民医院）

徐秦岚（北京大学国际医院）

徐　燕（北京大学人民医院）

杨团峰（北京大学国际医院）

袁　远（北京大学人民医院）

张雪峰（北京大学国际医院）

赵春维（北京大学人民医院）

赵丹华（北京大学国际医院）

赵殿江（北京大学国际医院）

朱　莎（北京大学国际医院）

禚志红（郑州大学第一附属医院儿童医院）

中文版序

由美国 Katherine B. Sims 等教授主编，刘献增、王晓飞等教授主译的《儿童神经病学手册》（*Handbook of Pediatric Neurology*）正式付印。特遵刘献增教授之嘱作序。

概览原著，实至名归，这是一本概念清晰、内容丰富、图文并茂、简明扼要的儿科神经病学入门好书。

全书以神经发育和神经系统检查开篇，在简要介绍了神经解剖、病理生理、定位诊断、神经影像学等基本内容之后，对儿童神经病学的方方面面进行了重点突出、简明扼要的撰写，对癫痫和发作性疾病、遗传代谢病等本学科的经典重要领域进行了条分缕析的介绍。本书还对部分相对较新、发展较快的内容也作了简明扼要的介绍，例如神经重症监护、发育儿童神经病学、儿童神经免疫学，以及儿童卒中和神经血管病学、新生儿神经病学等。

本书的主要作者是美国和国际上知名的儿科神经病学专家。正如原著前言所述，书中既汇总了各位作者自己的经验和学识，同时还荟萃了作者（们）各自老师的经验和学识。

儿科神经病学是一门非常有趣的临床学科。我的导师左启华教授就曾多次谈及儿童神经病学的趣味性，"讲究道理""合乎逻辑""严谨有趣"是我从老师那里体会到的对这门学科的感受，至今脑海中还时常不由自主地浮现出先生对着她早期听许英奎教授讲授《神经病学》等所作课堂笔记手稿时回味无穷的神情。同时也应该客观地说，神经病学又是一门非常复杂的儿科临床三级学科，因此成为不少医学生、儿科低年资医师较为畏难、相对难以入门的临床学科。

本书的编写特点使儿科神经病学的入门学习难度大大降低。图文并茂、易于理解领会是本书非常突出的特点。书中很多章节，比如遗传代谢病等，几乎全部用要点提示和图表的形式把一些主要问题列出，极为便利于对照阅读和对一些疑难少见问题的初步准确理解。

刘献增、王晓飞二位教授携手国内众多的中青年专家，把这本高质量的著作引入国内，实乃幸事。相信该译著的出版一定会进一步促进广大儿科医师，特别是低年资的儿科同行对儿科神经病学基本概念的理解，引发更多儿科同道对神经病学专业的兴趣，进而也必定会进一步促进儿科神经病学事业的发展。

特此感谢刘献增、王晓飞诸教授！对他们为儿科神经病学事业所付出的辛勤劳动和智慧表示由衷的敬意。

秦　炯

北京大学人民医院儿科

中华医学会儿科学分会神经学组名誉组长

2020 年 12 月 1 日

译者前言

　　在《儿童神经病学手册》中译本即将出版发行之际，首先感谢来自国内10余家医院的新生儿科、小儿神经科、儿科、神经内科、神经外科、神经眼科和放射科的30余位专家和青年学者给予的大力支持，感谢北京大学第一医院妇产儿童医院杨艳玲教授和北京大学人民医院检验科贾玫教授给予的指导，更要感谢北京大学医学出版社畅晓燕编辑耐心、细致和专业化的修改工作，得以使本书在新年来临前夕顺利完成，并与同道见面。

　　本书由美国哈佛大学医学院波士顿儿童医院神经病学系四位教授主编，美国哈佛大学医学院波士顿儿童医院、麻省总医院、布莱根妇产医院以及纽约大学附属医院、美国国立卫生研究所的40余位专家参与编写，是欧美国家最为经典和最具权威性的儿童神经病学简明参考书。此书中文版的出版发行将填补我国40余年来缺乏儿童神经病学简明参考书的空白，有助于我国新生儿科、小儿神经内科、儿科、神经内科、神经外科、神经眼科、急诊科、重症监护科和神经康复科等学科医学工作者全面了解儿童神经系统疾病，系统掌握儿童神经系统疾病的诊断与治疗，造福我国千千万万的患儿和家庭。

　　尽管参与翻译的专家和青年学者付出了巨大努力，本书中文译本仍会有翻译不当之处，敬请阅读本书的同道不吝指出。

　　最后，特别感谢北京大学人民医院儿科秦炯教授为本书作序。秦炯教授是我国当代儿童神经病学学家，秦教授胸怀博大，临床经验丰富，学识渊博，桃李满天下，深受患儿及父母的爱戴。秦教授的序言真诚恳切，意义深刻，对老师左启华教授充满感恩之情，读后令参与翻译的专家和青年学者非常感动！

刘献增　王晓飞

2020 月 12 月 1 日

原著前言

　　我们的每一位作者都以极大的才华和谦逊将各自的临床经验及本人和前辈的理论知识相结合，完成了本书各个章节的编写。没有一本书能够再现个人的丰富经验，但我们希望本书可以对患儿出现的广泛性神经发育异常做出概述，并对诊疗方面给予详细指导。摘要和简洁的大纲格式旨在让读者可以快速而简单地获得各类疾病的简要概述、重点的鉴别诊断，以及提供简明的初步处理指南。除了已选取的参考文献之外，作者还强调了一些在线资源，用于帮助读者找到更新的资料。对神经科医生来说，通过病史和体格检查进行神经医学评估相对不变，但诊断手段、药物和干预措施往往在迅速更新。我们力荐读者以本手册作为指南，但尽可能时刻寻求当地专家的指导，同时根据情况对每位患儿进行临床判断、观察和重新评估。

原著致谢

本书作者衷心感谢他们的导师和患儿，是导师和患儿使他们受益良多。还有许多人不厌其烦地审阅，指出错误和遗漏，并提出建议，我们对此表示感谢。每位作者都要负责拟订各自章节的初始大纲、修改多版草稿和完成最终的审阅。这些工作为主编提供了便利。尽管已经为消除错误做了很多工作，一些遗漏仍难以避免。本书主编将对指出错误的读者感激不尽。

Katherine B. Sims
ksims@partners.org

Katherine B. Sims, MD (Senior Editor)
Professor of Neurology, Harvard Medical School
Pediatric Neurologist, Massachusetts General Hospital
Director, Massachusetts General Hospital Neurogenetics Clinic
Massachusetts General Hospital
Boston, Massachusetts

Jurriaan M. Peters, MD
Instructor in Neurology
Harvard Medical School
Assistant in Neurology
Division of Epilepsy and Clinical Neurophysiology
Boston Children's Hospital
Boston, Massachusetts

Patricia L. Musolino, MD, PhD
Instructor in Neurology
Harvard Medical School
Department of Neurology
Massachusetts General Hospital
Boston, Massachusetts

M. Zelime Elibol, MD
Clinical Fellow in Neurology
Harvard University
Assistant in Neurology
Massachusetts General Hospital
Boston, Massachusetts

Elizabeth Barkoudah, MD
Instructor in Neurology
Harvard Medical School
Assistant in Neurology
Boston Children's Hospital
Boston, Massachusetts

Nicole T. Baumer, MD, MEd
Neurodevelopmental Disabilities Resident
Harvard Medical School
Boston Children's Hospital
Boston, Massachusetts

Leslie A. Benson, MD
Instructor in Neurology
Harvard Medical School
Boston Children's Hospital
Boston, Massachusetts

Aaron D. Boes, MD, PhD
Pediatric Neurology Resident
Harvard University
Boston, Massachusetts

Jeffrey Bolton, MD
Instructor in Neurology
Harvard Medical School
Staff Attending
Boston Children's Hospital
Boston, Massachusetts

Riley Bove, MD
Instructor in Neurology
Harvard Medical School
Associate Neurologist
Brigham and Women's Hospital
Boston, Massachusetts

Ferdinando S. Buonanno, MD
Assistant Professor of Neurology
Harvard Medical School
Department of Neurology
Massachusetts General Hospital
Boston, Massachusetts

Verne S. Caviness, MD, DPhil
Giovanni Armenise Professor of Neurology
Harvard Medical School
Neurologist
Massachusetts General Hospital
Boston, Massachusetts

Gabriel Dabscheck, MBBS
Fellow in Neurology
Harvard Medical School
Boston Children's Hospital
Boston, Massachusetts

Basil T. Darras, MD
Joseph J. Volpe Professor of Neurology
Harvard Medical School
Director, Division of Clinical Neurology
Boston Children's Hospital
Boston, Massachusetts

Jahannaz Dastgir, DO
National Institutes of Health
National Institute of Neurological Disorders and Stroke
Neurogenetics Branch
Bethesda, Maryland

Florian Eichler, MD
Assistant Professor of Neurology
Harvard Medical School
Department of Neurology
Massachusetts General Hospital
Boston, Massachusetts

Joseph C. Glykys, MD, PhD
Clinical Fellow in Neurology
Harvard Medical School
Harvard University
Assistant in Neurology
Massachusetts General Hospital
Boston, Massachusetts

Mark Gorman, MD
Assistant Professor in Neurology
Harvard Medical School
Director, Neuro-Immunology
Department of Neurology
Boston Children's Hospital
Boston, Massachusetts

Réjean M. Guerriero, DO
Resident in Neurology
Harvard Medical School
Co-Chief Resident in Neurology
Boston Children's Hospital
Boston, Massachusetts

Breda C. Hayes, MD
Boston Children's Hospital
Boston, Massachusetts

Gena Heidary, MD
Instructor in Ophthalmology
Harvard Medical School
Director, Pediatric Neuro-ophthalmology Service
Boston Children's Hospital
Boston, Massachusetts

Robin M. Jones, MD
Assistant Professor of Neurology
Harvard Medical School
Neurologist and Pediatrician
Massachusetts General Hospital
Boston, Massachusetts

Umakanth Khatwa, MD
Instructor in Pediatrics
Harvard Medical School
Director, Sleep Laboratory
Boston Children's Hospital
Boston, Massachusetts

Sanjeev V. Kothare, MD
Associate Professor of Neurology
New York University
Director, Pediatric Sleep Program
NYU Langone Medical Center
New York, New York

Kalpathy S. Krishnamoorthy, MD
Associate Professor of Pediatrics (Neurology)
Harvard University
Pediatrician and Neurologist
Massachusetts General Hospital
Boston, Massachusetts

Tobias Loddenkemper, MD
Associate Professor of Neurology
Harvard Medical School
Division of Epilepsy and Clinical Neurophysiology
Boston Children's Hospital
Boston, Massachusetts

Anna Minster, MD
Instructor in Neurology
Harvard University School of Medicine
Assistant in Neurology
Boston Children's Hospital
Boston, Massachusetts

Ann M. Neumeyer, MD
Assistant Professor of Neurology
Harvard Medical School
Medical Director, Lurie Center for Autism
Massachusetts General Hospital
Boston, Massachusetts

Heather E. Olson, MD
Instructor in Neurology
Harvard Medical School
Division of Epilepsy and Clinical Neurophysiology
Boston Children's Hospital
Boston, Massachusetts

Anna L. Pinto, MD
Fellow in Neurogenetics
Department of Neurology
Boston Children's Hospital
Boston, Massachusetts

Annapurna Poduri, MD, PhD
Assistant Professor
Department of Neurology
Harvard Medical School
Assistant in Neurology
Boston Children's Hospital
Boston, Massachusetts

Sanjay P. Prabhu, MBBS, DCH, MRCPCH, FRCR
Assistant Professor
Department of Radiology
Harvard Medical School
Staff Pediatric Neuroradiologist
Division of Neuroradiology, Department
    of Radiology
Boston Children's Hospital
Boston, Massachusetts

Mandeep Rana, MD
Instructor in Pediatrics
Associate Director, Pediatric Sleep Disorders
Department of Pediatrics, Division
    of Pediatric Neurology
Boston University School of Medicine
Boston Medical Center
Boston, Massachusetts

Arnold J. Sansevere, MD
Epilepsy Fellow
Department of Neurology
Boston Children's Hospital
Boston, Massachusetts

Jeremiah M. Scharf, MD, PhD
Assistant Professor of Neurology
Harvard Medical School
Assistant in Neurology and Psychiatry
Psychiatric and Neurodevelopmental Genetics Unit
Massachusetts General Hospital
Boston, Massachusetts

Mark L. Schomer, MD
Fellow in Clinical Epilepsy
Department of Neurology
Harvard Medical School
Boston, Massachusetts

Kevin A. Shapiro, MD, PhD
Resident
Massachusetts General Hospital
Boston, Massachusetts

Nutan Sharma, MD, PhD
Associate Professor of Neurology
Harvard University
Associate Neurologist
Massachusetts General Hospital
Boston, Massachusetts

Janet S. Soul, MD
Boston Children's Hospital
Boston, Massachusetts

Lauren Doyle Strauss, DO
Child Neurology Resident
Department of Neurology
Boston Children's Hospital
Boston, Massachusetts

Robert C. Tasker, MBBS, MD
Professor of Neurology
Harvard Medical School
Director, Pediatric NeuroCritical Care Program
Senior Associate in Critical Care Medicine
Senior Associate in Neurology
Boston Children's Hospital
Boston, Massachusetts

Nicole J. Ullrich, MD, PhD
Associate Professor of Neurology
Harvard Medical School
Associate Director, Clinical Trials
Neurofibromatosis Program
Director, Neurologic Neuro-Oncology
Boston Children's Hospital
Boston, Massachusetts

Nagagopal Venna, MD
Associate Professor of Neurology
Harvard Medical School
Department of Neurology
Massachusetts General Hospital
Boston, Massachusetts

Joseph J. Volpe
Professor of Neurology
Harvard Medical School
Director, Division of Clinical Neurology
Boston Children's Hospital
Boston, Massachusetts

Jeff Waugh, MD, PhD
Fellow in Pediatric Movement Disorders
Department of Neurology
Massachusetts General Hospital
Boston, Massachusetts

AD-RVCL	伴有脑白质营养不良的常染色体显性遗传性视网膜血管病	autosomal dominant retinal vasculopathy with cerebral leukodystrophy
ADS	急性脱髓鞘综合征	acute demyelinating syndrome
ADTLE	常染色体显性遗传性颞叶外侧癫痫	autosomal dominant lateral temporal lobe epilepsy
ALD	肾上腺脑白质营养不良	adrenoleukodystrophy
ALTE	急性危及生命的事件	acute life-threatening event
ANE	急性坏死性脑病	acute necrotizing encephalopathy
AS	中脑导水管狭窄	aqueductal stenosis
ASL	动脉自旋标记	arterial spin labeling
ASPD	睡眠时相提前型睡眠障碍	advanced sleep phase disorder
BBS	蓝屏气发作	blue breath-holding spells
BHC	良性遗传性舞蹈症	benign hereditary chorea
BMEI	婴儿良性肌阵挛性癫痫	benign myoclonic epilepsy of infancy
BNC	良性新生儿惊厥	benign neonatal convulsion
BNFC	良性新生儿家族性惊厥	benign neonatal familial convulsions
CADASIL	伴皮质下梗死和白质脑病的常染色体显性遗传性脑动脉病	cerebral autosomal dominant arteriopathy with subcortical infarcts and leukoencephalopathy
CARASIL	伴皮质下梗死和白质脑病的常染色体隐性遗传性脑动脉病	cerebral autosomal recessive arteriopathy with subcortical infarcts and leukoencephalopathy
CDD	儿童崩解症	childhood disintegrative disorder
CFEOM	先天性眼外肌纤维化	congenital fibrosis of the extraocular muscles
CMT	Charcot-Marie-Tooth 病	Charcot-Marie-Tooth disease
CPC	脉络丛癌	choroid plexus carcinoma
CPEO	慢性进行性眼外肌麻痹	chronic progressive external ophthalmoplegia

CPP	脉络丛乳头状瘤	choroid plexus papilloma
CPP	脑灌注压	cerebral perfusion pressure
CPS	复杂部分性发作	complex partial seizure
CPT Ⅱ	肉碱棕榈酰转移酶 Ⅱ	carnitine palmitoyl transferase Ⅱ
CSWS	慢波睡眠持续性棘-慢波	continuous spike and wave during slow-wave sleep
CTX	脑腱黄瘤病	cerebrotendinous xanthomatosis
CVR	脑血管阻力	cerebral vascular resistance
DMT	疾病修饰治疗	disease-modifying therapy
DNET	胚胎发育不良性神经上皮肿瘤	dysembryoplastic neuroepithelial tumor
DP	舒张压	diastolic pressure
DRD	多巴反应性张力障碍	dopa-responsive dystonia
DRPLA	齿状核-红核-苍白球-丘脑下核萎缩	dentato-rubro-pallidoluysian atrophy
DSPD	睡眠时相延后型睡眠障碍	delayed sleep phase disorder
DTI	弥散张量成像	diffusion tensor imaging
DVM	视觉成熟延迟	delayed visual maturation
DWI	弥散加权成像	diffusion-weighted imaging
EA	发作性共济失调	episodic ataxia
EAM	癫痫伴肌阵挛失神	epilepsy with myoclonic absences
FCD	局灶性皮质发育不良	focal cortical dysplasias
FDP	果糖 -1,6- 二磷酸	fructose-1,6-diphosphate
EIEE	早期婴儿癫痫性脑病	early infantile epileptic encephalopathy
EM	原发性肌阵挛	essential myoclonus
EMAS	癫痫伴肌阵挛-站立不能发作	epilepsy with myoclonic astatic seizure
EME	早期肌阵挛性脑病	early myoclonic encephalopathy
ESES	睡眠中癫痫性电持续状态	electrical status epilepticus of sleep
ET	特发性震颤	essential tremor
FAOD	脂肪酸氧化障碍	fatty acid oxidation disorder
FIRES	发热性感染相关的癫痫综合征（学龄期儿童发热诱导的难治性癫痫性脑病）	febrile infection-related epilepsy syndrome（fever-induced refractory epileptic encephalopathy in school-aged children）
FISH	荧光原位杂交	fluorescence in situ hybridization

FLAIR	液体衰减反转恢复序列	fluid-attenuated inversion recovery
fMRI	功能磁共振成像	functional MRI
FMTLE	家族性颞叶内侧癫痫	familial mesial temporal lobe epilepsy
GA	戊二酸血症	glutaric acidemia
GCS	Glasgow 昏迷量表	Glasgow coma scale
GEFS +	全面性癫痫伴热性惊厥附加症	generalized epilepsy with febrile seizures plus
GSD	糖原沉积病	glycogen storage disease
HD	亨廷顿病	Huntington disease
HDLS	遗传性弥漫性脑白质病伴球形体	hereditary diffuse leukoencephalopathy with spheroids
HH	下丘脑错构瘤	hypothalamic hamartoma
HHH	高鸟氨酸血症-高氨血症-同型瓜氨酸尿	hyperornithinemia-hyperammonemia-homocitrullinuria
HHE	偏侧惊厥-偏瘫-癫痫综合征	hemiconvulsion-hemiplegia-epilepsy syndrome
HIE	缺氧-缺血性脑病	hypoxic-ischemic encephalopathy
HMG	半侧巨脑症	hemimegalencephaly
HMG-CoA	3- 羟基 -3- 甲基戊二酰辅酶 A	3-OH-3-methylglutaryl-coenzyme A
HPE	前脑无裂畸形	holoprosencephaly
IH	特发性嗜睡症	idiopathic hypersomnia
INAD	婴儿神经轴突营养不良	infantile neuroaxonal dystrophy
IS	婴儿痉挛症	infantile spasms
IVA	异戊酸血症	isovaleric aciduria
IVH	脑室内出血	intraventricular hemorrhage
JAE	青少年失神癫痫	juvenile absence epilepsy
JME	青少年肌阵挛癫痫	juvenile myoclonic epilepsy
KGD	生酮饮食	ketogenic diet
LE	边缘叶脑炎	limbic encephalitis
LGS	Lennox-Gastaut 综合征	Lennox-Gastaut syndrome
LHON	Leber 遗传性视神经病	Leber hereditary optic neuropathy
LKS	Landau-Kleffner 综合征	Landau-Kleffner syndrome
LS	Leigh 综合征	Leigh syndrome
MA	排尿性失神癫痫	micturational absence epilepsy
MAE	肌阵挛失神癫痫	myoclonic absence epilepsy

MAP	平均动脉压	mean arterial pressure
MCAD	中链酰基辅酶 A 脱氢酶	medium-chain acyl-coenzyme A dehydrogenase
MCD	多羧化酶缺乏症	multiple carboxylase deficiency
M-D	肌阵挛-肌张力障碍	myoclonus-dystonia
MDD	多脱羧酶缺乏症	multiple decarboxylase deficiency
MELAS	线粒体脑肌病伴乳酸酸中毒及卒中样发作	mitochondrial encephalomyopathy with lactic acidosis and stroke-like episodes
MEMSA	肌阵挛癫痫-肌病-感觉性共济失调	myoclonus epilepsy-myopathy-sensory ataxia
MERRF	肌阵挛癫痫伴破碎红纤维	myoclonic epilepsy with ragged red fibers
MLC	伴囊肿的巨脑性脑白质营养不良	megalencephalic leukodystrophy with cysts
MLD	异染性脑白质营养不良	metachromatic leukodystrophy
MMA	甲基丙二酸血症	methylmalonic acidemia
MMC	脊髓脊膜膨出	myelomeningocele
MMPEI	婴儿恶性游走性部分性癫痫	malignant migrating partial epilepsy of infancy
MNGIE	神经胃肠脑肌病	MyoNeuroGastroIntestinal encephalopathy
MPS	黏多糖沉积病	mucopolysaccharidoses
MRA	磁共振血管成像	magnetic resonance angiography
MRS	磁共振波谱	magnetic resonance spectroscopy
MRV	磁共振静脉成像	magnetic resonance venography
MSUD	枫糖尿病	maple syrup urine disease
MTHFR	5,10-亚甲基四氢叶酸还原酶	5,10-methylenetetrahydrofolate reductase
NARP	神经源性无力伴共济失调和色素性视网膜炎	neurogeneic weakness with ataxia and retinitis pigmentosa
NBIA	伴脑铁沉积的神经变性疾病	neurodegeneration with brain iron accumulation
NCL	神经元蜡样脂褐质沉积症	neuronal ceroid lipofuscinosis
NF	神经纤维瘤病	neurofibromatosis
NKH	非酮症性高甘氨酸血症	nonketotic hyperglycinemia
NMO	视神经脊髓炎	neuromyelitis optica

NREM	非快速动眼	non-rapid eye movement
NT	神经降压素	neurotensin
OCD	强迫症	obsessive-compulsive disorder
OPCA	橄榄−脑桥−小脑萎缩	olivo-ponto-cerebellar atrophy
OS	大田原综合征	Ohtahara syndrome
OTC	鸟氨酸转氨甲酰酶	ornithine transcarbamylase
PA	丙酸血症	propionic acidemia
PAN	周期性交替性眼球震颤	periodic alternating nystagmus
PB	周期性呼吸	periodic breathing
PBS	苍白屏气发作	pallid breath-holding spells
PCA	大脑后动脉	posterior cerebral artery
PCD	丙酮酸羧化酶缺乏症	pyruvate carboxylase deficiency
PEO	进行性眼外肌麻痹	progressive external ophthalmoplegia
PGK	磷酸甘油酸激酶	phosphoglycerate kinase
PKAN	泛酸激酶相关神经变性疾病	pantothenate kinase-associated neuro-degeneration
PKD	发作性运动诱发性运动障碍	paroxysmal kinesigenic dyskinesia
PKU	苯丙酮尿症	phenylketonuria
PMD	佩−梅病	Pelizaeus-Merzbacher Disease
PME	进行性肌阵挛癫痫	progressive myoclonus epilepsy
PMG	多微脑回畸形	polymicrogyria
PNET	原始神经外胚层肿瘤	primitive neuroectodermal tumor
PNKD	发作性非运动诱发性运动障碍	paroxysmal nonkinesigenic dyskinesias
POMS	儿童起病的多发性硬化	pediatric onset multiple sclerosis
POTS	体位直立性心动过速综合征	postural orthostatic tachycardia syndrome
PRES	可逆性后部脑病综合征	posterior reversible encephalopathy syndrome
PSG	多导睡眠图	polysomnography
PWI	灌注加权成像	perfusion-weighted imaging
RCD	呼吸链缺陷	respiratory chain defect
REM	快速动眼	rapid eye movement
RIS	放射学孤立综合征	radiologically isolated syndrome
SANDO	感觉性共济失调性神经病伴构音障碍及眼肌麻痹	sensory ataxia neuropathy，dysarthria with ophthalmoplegia

SC	Sydenham 舞蹈症	Sydenham chorea
SDB	睡眠呼吸障碍	sleep-disordered breathing
SE	癫痫持续状态	status epilepticus
SEGA	室管膜下巨细胞星形细胞瘤	subependymal giant cell astrocytoma
SGH	帽状腱膜下血肿	subgaleal hematoma
SMEI	婴儿严重肌阵挛性癫痫	severe myoclonic epilepsy of infancy
SN	点头痉挛	spasmus nutans
SOD	透明隔-视神经发育不全	septo-optic dysplasia
SOHD	透明隔-视神经-下丘脑发育不全	septo-optic hypothalamic dysplasia,
SP	收缩压	systolic pressure
SREAT	类固醇反应性脑病伴自身免疫性甲状腺炎（桥本脑病）	steroid-responsive encephalopathy associated with autoimmune thyroiditis
SSEP	躯体感觉诱发电位	somatosensory evoked potential
SVI	皮质下视觉障碍	subcortical visual impairment
SWI	磁敏感加权成像	susceptibility-weighted imaging
TBI	创伤性脑损伤	traumatic brain injury
TORCH	弓形虫病、其他病毒、风疹病毒、巨细胞病毒、单纯疱疹病毒	toxoplasmosis, other (viruses), rubella, cytomegalovirus, herpes simplex viruse
TS	抽动秽语综合征	Tourette syndrome
TSH	促甲状腺激素	thyroid stimulating hormone
TTH	紧张型头痛	tension-type headache
UCD	尿素循环障碍	urea cycle disorder
VEP	视觉诱发电位	visual evoked potential
VGAM	Galen 静脉畸形	vein of Galen malformation
VLCAD	极长链酰基辅酶 A 脱氢酶	very long-chain acyl-CoA dehydrogenase
VWMD	白质消融性白质脑病	vanishing white matter disease
XALD	X-连锁肾上腺脑白质营养不良	X-linked adrenoleukodsytrophy,

目　录

第 1 章　神经发育与神经系统体格检查　　　　　　　　　1

第 2 章　神经解剖学及病变定位　　　　　　　　　　　　24

第 3 章　儿童神经影像学　　　　　　　　　　　　　　　45

第 4 章　儿童急诊神经病学　　　　　　　　　　　　　　62

第 5 章　癫痫和发作性事件　　　　　　　　　　　　　　93

第 6 章　神经肌肉疾病　　　　　　　　　　　　　　　　161

第 7 章　代谢障碍性疾病　　　　　　　　　　　　　　　189

第 8 章　线粒体能量代谢障碍　　　　　　　　　　　　　235

第 9 章　脑白质营养不良　　　　　　　　　　　　　　　253

第 10 章　常见的神经遗传综合征　　　　　　　　　　　269

第 11 章　脑发育障碍　　　　　　　　　　　　　　　　291

第 12 章　神经肿瘤学和神经皮肤综合征　　　　　　　　314

第 13 章　神经重症监护　　　　　　　　　　　　　　　346

第 14 章　头痛和疼痛综合征　　　　　　　　　　　　　374

第 15 章　儿童行为神经病学　　　　　　　　　　　　　405

第 16 章　儿童运动障碍与共济失调　　　　　　　　　　438

第 17 章　儿童神经免疫学　　　　　　　　　　　　　　463

第 18 章　卒中与血管性神经病学　　　　　　　　　　　492

第 19 章　新生儿神经病学　　　　　　　　　　　　　　523

第 20 章　儿童神经性睡眠障碍　　　　　　　　　　　　560

第 21 章　神经眼科学　　　　　　　　　　　　　　　　585

第 22 章　儿童中枢神经系统感染　　　　　　　　　　　616

1 神经发育与神经系统体格检查

Nicole T. Baumer, Elizabeth Barkoudah, M. Zelime Elibol

刘婧伊　译

刘献增　曹丽芳　卢葭　张雪峰　校

引言

　　了解儿童正常与异常发育对于小儿神经科医生至关重要。这有助于医生识别异常发育的病因，促进对临床特征、预后及可行干预手段的理解。成长标识（developmental milestone）评估有助于分辨发育是否迟缓，确认正常与否，定量评价目前功能，并纵向记录进步与退化。

成长标识

标识

　　按照运动、语言、社交的不同方面分类（表 1.1）。

发育商

　　发育商（developmental quotient，DQ）能十分精确地估测儿童当前的功能水平，并有助于理解发育问题。计算各功能领域的发育商可定量地测量当前的功能水平，且提示是否需要进一步评估。

　　DQ =（发育年龄 / 实足年龄）×100

　　DQ > 85 = 常规发育筛查

　　DQ 75 ~ 85 = 密切跟踪发育情况

　　DQ < 75 = 综合评估

神经行为与适应能力

　　要对神经行为发育与适应能力进行全面的评估。神经行为异常常见于发育障碍患者。异常神经行为包括反常行为（机械重复）、越轨行为（注意力变化）以及适应不良行为（不顺从行为）。适应能力，又称自助能力，需要运动能力和认知能力处于一定年龄的发展水平。能力欠佳并不一定意味着有发育异常。然而，个别发育缺陷是重要的危险信号（表 1.2）。

表 1.1 根据年龄划分的正常成长标识

年龄	粗大运动	视觉/精细运动	表达性语言	语言理解	社交技能
0~2 周				对声音敏感	社交式微笑 对人脸有反应
1 月龄	只能抬头	注视 视觉追踪到中线	柔声叫		认识父母
2 月龄	沿中线抬头 支撑前胸	视觉追踪超过中线			
3 月龄	俯卧时前臂支撑身体	视觉追踪圆形轨迹 休息时手掌打开		声音定位	手伸向熟悉的人或物 向自己的身影微笑
4 月龄	俯卧时抬头到腕部支撑 由俯卧转向仰卧	手指熟练控制 摇晃拨浪鼓	"啊咕"叫声		喜欢四周观望
5 月龄	由仰卧转向俯卧 不需支撑而坐		发出表达不满的声音		
6 月龄	独坐	用任意一只手够东西 双手互相传递 耙状抓握	咿呀作声		认生

表 1.1　根据年龄划分的正常成长标识（续表）

年龄	粗大运动	视觉 / 精细运动	表达性语言	语言理解	社交技能
8 月龄	过来坐 爬行		无意识说"妈妈 / 爸爸"		
9 月龄	坐着可转身 拉着可站立 爬着或扭着前进	钳形抓握 手指喂食 看向掉落的物体 用示指戳		对手势有反应	开始探索 玩拍手游戏和躲猫猫游戏
11 月龄			说第 1 个单词 有意识说"妈妈 / 爸爸"	对带手势的一步指令有反应	
12 月龄	独立行走	自主松手 成熟运用钳形抓握 用杯子饮水	术语运用不成熟 会第 2 个单词		模仿动作 呼唤时前往 配合穿衣
14 月龄			会第 3 个单词	对不带手势的一步指令有反应	
15 月龄	爬上楼 倒着行走	搭盖 2 层方块 乱画	会 4～6 个单词		独自玩

表 1.1 根据年龄划分的正常成长标识（续表）

年龄	粗大运动	视觉/精细运动	表达性语言	语言理解	社交技能
17月龄			术语运用成熟 会7~20个单词	识别5个身体部位	
18月龄	跑步 扔球 推拉物体	翻2~3页书 用勺子吃饭	说"谢谢""不要""走吧"	让指出一幅画时能执行	模仿父母的行为 镜子里认出自己 共享喜悦 指向
19月龄			说2个词的词组	识别8个身体部位	
21月龄	蹲 牵手上楼	搭盖5层方块 用杯子熟练喝水	说2个词的句子 会50个单词		索要食物 要求上厕所
24月龄	原地跳 踢球 无须帮助爬楼梯	熟练翻1页书 脱衣服/脱鞋 模仿笔划 打开盒子/门	错误运用代词	执行二步指令	平行游戏 可接受分别
30月龄	过头扔球 双脚离地跳	解扣 正确姿势握笔	合理运用代词 重复两位数	知道性别 理解"一"的概念	

表 1.1　根据年龄划分的正常成长标识（续表）

年龄	粗大运动	视觉/精细运动	表达性语言	语言理解	社交技能
3 岁	双脚交替上楼 骑三轮车	部分穿衣脱衣 模仿画圈	运用 3 个词的句子 运用复数 会至少 250 个单词 重复三位数	知道全名 知道年龄 用介词 识别 3 种颜色 明白"什么"的问题	群体游戏
4 岁	双脚交替下楼 蹦	系扣子 接球 模仿画方块	提出问题		讲"夸张的故事" 群体中合作游戏
4.5 岁				执行三步指令	
5 岁	跳跃前行 跳过障碍物	系鞋带 模仿画三角形 用餐刀涂抹	句子结构成熟 询问单词意思	知道家庭地址	玩竞争性游戏 遵守规则 喜欢帮忙做家务

表 1.2	各年龄的发育缺陷危险信号
年龄	危险信号
1 月龄	警觉性缺乏、易怒
2 月龄	3 个月前学会翻滚
3 月龄	无社会性微笑
4～5 月龄	头部控制差、不笑、无视觉性威胁感
6 月龄	不会翻身、垂头
9 月龄	W 型坐姿、剪刀体态、原始反射持续阳性、无婴儿语言
12 月龄	防御性反射阴性、声音定位障碍
15 月龄	缺乏单个词语、持续足尖行走
18 月龄	（此年龄以前）出现惯用手
21 月龄	社会互动缺乏
24 月龄	持续性交换手困难、言语无法被家人理解
3 岁	家庭其他成员无法理解他的言语、持续性仿说
5 岁	非家庭成员无法理解他的言语

小儿神经系统检查

　　小儿神经系统检查很多方面仿照成人检查，但有显著的差异。一般体格检查意义重大且有助于诊断，其中对行为、肌肉运动活动与社会交往的观察占一大部分。检查的关键要素，即小儿神经系统检查的独特之处，包括头围（head circumference，HC）测量、对肌张力以及原始反射的检查。以下是基础检查的概要。任何方面发现异常都应该做更全面的检查。

测量

　　生命体征、体重、身高、BMI 计算和头围。

一般检查

　　常规五官检查，包括囟门、肺、心脏、消化系统以及皮肤检查。

精神状态

　　婴幼儿——观察为主要评估方式，包括环境和视觉注意力、

视觉追踪、微笑、社会交往、对指令的理解和执行。*儿童——*运用适当年龄的精神状态测试，包括识别颜色和物体、运用代词和介词、形状模仿、涂色、书写或阅读 / 理解。

脑神经

若配合，做脑神经Ⅰ～Ⅻ全套检查。*婴幼儿——*观察自发性活动、哭泣特性与力度、吮吸与吞咽的充分性、自发性眼球运动、前庭–眼反射、光反射、视觉威胁、视野反应、对声音或噪声的反应（是否惊跳）。

粗大运动

观察基础活动、安静时体位，评估肌容积、活动范围、肌张力（腹侧位和水平位托住婴儿，头部后仰和轴中位）。通常无法直接测试具体肌肉的肌力，因此要通过观察自主运动、抗重力以及游戏进行判断。注意有无肌张力障碍、震颤、舞蹈手足徐动症以及其他运动及协调异常表现。

精细运动

测试抓拿（耙状工具、钳子等）、蜡笔 / 铅笔的抓拿和使用、系扣能力、对小物体的控制。

感觉

做详细的检查较为困难，可记录对触觉刺激反应的对称性。主观测试的反应（如姿势和振动）实行困难且结果一致性差。

协调性

游戏时通过观察搭积木、抓 / 扔球、单脚站立、跑步和手的使用，来评估协调性。

反射

除了经典的牵张反射，原始反射也应评估。与常见表现有偏差应引起关注（表 1.3 ）。

步态

观察步态有无不对称，尤其在行走（紧张步态、蹦跳、单脚跳跃）或跑步时的臂部摆动 / 姿势。行走初期出现宽基底共济失调步态可为正常。

表 1.3 原始反射与防御反射

反射	起始	消失
拥抱反射	出生	2 个月
踏步反射	出生	6 周
觅食反射	出生	4 个月
不对称强直性颈反射（防护）	1 个月	4 个月
握持反射	出生	5～6 个月
跖反射（巴宾斯基反射）	出生	约 12 个月
Galant 反射	出生	4～6 个月
降落伞反射	6～7 个月	变为主动
前部保护反射	4～5 个月	持续
侧向保护反射	7 个月	持续
后部保护反射	9 个月	持续

头颅发育异常

头围测量极为重要。绘制标准生长曲线需要纵向长度测量，早产儿要用改良标准直至 24 月龄。表 1.4 中，每间隔时间头围增长 5 cm，形成"3、5 和 9"原则。

小头畸形

定义为头围小于相应年龄正常分布的 2 倍标准差（standard deviation，SD）。头围小于正常分布的 3 倍标准差一般提示并发智力障碍[1-2]。

表 1.4 各年龄平均头围

年龄	平均头围（cm）
出生	35
3 月龄	40
9 月龄	45
3 岁	50
9 岁	55

原发性小头畸形

源于颅骨发生异常[3]。通过已知的遗传病因学检查进行评估[4]。

继发性小头畸形

源于既往发育正常脑的损伤。病因包括 TORCH 感染（弓形虫、风疹病毒、巨细胞病毒、疱疹病毒、其他）、缺氧缺血性脑病（HIE）、代谢性疾病、出血或卒中导致的损伤。

大头畸形

定义为头围大于相应年龄正常分布的 2 倍标准差。源于一系列原因[5]，包括硬膜下血肿、外部性脑积水[6]、神经遗传性综合征（白质脑病[7]、染色体异常疾病）、神经皮肤-血管综合征[8]以及颅内压增高（中脑导水管狭窄、感染性原因、出血）（见表 1.5）。

神经发育异常

神经发育障碍疾病是指神经发育过程中的一个或多个发育领域受到干扰。神经发育异常疾病的患病率大约为 12%[9]。

整体发育迟缓及智力障碍

概念

发育迟缓可局限于单个特定领域（语言、运动和社会）或涉及多个发育领域。

整体发育迟缓（global developmental delay，GDD）定义为小于 5 岁的儿童有 2 个或 2 个以上领域的发育障碍，病因广泛[10-11]。**智力障碍（intellectual disability，ID）**的特征为智力及适应性能力都显著受限，后者具体表现为概念性、社会性及实际适应性能力[12]。年长儿童可通过智商（IQ）测试来诊断。**适应性能力**是公认一个人应当获得并运用的日常生活技能。从根本上，GDD 和 ID 都反映学习能力障碍。应在进行全面评估和发育测试后方可做出 GDD 和 ID 的诊断。

评估

小儿神经科医生的作用[13]

（1）描述神经发育异常疾病的特征并将之进行分类。

（2）通过询问病史、体格检查、选择性实验室测试和诊断性

表 1.5　小头畸形和大头畸形的典型病因

	小头畸形	大头畸形
解剖学	神经管缺损、前脑无裂畸形、无脑回畸形、脑裂畸形、多小脑回、巨脑回	神经皮肤疾病（Sturge-Weber 综合征，Klippel-Trénaunay-Weber 综合征）、自闭症谱系疾病、软骨发育不全、脑性巨人症、占位病变（囊肿、肿瘤、脓肿）、血源性疾病（出血、动静脉血管畸形）、原发性骨病、脑积水
孤立性	常染色体隐性遗传原发性小头畸形 I ～ VI 型，X 连锁小头畸形	家族性巨脑症，假性脑瘤
代谢性	妊娠糖尿病、苯丙酮尿症、甲基丙二酸尿症、瓜氨酸血症、神经元蜡样脂褐质沉积症、丙酮酸脱氢酶、乳酸脱氢酶、婴儿 Krabbe 病	脑白质营养不良（Alexander，Canavan），溶酶体贮积症（神经节苷脂沉积症，黏多糖贮积症）
环境性	先天性感染（TORCH、梅毒、HIV、肠道病毒）、脑膜炎、子宫内毒素暴露（酒精、烟草、抗癫痫药物、可卡因）、围生期损害（甲状腺功能减退症、垂体功能减退症、低血糖）、缺血、缺氧	毒素（铅中毒、维生素 A 缺乏或过量）、脑膜炎、硬脑膜下血肿
遗传性	染色体三体（13、18、21）、Smith-Lemli-Opitz、Williams、Miller-Dieker、Wolf-Hirschhorn、Rubinstein-Taybi、Cockayne、Angelman、Cornelia de Lange、Rett	脆性 X 综合征、PTEN 错构瘤综合征、神经纤维瘤、结节性硬化症

测试确定潜在的病因。

（3）确定并安排所需的支持和康复服务及干预措施（早期干预、学校系统、私人治疗）[14]。

（4）提供家庭咨询（复发危险、影响、预后、预期结果）。

（5）确定需要特殊治疗或干预的并发症状或行为（如癫痫发作、注意力异常、行为异常、痉挛、睡眠障碍）

病史

（1）**出生及新生儿病史**：妊娠并发症、感染、毒素暴露、围生期状态、围生期抑郁征兆。

（2）**既往史**：肌张力低下、进食差、癫痫发作、反复感染、喂养不耐受、禁食/疾病后精神差、视觉和听觉状态、社会能力。

（3）**家族史**：近亲结婚、既往婴儿/新生儿死亡史、流产史、种族性。

（4）**精神社会性病史**：有无儿童忽视或虐待史。

（5）**发育史**：是否达到正常成长标识，日常活动能力（大小便、穿衣、进食、个人卫生）。询问特定年龄阶段具体成长标识的完成状态。

- 评估能力是否丢失或退化
- 判断发育迟缓是仅限于一个领域或涉及多个领域。

（6）**合并症**：孤独症谱系疾病、阵发性行为、睡眠障碍、行为异常、进食困难。

体格检查

（1）**常规检查**：一般躯体特征先天性畸形（可做具体测量，例如耳位置、眼角间距、人中长度）、异常头颅大小、神经皮肤症、脊柱发育异常、肝脾大、心脏杂音、先天异常和畸形。

（2）**神经系统检查**：视敏度、视野缺损、瞳孔畸形、眼球位置、眼底改变、眼球震颤、颜面麻痹、听觉、流涎、吞咽困难、构音困难、头部倾斜、不对称或偏侧特征、异常肢体运动、肌无力、灵敏度、协调性。

神经发育评估[13]

（1）**观察儿童**：玩玩具，与环境的互动。评估游戏水平、自发言语、指令理解能力和遵循（年龄适合的，简单或复杂指令）、认知能力（命名、形状模仿、画画、写字、读书、拼写、谚语）。

（2）**标准化筛查工具与发育评估测试**[11]

- 筛查：Denver 发育筛查测试，第 2 版（0～6 岁）；Bayley 婴幼儿神经发育筛查仪（3～24 月龄）；Battelle 发育量表筛查测试（6 月龄～8 岁）；早期筛查量表（4～6 岁）；学前评估第一步（33～74 月龄）
- 认知能力筛查：Slosson 智力测试（2 周至成年）；认知适应性测试/临床语言与听觉标识量表（1～36 月龄）
- 语言能力筛查：早期语言发育量表，第 2 版（出生至 36

月龄）；Peabody 图画词汇测试-修订版（30 月龄至成年）；标记测验（Token Test）（3～12 岁）

- 神经运动筛查：Milani-Comparetti 运动发育筛查测试-R（出生至 2 岁）；Alberta 婴幼儿运动量表（出生至独立行走）；学步初期及婴幼儿运动评估（4 月龄至 3.5 岁）
- 行为筛查：Vineland 适应性行为量表（学前班至 18 岁）；小儿症状检查表（3～18 岁）；Eyberg 儿童行为量表（2～16 岁）

确定病因

疾病诊断分类　染色体异常、脆性 X 染色体综合征和其他已知的智力障碍／遗传性综合征（＞200 个已知基因）、胎儿环境综合征、神经代谢异常、神经皮肤疾病、缺氧缺血性脑病（HIE）、其他脑病、癫痫综合征、中枢神经系统（central nervous system, CNS）发育不全综合征。

检查原因　通常是家人想要了解孩子发育异常的原因。病因学诊断偶尔可确定特定的治疗，不过诊断可增加对病因的理解，推测病理生理学过程，提供预后信息和复发风险评估（遗传病因、毒素暴露），促进携带者筛查以及产前检查。积极治疗器质性疾病和行为障碍共病非常重要。特定的诊断还可减轻看护者的焦虑与不确定性，有利于参与支持和研究网络，并减少持续的诊断性测试，限制创伤性测试。

检查结果　整体发育迟缓（GDD）诊断性检查阳性结果据报道有很大差异（10%～81%）[15-17]。遗传测试，特别是染色体微阵列分析（chromosomal microarray analysis, CMA），有最高的诊断阳性结果；其次是核型检查，也有较高的阳性结果，尤其是有综合征／畸形特征或有较严重损害的患者[11]。以下是 1/3 规则[13]：

- 1/3 仅凭病史和查体即可作出病因学诊断。
- 病史和查体疑似病例，1/3 通过实验室检查可以确诊。
- 仅凭实验室检测可做出 1/3 的病因学诊断，通常在筛查的基础上。

主要病因学分类（覆盖 75%）[13]

- 遗传性综合征，染色体异常[18]
- 产时窒息[19-20]
- 脑发育障碍[21-22]
- 早期严重的心理社会剥夺

■ 产前毒素暴露

诊断性研究

可查询美国神经病学学会 / 儿童神经病学学会发布的专家意见和共识声明的指南[23]，尤其是针对 GDD 儿童的遗传学检验和代谢性测试[11]。美国医学遗传学学会（见全球资源定位器）有大量资源，包括 GDD 和 ID 评估指南[24]。在做诊断性测试时，要考虑来自先证者和家族史数据的诊断性结果、临床特征，以及测试的实用性、创伤性和费用[11]。

（1）**标准化病史采集、查体**。

（2）**辅助检查**：脑电图（electroencephalogram，EEG）、肌电图（electromyogram，EMG）/ 神经传导速度（nerve conduction velocity，NCV）、神经影像、代谢筛查。

（3）**染色体核型**：总体诊断率为 4% ～ 18.6%，应该用于有特定染色体综合征表现或者父母有多次流产史的患者[11]。

（4）**亚端粒荧光原位杂交（FISH）检测**：二线检查方法，诊断率为 0.5% ～ 7.4%[11]。

（5）**染色体微阵列分析**：拷贝数变异（copy number variation，CNV）的诊断率为 7.8% ～ 10.6%；若有综合征表现，则诊断率最高。对患有不明原因的 GDD/ID 儿童，建议在做 FISH 和核型分析之前，全基因组测试是一线检查方法[11]。

（6）**X 连锁遗传测试**：占所有 ID 病例的 10%。有多于 70 个基因与 X 连锁 ID（X-linked ID，XLID）相关，其中在明确 X 连锁遗传家族的诊断率为 42%，在可能 X 连锁遗传家族的诊断率为 17%。XLID 遗传筛查应当用于病史强烈提示 X 连锁遗传的男性[11]。

（7）**FMR1 基因**：> 200 个重复序列，与先天性畸形、ID 和社交障碍相关。在有轻微 GDD/ID 的男性和女性，诊断率至少为 2%[11]。

（8）**MECP2 基因研究**：在有中度或重度 GDD/ID 的女性患儿，诊断率为 1.5%，GDD/ID 男性患儿诊断率 < 0.5%[11]。有严重缺陷的女性患儿，无论是否有 Rett 综合征的特定临床表现，建议做 MECP2 遗传测试。

（9）**代谢性筛查**：整体诊断率为 0.2% ～ 4.6%，取决于是否存在临床指征和调查人群的特征。若未选择合适的人群，则诊断率 < 1%，但通过渐进式方法可提高至 14%[11]。

可增加代谢障碍危险的因素包括：

■ 相似患儿的家族史

- 父母近亲结婚
- 发育退化
- 阵发性失代偿伴代谢性应激（发热、疾病、禁食）
- 提示有畸形
- 头颅发育或躯体生长异常
- 眼／视网膜发育异常
- 未成功完成新生儿筛查（不同州之间代谢产物筛查内容不同）
- 神经影像：缺乏产时窒息的情况下发生基底神经节病变、不明原因的白质异常

初始代谢性测试包括：

- 末梢血血气、血清乳酸、血氨、肝功能检查、血清氨基酸和尿有机酸
- 其他代谢性测试可包括血清肉毒碱和酰基肉毒碱、肌酐生成和转运功能障碍、先天性糖基化障碍（congenital disorders of glycosylation，CDG）或特殊测试（见第 7 章）。

（10）**铅筛查**：针对已知有明确危险因素的患者[23]。

（11）**甲状腺筛查**：若新生儿筛查合格则不必做，除非有甲状腺功能异常的明确特征或有关风险增加（如唐氏综合征）。

（12）**神经影像**：美国神经病学学会建议 GDD 患儿做脑 MRI[23]，尤其当查体发现头颅大小异常、局部或运动异常。诊断率为 48.6% ～ 65.5%[23]，但对可治疗性病因的诊断率较低。

运动功能迟缓

评估

运动功能迟缓可能是由于肌张力、肌力、运动控制和（或）运动计划能力障碍造成。神经肌肉和神经退行性疾病也可表现为运动功能迟缓。"神经运动筛查"测试见上文。

- 有明显进食或吞咽困难、肌张力减退（中轴肌或四肢肌）、未达到运动标识或功能衰退、深部腱反射减退或消失时，应怀疑**神经肌肉异常**。询问家族史。（见第 6 章。）
- 任何发育领域出现进行性和加重的发育缺陷，应当考虑**代谢性或遗传性**退行性疾病（见第 7 章）。需紧急做出明确诊断。
- 评估**本体感觉、感觉统合、视觉加工**的功能障碍。

脑性瘫痪

定义 脑性瘫痪（cerebral palsy，CP）即由于发育期大脑的缺损/损害导致神经运动控制（运动和姿态）的非进行性、静态性损伤，损伤可发生在产前、围生期或产后，但在 2 岁时可做出诊断。损伤在脑发育成熟前发生。初始异常必须表现为运动障碍，但 70% 有其他功能障碍（多为智力障碍）。没有功能的退化或丢失，只是延迟。损伤为非永久性，1 岁时表现为轻微功能障碍的患儿 20% ～ 30% 到 7 岁时不再有运动功能障碍[25-26]。

流行病学 全球发病率为每 1000 个活产儿中有 2 ～ 2.5 个患儿。在美国，每年有 1 万个婴儿患有 CP。在极小早产儿或足月儿中常见：早于 28 周出生的发病率为 36%，足月儿发病率为 37%[25]。由于存活率的上升，早产儿的患病率也有所提高[27]。

分类[28] 有助于描述，但不一定与预后或治疗有关联。①**分类基于 4 部分**：运动功能障碍的类型和严重度、解剖分布、相关损伤、致病时间（产前、围生期、产后）。②**肌张力**：低下或亢进。③**运动损伤**：痉挛性、共济失调性、运动障碍性（肌张力障碍或舞蹈手足徐动症），或混合性。④**解剖分布**：双侧瘫痪、偏瘫、四肢瘫痪等。

并发症 ID，30% ～ 65%；癫痫，30% ～ 50%；言语和语言障碍，40%；视觉损害，40%；听力损害，5% ～ 15%；社会心理和行为异常，20%；孤独症谱系疾病，9%[28]。言语和语言障碍包括轻微发音障碍、严重构音困难、词汇运用障碍，或完全交流障碍[26]。

病因[28] 病因/危险因素包括脑发育异常、感染、遗传性疾病以及早期缺氧性损伤。最常见的危险因素包括早产、低出生体重、出生窒息、感染、分娩时产妇发热、缺血性卒中、凝血异常、多次妊娠、孕妇有甲状腺疾病、胎盘异常。尽管常被提及，但大部分不是由于出生窒息造成，且产科医生难以预防。尽管检验或神经影像的异常发现常常可能与 CP 相关，但并不总是能推断病因。有人提出病因的其他假设，包括 CP 可能是许多不同的基因组异常造成，但这个观点未被充分探究。

临床表现 见表 1.6。

诊断性评估 根据 2004 版美国神经病学学会实践推荐[25]。

表 1.6　脑性瘫痪（CP）的分类与表现

CP 分类 （肌张力）	临床表现	常见病因
双侧瘫痪 / 截瘫（痉 挛性）	CP 的最常见类型 四肢无力或痉挛，下肢比上肢明显；若上肢 　损伤仅为深层腱反射亢进则称作截瘫 通常双侧瘫痪伴偏瘫是由于不对称白质囊 　性病变 前 4 个月表现为肌张力正常 / 低下 缓慢进行性下肢痉挛，发病 1 年后症状明显， 　深层腱反射亢进，有体位性反射异常 无法用四肢爬行［用"军士爬行（army 　crawl）"代替］ 独立坐较迟 / 无法独立坐 脚尖站立，膝部弯曲，腰椎前凸 四肢反射亢进（肌阵挛，Babinski 征阳性， 　交叉内收肌反射） 腹部悬抱时腿部交叉 持久内收易导致髋关节半脱位 / 脱臼	早产儿脑室周 围白质软化
偏瘫（痉 挛性）	CP 第二常见类型 肢体一侧肌无力 出生前几月很少出现不对称表现（上肢紧抱 　反射对称） 4 个月大时出现单手握拳 通常上肢肌张力和肌反射变化在 6 个月大时 　才出现（若患儿 6 个月大前发现偏手性但 　无其他明显症状，不要排除 CP） 首要体征为不对称性肘关节屈肌和腕旋前肌 　肌紧张 1 岁内确立优势手（从来不正常） 一般在 10 个月以后出现下肢肌张力和肌反 　射变化，通常在 12 ～ 15 个月大时 下肢首要体征通常为踝肌张力亢进 延迟不对称性爬行，运用正常肢体拖动对侧肢体 延迟行走 2 ～ 3 岁最终确立有明显运动障碍 不伴有单侧面部肌无力 50% 伴有癫痫 优势半球病变可有言语障碍，非优势半球病 　变可有非言语障碍	早产儿脑室周 围出血性梗 死 足月儿脑畸形 （常为移行障 碍）、梗死、 出血

表 1.6　脑性瘫痪（CP）的分类与表现（续表）

CP 分类（肌张力）	临床表现	常见病因
四肢瘫痪（痉挛性）	四肢肌无力，通常下肢更严重（双重偏瘫是上肢比下肢严重） 出现痉挛和肌张力亢进前，早期表现为肌张力低下（如上文），神经性异常表现出现较早 严重发育迟滞 特征性仰卧姿势：头 / 颈部回缩、肘弯曲、握拳、腿部伸直 50% 伴有癫痫 拥抱反射和强直性颈反射在 6 个月之后持续阳性 常有核上性延髓麻痹（吞咽困难、构音困难） 常有小头畸形 常有视觉功能和眼运动功能障碍	子宫内畸形 少数足月儿有缺氧缺血性脑病（HIE）
共济失调（肌张力减退型）	罕见的 CP 类型 躯干 / 四肢肌张力低下，深层腱反射正常（单纯共济失调型） 可有共济失调伴痉挛的混合型：肌张力低下，深层腱反射亢进 婴儿很少表现出明显共济失调体征（意向性震颤，头部摇晃） 最终发展为宽基步态 常伴有智力障碍	单纯共济失调型 CP，与遗传因素相关
手足徐动症/运动障碍（肌张力减退型）	高胆红素血症患儿在 3～5 天可有核黄疸表现（尖锐哭声，角弓反张，深层腱反射亢进，伸肌肌张力亢进） 2 周内伸肌肌张力逐渐恢复正常 6 周时肌张力不定 / 正常 3 个月时肌张力松弛，深层腱反射正常 不对称强直性颈反射持续阳性 未达阶段性运动标识 出生 12～18 个月时在自主性动作时出现手足徐动症 / 张力障碍体态 肌张力低下发展成僵硬性 / 齿轮样肌张力亢进，但深层腱反射仍正常 肌张力亢进以及不自主动作可在接下来 1 年逐渐增加（可被误诊为进行性中枢神经系统疾病）	基底神经节缺血缺氧性损伤 既往更常见核黄疸

Adapted from Taft LT. Cerebral palsy. Pediatr Rev. 1995；16：411-418. Fenichel GM. Clinical Pediatric Neurology：A Signs and Symptoms Approach，6th ed. Philadelphia, PA：Saunders Elsevier；2009.[26-27]

（1）**确定诊断和分类**：询问病史，查体。确定无进行性或退行性疾病。按以上方式分类。

（2）**筛查相关疾病**：发育迟缓/智力低下、眼/听力障碍、言语/语言障碍、进食/吞咽困难。

（3）**EEG**：若病史提示有癫痫发作，行此检查。

（4）**神经影像**：若通过围生期影像或其他早期/新生儿检测方法无法确定病因，应当做神经影像。MRI 优于 CT。

（5）**代谢性和遗传性检查**：通常不推荐，除非有以下表现：

- 影像上发现脑发育畸形。
- 影像上未发现脑发育畸形，但有以下情况：
  - 病史/临床评估未发现具体病因
  - 患儿有代谢性失代偿的证据或发作的表现
  - 家族史有 CP 相关患儿

（6）**凝血障碍检查**：若影像上有不明原因脑卒中要进行检查。

治疗[26-27]　要全方位治疗。

（1）**支持性治疗**：早期干预、物理疗法、职业疗法、言语障碍治疗、装矫正架、辅助仪器、社会心理和教育支持、必要时的辅助沟通/非言语沟通训练、参与适应性运动（如游泳）。

（2）**解痉药物**：口服可有镇静作用，但用于全面性痉挛。药物包括地西泮（中枢性肌肉松弛剂）、丹曲林（降低骨骼肌收缩性）、巴氯芬（GABA 激动剂）、替扎尼定（中枢性 α_2 受体激动剂）。还可考虑巴氯芬鞘内泵入。

（3）**肉毒杆菌毒素 A**：注射毒素可缓解局部痉挛，作用时间 4～6 个月。

（4）**手术**：行肌腱切除术可改善步态，预防进行性骨骼畸形。截骨术用于继发性骨骼畸形。对痉挛性肌张力增高，行选择性后根切断术。

（5）**其他**：抗胆碱能药物或手术（如腮腺和/或下颌下腺管移位术）用于严重流涎，抗癫痫药用于癫痫发作，斜视患者眼科转诊（行修补术或手术），共患神经行为障碍治疗。

预后

（1）**步行**：治疗后 1.5～2 年内能独立坐，预示最终能够进行室外活动。治疗后 2～4 年内能独立坐，预示最终能进行室内活动，以及在他人帮助下于室外短距离活动。若治疗 4 年内不能独立坐住，预示无法行走。

（2）根据 CP 类型：痉挛性偏瘫患儿通常在 1.5～3 岁时可行走。80%～90% 的双侧瘫痪、50% 的四肢麻痹以及 70% 的运动障碍型患儿可学会某种行走方式[26]。

言语和语言迟缓

语言发育

预测因素 语言和词汇运用发育很大程度取决于家庭环境和早期上学经历[29]。在标识获取方面，社会经济背景影响已知的可变性。一项著名的研究显示，经济条件优越家庭的孩子每周可平均接触到 21.5 万个单词，而经济贫困家庭的孩子仅为 6.2 万个单词。到 3 岁时，孩子掌握的词汇分别为 1100 和 525 个[30]。同理，孩子用于读书的时间长度可影响以后的阅读能力[31]。

双语教育 可同时或先后学习两种语言。如果同时学，孩子说的第一句话可稍微延迟出现，但仍在正常范围以内。孩子早期可混合运用语言（词汇或语法），但通常到 3～5 岁时可熟练运用两种语言。如果孩子语言学习潜力正常，双语教学本身不会造成语言发育迟缓[31-32]。

正常成长标识 （见表 1.1）附加好用的记忆法。

（1）可理解性言语的 4 s 规则：可理解性言语的数量为儿童岁数除以 4。1 岁时，25% 言语可理解；2 岁时，50% 言语可理解；3 岁时，75% 言语可理解；4 岁时，100% 言语可理解[29]。

（2）年龄提示：（注意正常范围可有变异，这些为一般性概括。）[29,31]

- 半岁：能说单词的"一部分"（例如咿呀语）
- 1 岁：说一个词，执行一步指令，用一个手指（例如示指）指向
- 1.5 岁："介于单词和句子"
- 2 岁：说两个单词的句子，执行两步指令，指向两幅画
- 3 岁：说三个单词的句子，执行三步指令，指向三种颜色（尚不会说出颜色），知道三点基本知识（名字、年龄、性别）
- 4 岁：说出四种颜色，可灵活运用 4P［复数（Plurals）、代词（Pronouns）、介词（Prepositions）、过去式（Past tense）］
- 5 岁：知道五点知识 / 类别（全名，地址，形状，一些数字，一些字母）

定义与分类

多种分类系统 分类根据病因 / 病理生理学（例如原发性与继发性语言障碍、发育性与获得性）、损伤功能（例如表达性、感受性、混合型和 / 或实用性），以及功能性限制。语言迟缓可根据言语产生的具体问题进行分类（见下文）。

美国言语-语言-听力协会（ASHA） 言语障碍（speech disorder）的定义为言语清晰度、流利性或发声的障碍。语言障碍（language disorder）的定义为理解、口语、写作和（或）其他语言符号系统的障碍，包括语言形式（语法、音韵、语态）、语言内容（语义学）和（或）语言功能（语用学）[33]。

诊断和统计学手册，第 4 版（DSM-Ⅳ） 描述 4 种"沟通障碍"类疾病，包括 2 种语言障碍（表达性语言障碍和混合性感受-表达性障碍）和 2 种言语产生障碍（音位障碍和口吃）[34]。排除明确的感受性语言障碍，因为观察发现，如果儿童不同时出现表达性障碍，感受性障碍很少出现（与成人 Wernicke 失语症相反）。DSM-Ⅳ语言障碍允许存在共患疾病（如精神发育迟滞），前提是语言障碍超过单纯共患疾病的影响。

特定性语言障碍（specific language impairment，SLI） 主要特征为，与非语言发育领域的能力相比，语言能力不成比例地损伤[35]。临床表现为语言表达和（或）感受能力延迟，或标准化语言能力测试分数低下。语言和非语言能力相差较大，其中非言语智商正常，语言智商低于平均水平 1.25 SD 或低于第 10 百分位[31,35]。这个术语 / 定义常用于课题研究，有时也称作混合性感受-表达性语言障碍；然而，与 DSM-Ⅳ相反，SLI 不允许有共患疾病（低 IQ、遗传性疾病、环境剥夺、听觉丧失、孤独症谱系疾病、情绪紊乱）[36]。

原发性言语和语言迟缓[23,31,36]

语言障碍缺乏病因。

言语与语言发育迟缓（"成熟延迟"或"迟语儿"） 言语表达迟缓，但理解能力正常、发音清晰、智力正常、感情发育正常。被认作是正常范围的变异，但由于约 50% 患儿到 5 岁仍有语言障碍，因此被看作排除性诊断。男生常见，有家族史为危险因素。预后良好，到学龄期言语恢复正常。患儿一旦开始说话，便很少有言语、语言或学习障碍的长期危险。言语-语言治疗可有效。

表达性语言障碍　与上述表现相似，年龄较小时难以区别。无法自我修正，需要主动干预。言语–语言治疗可有效。

感受性语言障碍　言语迟缓，伴有话语少、语法错乱和发音异常。由于理解能力较差，对别人说的人/物体不会指向或看向。对非言语性听觉刺激反应正常。言语–语言治疗的疗效低于表达性语言障碍的治疗，预后欠佳。很少恢复正常口头语言（因此实际上表现为混合性表达–感受性障碍）。

继发性言语/语言迟缓[23,31,36]

语言障碍/迟缓由其他疾病引起。

包括　孤独症谱系疾病（见第 15 章）、CP 伴口部运动痉挛/协调功能障碍、构音障碍（肌肉运动控制障碍）、ID、听觉障碍、选择性缄默症、创伤性脑损伤、遗传性综合征（如 Williams 综合征、Turner 综合征和腭心面综合征等，均有实用缺陷）。

儿童言语失用症　由于计划、排序和口部运动协调障碍，导致对言语声音模仿和自主发声困难。特征是发声缺乏一致性。能清晰说一个单词一次，但不能重复。言语吃力，患儿常有挫败感。

评估

见本章前文"标准化筛查工具"部分。所有语言发育迟缓的儿童都应该进行正规的听力评估。一定要询问语言发育标识的家族史。进行孤独症谱系疾病筛查[37]（见第 15 章）。检查有无中耳炎伴脓性渗出。请言语和语言病理学家会诊。如有导致继发性语言迟缓的潜在疾病的临床表现，检查可能的疾病。

治疗

言语和语言治疗对表达性障碍有效，但对感受性障碍疗效较差，持续应用 8 周以上效果最佳。受过言语和语言病理学家培训的家长可直接提供治疗[29]。若患儿小于 3 岁，可参考当地早期干预项目。若患儿大于 3 岁，可参考公立学校的早期儿童干预项目。学前班和小学的儿童需要做个性化教育计划。

参考文献

1. Rios A. Microcephaly. *Pediatr Rev*. 1996;17:386–387.
2. Mochida GH. Genetics and biology of microcephaly and lissencephaly. *Semin Pediatr Neurol*. 2009;16(3):120–126.
3. Mahmood S, Ahman W, Hassan MJ. Autosomal recessive primary microcephaly

(MCPH): clinical manifestations, genetic heterogeneity and mutation continuum. *Orphanet J Rare Dis.* 2011;6:39.

4. Ashwal S, Michelson D, Plawner L, et al. Practice parameter: evaluation of the child with microcephaly (an evidence-based review): report of the Quality Standards Subcommittee of the American Academy of Neurology and the Practice Committee of the Child Neurology Society. *Neurology.* 2009;73(11):887–897.

5. Olney AH. Macrocephaly syndromes. *Semin Pediatr Neurol.* 2007;14(3):128–135.

6. Zahl SM, Egge A, Helseth E, et al. Benign external hydrocephalus: a review with emphasis on management. *Neurosurg Rev.* 2011;34(4):417–432.

7. Renaud DL. Leukoencephalopathies associated with macrocephaly. *Semin Neurol.* 2012;32(1):34–41.

8. Puttgen KB, Lin DD. Neurocutaneous vascular syndromes. *Childs Nerv Syst.* 2010;26(10):1407–1415.

9. Carlo WA, Goudar SS, Pasha O, et al. Neurodevelopmental outcomes in infants requiring resuscitation in developing countries. *J Pediatr.* 2012;160(5):781–785.

10. Levy Y. Developmental delay revisited. *Dev Disabil Res Rev.* 2011;17(2):180–184.

11. Michelson DJ, Shevell MI, Sherr EH et al. Evidence report: genetic and metabolic testing on children with global developmental delay: report of the Quality Standards Subcommittee of the American Academy of Neurology and the Practice Committee of the Child Neurology Society. *Neurology.* 2011;77(17):1629–1635.

12. Tasse MJ, Luckasson R, Nygren M. AAIDD proposed recommendations for ICD-11 and the condition previously known as mental retardation. *Intellect Dev Disabil.* 2013;51(2):127–131.

13. Shevell M. Global developmental delay and mental retardation or intellectual disability: conceptualization, evaluation, and etiology. *Pediatr Clin N Am.* 2008;55:1071–1084.

14. Wilson S, McKenzie K, Quayle E,et al. A systematic review of interventions to promote social support and parenting skills in parents with an intellectual disability. *Child Care health Dev.* 2013. doi:10.1111/cch.12023.

15. Majnemer A, Shevell MI. Diagnostic yield of the neurologic assessment of the developmentally delayed child. *J Pediatr.* 1995;127(2):193–199.

16. Battaglia A, Bianchini E, Carey JC. Diagnostic yield of the comprehensive assessment of developmental delay/mental retardation in an institute of child neuropsychiatry. *Am J Med Genet.* 1999;82(1):60–66.

17. Battaglia A, Carey JC. Diagnostic evaluation of developmental delay/mental retardation: an overview. *Am J Med Genet C Semin Med Genet.* 2003;117C(1):3–14.

18. Vorstman JA, Ophoff RA. Genetic causes of developmental disorders. *Curr Opin Neurol.* 2013;26(2):128–136.

19. Perlman M, Shah PS. Hypoxic-ischemic encephalopathy: challenges in outcome and prediction. *J Pediatr.* 2011;158(2 suppl):e51–e54.

20. Takenouchi T, Kasdort E, Engel M, et al. Changing pattern of perinatal brain injury in term infants in recent years. *Pediatr Neurol.* 2012;46(2):106–110.

21. Manzini MC, Walsh CA. What disorders of cortical development tell us about the cortex: one plus one does not always make two. *Curr Opin Genet Dev.* 2011;21(3):333–339.

22. Barkovich AJ, Guerrini R, Kuzniecky RI, et al. A developmental and genetic classification for malformations of cortical development: update 2012. *Brain.* 2012;135(pt 5):1348–1369.

23. Shevell M, Ashwal S, Donley D, et al. Practice parameter: evaluation of the child with global developmental delay: report of the quality standards subcommittee of the American Academy of Neurology and the practice committee of the Child Neurology Society. *Neurology.* 2003;60:367–380.

24. Schaffer LG. American College of Medical Genetics and Genomics Guideline on the Cytogenetic Evaluation of the Individual with Developmental Delay or Mental Retardation. *Genet Med.* 2005;7:9:650–654.

25. Ashwal S, Russman BS, Blasco PA, et al. Practice parameter: diagnostic assessment of the child with cerebral palsy. *Neurology.* 2004;62:851–863.

26. Taft LT. Cerebral palsy. *Pediatr Rev.* 1995;16:411–418.

27. Fenichel GM. *Clinical Pediatric Neurology: A Signs and Symptoms Approach.* 6th ed. Philadelphia, PA: Saunders Elsevier; 2009.

28. Moreno-De-Luca A, Ledbetter DH, Martin CL. Genomic insights into the etiology and classification of the cerebral palsies. *Lancet Neurol.* 2012;11:283–292.

29. McLaughlin, MR. Speech and language delay in children. *Am Fam Physician.* 2011;83 (10):1183–1188.

30. Hart B, Risley TR. *Meaningful Difference in the Everyday Experience of Young American Children.* Baltimore, MD: Paul H. Brookes; 1995.

31. McQuiston S, Kloczko N. Speech and language development: monitoring process and problems. *Pediatr Rev.* 2011;32:230–238.

32. Leung AK, Kao CP. Evaluation and management of the child with speech delay. *Am Fam Physician.* 1999;59(11):3121–3128.

33. Ad Hoc Committee on Service Delivery in the Schools. Definitions of communication disorders and variations. American Speech-Language-Hearing Association. *ASHA* Suppl 1993;35:40.

34. American Psychiatric Association. *Diagnostic and Statistical Manual of Mental Disorders, Fourth Edition (DSM-IV).* Washington, DC: American Psychiatric Association; 1994.

35. Shevell, MI. Present Conceptualization of early childhood neurodevelopmental disabilities. *J Child Neurol.* 2010;25(10):120–126.

36. Simms MD. Language disorders in children: classification and clinical syndromes. *Pediatr Clin North Am.* 2007;54:437–467.

37. Schaefer GB, Mendelsohn NJ. Clinical genetics evaluation in identifying the etiology of autism spectrum disorders: 2013 guideline revisions. *Genet Med. ACMG Practice Guidelines.* 2013;15:399–407.

在线资源

www.childneurologysociety.org/resources/practice-parameters – Child Neurology Society; see practice parameters

www.acmg.net – American College of Medical Genetics; see publications, practice parameters

www.summaries.cochrane.org – See Neurology subset for evidence-based reviews

2 神经解剖学及病变定位

Aaron D. Boes and Verne S. Caviness

肖丹青　金柯含　译

刘献增　李亚杰　李征松　校

颅骨解剖

概述

　　脑通过颅骨包绕得到保护。骨、颅缝和囟门的解剖参见图 2.1。蝶骨为颅中窝的主要组成部分（图中未显示），包裹着颞叶前部，并形成垂体窝。

颅缝早闭

　　颅缝早闭：矢状缝→**舟状头畸形**，单侧冠状缝→**前斜形头畸形**，单侧人字缝→**后斜形头畸形**，额缝→**三角头畸形**，双侧冠状缝→**短头畸形**。

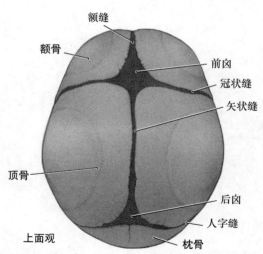

图 2.1　颅骨解剖。（From Agur AM，Dalley AF. Grant's Atlas of Anatomy，13th ed. Philadelphia，PA：Lippincott Williams & Wilkins；2012.）

脑膜、脑室和脑脊液

脑膜

脑由三层脑膜保护（图 2.2）：①**硬脑膜**：位于最外层，为附着于颅骨的致密结缔组织。分为外层（即骨膜层）和内层（即包绕硬脑膜静脉窦的脑膜层）。内层突出折叠形成大脑镰和小脑幕。②**蛛网膜**：中间层，包围在充满脑脊液（cerebrospinal fluid，CSF）的蛛网膜下腔周围。③**软脑膜**：最内层，紧密附着在脑表面。

硬脑膜（pachymeninges 或 dura）＝厚脑膜（thick meninges）

柔脑膜（leptomeninges）＝蛛网膜＋软脑膜＝薄脑膜（thin meninges）

脑膜腔隙

硬膜外腔　位于颅骨骨膜和硬脑膜之间的潜在腔隙。腔隙内含脑膜中动脉；撕裂伤→硬膜外血肿（动脉性、凸状，不跨越颅缝，常对应颅骨骨折位置）。

硬膜下腔　位于硬脑膜和蛛网膜之间的潜在腔隙。连接蛛网膜下腔和硬脑膜静脉窦的桥静脉横跨此腔；断裂→硬膜下血肿（subdural hematoma，SDH）（静脉性、凹陷状，可跨越颅缝）。

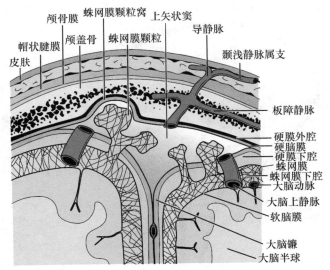

图 2.2　头皮、脑膜及相关结构。（From Chung KW，Chung HM. *Gross Anatomy*，4th ed. Philadelphia，PA：Lippincott Williams & Wilkins；2011.）

蛛网膜下腔　存在于蛛网膜与软脑膜之间的实际腔隙，腔隙内含有 CSF 和血管。蛛网膜下腔出血（subarachnoid hemorrhage, SAH）往往源于自发性的动脉瘤破裂或外伤，其典型症状是"霹雳样"头痛。

脑室系统和 CSF 循环途径（图 2.3）

CSF 的产生　由脉络丛（即主要位于侧脑室内的特殊毛细血管网）产生。

CSF 循环途径　2 个侧脑室→Monro 室间孔→第三脑室→中脑导水管（Sylvius 管，位于中脑）→第四脑室（位于脑干背侧面的脑桥延髓结合处）→经 Magendie 正中孔（位于中线）和 2 个 Luschka 外侧孔（位于外侧）出脑室系统→蛛网膜下腔。

CSF 再吸收　经穿入硬脑膜窦的蛛网膜颗粒再吸收入静脉系统。

脑积水　非交通性/梗阻性脑积水，为脑室系统内发生梗阻，CSF 流出受阻（通常见于中脑导水管）；交通性脑积水，为 CSF 流出脑室后发生梗阻，蛛网膜下腔再吸收障碍。**症状：**头痛、易怒/嗜睡、恶心/呕吐、囟门膨出（见于婴儿）、视盘水肿、眼肌麻痹（常见展神经麻痹，垂直凝视麻痹/中脑背侧受压可见"落日征"）。

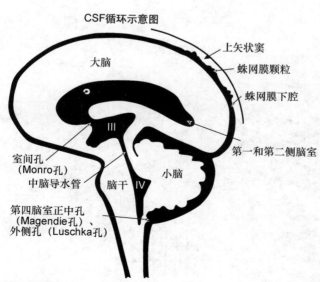

CSF循环示意图

上矢状窦
蛛网膜颗粒
蛛网膜下腔
大脑
III
第一和第二侧脑室
室间孔（Monro孔）
中脑导水管
脑干
小脑
IV
第四脑室正中孔（Magendie孔）、外侧孔（Luschka孔）

图 2.3　脑室与 CSF 循环。（From Cohen ME, Duffner PK. *Weiner & Levitt's Pediatric Neurology*, 4th ed. Philadelphia: Lippincott Williams & Wilkins; 2003.）

血管解剖学

参见图 2.4 血管解剖学概述。卒中症状会在后续章节中描述。

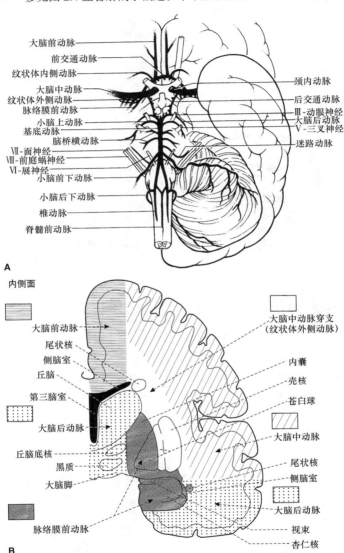

图 2.4　A. 脑和脑干底部动脉，包括 Willis 动脉环。**B.** 经内囊和丘脑水平的大脑半球冠状切面，显示大血管分布。**C.** 大脑动脉三大主要分支所供应的皮质区域。**D.** 静脉解剖。（**A-C** from Fix JD. *High-Yield Neuroanatomy*，4th ed. Philadelphia，PA：Lippincott Williams & Wilkins；2009. **D** From Greer DM，et al. *Pocket Neurology*. Philadelphia，PA：Lippincott Williams & Wilkins；2010.）

C

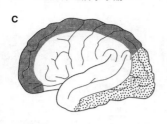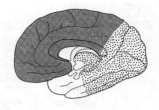

| | 大脑前动脉 | | 大脑中动脉 | | 大脑后动脉 |

D

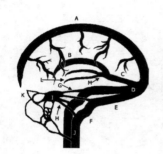

A. 上矢状窦
B. 下矢状窦
C. 直窦
D. 窦汇
E. 横窦
F. 乙状窦
G. 岩上窦
H. 岩下窦
I. 海绵窦
J. 颈内静脉
K. 眼静脉
L. Rosenthal基底静脉
M. 大脑大静脉（Galen静脉）

图 2.4（续）

中枢神经系统（CNS）构造概述

CNS 主要划分为脊髓、脑干、间脑（丘脑和下丘脑）、小脑、基底神经节（basal ganglia，BG）和大脑皮质（图 2.5）。大脑皮质形成前脑的表面，其特征为物种特异性的回状突起（突出）和位于脑回之间的沟状形态（凹陷）。半球间裂把大脑分为右和左

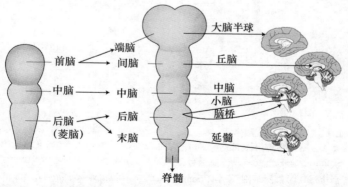

图 2.5 中枢神经系统（CNS）发育。（From Mehta S，et al. *Step-Up to USMLE Step 1*，4th ed. Philadelphia，PA：Lippincott Williams & Wilkins；2010.）

半球，两侧半球通过胼胝体相连，胼胝体为脑中线部位的巨大白质连合纤维束。中央沟（"Rolandic 裂"）把额叶和顶叶分开。外侧裂（"Sylvian 裂"）形成颞叶上缘。

大脑皮质

额叶（图 2.6A）

初级运动皮质［Brodmann 分区（BA）4］ 病变引起对侧上运动神经元（upper motor neuron，UMN）损伤，肢体远端肌肉／精细运动技巧受损最为明显。下肢运动代表区位于皮质内侧面。沿外侧面向下移动，依次为躯干／上肢／面部运动代表区。

前运动皮质（BA6） 与运动计划有关。病变导致失用 ± 对侧肢体无力。

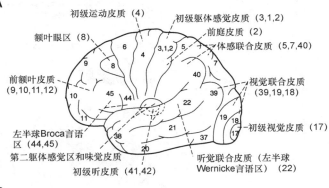

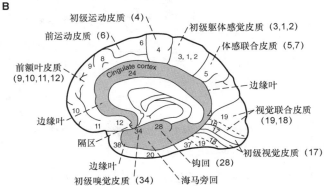

图 2.6 大脑皮质解剖和皮质损害综合征。A 和 B. 大脑皮质表面：大脑皮质外侧面和内侧面的 Brodmann 分区。**C～E.** 局灶性破坏性半球病变及其产生的综合征。（From Fix JD. *High-Yield Neuroanatomy*，4th ed. Philadelphia，PA：Lippincott Williams & Wilkins；2009.）

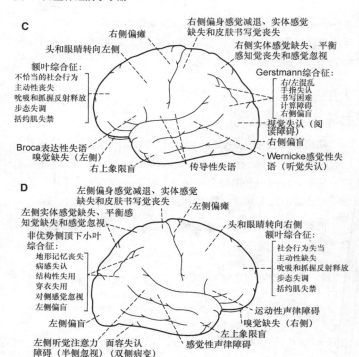

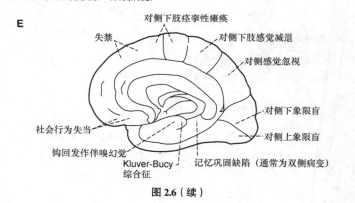

图 2.6（续）

额下回 优势侧半球损害引起 Broca 失语（BA 44、45），非优势侧半球与韵律和非言语沟通有关。

额中回 包括额叶眼区（BA8）。额叶眼区（frontal eye field, FEF）兴奋时眼球向对侧注视（例如，左侧 FEF 兴奋时眼向右侧注视）。损害＝向病灶侧凝视；刺激＝向病灶对侧凝视（例如，向癫痫灶对侧凝视）。

额上回　参与工作记忆、注意。

眶额部和前额叶内侧面 / 扣带回前部　通常定位困难，可引起去抑制、情绪失调、缺乏同情心、对未来缺乏计划 / 缺乏远见。后部病变可导致无动性缄默、意志丧失。

颞叶

前内侧面　包括海马区（损害＝顺行性记忆障碍）和杏仁核（损害＝无畏）。

颞上 /Wernicke 区（BA 22）　优势侧损害＝言语理解障碍（Wernicke 失语），非优势侧损害可致感觉性声律异常。颞叶深部白质病变可能会导致对侧上象限盲。

颞叶下部　相关视觉通路（"what" visual pathway）参与视觉识别。颞枕交界区损害可引起面孔失认症（无法辨认面孔）。

顶叶

初级躯体感觉皮质（BA 3、1 和 2）　损害＝偏身感觉减退及对侧面部 / 身体实体感觉缺失。小矮人（homunculus）模型图与运动皮质相平行：下肢代表区在内侧面，躯干 / 上肢 / 面部代表区沿外侧面向下移行。

顶上区（BA 5、7）　损害＝对侧忽视（尤其非优势侧）、对侧实体感觉缺失，平衡感知觉丧失（不能识别躯体在空间中的位置）。

顶下区　角回（BA 39）围绕颞上沟的终点。缘上回（BA 40）环绕外侧裂末端。优势侧顶下区损害可引起 Gerstmann 综合征：左-右不分、失算、失读、手指失认、失写。**非优势侧损害**：病感缺失、结构性失用、忽视、穿衣不能、地形记忆障碍。双侧顶枕区梗死引起 Balint 综合征：图像组合失认（无法以连贯形式感知视觉世界，往往是单一目标而非有机整体）、视觉性共济失调、眼失用症。**对侧下象限盲**：可能因下面的视辐射至楔回的纤维受损。

后内侧皮质　包括顶叶内侧皮质和扣带回后部。双侧损伤严重损害意识功能。此区域在自我指涉性（self-referential）任务中活跃。

枕叶

初级视觉。楔回为下部视野的代表区（距状沟上方）。舌回

（距状沟下方）为上部视野的代表区。黄斑中心凹的代表区位于枕极。**Anton 综合征**：皮质盲不伴意识障碍，常可见视觉联合皮质病变；优势半球枕部或胼胝体压部的损伤可致失读，但不伴失写。

大脑皮质发生卒中的主要症状

（详见第 18 章，也可见图 2.6 C ～ E）

大脑中动脉（MCA）　① MCA 上支病变，对侧偏瘫（面部、上肢重于下肢）、表达性失语（病变在优势半球）、向病变侧凝视。② MCA 下支病变，对侧感觉缺失（面部、上肢重于下肢）、同向性偏盲、Wernicke 失语（病变在优势半球）、忽视（病变在非优势半球）。③ MCA 近段病变，上支和下支症状的组合。

大脑前动脉（ACA）　对侧下肢无力、失用、感觉缺失，尿失禁。双侧病变更容易导致意志丧失 / 运动不能性缄默（症）。

大脑后动脉（PCA）　同向性偏盲、视觉认知困难、对侧感觉缺失（累及丘脑）。

视觉系统

原理：眼和视神经病变导致单眼症状。越往后部的病变所致症状越倾向于一致性，即双眼视野缺损相同。下部视野沿顶叶内的上部视辐射传导，上部视野沿颞叶内的下部视辐射传导。枕极由 PCA 和 MCA 双重供血，这些血管的梗死发生时枕极功能往往保留。眼外肌由第Ⅲ、Ⅳ、Ⅵ对脑神经支配（图 2.7）。

基底神经节

基底神经节（basal ganglia，BG）（图 2.8）是脑深部的神经核团，参与运动的开始、停止、排序以及姿势维持。这是锥体外系运动系统的一部分，即皮质脊髓系统之外的运动功能附属结构。

BG 的主要结构包括　尾状核、壳核、苍白球、丘脑底核、黑质。纹状体＝尾状核＋壳核。豆状核＝苍白球＋壳核。了解 BG 病变出现的不同临床症状比复杂的 BG 环路更有临床意义。

BG 损害伴发的运动性障碍

帕金森症　静止性震颤、运动迟缓、运动功能减退、肌强直、拖曳步态（shuffling gait）、面具脸，可伴黑质损害。

舞蹈症　突发的"舞蹈样"剧烈而无目的的运动，主要影响

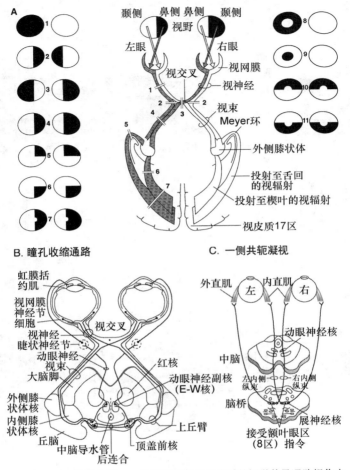

图 2.7　视觉系统解剖学。**A.** 从视网膜到视觉皮质的视觉传导通路损伤出现的视野缺损：①同侧盲；②双鼻侧偏盲；③双颞侧偏盲；④右侧偏盲；⑤切断颞叶内的视辐射致右上象限盲；⑥切断顶叶内的视辐射致右下象限盲；⑦右侧偏盲伴黄斑回避；⑧由于青光眼晚期致左眼视野缩窄；⑨多发性硬化时视神经炎（球后段）导致的左眼中心性盲区；⑩位于距状沟下部的双侧舌回损伤致上半部盲；⑪位于距状沟上部的双侧楔回损伤致下半部盲。**B.** 瞳孔收缩通路。**C.** 一侧共轭凝视。**D.** 眼外肌 . （**A** From Fix JD. *High-Yield Neuroanatomy*，4th ed. Philadelphia，PA：Lippincott Williams & Wilkins；2009. **B**，**C** from Mehta S，et al. *Step-Up to USMLE Step 1*，4th ed. Philadelphia，PA：Lippincott Williams & Wilkins；2010. **D** From Cohen ME，Duffner PK. *Weiner & Levitt's Pediatric Neurology*，4th ed. Philadelphia，PA：Lippincott Williams & Wilkins；2003.）

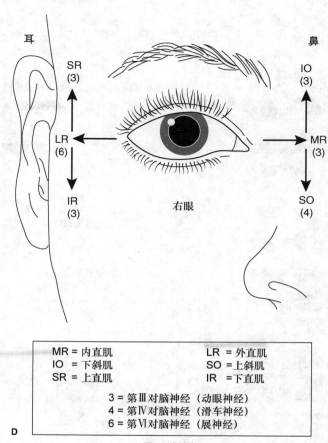

耳

SR
(3)

LR
(6)

IR
(3)

鼻

IO
(3)

MR
(3)

SO
(4)

右眼

MR = 内直肌	LR = 外直肌
IO = 下斜肌	SO = 上斜肌
SR = 上直肌	IR = 下直肌

3 = 第Ⅲ对脑神经（动眼神经）
4 = 第Ⅳ对脑神经（滑车神经）
6 = 第Ⅵ对脑神经（展神经）

D

图 2.7（续）

肢体远端，但可为全身性。尾状核受累。可见于 Sydenham 舞蹈病、Huntington 病、系统性红斑狼疮（systemic lupus erythematosus，SLE）、Wilson 病、产前和围生期损伤。

手足徐动症 蠕动的蛇样运动，主要以屈、伸运动之间的缓慢变化为特点。尾状核受累，但其他 BG 结构也往往受累。需与舞蹈症、核黄疸、代谢紊乱、药物副作用相鉴别。

投掷症 一个肢体戏剧性的挥舞运动，主要累及近端关节或一侧身体。对侧丘脑底核常受累。

肌张力障碍 持续性的异常姿势，与关节固定无关。对侧苍白球常受累。

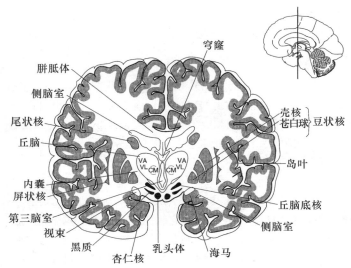

图 2.8　冠状断面示基底神经节结构。CM，中央内侧核；VA，腹前核；VL，腹外侧核。（From Fix JD. High-Yield Neuroanatomy, 4th ed. Philadelphia, PA：Lippincott Williams & Wilkins；2009. Modified from Woolsey TA，et al. *The Brain Atlas：A Visual Guide to the Human Central Nervous System*，2nd ed. Hoboken，NJ：John Wiley & Sons；2003.）

间脑：丘脑和下丘脑

丘脑

丘脑是皮质和皮质下结构联系的重要枢纽，包括感觉信息投射到大脑皮质时的一个必需突触（嗅觉＝除外）

丘脑血液供应　丘脑接受来自大脑后动脉（PCA）分支［丘脑旁正中动脉（也可源自基底动脉）、脉络膜后动脉（PCA 的 P2 分支）、丘脑膝状体动脉（PCA 的 P2 分支的下外侧分支）、丘脑结节动脉］的血液供应。脉络膜前动脉常供应外侧膝状体核（lateral geniculate nucleus，LGN）。

丘脑病变临床综合征　症状多样且与皮质病变难以区分，包括偏瘫、偏身感觉缺失、记忆丧失、情绪改变、疼痛、失语、冷漠、昏迷、视野缺损、忽视。**Dejerine-Roussy 综合征：**继发于丘脑病变的偏身感觉性疼痛综合征，可伴发手肌张力障碍（丘脑手综合征）。丘脑的腔隙性卒中可引起对侧面部、手臂、下肢的单纯性感觉缺失。

下丘脑

下丘脑参与自主神经和内分泌系统的调节。

血液供应 Willis 环分支为其提供丰富的血供，罕发梗死。

病变 可能引起体温调节障碍、情绪变化、性功能或青春期发育异常、垂体功能减退/激素变化、尿崩症、双颞侧偏盲（由视交叉受压导致）、嗜睡、痴笑发作、食欲改变、肥胖。颅咽管瘤和隔-视神经发育不良是儿童下丘脑功能障碍的常见病因。

小脑

小脑位于脑干后部，与运动协调、平衡、认知功能以及比较预测性和期待性的感觉输入有关。它通过 3 对小脑脚与脑干相连接：小脑上脚（中脑）、小脑中脚（脑桥）和小脑下脚（延髓）。其由小脑上动脉（superior cerebellar artery，SCA）、小脑前下动脉（anterior inferior cerebellar artery，AICA）和小脑后下动脉（posterior inferior cerebellar artery，PICA）供血。小脑主要与定位功能细化有关。

前庭小脑

前庭小脑包括绒球小结叶，与前庭神经核相连，影响眼睛定位、平稳追视和躯干的矫正性运动。功能障碍包括眩晕、粗大性眼震、平稳追视障碍、躯干共济失调。

脊髓小脑

脊髓小脑包括小脑蚓部（小脑中线）和小脑旁蚓区。小脑蚓部的功能包括身体中轴部位和近端运动的协调，外侧旁蚓区与远端肌肉运动的协调活动有关。小脑蚓部功能障碍＝躯干性共济失调，旁蚓区功能障碍＝肢体共济失调/辨距困难。

大脑性小脑

大脑性小脑包括小脑半球和经齿状核出小脑的传出纤维。其与复杂性运动有关，也和认知功能有关。功能障碍包括肢体共济失调/辨距不良、意向性震颤、眼球震颤、构音障碍、言语断续，以及执行功能、空间认知、语言和人格的障碍（小脑性认知情感综合征）。

全小脑病变

同侧性共济失调——姿势和步态笨拙、跌向同侧、肌张力减退、辨距障碍（超出靶标）、完成快速交替运动（rapid alternating movements，RAM）有困难（轮替运动障碍）、断续言语、深部腱反射减弱和（或）钟摆样反射、意向性震颤、眼球震颤（向病灶侧注视时最明显）、眩晕。

肿瘤

延髓母细胞瘤和室管膜瘤更可能累及前庭和脊髓小脑，而星形细胞瘤往往累及大脑性小脑。

中脑

喙部

红核、上丘、动眼神经核（支配眼外肌，但不包括上斜肌和外直肌）、Edinger-Westphal 核（E-W 核；参与瞳孔调节和缩瞳）。

尾部

下丘（听觉加工）、滑车神经核（支配对侧上斜肌）。

中脑综合征

Claude 综合征　动眼神经损伤＋对侧共济失调与震颤（红核脊髓束受累）。与 PCA 分支和基底动脉尖供血有关。

Weber 综合征　动眼神经损伤＋对侧偏瘫（下行性皮质脊髓/皮质延髓束受累）。与 PCA 分支和基底动脉尖供血有关。

Benedikt 综合征　动眼神经损伤＋对侧共济失调＋对侧偏瘫，与 PCA 分支或基底动脉供血有关。

Parinaud 综合征　中脑背侧，核上性向上凝视障碍，调节反射时瞳孔不收缩，会聚-退缩性眼球震颤，眼睑回缩（Collier 征），眼球反向偏斜。常见于松果体瘤和生殖细胞瘤，由脉络膜后动脉分支供血。

脑桥

概述

下行性皮质脊髓束占据脑桥腹侧（又名脑桥基底部）。脑桥背侧被盖部包含上行性感觉纤维和对意识具有重要作用的上行网状激活系统（ascending reticular activating system，ARAS）核群。脑桥内含有第 Ⅴ、Ⅵ、Ⅶ、Ⅷ 对脑神经运动核，位于脑桥延髓交界处。第四脑室位于脑桥背侧。

脑桥综合征

闭锁综合征 沿脑桥腹侧（脑桥基底部）下行的双侧皮质脊髓束受累，导致除眼球某些运动或眨眼之外的全瘫，由基底动脉的旁正中分支供血。

Millard-Gubler 综合征 脑桥腹侧（皮质脊髓束，第Ⅵ、Ⅶ对脑神经）。对侧偏瘫，向患侧凝视麻痹，同侧上下面部无力，由基底动脉的旁正中分支供血。

Foville 综合征 累及第Ⅵ和第Ⅶ对脑神经核、内侧纵束（medial longitudinal fasciculus，MLF）、脑桥旁正中网状结构（paramedian pontine reticular formation，PPRF），对侧无力、对侧偏身感觉丧失，由基底动脉的旁正中分支供血。

脑桥下外侧综合征 / 小脑前下动脉（AICA）综合征 同侧耳聋，同侧面部下运动神经元（lower motor neuron，LMN）支配区无力，同侧偏身共济失调（小脑下部、小脑下脚和中脚），对侧感觉丧失，同侧 Horner 综合征。

延髓

概述

延髓包含第Ⅷ（脑桥延髓交界处）、Ⅸ、Ⅹ、Ⅻ对脑神经核。皮质脊髓束和内侧丘系通路在延髓末端交叉至对侧。

延髓综合征

延髓外侧（Wallenberg）综合征 恶心、呕吐、眩晕，同侧 Horner 综合征，眼球震颤，吞咽困难，声音嘶哑，呃逆，同侧共济失调和步态不稳，同侧面部感觉障碍，对侧躯体感觉障碍。常见于小脑后下动脉（PICA）梗死。

延髓内侧（Dejerine）综合征 舌偏向病灶侧，对侧本体感觉丧失，对侧偏瘫。与基底动脉旁正中分支和脊髓前动脉相关。

脑神经

有关脑神经（cranial nerve，CN）部分，须掌握：①神经名称；②功能；③神经纤维通路；④病变损伤；⑤常见损害类型和综合征。

第Ⅰ对脑神经（CN Ⅰ）

嗅神经。嗅觉。穿过筛骨的筛板，止于嗅球。病变＝嗅觉丧失，嗅神经损害由创伤（剪切）、额叶占位、脑膜炎和脑积水引起。

Foster-Kennedy 综合征　双侧嗅觉丧失，患侧视神经萎缩，对侧视盘水肿。

第 II 对脑神经（CN II）

视神经。视觉。发端于视网膜，连于视交叉。病变＝单眼盲，相对性传入性瞳孔障碍（relative afferent pupillary defect，RAPD），视神经萎缩。视神经受损见于髓鞘脱失、多发性硬化（multiple sclerosis，MS）和压迫性占位病变。

第 III 对脑神经（CN III）

动眼神经。①眼球运动；②支配提上睑肌，上提眼睑；③副交感神经信号达到眼睛，引起瞳孔缩小（瞳孔括约肌）和调节（睫状肌）。与之相关的核团包括动眼神经核和位于中脑头端背内侧的动眼神经 E-W 核，纤维自同侧中脑腹侧中线发出进入脚间窝。在小脑上动脉（SCA）和大脑后动脉（PCA）之间穿过，进入海绵窦，经眶上裂入眶。支配眼外肌（除外直肌和上斜肌），提上睑肌收缩后上提眼睑。动眼神经 E-W 核发出副交感神经纤维司晶体调节和瞳孔缩小。病变＝眼球转向下和外，眼睑下垂，瞳孔固定和散大，调节麻痹（睫状肌麻痹）。因钩回疝、动脉瘤、糖尿病（DM）（外层的副交感神经纤维保留）受损。

第 IV 对脑神经（CN IV）

滑车神经。支配上斜肌，使处于外展位的眼球向内扭转，并抑制眼球内收。神经核位于中脑尾端背内侧，纤维向后交叉，在对侧中脑背侧下丘下方出脑，之后穿过海绵窦，经眶上裂入眶。病变＝休息时，眼球向上和外旋，患者头向对侧倾斜。向下凝视时出现垂直性复视，向病变对侧下方凝视时最明显。容易受到小脑幕游离缘的压迫，鉴别诊断与第 III、IV 对脑神经相似。

第 V 对脑神经（CN V）

三叉神经。①咀嚼肌；②面部感觉。三叉神经运动核位于脑桥背侧，三叉神经感觉核延伸至整个脑干。三叉神经起自脑桥中部外侧面。分为第 1 支眼神经（经海绵窦、眶上裂）、第 2 支上颌神经（经圆孔）、第 3 支下颌神经（经卵圆孔）。病变＝若眼神经损伤，出现患侧眼裂以上皮肤感觉丧失，包括传入性角膜反射消失；若上颌神经损伤，出现患侧上唇至眼裂皮肤感觉丧失；若下颌神经损伤，出现下唇、颊部皮肤感觉丧失并有咀嚼肌无力。

第Ⅵ对脑神经（CN Ⅵ）

展神经。支配外直肌，负责眼球向外运动。神经核位于脑桥背内侧下部。纤维向腹侧于脑桥延髓连接处正中线两旁离脑，穿过相邻的颞骨岩部进入海绵窦，继而经眶上裂入眶，支配外直肌。病变＝同侧凝视麻痹，出现水平性复视。最常见的孤立性麻痹。先天性展神经麻痹见于 Duane 综合征。

第Ⅶ对脑神经（CN Ⅶ）

面神经。①支配面部表情肌和镫骨肌；②唾液分泌；③支配舌前 2/3 味觉；④泪腺分泌；⑤外耳道感觉。神经自腹侧脑桥延髓沟处展神经外侧出脑，然后进入内耳道和面神经管，由茎乳孔出颅。病变＝面部表情肌瘫痪、角膜反射的传出神经丧失、味觉减退和听觉过敏。单侧麻痹见于贝尔麻痹。双侧麻痹可见于吉兰-巴雷综合征。先天性麻痹见于 Mobius 综合征。

Gradenigo 综合征 第Ⅵ、Ⅶ对脑神经病变，伴随着继发于岩骨病变的眶后部疼痛，通常为未接受治疗的急性中耳炎所导致。

第Ⅷ对脑神经（CN Ⅷ）

前庭蜗神经。①维持平衡；②听力。在脑桥延髓沟处面神经外侧出脑干，之后经内耳道进入内耳。病变＝眩晕、眼球震颤、平衡障碍、听力丧失和耳鸣。听神经瘤引起同侧症状。

第Ⅸ对脑神经（CN Ⅸ）

舌咽神经。①支配舌后 1/3 味觉；②支配茎突咽肌；③通过腮腺刺激唾液分泌；④支配颈动脉窦和颈动脉体；⑤外耳/耳道感觉；⑥咽部的感觉。神经自延髓的橄榄后沟出脑，并经颈静脉孔出颅。病变＝传入性咽反射消失，继发颈动脉窦性晕厥，舌后味觉丧失。

第Ⅹ对脑神经（CN Ⅹ）

迷走神经。①发声；②吞咽；③抬升软腭；④咽部味觉；⑤外耳道的皮肤感觉；⑥支配脾曲以上的内脏。神经自延髓的橄榄后沟出脑，并经颈静脉孔出颅。病变＝声音嘶哑、构音障碍、吞咽困难、传出性咽反射消失和心率异常。

第XI对脑神经（CN XI）

副神经。支配胸锁乳突肌（头部转动）和斜方肌（肩部上提）。起自 $C_{1～6}$，纤维向上通过枕骨大孔，经颈静脉孔出颅。病变＝向病变对侧转头困难或患侧抬肩困难。副神经的颅部分支与迷走神经共同支配喉部（见上述迷走神经）。

第XII对脑神经（CN XII）

舌下神经。支配舌肌。舌下神经核位于延髓末端，神经纤维经橄榄前沟出脑干，经舌下神经管出颅。病变＝单侧舌肌瘫痪，伸舌时舌尖偏向患侧，一侧舌肌萎缩（只见于 LMN）。（见图 2.9。）

脊髓

脊髓（图 2.10）自脊柱的腰部延伸至枕骨大孔（颅底处的开口）。

脊髓解剖上为节段性的，包括 31 对神经：8 对颈神经、12 对胸神经、5 对腰神经、5 对骶神经和 1 对尾神经。

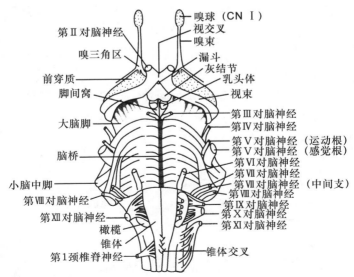

图 2.9　脑底面观及其脑神经。（From Fix JD. *High-Yield Neuroanatomy*，4th Ed. Philadelphia，PA：Lippincott Williams & Wilkins；2009.）

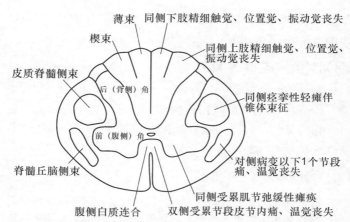

薄束 — 同侧下肢精细触觉、位置觉、振动觉丧失

楔束 — 同侧上肢精细触觉、位置觉、振动觉丧失

皮质脊髓侧束

后（背侧）角

前（腹侧）角 — 同侧痉挛性轻瘫伴锥体束征

脊髓丘脑侧束 — 对侧病变以下1个节段痛、温觉丧失

腹侧白质连合 — 同侧受累肌节弛缓性瘫痪

双侧受累节段皮节内痛、温觉丧失

图 2.10 颈部脊髓的横切面。（From Fix JD. *High-Yield Neuroanatomy*，4th Ed. Philadelphia，PA：Lippincott Williams & Wilkins；2009.）

脊髓病变

UMN 病变 痉挛性轻瘫，反射亢进，巴宾斯基征阳性。运动皮质、放射冠、内囊、中脑的大脑脚、脑桥基底部、延髓锥体、脊髓的皮质脊髓侧束受损均导致 UMN 损伤。

LMN 病变 弛缓性瘫痪，反射消失，肌肉萎缩，肌束震颤，肌纤维震颤，巴宾斯基征阴性。见于脊髓前角病变、脊髓性肌萎缩症（spinal muscular atrophy，SMA）、周围神经损伤。

后柱损伤 振动觉、精细触觉和位置觉缺失，Romberg 征阳性。见于脊髓痨和维生素 B_{12} 缺乏，常合并有侧柱损害。

脊髓半切综合征（Brown-Séquard 综合征） 同侧振动觉、精细触觉和位置觉丧失，同侧痉挛性轻瘫，对侧痛 / 温觉丧失。

脊髓前动脉闭塞 双侧痉挛性轻瘫，双侧痛 / 温觉丧失，梗死水平双侧弛缓性瘫痪。不累及后柱。

脊髓空洞症 累及 LMN 和白质前连合，导致病变水平弛缓性瘫痪，病变水平以下 1 ～ 2 节段双侧痛 / 温觉缺失。

马尾综合征 逐渐出现严重的单侧神经根性痛，肌肉萎缩，单侧鞍状感觉丧失。

脊髓圆锥综合征 突发双侧鞍状感觉障碍，伴尿失禁。（见表 2.1。）

表 2.1　具有重要临床意义的脊髓节段

水平	常用的检测特征
$C_{5 \sim 6}$	肱二头肌和肱桡肌反射
$C_{7 \sim 8}$	肱三头肌反射
T_4	乳头皮区
$T_{8 \sim 12}$	腹壁反射（刺激腹壁皮肤相应腹壁收缩）；T_{10}—脐皮区
$L_{1 \sim 2}$	提睾反射（划大腿上内侧皮肤，引起睾丸上提）
$L_{2 \sim 4}$	膝反射
S_1	踝反射
$S_{1 \sim 4}$	$S_{1 \sim 4}$：肛门反射（肛周皮肤受刺激时出现）；$S_{2 \sim 4}$：球海绵体肌反射（挤压阴茎头时出现）

周围神经系统（图 2.11 和图 2.12）

Erb 麻痹　累及 $C_{5 \sim 6}$。手臂无力内收，肩关节内旋，肘关节旋前，腕关节屈曲。这些共同导致患者呈现"小费手"（"waiter's tip"）姿势。

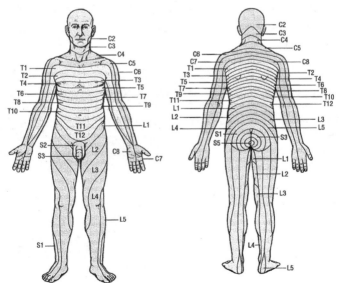

图 2.11　皮节和周围神经。（From Flaherty AW，Rost NS. *Massachusetts General Hospital Handbook of Neurology*，2nd ed. Philadelphia，PA：Lippincott Williams & Wilkins；2007. ）

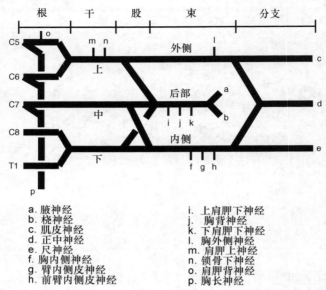

a. 腋神经
b. 桡神经
c. 肌皮神经
d. 正中神经
e. 尺神经
f. 胸内侧神经
g. 臂内侧皮神经
h. 前臂内侧皮神经
i. 上肩胛下神经
j. 胸背神经
k. 下肩胛下神经
l. 胸外侧神经
m. 肩胛上神经
n. 锁骨下神经
o. 肩胛背神经
p. 胸长神经

图 2.12   臂丛。（From Greer DM，et al. *Pocket Neurology*. Philadelphia，PA：Lippincott Williams & Wilkins；2010.）

Klumpke 麻痹   单发极罕见。$C_7 \sim T_1$ 神经受损，导致爪形手畸形。可造成前臂尺侧感觉障碍。可伴发 Horner 综合征（瞳孔缩小、无汗、眼睑下垂），也可伴发膈神经麻痹（$C_{3\sim5}$）。

在线资源

Online Neuroanatomy and Neurovasculature Web-Atlas Resource. http://www.radnet.ucla.edu/sections/DINR/index.htm

University of Washington Interactive Atlases. http://www9.biostr.washington.edu/da.html

University of California–Davis Brain Maps. http://brainmaps.org/index.php

3 儿童神经影像学

Mark L. Schomer and Sanjay P. Prabhu

渠雪峰 译 刘献增 赵殿江 校

不同检查方法和选择要点概述

超声检查

超声检查的优点包括易于操作、便于携带、多平面视图以及免于辐射。缺点是局限于囟门未闭合的婴儿，以及图像质量受操作者技术的影响。主要适用于怀疑有颅内出血、脑积水、硬膜下积液或中线结构异常的新生儿。在新生儿期，对颅内出血的随访和评估继发性梗阻性脑积水，超声是一个好的检查手段。

计算机断层成像（CT）

鉴于儿童更易于发生辐射相关疾病，CT 在儿科主要因其高辐射量而使用受限[1]。其优势在于成像迅速且不需镇静。因此在申请 CT 检查前，须判断是否可通过超声或者 MRI 得到相同或更高质量的信息。但对于年龄小于 5～7 岁的儿童，须针对其潜在的镇静需求加以权衡。CT 在儿科主要适用于急性创伤，用以评估出血量、颅内压（intracranial pressure，ICP）增高程度，以及显示颅内积气或骨折。

CT 血管成像（CTA）

CTA 是通过静脉给予增强剂为大脑和颈部血管结构提供高分辨率的图像。根据注药后时间，可以观察动脉相和静脉相。CTA 主要适用于动脉瘤、血管性疾病（如烟雾病）、静脉窦血栓形成以及卒中的紧急处理（如病变定位、形态及判断凝块堵塞或血管狭窄的程度）。儿童患者身体体积小，无法配合保持静止不动和屏住呼吸，而且造影剂要求弹丸注射，且有时间要求，在小管径静脉注射时精度降低，这些使得 CTA 变得复杂。通过使用多排 CT、镇静、快速扫描、手动注射（hand injection）造影剂以及窄的重建间隔，同时采用最大强度投影（maximal intensity projections，MIP）等方式，这些困难可以部分得到解决。

磁共振成像（MRI）

　　MRI 主要的优势在于没有辐射，以及选择定制的多维序列来解决特定的诊断问题。主要缺点是需要一定的时间来获取每一个序列，这就增加了需要使用镇静剂的可能性以便获得无运动伪迹的高质量图像。然而，近期的进展可更为快速地获得所需序列，以及使用运动纠正技术减轻运动相关的伪迹。在评估颅后窝，探查早期脑水肿、缺血和微小出血灶时，首选 MRI。更进一步地说，MRI 对组织的显像优于其他成像模式。

髓鞘形成的模式

　　总体而言，髓鞘形成伴有 T1 加权像信号增强（如白质）和 T2 加权像信号减弱。在脑发育过程中，MRI 髓鞘形成的模式遵循可预测的路线（图 3.1 和表 3.1），与病理学和发育学标记相吻合[2]。T1 加权像适于 8 月龄以下的患儿，此时有髓白质将呈现高信号。T2 加权像则适合评估出生 8 个月后的髓鞘化，此时有髓白质将呈现低信号。在 T1 加权像上，观察到髓鞘形成会比 T2 加权像早 2 ～ 4 个月。

T1 加权像

　　灰质成像信号低于白质成像，CSF 呈现低信号。所有 MRI 均需包含矢状位 T1 加权序列，这种序列用于评估中线结构，如胼胝体、垂体、下丘脑以及小脑。

T2 加权像

　　白质成像信号低于灰质，CSF 呈现高信号。

梯度回波序列（GRE 或 T2*）

　　磁性系数的变化可见于铁（如陈旧性出血灶中的含铁血黄素）、血液和钙，因此这些序列应用于卒中、创伤或探查钙化灶（注意 CT 在探查钙化灶时优于 MRI）。

液体衰减反转恢复序列（FLAIR）

　　FLAIR 为另一个 T2 加权序列，但它抑制 CSF 信号。该序列对许多病理改变成像有帮助，敏感性高但缺乏特异性。

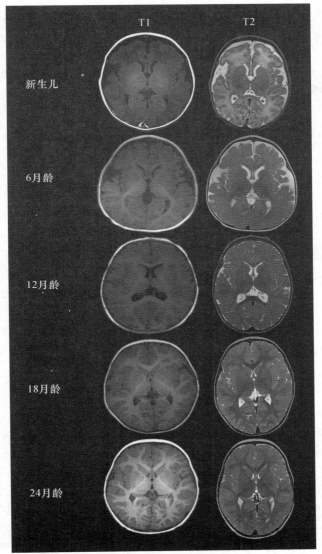

图 3.1　髓鞘形成的模式。从出生到 24 月龄髓鞘形成正常过程的 T1 和 T2 加权像。髓鞘形成过程表现出由深部到表浅、由下端到颅部以及由背侧到腹侧的发育趋势[25]。

弥散加权成像（DWI）

　　可显示低灌注区。低灌注最常见的原因为缺血，也可见于肿瘤、脓肿、脑炎、创伤性脑损伤、代谢障碍以及颅内出血。DWI

表 3.1 关键结构髓鞘化时间

		年龄（月）			
	新生儿	0 ~ 2	3 ~ 8	7 ~ 11	11 ~ 16
髓鞘化结构	脑干背部 丘脑腹外侧	小脑中脚	小脑白质 内囊前肢 胼胝体	半卵圆 中心 枕叶	枕叶周围 白质 额叶中央 白质

Adapted from Kinney HC, Brody BA, Kloman AS, et al. Sequence of central nervous system myelination in human infancy. II. Patterns of myelination in autopsied infants. *J Neuropathol Exp Neurol*. 1988；47（3）：217-234.[26]

对于急症很有价值，因为低灌注可在损伤后几分钟至几小时内被发现。低灌注区在 DWI 上为明亮区（注意"T2 余辉效应"，由于低灌注区 T2 信号过于明亮，以至于跨入 DWI 区。此时，仅通过相对应的 T2 加权像就可以评估）。

表观弥散系数

与 DWI 成像联合使用，用于显示低灌注区。低灌注区的表观弥散系数（apparent diffusion coefficient，ADC）呈现低信号。

弥散张量成像（DTI）

用于评估白质束的完整性和走行。水分子扩散通常局限于与白质束走行平行的轴上（称为各向异性）[3]。各向异性分数（fractional anisotropy，FA）（即各向异性所致的信号数量）可用来评估白质纤维束，纤维束破坏伴发 FA 降低。在部分神经系统疾病中，FA 似乎与疾病的诊断、治疗或预后相关[4-5]。

灌注加权成像（PWI）

用于评估大脑灌注动力学，包括相对脑血容量、相对脑血流量和平均通过时间。目前，PWI 限于新生肿瘤评估和临床试验[6-8]。

磁敏感加权成像（SWI）

利用血液代谢产物的顺磁性来提高微小出血灶的检出敏感性。这项技术可用于评估脑出血、静脉血栓形成以及血管畸形。

动脉自旋标记（ASL）

ASL 是一项磁共振血流灌注测量技术，临床医生用以评估脑血流量，在儿童卒中和缺血-缺氧性损伤中很有价值。ASL 在儿科是一项有用的检查手段，因为成人 CT 灌注检查时，造影剂需在限定的时间内给予弹丸注射，这在儿童中有一定的技术难度。

磁共振波谱（MRS）

测定某一特定区域不同代谢产物的浓度。N- 乙酰天门冬氨酸（NAA）用以测定细胞膜完整性，肌酐（Cr）和乳酸用以测定细胞代谢，胆碱（Ch）测定细胞膜合成。标准采样（体素）可置于灰质、深部白质和基底神经节。额外体素可靶向异常显影区域，如代谢性原因引起的卒中（如线粒体疾病）。

高分辨率 T2 加权成像（如 FIESTA 或 CISS）

极好地显示小的软组织结构，可用于识别特定的脑神经。

磁共振血管成像（MRA）

MRA 在急诊处理中运用增多。有助于筛查颅内动脉瘤、动静脉畸形（arteriovenous malformation，AVM）和动脉夹层[9]。注意：MRA（通常）不是一项静脉造影技术，其利用飞行时间（time-of-flight，TOF）技术重建血管成像。因此，MRA 无法区别血流减慢和血流中断，而 CTA 在某些临床情境中可能更有优势。

磁共振静脉成像（MRV）

MRV 已成为评估硬脑膜静脉窦血栓形成的选择手段。注意在新生儿静脉窦中流动间隙增加，特别是影响到上矢状窦后部，可以导致血栓成像不确切[10-11]。在这种情况下，将考虑采用增强 3D-FSPGR（快速干扰相梯度回波成像）或 MPRAGE（磁化快速梯度回波）序列。

功能磁共振成像（fMRI）

fMRI 主要运用于科学研究，有时用于临床术前功能区评估，如运动和语言功能区。根据局部能量需求变化所致的血流动力学变化，依据血氧水平依赖性（BOLD）比较，对神经元活动进行定位，即组织活动的变化。通过比较任务组和对照组，则可凸显感兴趣的区域。静息态 fMRI 提供关于非任务相关性的神经活动信息。

特定疾病

头痛

慢性头痛不伴新特征

概述 可治疗性损害的发现率为 0.4%[12]。

首选 通常不需要进行影像学检查。**次选**：MRI 增强扫描和平扫。

关键征象 偶然发现与症状性 Chiari 畸形。

随访 预后多样，除非初步研究提示预后不良，否则无须担忧。

慢性头痛伴新特征

概述 与不伴新特征的慢性头痛相比，其可治疗性损害的发现率显著增加[13]。

首选 MRI 增强扫描和平扫。**次选**：如怀疑出血或 MRI 禁忌，选择 CT。

关键征象 影像学特征呈多样性的肿瘤。MRI 梯度回波（GRE）（或 T2*）序列可发现出血灶。

随访 血管损伤可行 MRA/CTA/血管造影。怀疑肿瘤考虑 MRS。

突发的严重头痛

概述 首先考虑动脉瘤破裂引起的蛛网膜下腔出血（SAH），其次考虑动静脉畸形（AVM）。

首选 CT 平扫、血管成像（MRA 与 CTA）。**次选**：MRI、血管造影。

关键征象 CT 呈现高密度出血影，SAH 可沿脑沟进入脑实质、脑室。

随访 CTA 或 MRI/MRA。

突发的单侧头痛。

概述 首先考虑动脉夹层[14-15]。

首选 MRI 或 CT 联合 MRA（采用 T1 脂肪抑制）或 CTA。**次选**：多普勒超声（不适于椎动脉夹层）或血管造影。

关键征象 管腔变细。T1 脂肪抑制成像可显示假性血管腔内的血栓。

随访 血管造影为金标准，但伴发的卒中风险为 1%。

免疫功能低下者新发头痛

概述 首先考虑可治疗的感染性因素，其次是肿瘤。

首选 MRI 增强扫描和平扫。**次选**：CT 增强扫描和平扫。

关键征象 细菌性脑膜炎可见脑膜增强，FLAIR 像蛛网膜下腔呈现高信号。积脓可见 DWI 以及 T2 加权像高信号，有增强效应。隐球菌可导致脑膜炎，同时 T2 加权像可见中脑和基底神经节呈高信号性损害。弓形虫感染在 T2 加权像可见脑深部核团高信号，伴环形增强。

随访 根据异常而定。

疑似脑膜-脑炎患者新发头痛

概述 大多数情况下，MRI 优于 CT。排除 ICP 增高，以防脑疝的发生。

首选 CT 或 MRI 检查优于腰椎穿刺（LP）。**次选**：MRI，怀疑脑炎可考虑 MRS。

关键征象 脑膜信号增强（可见于正常人 LP 后）。不同病因的脑炎 FLAIR 像与 T2 像中的高信号分布区域不同。

随访 如给予治疗后病情无好转，或出现可能发生脑疝的新体征，需反复进行影像学检查。

癫痫与癫痫发作

单纯性热性惊厥

首选 通常不需要。**次选**：脑电图（EEG），如果怀疑脑膜炎或脑炎需行 LP 检查。

关键征象 如下（首次癫痫发作）。

随访 如果怀疑局灶性异常，应在神经内科门诊随访。

复杂性热性惊厥

首选 通常不需要，除非 EEG 提示局灶性异常。**次选**：在发作后期查体发现局灶性体征，应行 MRI 检查。

关键征象　如下（首次癫痫发作）。

首次全面性或部分性发作

概述　全面性发作的病灶发现率低于不伴发热的部分性发作。MRI 检查 3T 优于 1.5T[16]。

首选　MRI 应行颞叶薄层扫描和冠状位扫描。**次选**：如怀疑出血或 ICP 增高，CT 检查可能更为迅速。

关键征象　既往梗死 / 出血、灰质异位、皮质发育不良、巨脑回（皮质异常肥厚）、多小脑回（皮质异常折叠）、无脑回（正常脑回结构缺如）、脑穿通畸形（内衬白质的腔）、肿瘤、感染、卒中。

随访　静止期可能不需要重复影像学检查。

脑震荡后癫痫发作

首选　如脑震荡 24 h 后出现癫痫发作或发作呈现局灶性特征，应考虑 CT 检查排除出血。脑震荡后期（通常受伤数月后）优选 MRI，正如首次无热性发作。

关键征象　MRI-GRE 序列可显示弥漫性轴索损伤（diffuse axonal injury，DAI），因为微小出血灶位于灰白质交界处。MRI-DTI 也可显示 DAI 时沿着白质束走行方向的弥散系数的异常。否则，寻找陈旧性脑梗死或因既往头外伤所致的出血性代谢产物的证据。

随访　根据异常而定。

共济失调与辨距不良

缓慢进展型

概述　由于对颅后窝显影不清，CT 应用严重受限。对于小脑、脑干、前庭神经核、丘脑核团和额叶病变，首选 MRI。

首选　MRI 增强扫描和平扫。**次选**：如怀疑共济失调源于本体感觉传导通路损伤，考虑行脊柱 MRI 检查。

关键征象　可见颅内或颅外肿物压迫征象。

随访　若先前未行增强扫描，强烈建议做。

急性（＜ 3 h）

概述　首先考虑血管性病变。

首选　头颅 MRI 检查及头颈部 MRA。**次选**：可行头颈部 CTA 检查，但在儿科不常用。如怀疑中央静脉或硬脑膜静脉血栓形成，则行磁共振静脉成像（MRV）检查。如高度怀疑动脉夹层但 MRA 或 CTA 未显示，则行血管造影。

关键征象　椎动脉夹层、脑干或小脑梗死、瘤内出血。

随访　根据异常而定。

可疑（亚）急性感染性疾病（后）

首选　MRI 增强扫描和平扫。**次选**：除非无法行 MRI 检查，否则不宜行 CT 检查。

关键征象　FLAIR、T2 像检查，脑炎呈高信号，病变有增强效应。急性小脑性共济失调（感染相关）可见小脑半球 T2 像高信号以及相关的占位效应。

随访　反复行 MRI 检查可显示萎缩征象。

罕见征象　Bickerstaff 脑炎（脑桥、延髓与小脑 T2 像高信号，弥散抑制）。吉兰-巴雷综合征 Miller-Fisher 变异型可见小脑 / 脑干 T2 像呈高信号，也可见脑神经和脊神经根信号增强。

头外伤后急性损伤

概述　可为震荡综合征的一种表现形式，影像学检查未发现任何异常。

首选　MRI，GRE 和 DTI 序列。**次选**：颞骨 CT（如怀疑颅底或中耳损伤）。

关键征象　可见额桥小脑束损伤征象，合并额叶损伤。具有与其他急性共济失调相似的病因。

随访　如发生进行性共济失调，则需在后期行影像学检查，以评估囊肿扩大或脑外血肿，或外淋巴瘘。

注意　代谢性卒中 DWI 像呈高信号，但 ADC 像呈较低信号，并且异常范围与血管供应区可能不一致。异常范围可能比临床提示的范围大。考虑行 MRS。

卒中与局灶性功能缺失（图 3.2）

新发的局灶性功能缺失，稳定或进行性加重，< 3 h

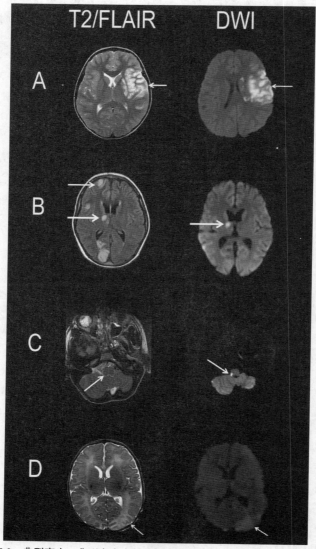

图 3.2　典型卒中。典型卒中病例的代表性 T2 或 FLAIR 像，与其对应的 DWI 像相比较。**A.** 左侧大脑中动脉（MCA）梗死。**B.** 右侧急性丘脑梗死和亚急性大脑前动脉（ACA）梗死。**C.** 右侧小脑后下动脉（PICA）供血区的延髓外侧梗死。注意 T2 像未发现梗死征象，而 DWI 像显示扩散率降低的离散脑区。**D**：左侧大脑后动脉（PCA）梗死

概述　快速对缩短卒中溶栓治疗时间（stroke-to-needle time）极为重要（请参考第 18 章）。

首选　除非可快速进行包含 SWI/GRE 序列的 MRI 影像学检查，否则行 CT 平扫。MRI 需包括 T2、DWI 和 ADC 序列。**次选：** CT 或 MR 灌注成像评估"缺血半暗带"，即梗死危险区。

关键征象　CT 发现出血则不应行 t-PA 治疗。脑梗死 CT 检查可能表现为：①低密度；②灰–白质交界处模糊不清；③水肿；④出现白点似"致密血管征"；⑤出血。急性脑梗死 DWI 像呈高信号，ADC 像呈低信号，T1/T2 像通常为等信号。

随访　一旦确诊无出血征象，患者是否行 t-PA 溶栓治疗，均应考虑头颈部 MRI 联合 MRA。

警告　T2 余辉效应为 ADC 成像的一种伪影。如果感兴趣区在 DWI 像与 ADC 像均呈高信号，则可能是伪影。

新发的局灶性功能缺失，稳定或进行性加重，3 ~ 24 h

首选　头部 MRI 平扫加 DWI 和 ADC 像。如怀疑血管性损伤，则加头颈部 MRA。**次选：** 头部 CT 灌注成像和头颈部 CTA。

关键征象　与急性脑梗死相同的 DWI/ADC 征象。约 6 h 时，T1 像变为暗的低信号，T2/FLAIR 像将变为亮的高信号。

随访　如果梗死区不符合动脉供血区，考虑 MRV。

警告　TOF MRA 可能会过分估计血管狭窄的程度，且不易区分"血流减慢"和"血流中止"。

疑似蛛网膜下腔出血（SAH）

概述　所有 SAH 病例均需行血管影像检查。

首选　头部 CT 平扫。**次选：** MRA 联合 SWI。

关键征象　血液沿脑回褶皱进入脑实质、脑室、脑池及沿着小脑幕分布。

随访　腰椎穿刺（脑脊液黄变）。如怀疑或确诊动脉瘤引起 SAH，则行血管成像（MRA 或 CTA）。如高度怀疑动脉瘤，但 MRA/CTA 不支持，则行血管造影（卒中风险为 1%）。

疑似脑实质出血

概述　MRI 的敏感性高于 CT，但速度慢。

首选 头颅 CT 平扫。次选：MRI 联合 SWI/GRE 成像（可能会高估出血范围）。

关键征象 最初主要考虑伴发的占位效应。

随访 急性期若有任何临床病情恶化（可能是出血范围扩大），可能需要再次进行影像学检查。血肿吸收 6～8 周后可能需要再次进行影像学检查，以判断出血的潜在来源。如怀疑血管畸形，则行 MRA/CTA 检查。

疑似中枢源性的脑神经病

概述 如累及多个脑神经或累及身体其他部位的运动及感觉，则考虑中枢性脑神经病。

首选 MRI，高分辨率 T2 加权序列（即 FIESTA 或 CISS）以及脑干薄层扫描。**次选**：如多发脑神经病，则考虑另加增强扫描。

关键征象 脑神经核梗死/出血，沿脑神经纤维束的损伤，或外周原因。

随访 根据异常而定。

头外伤

闭合性头部外伤，GCS 评分 > 13，无高危因素及局灶性神经功能缺失

概述 此种情况影像学检查阳性率低，可用于 2 岁以下查体困难的儿童[17-18]。

首选 无。次选：MRI。

关键征象 评估 ICP 升高征象（中线偏移、脑池阻塞）。

随访 MRI 联合 SWI/GRE 检查和（或）DTI 检查，以评估微小出血灶和（或）弥漫性轴索损伤（DAI）。如怀疑颅骨骨折，则行头颅 CT 加颅骨重建。

闭合性头部外伤，GCS 评分 ≤ 13，伴高危因素及局灶性神经功能缺失

概述 急诊处理行 MRI 检查仍受到可获性及扫描时间长的限制。如怀疑 DAI 时，也可以行 DTI 检查。

首选 头部 CT 平扫。次选：头部 MRI 平扫，联合 DWI/ADC/

GRE/SWI/DTI。

关键征象　评估 ICP 升高征象（中线偏移、脑池阻塞）。局部挫裂伤和 DAI 常表现为扩散抑制。

随访　如怀疑假性动脉瘤、动脉夹层则行血管成像，或难以控制的出血考虑介入治疗。颅底骨折、颈部损伤或穿通伤多伴发血管损伤 [19-21]。

亚急性闭合性头部外伤，伴认知功能或局灶性神经功能缺失

概述　在评估与远期损伤相关的神经功能缺失时，CT 几乎无任何意义。

首选　MRI 联合 DWI/ADC/SWI/GRE 序列。**次选**：考虑单光子发射计算机断层显像（SPECT）或功能性影像，可能会发现与 MRI 或 CT 异常发现不一致的局灶区域。

关键征象　寻找急诊头颅 CT 漏诊的脑软化区、小梗死灶。

随访　考虑神经精神 / 认知功能测试。

闭合性头部外伤，伴可疑颈动脉或椎动脉夹层

概述　除考虑动脉夹层相关检查外，依上文所述行其他头颅外伤相关检查。

首选　如情况允许，可快速进行头颅 MRI 联合头颈部 MRA 检查。如对可疑区域模棱两可，考虑脂肪抑制序列。**次选**：头颅 CT 平扫和头颈部 CTA。

关键征象　血管腔逐渐变细，管腔内皮瓣、血凝块形成。

随访　血管造影（卒中发生率 1%）为金标准。

脑神经病和痛性视力丧失

脑神经病

概述　这些包括嗅觉缺失、视野缺损、注视受限、面部感觉或运动异常、眩晕、听力丧失、软腭或舌部无力。**嗅觉缺失**应排除颅前窝底部异常。**注视受限**应评估颅底和脑干。**视野缺损**可见于很多颅内疾病，因为视神经至枕叶皮质的路径较长。**咀嚼肌无力或面部感觉异常**的评估应包括小脑脑桥角、颅中窝底、眼眶和咀嚼肌间隙。如果有**面部疼痛**，高分辨率 T2 加权序列与血管造

影可能有助于显示血管压迫。**面部表情肌无力**的影像学检查应包括颅中窝和颅后窝底部、脑干、颞骨和腮腺。**眩晕**应包括内耳道影像学检查。**听力丧失**可能是由于传导性或感觉神经性损害，传导性听力丧失最好行颞骨 CT 检查。**前庭神经炎**急性期 MRI 显示迷路结构或前庭神经呈钆增强[21]。**软腭无力、声带麻痹、伸舌无力 / 偏斜或胸锁乳突肌 / 斜方肌无力**均应评估颅底和脑干。

首选 MRI 平扫加增强。**次选**：眼眶 / 颞骨 CT 检查可更好地评估引起神经病变的骨质理改变。

关键征象 嗅觉损伤可因筛骨板外伤、肿瘤（鳞癌、脑膜瘤、嗅神经母细胞瘤）、炎症性疾病（Wegener 肉芽肿病、结节病）和先天性疾病（Kallmann 综合征、脑膨出）引起。**注视麻痹**可能源于第 3、第 4 或第 6 对脑神经走行路径上任何部位的损伤。**咀嚼肌无力**以及**面部感觉异常**可能源于三叉神经和分支损伤。**面部表情损害**可源于面神经的中枢或周围段纤维损伤。典型 Bell 麻痹患者无须做影像学检查，除非症状持续时间 > 2 个月[23]。**眩晕**可由胆脂瘤或迷路瘘管引起，病变在颞骨 CT 上更为清楚[24]。如果怀疑椎动脉夹层 / 闭塞，或发现小脑梗死的征象，则考虑行头颈部 MRA 或 CTA。**感觉神经性听力丧失**可由前庭神经鞘瘤 / 听神经瘤、头外伤后横断损伤、胆脂瘤、迷路瘘管引起。

随访 根据异常而定。

痛性视力丧失

概述 考虑眼内异常与炎症性疾病（如视神经炎）。

首选 头颅和眼眶 MRI，平扫加增强。**次选**：如外伤后视力丧失，则行眼眶 CT 扫描。

关键征象 视神经炎 MRI 可见视神经局灶性或弥散性肿胀，T2 像高信号和（或）增强效应。

随访 如怀疑视神经炎，可考虑行头和脊柱 MRI 平扫加增强，以确定有无脱髓鞘病变。

神经皮肤疾病和脑发育障碍

脑发育障碍将在第 11 章讨论，神经皮肤疾病将在第 12 章讨论。图 3.3 说明第 11 章和第 12 章的几种常见疾病。

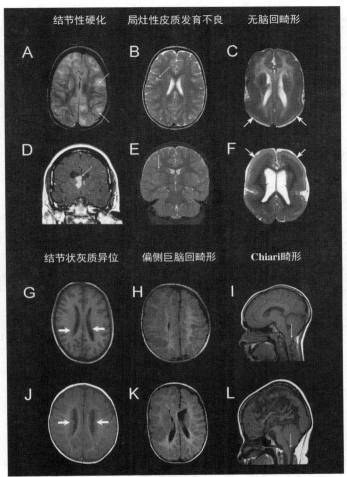

图 3.3　具有代表性的发育障碍综合征。A 和 **D.** 结节性硬化症（TSC）中的皮质结节与室管膜下巨细胞星形细胞瘤（SEGA）。**B** 和 **E.** 局灶性皮质发育不良。**C** 和 **F.** *Lis 1* 基因突变导致无脑回畸形，后部脑回受累大于前部；*DCX* 基因突变导致无脑回畸形，前部脑回受累大于后部。**G** 和 **J.** 脑室周围结节状灰质异位。**H** 和 **K.** 偏侧巨脑回畸形。**I** 和 **L.** Chiari 1 型和 Chiari 2 型畸形

脊髓病

外伤性脊髓病

概述　首先评估脊柱稳定性。

首选　脊柱 CT 平扫。**次选**：如不能及时行 CT 检查，则行脊柱 X 线检查评估脊柱的稳定性。若脊柱 CT 发现的骨折无法解

释神经功能缺失时，则行脊柱 MRI 检查。

关键征象 CT 足以评估脊柱骨折、椎间盘突出、骨折碎片或血肿。MRI 可以较好地评估直接的神经或韧带损伤，以及这些损伤与脊髓损伤的关系。

随访 根据异常征象而定。

非外伤性脊髓病

概述 如主诉局部疼痛或根性疼痛，则考虑脊椎关节病、肿瘤或感染。脱髓鞘疾病可为痛性的，但大多数情况为无痛性病变。MRI 较 CT 而言能更好地区分实性和囊性肿块。

首选 脊柱 MRI 平扫加增强。**次选**：CT 和（或）CT 脊髓造影。

关键征象 如果伴局部疼痛或根性疼痛，则多为压迫、肿瘤或感染所致。脱髓鞘病变或脊髓空洞症较少引起痛性脊髓病（如痛性感觉缺失）。

随访 根据异常征象而定。

参考文献

1. Pearce MS, Salotti JA, Little MP, et al. Radiation exposure from CT scans in child-hood and subsequent risk of leukaemia and brain tumours: a retrospective cohort study. *Lancet.* 2012;380(9840):499–505.
2. Volpe J. *Neurology of the Newborn.* 5th ed. Philadelphia, PA: W.B. Saunders; 2008.
3. Hagmann P, Jonasson L, Maeder P, et al. Understanding diffusion MR imaging techniques: from scalar diffusion-weighted imaging to diffusion tensor imaging and beyond. *Radiographics.* 2006;26(suppl 1):S205–S223.
4. Wilde EA, Ayoub KW, Bigler ED, et al. Diffusion tensor imaging in moderate-to-severe pediatric traumatic brain injury: changes within an 18 month post-injury interval. *Brain Imaging Behav.* 2012;6(3):404–416.
5. Tollard E, Galanaud D, Perlbarg V, et al. Experience of diffusion tensor imaging and 1H spectroscopy for outcome prediction in severe traumatic brain injury: preliminary results. *Crit Care Med.* 2009;37(4):1448–1455.
6. Chen J, Licht DJ, Smith SE, et al. Arterial spin labeling perfusion MRI in pediatric arterial ischemic stroke: initial experiences. *J Magn Reson Imaging.* 2009; 29(2):282–290.
7. Wintermark P, Moessinger AC, Gudinchet F, et al. Perfusion-weighted mag-netic resonance imaging patterns of hypoxic-ischemic encephalopathy in term neonates. *J Magn Reson Imaging.* 2008;28(4):1019–1025.
8. Wintermark P, Moessinger AC, Gudinchet F, et al. Temporal evolution of MR perfusion in neonatal hypoxic-ischemic encephalopathy. *J Magn Reson Imaging.* 2008;27(6):1229–1234.
9. Tan MA, DeVeber G, Kirton A, et al. Low detection rate of craniocervical arte-rial dissection in children using time-of-flight magnetic resonance angiography: causes and strategies to improve diagnosis. *J Child Neurol.* 2009;24(10):1250–1257.
10. Teksam M, Moharir M, Deveber G, et al. Frequency and topographic distribution of brain lesions in pediatric cerebral venous thrombosis. *AJNR Am J Neuroradiol.* 2008;29(10):1961–1965.
11. Widjaja E, Shroff M, Blaser S, et al. 2D time-of-flight MR venography in neonates:

anatomy and pitfalls. *AJNR Am J Neuroradiol*. 2006;27(9):1913–1918.

12. Frishberg BM. The utility of neuroimaging in the evaluation of headache in patients with normal neurologic examinations. *Neurology*. 1994;44(7):1191–1197.

13. Medina LS, Pinter JD, Zurakowski D, et al. Children with headache: clinical predictors of surgical space-occupying lesions and the role of neuroimaging. *Radiology*. 1997;202(3):819–824.

14. Biousse V, D'Anglejan-Chatillon J, Massiou H, et al. Head pain in non-traumatic carotid artery dissection: a series of 65 patients. *Cephalalgia*. 1994;14(1):33–36.

15. Silbert PL, Mokri B, Schievink WI. Headache and neck pain in spontaneous internal carotid and vertebral artery dissections. *Neurology*. 1995;45(8):1517–1522.

16. Wieshmann UC. Clinical application of neuroimaging in epilepsy. *J Neurol Neurosurg Psychiatry*. 2003;74(4):466–470.

17. Dietrich AM, Bowman MJ, Ginn-Pease ME, et al. Pediatric head injuries: can clinical factors reliably predict an abnormality on computed tomography? *Ann Emerg Med*. 1993;22(10):1535–1540.

18. Homer CJ, Kleinman L. Technical report: minor head injury in children. *Pediatrics*. 1999;104(6):e78.

19. Gaskill-Shipley MF, Tomsick TA. Angiography in the evaluation of head and neck trauma. *Neuroimaging Clin North Am*. 1996;6(3):607–624.

20. Ozdoba C, Sturzenegger M, Schroth G. Internal carotid artery dissection: MR imaging features and clinical-radiologic correlation. *Radiology*. 1996;199(1):191–198.

21. Showalter W, Esekogwu V, Newton KI, et al. Vertebral artery dissection. *Acad Emerg Med*. 1997;4(10):991–995.

22. Ichise M, Chung DG, Wang P, et al. Technetium-99m-HMPAO SPECT, CT and MRI in the evaluation of patients with chronic traumatic brain injury: a correlation with neuropsychological performance. *J Nucl Med*. 1994;35(2):217–226.

23. Veillon F, Taboada LR, Eid MA, et al. Pathology of the facial nerve. *Neuroimaging Clin North Am*. 2008;18(2):309–320.

24. Mark AS, Seltzer S, Nelson-Drake J, et al. Labyrinthine enhancement on gadolinium-enhanced magnetic resonance imaging in sudden deafness and vertigo: correlation with audiologic and electronystagmographic studies. *Ann Otol Rhinol Laryngol*. 1992;101(6):459–464.

25. Barkovich AJ, Kjos BO, Jackson DE Jr, et al. Normal maturation of the neonatal and infant brain: MR imaging at 1.5 T. *Radiology*. 1988;166(1, pt 1):173–180.

26. Kinney HC, Brody BA, Kloman AS, et al. Sequence of central nervous system myelination in human infancy. II. Patterns of myelination in autopsied infants. *J Neuropathol Exp Neurol*. 1988;47(3):217–234.

在线资源

http://www.acr.org/Quality-Safety/Appropriateness-Criteria – Valuable resource for choice of appropriate imaging based on clinical indication.

http://www.seattlechildrens.org/healthcare-professionals/education/radiology/pediatricbrainatlas/ – Pediatric Neuroimaging Brain Atlas for download and installation.

http://www.ajnr.org – Links to review papers and a fellow's page with links to recommended articles for education and review (sorted by imaging modality, by indication and by anatomy). Also has a list of journals that accept imaging case reports.

General Reference

Barkovich AJ, Moore KR, Grant E., et al. *Diagnostic Imaging: Pediatric Neuroradiology*. 1st ed. Slat Lake City UT: Amirsys;2007.

4 儿童急诊神经病学

Joseph C. Glykys and Robin M. Jones

任仙 译 刘献增 曹丽芳 校

概述

本章介绍了儿童神经急诊科常见疾病的临床表现和治疗。详情参见具体章节。

提示 急诊科询问病史和体格检查时需要回答三个问题：①是否有神经系统症状或体征？②是否需要紧急治疗？③有助于确定患者治疗方案的相关的首要的诊断性检查是什么？

目标 是确定治疗方案而不是做出完整的神经系统诊断：①因危及生命的神经系统急症和（或）需进一步检查而收入院。②需做常规实验室／影像学检查，可以安全出院并进行神经科随访。

神经影像学 如考虑颅内出血、颅骨骨折、精神状态改变、怀疑新发肿瘤、脑疝或可能的中线移位，可行头部 CT 平扫（noncontrasted head CT，NCHCT）。如果时间允许，行头颅 MRI 而非 CT，除非考虑有颅内血肿。儿童进行 CT 检查时有电离辐射，而 MRI 没有。

急诊室的发作性事件[1-4]

热性惊厥

鉴别诊断要点 ①患儿发热 1 ～ 2 天后出现惊厥，尤其要考虑颅内感染。②由发热诱发的惊厥考虑热性惊厥。③热性惊厥：具有年龄段限制，有遗传倾向，惊厥仅在发热时发作。

定义 单纯热性惊厥：短暂性（发作时间＜ 15 min），广泛性（非局灶性），24 h 内仅发作 1 次。复杂热性惊厥：持续时间＞ 15 min（父母很难确定；最好的判断方法是观察父母离开房间后惊厥发作是否仍在持续），局灶性或继发全面性，或 24 h 内发作次数＞ 1 次。

流行病学 最常见于 6 月龄～ 6 周岁。危险因素：热性惊厥家族史。玫瑰疹和急性中耳炎是常见的诱发因素。

查体 单纯热性惊厥：体检正常。脑膜炎：头痛 ± 颈部僵硬。脑炎：惊厥发作前出现精神状态改变（altered mental status，AMS）（嗜睡、不能遵守指令、动作不适当和烦躁）。脑膜炎 / 脑炎的患儿惊厥发作后不易清醒。其他：体检有局灶性体征考虑卒中、感染或 Todd 麻痹（见下文"肌无力 / 步态困难"章节）。

诊断性检查 ①发热：强烈建议腰椎穿刺（简称腰穿）。< 12 月龄，脑膜刺激征通常缺如；12 ~ 18 月龄，脑膜刺激征轻微；> 18 月龄且最近服用抗生素（脑膜炎治疗不完全）或有脑膜刺激征。②脑电图（EEG）：首次单纯热性惊厥不推荐。脑电图（EEG）适于复杂热性惊厥。如果患儿之前即存在神经系统异常、发育迟缓或有癫痫家族史，也应考虑行 EEG 检查。③神经影像学：首次单纯热性惊厥不推荐。对复杂热性惊厥，头颅 MRI 有助于评估病变大小、出血或中枢神经系统发育不全。

治疗 ①连续不断地使用退热药无法减少反复发作的风险，可以与家人交流，让他们更好地了解退热药的作用；注意退热药可掩盖严重感染。②单纯热性惊厥：无须长期服用抗惊厥药物治疗。如惊厥持续时间大于 5 min，建议家长直肠给予地西泮（如小于 5 岁，用量为 0.5 mg/kg；6 ~ 11 岁，0.3 mg/kg；大于 11 岁，0.2 mg/kg）。③复杂热性惊厥：若有癫痫家族史、患儿不能迅速恢复或频繁的复杂热性惊厥，则可预防性给予抗癫痫药物（antiepileptic drug，AED）。可给予丙戊酸钠（因有肝衰竭的风险，小于 2 岁的儿童避免使用）、左乙拉西坦、托吡酯；需要神经专科随访，行脑 MRI、脑电图检查。如果孩子出现频繁的复杂高热惊厥，应考虑 Dravet 综合征，该综合征与出生后 1 ~ 2 年发育迟缓有关。

预后 较好。癫痫的风险：单纯热性惊厥为 1%（与普通人群相同）；如热性惊厥反复发作，风险约为 2%；神经系统检查异常或发育迟缓是癫痫风险的重要预测指标。

复发危险 热性惊厥容易复发（如果患儿首次发作年龄大于 12 月龄，复发风险为 30%；如果患儿首次发作年龄小于 12 月龄，则复发风险为 50%）。单纯热性惊厥的发作频率往往随孩子年龄增长而下降。有热性惊厥家族史或低热热性惊厥发作史，复发的风险增加。

首发非热性惊厥 [5-7]

定义和注意事项 既往无明确癫痫发作的儿童非热性惊厥、非诱发性（不是由于创伤、疾病等导致）。发作类型：意识清楚或精神状态改变（AMS）、局灶性或广泛性、肌张力增加（强直）、肌肉抽搐（阵挛、肌阵挛）、肌张力减低（弛缓）。

主要危险因素 先天性畸形（皮质发育不良、TORCH 感染）、新生儿癫痫发作或有癫痫家族史（遗传性）。如患儿出现部分性发作，强烈考虑脑局灶性病变。2 岁以下患儿难治性癫痫发作与精神发育迟滞有关。发生精神发育迟滞的最大概率按降序依次排列为：肌阵挛发作＞强直-阵挛性发作＞复杂部分性发作＞单纯部分性发作。

病史 确定是痫性发作还是非痫性发作。在事件被诊断为癫痫发作之前，最好将事件定义为"发作"。重点：事件发生前发生了什么（往往比事件发生后发生了什么更为重要）？父母认为原因是什么？发作时间？是否有先兆？以前发生过这样的发作吗？

症状学 行为改变、哭泣（癫痫性哭泣通常出现在发作初期，随后停止）、言语模糊、头 / 眼偏转（双眼应偏向癫痫灶对侧）、发作姿势、抽搐、自动症、全面性或局灶性运动、呼吸暂停 / 发绀，及自主神经体征（瞳孔大小、流口水、心率、尿失禁、苍白、呕吐、意识丧失）。发作后期：对事件的遗忘、意识混乱、昏睡、嗜睡、头痛和短暂性局部性无力（Todd 麻痹）。

常见的非痫性发作性事件

分类 ①没有显著的意识改变：良性新生儿睡眠期肌阵挛（已经处于睡眠期的婴儿）、胃食管反流性疾病（gastroesophageal reflux disease，GERD）、发抖性发作、惊吓过度（明显易受惊吓）、良性发作性斜颈、良性发作性眩晕、自慰现象（"婴儿手淫"）、抽动症、刻板行为、过度换气和焦虑发作、发作性运动障碍（运动诱发和非运动诱发）和偏头痛。②意识改变：晕厥、屏气发作、白日梦、非痫性发作（假性发作）和发作性睡病 / 紧张症。

查体 特别需要关注的重要体征——血压升高（可逆性后部脑病综合征）、3 岁以下儿童的头围、创伤的证据，以及皮肤检查，包括皮肤色素减低或咖啡牛奶色素斑（神经皮肤综合征）。

诊断性检查 根据病史：回顾病史，大于 6 个月，且病史不提示癫痫发作，一般不需诊断性检查。①腰椎穿刺：考虑脑膜炎 / 脑炎可能性大时。② EEG：常用于确定癫痫综合征，有时用于根据病史难以判断发作是否为痫性的情况。EEG 正常且预后好的患者，可门诊随诊；剥夺睡眠增加 EEG 检查的敏感性。如果高度怀疑癫痫发作，但 EEG 结果阴性，应再次行 EEG 检查。③神经影像：如有持续性局灶性神经功能缺损，可急诊行头颅 CT 平扫。如有部分性发作、发育迟缓史、认知障碍、神经系统检查异常、EEG 异常或小于 1 岁，可行包含针对癫痫发作项目的专项头颅 MRI 检查（门诊患者也可使用）。

治疗　首次非热性惊厥、EEG 和神经影像学检查正常，不应给予 AED。如果 EEG 和（或）脑 MRI 检查异常，可给予 AED。需神经专科随访。

并发症　大多数首次非诱发性癫痫发作患儿不会复发或复发率低（首次发作后 2 年内复发率为 30% ～ 50%）。如果 EEG 异常或有既往脑损伤史 / 脑损伤体征，癫痫风险增加。

癫痫持续状态（SE）[3,8]

定义　癫痫发作持续 30 min 以上或大于 2 次连续发作且发作间期意识不清，属于临床急诊。目前理解：反复发作治疗困难，大多数发作持续 2 ～ 3 min；因此，目前建议癫痫发作超过 5 min 即开始治疗。

分类　全面性 SE 和局灶性 SE（部分性癫痫持续状态、持续性先兆、边缘系 SE、偏侧惊厥偏瘫持续状态）。

流行病学　多见于小于 3 岁患儿。1/3 为初发癫痫，1/3 为既往癫痫患儿，1/3 为急性症状性癫痫。如果发作持续时间大于 60 min，则为难治性癫痫持续状态。

病因　热性惊厥是超过 1/3 的 SE 患儿的病因。其他病因：癫痫、AED 停服或变化、CNS 感染、大脑缺氧 / 代谢紊乱和急性损害（卒中、创伤）。

根据临床表现进行的体格检查　生命体征：BP/HR——心动过缓（颅内压增加？），高血压可能是癫痫发作的病因（高血压性脑病、可逆性后部脑病综合征）。体温：冷 / 湿冷（败血症、低血糖症），热（脑膜炎或脑炎）。头：耳漏、鼻漏（颅骨骨折、创伤）。皮肤：皮疹（败血症）。简单的神经系统查体：瞳孔 / 姿态——去皮质强直姿态 / 去大脑强直姿势可能与强直发作相混淆，局部病损（占位、脑疝）。

诊断性检查　①实验室检查（在给予任何治疗之前）：葡萄糖、生化 20、全血细胞计数 / 分类、尿液分析（U/A）、血液 / 尿液培养（如果发热）、毒理学（全血清和尿液）、患者 AED 血浓度（判断依从性；对苯妥英 / 苯巴比妥，浓度与疗效一致）。②腰椎穿刺（LP）：如果怀疑 CNS 感染。③神经影像：当 SE 原因不清、怀疑外伤时，可行头部 CT 平扫（NCHCT）。当患者稳定或 SE 持续时间大于 30 min 时，可行长期监测。

初步治疗 通气呼吸循环（ABC）：面罩吸氧、心肺功能监护、纠正代谢紊乱。

药物准备 永远计划好下一步：开始治疗时，要制订好下一步的措施，以备不时之需。不要等着发现第一种药是否有效时才准备第二种药。时间就是生命！维持血糖水平（开始时使用葡萄糖生理盐水），治疗发热；当病情稳定时，放置鼻胃管抽空胃内容物。

药物

- 一线用药（苯二氮䓬类）：劳拉西泮 0.1 mg/kg（最大剂量 2 mg）。还可以静脉注射或肌内注射地西泮（肌内注射效果缓慢，不推荐）。没有静脉通道时，采用直肠给予地西泮（如果小于 5 岁，0.5 mg/kg；如果介于 6～11 岁，0.3 mg/kg；如果＞11 岁，0.2 mg/kg）。如果 5 min 内没有反应，再次给予任何一种苯二氮䓬类药物。首选劳拉西泮，因其半衰期较长（12～24 h；地西泮 1～4 h），呼吸抑制作用较小。
- 二线用药：如果癫痫发作仍不能控制，可静脉注射磷苯妥英，给予 20 苯妥英等效物（PE）/kg 的负荷剂量。如无效，可重复注射 10 PE/kg。如果无该药，可缓慢静脉注射苯妥英 20 mg/kg，推注时间不小于 20 min（注意监测 ECG 和血压）。
- 三线用药：如癫痫发作仍不能控制，静脉注射苯巴比妥 20 mg/kg。给药前应考虑行气管插管，因为很可能会抑制呼吸；如果需要，可追加用药 10 mg/kg。
- 新生儿用药：苯巴比妥为一线药物，磷苯妥英为二线药物。

替代药物 如果患者正在服用上述药物，可用下列药物替换。①丙戊酸：30 mg/kg 的负荷剂量，如果有肝病或线粒体疾病，慎用。②左乙拉西坦：负荷量为 20～40 mg/kg。（与其他 AED 的相互作用少，副作用较少，不需要监测血药浓度，可作为首选药）。

如果为难治性 SE 应行气管插管（如果没有插管的话），EEG 监测爆发抑制。①戊巴比妥：负荷量为 20 mg/kg，静推，维持量为 1～2 mg/（kg·h），滴注至 EEG 出现爆发抑制。②咪达唑仑：负荷量为 0.15～0.3 mg/kg，静推，维持量为 0.1 mg/（kg·h），但由于快速耐药反应可能需要增加剂量，滴注至出现爆发抑制。处置：收入 ICU。

并发症　心律失常、脑水肿、低血压、肺炎、横纹肌溶解和脱水。预后依病因而定。

非惊厥性癫痫持续状态

诊断基于 EEG，该病是儿科 ICU 昏迷的常见原因。当癫痫患者呈现持久的精神状态异常时，或全面性强直-阵挛发作（generalized tonic clonic，GTC）时用药后（起效时间与药物剂量 / 类型相关）抽搐停止但意识依然不清醒时，需考虑非惊厥性癫痫持续状态（nonconvulsive status epilepticus，NCSE）。

分类和治疗　①轻微的 SE：运动性抽搐停止但精神状态没有完全恢复正常。这是最常见的类型，需要使用与 SE 治疗相同的药物，通常需要将 EEG 维持在爆发抑制状态 24 ~ 48 h。预后取决于发病与确诊之间的时间以及潜在的病因。②失神癫痫持续状态（absence status epilepticus，ASE）：表现为意识混乱、定向障碍和言语减少。可伴随轻微的运动障碍，包括抽搐、点头、自动症和自主神经症状。即使持续几天，通常也不会出现长期的后遗症。按 SE 给予治疗。常用丙戊酸而非磷苯妥英，因为后者可能会加重 SE。左乙拉西坦在该病中的应用目前正处于研究阶段。③复杂部分性癫痫持续状态（complex partial status epilepticus，CPSE）：病情波动，伴或不伴自动症或眼球偏斜，治愈后没有明显的后遗症。治疗与 SE 相同。苯二氮䓬类和磷苯妥英治疗效果好。④癫痫性脑病：包括早期肌阵挛性脑病、婴儿痉挛症、大田原综合征、Dravet 综合征、Lennox-Gastaut 综合征、非进展性脑病肌阵挛状态、Landau-Kleffner 综合征、伴慢波睡眠期持续棘慢波的癫痫（epilepsy with continuous spike and wave during slow wave sleep，ECSWS）。根据 EEG 进行诊断和指导治疗。有发育倒退的儿童，包括自闭性倒退，应想到此类疾病（详细讨论见第 5 章）。

头痛 / 偏头痛 [9-13]

考虑　头痛（headache，HA）要么为原发性（偏头痛、紧张型头痛、丛集型头痛和其他变异型头痛）或继发于其他多种疾病。头痛在儿童中很常见，很多父母都在寻求令人安心的证据（头痛不是严重疾病所致）。需要明确是否：急性 HA 患儿不伴有 HA 病史（令人担忧）、复发性急性 HA（令人安心）、慢性非进展性 HA（令人安心）或慢性进展性 HA（令人担忧）。

病因　急性 HA：考虑病毒性疾病、鼻窦炎、脑膜炎、自发性蛛网膜下腔出血（SAH）（通常会表现为假性脑膜炎体征）、脑积水、牙脓肿、动脉性高血压和头部外伤。**慢性 HA**：①非进展性：考虑原发性 HA。②进展性 HA：考虑占位、颅内压增高。如果之前有性质相同的偏头痛史，但现在频率增加，考虑慢性每日 HA（有加重头痛的因素吗？）。

令人担忧的征象

- 任何位于头后部的急性头痛（颅后窝占位，出血）
- 清晨时患儿被 HA 唤醒，伴或不伴恶心 / 呕吐（脑占位）
- 在 Valsalva 动作、咳嗽、大笑、排便期间 HA 恶化（Chiari 畸形Ⅰ型、颅内压增加）
- 视盘水肿（颅内压增加）
- 精神状态变化（颅内出血、脑膜炎 / 脑炎、中线移位）
- 外伤史（硬膜下出血、硬膜外出血、中线移位、脑实质出血）
- 牙痛（脑脓肿）
- 假性脑膜炎（脑膜炎、SAH）
- 任何形式的局灶性神经障碍
- 血压升高（动脉性），是否伴有心动过缓（颅内压升高）

如果考虑偏头痛需询问　①一般情况：年轻时是否晕车；头痛是否伴随恶心 / 呕吐；发作前先兆（视觉性、感觉异常、无力）；畏光或恐声症；压力、疲劳、睡眠不足、食用某些食物、月经周期使 HA 加重，睡眠 / 黑暗的房间使 HA 缓解。**②家族史**：不要问"家里谁有偏头痛？"而要问"家里有人患头痛吗？"有些家长认为"鼻窦性 HA"不同于偏头痛，或没有意识到家庭成员的 HA 为偏头痛（因为发作频率低、缓和、表现形式简单等）。

偏头痛和（部分）变异型偏头痛

偏头痛　出现在儿童的单侧或双侧半球性头痛，呈脉冲样 / 搏动样痛，而且不定时发作。常见的偏头痛无先兆；典型的偏头痛有先兆（前驱症状）。偏头痛患者也可无 HA，而仅表现为恶心和脑干体征（"爱丽丝仙境"综合征、眼肌麻痹）。**基底型偏头痛**：HA 伴有恶心 / 呕吐和眩晕、眼球震颤、视觉障碍、共济失调、复视、意识水平下降、听力下降、耳鸣、构音障碍或其他延髓症状。**家族性偏瘫型偏头痛（familial hemiplegic migraine，FHM）**：通常 HA 后缓慢（超过几分钟）出现移行性肌无力或感觉缺损（如肌无力首先从面部开始，然后累及上肢 / 下肢。而卒中后无力表现为发病初期完全性无力（然而，例外情况包括缓慢进展性腔隙性脑梗死）。注意当病史不清不能排除卒中时，首次诊断为偏瘫型偏头痛应慎重。**偏头痛先兆：** 反复性呕吐、儿童良性发作性眩晕、腹型偏头痛 / 恶心（晕车）。

紧张型头痛 通常表现为束带样对称性头痛，一般几乎没有无发作的间隔期，呈持续性疼痛。丛集型头痛：强烈性头痛持续数周 / 数月，间隔时间长（数年），通常为单侧性，伴有流涕、流泪、黏膜充血、眼睑水肿、瞳孔缩小和眼睑下垂。

病史 时间模式、频率、持续时间、发作先兆、部位、性质、伴随症状、减轻或加重的因素和虚弱程度。

查体 血压、体温、鼻窦、牙齿、眼底检查（静脉搏动存在意味着 ICP 正常；然而，约 10% 的人群也可无静脉搏动）、视野、脑神经检查、假性脑膜炎征象（颈部疼痛、Kernig 征和 Brudzinski 征）、肌力、步态。

诊断性检查 若有典型的偏头痛病史和家族史，而且神经系统检查无局灶性异常，则不需要做其他检查。

神经影像学 若任何神经系统功能缺损伴发急性头痛、令人担忧的体征或头痛性质改变，需做神经影像学检查。头部外伤、急性无力或提示有卒中的征象，以及硬膜下出血（subdural haemorrhage，SDH）、蛛网膜下腔出血（SAH）、硬膜外出血、急性精神状态异常，应考虑头颅 CT 平扫（NCHCT）。对慢性进展性 HA，应考虑行 MRI 检查，以排除脑占位或其他微小病变。

腰椎穿刺（LP） 如果有发热、精神状态改变和神经影像学检查阴性时可做 Lp。如果需要，考虑在 MRI 检查后行腰椎穿刺，避免软脑膜增强（但可通过临床进行判断）。

治疗

偏头痛

（1）急性：急诊静脉补液、布洛芬（10 mg/kg）、酮咯酸（0.5 ～ 1 mg/kg）。如出现呕吐 / 恶心，考虑使用丙氯拉嗪（2.5 ～ 10 mg）、甲氧氯普胺（1 ～ 2 mg/kg，最大剂量 10 mg）。舒马普坦（4 ～ 6 mg 皮下注射，如果 HA 复发可在 1 h 后再给一次），如有心血管疾病、脑血管疾病、正在服用单胺氧化酶抑制剂（MAO-I）、难以控制的高血压、偏瘫型或基底型偏头痛以及外周血管疾病，则禁忌使用。

（2）预防性治疗：可在急诊时即开始使用，但需随访以调整药物剂量。若 HA 造成严重残疾/无法就学、不能参与娱乐活动、每周 2 次以上 HA 或 HA 持续时间超过 48 h，可考虑用药。如果患儿年幼或有过敏史，考虑使用赛庚啶（2～4 mg，睡前服用）；阿米替林［1 mg/(kg·d)，起始量为 10 mg，慢慢增加剂量］通常是首选；普萘洛尔（< 35 kg，10～20 mg 每日 3 次；> 35 kg，20～40 mg每日 3 次）通常也是首选，对紧张型头痛、反复呕吐有效，需排除哮喘病史，监测是否有低血压和心动过缓；如果患儿超重，建议服用托吡酯（开始 25 mg 睡前服用，1 周内增加至 25 mg 每日 2 次）；加巴喷丁［10～15 mg/(kg·d)，每日 2 次］；大龄儿童可服用维拉帕米（开始时低剂量 20 mg，每日 2～3 次）（更多细节参见第 14 章）。

（3）救援药物（家用）：布洛芬（10 mg/kg）、舒马普坦（口服 25～100 mg；如果 HA 反复，可在 2 h 内重复使用一次；最大用量 200 mg/24 h）。鼻喷剂：剂量为每次 5～20 mg，如果头痛反复可能需要 2 h 内重复使用一次，最大剂量 40 mg/24 h，布他比妥/对乙酰氨基酚/咖啡因（年龄 > 12 岁：50～100 mg 布他比妥，最大剂量 300 mg/d，由于易产生依赖性而避免长期使用）。如有呕吐/恶心，可使用丙氯拉嗪（2.5～10 mg）或甲氧氯普胺（1～2 mg/kg，最大剂量 10 mg）。

慢性每日 HA 阿米替林［1 mg/(kg·d)，开始剂量 10 mg，缓慢增加剂量］。

偏头痛持续状态 HA 持续时间大于 72 h（真正的 HA 与继发性疼痛）。缓解药物：舒马普坦、甲氧氯普胺、丙氯拉嗪、丙戊酸（10 mg/kg 静脉注射，最大剂量 500 mg，给药时间超过 5 min，可重复使用 1 次）、硫酸镁（25 mg/kg 静脉注射，最大剂量 1 g）和地塞米松（0.3～0.6 mg/kg 静脉注射，最大剂量 8 mg）。

丛集型头痛 急性发作期：高流量氧吸入，舒马普坦、布洛芬、酮咯酸。预防：考虑钙拮抗剂（如维拉帕米）。

继发性 HA 治疗原发病。

无力/步态困难[14]

定位和鉴别诊断 如果既往可以行走的孩子出现肢体无力/不能行走，根据病因考虑定位（表 4.1）。

关键问题 ①病程：急性或迅速进展的无力提示运动单位障

表 4.1　无力 / 步态困难的定位与鉴别诊断[46]

定位	病因
皮质和基底神经节	卒中、偏瘫性偏头痛、交替性偏瘫（癫痫）、发作后 Todd 麻痹、多发性硬化、肿瘤 / 占位、原发性肌张力障碍（全面性扭转性肌张力障碍；DYT1）、继发性肌张力障碍
小脑和脑干	感染 / 感染后（EBV、HSV、VZV、麻疹、腮腺炎和支原体）、脑膜炎、小脑脓肿、多发性硬化、出血 / 血肿、基底动脉型偏头痛、卒中（椎基底动脉阻塞）、脊髓小脑性共济失调、EA1、EA2、代谢性［线粒体疾病、尿素循环缺陷、有机酸尿、枫糖尿病（MSUD）、丙酮酸脱氢酶缺乏和色氨酸代谢异常综合征（Hartnup 病）］、甲状腺疾病、药物 / 中毒（重金属 / 铅、抗癫痫药物、苯二氮䓬类或其他镇静剂、酒精和甲氨蝶呤）、脑积水、斜视性眼阵挛-肌阵挛综合征（神经母细胞瘤）和颅后窝占位（室管膜瘤、髓母细胞瘤和出血）
脊髓	创伤 / 横断、脊髓压迫、脊髓前动脉阻塞（轻瘫和痛温觉丧失）、血管畸形、硬膜外血肿（创伤史、血友病）、横贯性脊髓炎、脓肿、骨质压缩（骨折、唐氏综合征脱位）、肿瘤（神经纤维瘤、胶质瘤、室管膜瘤）、转移瘤（白血病 / 淋巴瘤、神经母细胞瘤）、脊髓积水 / 脊髓瘘管、铜缺乏症和亚急性脊髓联合变性（维生素 B_{12}、E）
前角细胞周围神经	脊髓灰质炎、脊髓性肌萎缩、脊髓延髓肌萎缩症（Kennedy 病） 吉兰-巴雷综合征（GBS）/ 急性炎症性脱髓鞘性多发性神经根神经病（AIDP）、急性间歇性卟啉病、中毒性（长春新碱、顺铂、铅、汞和砷）、遗传性神经病（腓骨肌萎缩症）、结节病、感染性（莱姆病、梅毒）、维生素缺乏症（维生素 B_1、B_6、B_{12}）
神经肌肉接头	肉毒中毒、重症肌无力、Eaton-Lambert 综合征、蜱瘫痪、ICU 无力（皮质类固醇肌病、危重病性肌病、危重病性多发性神经病）、家族性低血钾 / 高血钾 / 正常血钾性周期性瘫痪、有机磷中毒
肌肉	横纹肌溶解、短暂性急性肌炎、病毒性肌炎、皮肌炎、药物诱发的肌病（皮质类固醇、他汀类药物）、肌肉性营养不良、内分泌性肌病（甲状腺毒性、甲状腺功能低下、库欣综合征）、代谢性（低磷酸盐血症、低血钾）
其他	功能性 / 心因性、迷路疾病、废用性萎缩 / 长期卧床

碍（神经、前角细胞）；如果无力累及面部和（或）上臂，提示损害位于最高部位；进行性无力提示遗传性原因。②诱发因素：创伤、异常运动、发热，及背痛、上行性感觉异常［吉兰-巴雷综合征（Guillain-Barré syndrome，GBS）］，及近期感染、疫苗接种（感染性或感染后小脑炎，GBS）。③步行恐惧：共济失调、严重的肌肉/骨骼疼痛。④背部疼痛：横贯性脊髓炎、脊髓压迫和GBS。⑤发育迟缓：遗传性/代谢性疾病。⑥复发性：间歇性共济失调。⑦拒绝使用某一肢体：骨骼、关节或肌肉疼痛。⑧近端无力：考虑肌病。

查体 ①检查体温、心率、杂音、皮肤损害，及整个神经系统检查。②周围神经：肢体远端无力、反射消失和感觉缺损。③脊髓：肢体远端无力、反射亢进和感觉平面。然而，急性脊髓休克表现为反射消失，没有感觉缺失和运动平面。④偏瘫/四肢瘫：无力伴肌张力增加、巴宾斯基征阳性和反射亢进（上运动神经元受损体征）。婴幼儿急性偏瘫通常为癫痫性（其他方面正常），但在年长的孩子为血管性疾病。考虑：突发（缺血性、出血性卒中）、缓慢进展（偏头痛）、阶段性病程（腔隙性梗死，儿童少见）。⑤重症肌无力：无力不伴有瘫痪。⑥脑干/小脑：伴有恶心、呕吐、眼球震颤。

诊断性检查 ①实验室检查：全血细胞计数/分类、生化、凝血酶原时间（prothrombin time，PT）/国际标准化比值（international normalized ration，INR）、部分凝血活酶时间（partial thromboplastin time，PTT）、D-二聚体、纤维蛋白原、肌酸激酶（creatine kinase，CK）。其他可能明确病因的实验室检查基于表4.1。②神经影像：根据最可能的定位体征进行脑和（或）脊柱MRI检查（如果考虑脊髓压迫，紧急做影像学检查）。③考虑腰穿：如果怀疑硬膜外脓肿，因有CSF感染的风险，禁忌腰穿。

吉兰-巴雷综合征（GBS）[15-16]

定义 免疫介导的多神经病；通常是指急性炎性脱髓鞘性多发性神经根神经病（acute inflammatory demyelinating polyradic-uloneuropathy，AIDP），为最常见的形式，尽管其他变异型也属于GBS综合征（见下文）。

临床表现 通常在感染后发病（消化道/上呼吸道感染最常见）。最常见的诱发微生物：空肠弯曲杆菌、支原体、巨细胞病毒（cytomegalovirus，CMV）、EB病毒、水痘-带状疱疹病毒（varicella-zoster virus，VZV）、麻疹、腮腺炎病毒、甲型/乙型肝炎病毒、风疹、流感病毒、柯萨奇病毒和埃可病毒。典型症状：低位腰痛、对称性上行性感觉异常（可为疼痛性）/ 无力（最初可表现为非对称性）、反射消失（始于远端踝反射），无发热。可表现出自主神经功能障碍（体位性低血压、心动过速、尿潴留）和短暂性括约肌功能障碍。可出现呼吸肌无力 / 呼吸衰竭。颈部屈曲肌力与膈肌无力呈正相关（好的床旁检查技术）。延髓麻痹导致分泌物处理困难。

变异型　① Miller-Fisher 综合征（MFS）：眼肌麻痹、共济失调、肌无力和反射消失。②急性运动轴突性神经病（acute motor axonal neuropathy，AMAN）。③急性运动和感觉轴突性神经病（acute motor and sensory axonal neuropathy，AMSAN），可伴有显著的感觉症状。

病程　2～4 周内恶化，可在早期出现呼吸困难，或在高峰期晚期出现，之后进入恢复期。

诊断性检查　①脑脊液（CSF）：蛋白-细胞分离（蛋白质升高而细胞数正常或减少），多在 1 周后明显，开始无此现象或不明显。②肌电图 / 神经传导速度：（非急性期）显示脱髓鞘改变，轴突变异型除外。③血清学：MFS 抗 CG1b 抗体阳性，急性运动轴突性神经病抗 GM1 抗体阳性。④脊髓 MRI：如怀疑和确定有感觉平面消失，暴发性 / 快速发病，可行此项检查。GBS 可显示脊髓神经根信号增强（前＞后）。⑤基础肺功能：正常值，吸气负压（negative inspiratory force，NIF）大于－20，用力肺活量（forced vital capacity，FVC）大于 15 ml/kg。

治疗　①收住院：如果病情发展快；呼吸功能差，需入住ICU。②监护：最初每隔 2～4 h 监测一次呼吸功能（如果 NIF 小于－20 或 FVC 小于 15 ml/kg，考虑插管），如果病情稳定或好转，可延长监测间隔时间；延髓功能（清除分泌物的能力，关注误吸）；生命体征（关注自主神经功能障碍）。③静脉注射免疫球蛋白（intravenous immunoglobulin，IVIG）[0.4 g/（kg·d）×5 d)]；不良反应：蛋白尿、无菌性脑膜炎、如果 IgA 不足（检查血清 IgA 水平）则可能有过敏反应、头痛、皮疹和血栓栓塞性事件。④血浆置换（IVIG 的替代治疗）：隔日进行，4～6 个疗程，每次交换血浆200～250 ml/mg。⑤疼痛控制：非甾体类抗炎药，如果严重可使用麻醉剂，考虑神经性药物（加巴喷丁、度洛西汀、去甲替林）。

脊髓压迫 [17-18]

临床表现　①感觉平面（检查背部和腹部：针刺觉、轻触觉、温度觉）。②运动无力平面。③膀胱／肠道功能障碍。④缺乏 CNS 受累表现。⑤可能有背部疼痛或压痛。⑥反射过敏，或者如果是发病极早期，可能反射减弱。

诊断性检查 脊髓 MRI 增强和平扫，包括敏感性序列（血液）。

治疗 ①地塞米松 0.25 mg/kg 静脉注射，最大剂量 10 mg。②神经外科咨询（可能需要减压术）。③对于外伤性脊髓损伤，脊髓休克需要甲泼尼龙 [30 mg/kg 推注 15 min，间隔 45 min，然后 5.4 mg/（kg·h）维持 24 h；如果是受伤后 3 ～ 8 h 开始治疗，可维持治疗 48 h]。④支持性治疗：膀胱和肠道护理，预防压疮。⑤物理疗法（physiotherapy，PT）/ 职业疗法（occupational therapy，OT）评估。

横贯性脊髓炎 [19-20]

详见第 17 章。

定义 急性局灶性脊髓炎症，儿童通常发病年龄大于 5 岁。

病因 ①常见：感染后（EBV、腮腺炎、支原体、风疹和麻疹），自身免疫性脱髓鞘（多发性硬化首发表现）和压迫。②感染：病毒性（HSV、VZV、CMV、HHV6、EBV、HTLV、HIV、甲型流感病毒、麻疹、腮腺炎、风疹、柯萨奇病毒、肠道病毒和埃可病毒），细菌性（脓肿、支原体、莱姆病、梅毒、结核），真菌性（放线菌、芽生菌、球孢子菌、曲霉菌）和寄生虫（脑囊虫、血吸虫）。③不常见：血管性、肿瘤性和副肿瘤综合征。

临床表现 非特异性病原体感染后数天，有时数小时后发病。出现感觉平面，症状取决于受累平面。高颈髓平面：四肢瘫痪、呼吸肌麻痹（$C_{3\sim5}$）。$C_2 \sim T_1$：上肢无力（无力和弛缓，初期反射减弱）。$T_{1\sim12}$：痉挛性截瘫。$L_1 \sim S_5$ 水平：肠／膀胱功能障碍。背痛（常见）、发热和其他不适。

诊断性检查 ①脊柱 MRI 平扫／增强：如果发现脱髓鞘病变（增强），须行脑 MRI 平扫／增强，评估脑部脱髓鞘病变（高度怀疑 MS）。②脑脊液（CSF）：脑脊液细胞增多（淋巴细胞）伴有蛋白质含量正常或适度增加，葡萄糖含量正常；测定 IgG 指数、细胞学、寡克隆带。③血清学检查：血清蛋白电泳（SPEP）、红细胞沉降率（erythrocyte sedimentation rate，ESR）、C 反应蛋白（C-reactive protein，CRP）、类风湿因子（rheumatoid factor，RF）、抗核抗体（antinuclear antibody，ANA）、抗中性粒细胞胞质抗体（ANCA）、抗 -Ro、抗 -La、维生素 B_{12}、叶酸、铜、甲基丙二酸。④病毒性 / 感染性检查：对于有症状和疑似患者。

初步治疗　①静脉注射类固醇：甲泼尼龙、地塞米松。②支持性护理：膀胱和肠道护理，预防压疮。③物理治疗（PT）/ 作业治疗（OT）及评估。

重症肌无力 / 肌无力危象[21-22]

详见第 6 章。

定义　是由于神经肌肉接头（neuromuscular junction，NMJ）处乙酰胆碱受体功能异常或缺失导致的神经肌肉疾病。其中针对乙酰胆碱受体（AChR）的抗体较为常见。

分类　①新生儿短暂型：母亲的抗 -AChR 抗体转移到新生儿体内。通常在出生后最初几小时内表现该病，出生 3 天后发病非常少见，症状持续 2 ~ 4 周。②先天性：NMJ 蛋白质遗传缺陷，抗体阴性。③青少年型：与成年人相似，与胸腺瘤相关，呈缓解 / 复发病程。④肌无力危象：危及生命，表现为不能清除分泌物或维持氧饱和度，感染、手术、应激、月经、药物变化均会使病情加重。

临床表现　①常见症状 / 体征：发热、流涎、咳嗽、分泌物清除困难、呼吸费力或呼吸变浅、血氧饱和度下降、上睑下垂、复视、口中卷舌困难、发声困难、吞咽困难。检查患者一口气可以数多少个数（小于 20 则有问题）、持续性上视时间（小于 20 s 则有问题）。评估颈部屈曲 / 伸直（与膈肌无力高度相关）、易疲劳感、肢体近端无力、深部腱反射（deep tendon reflex，DTR）正常或活跃。②胆碱能危象（源于用药过度）：腹泻、痉挛、出汗、肌肉无力、心动过缓、瞳孔扩大和肌束震颤。治疗首选抗胆碱酯酶类药，考虑阿托品。

诊断性检查　如果症状为新发：①用冰袋评价上睑下垂程度（如果是重症肌无力，上睑下垂程度应该改善，因为冰袋降低了乙酰胆碱酯酶活性）。②抗体（抗 -AChR、抗 -MuSK）。③ EMG 显示重复神经电刺激后肌肉复合动作电位衰减。

如果已知诊断：全血细胞计数 / 分类、生化 20、根据可能的感染原因（如果发热）进行血清学检查、用力肺活量（FVC）、吸气负压（NIF）。

治疗 ①收住院（如果不住 ICU，也需让 ICU 科知道，因为患者容易出现失代偿）。②心脏功能远程监测。③监护：向上凝视时间、单次呼吸可数多少数、FVC、NIF。当 FVC 小于 15 ml/kg 及 NIF 小于－ 20，应进行气管插管。④咽吸、鼻胃管。⑤甲泼尼龙：1 ～ 2 mg/（kg·d），最大剂量 60 mg 每日 1 次。（在使病情好转之前可能出现病情恶化，需密切监护）。⑥ IVIG［0.4 g/（kg·d）×5 d］。不良反应：蛋白尿、无菌性脑膜炎、如果 IgA 缺陷可有过敏反应（须首先检查血清 IgA 水平）、头痛、皮疹、血栓栓塞性事件。⑦血浆置换（替换 IVIG）：血浆置换 200 ～ 250 ml/kg，隔日一次。通常需要 5 ～ 6 次血浆置换才能改善。⑧避免使用的药物：β 受体阻滞剂、普鲁卡因胺、利多卡因、氨基糖苷类、四环素、环丙沙星、克林霉素、苯妥英、锂、镁、普鲁卡因胺、三甲双酮、氯喹和 D- 青霉胺。

卒中 [23-25]

详见第 18 章。

定义 由于脑部血液供应障碍产生的急性神经功能缺损。可以是缺血性（灌注减少）或出血性。有许多其他神经科疾病都呈现类似的临床表现，急救时必须先排除卒中。尽管新生儿期卒中的风险高，然而，年长孩子卒中的风险低于成年。

临床表现 急性发作性局灶性神经功能缺损、癫痫发作（儿童较成年人更常见，尤其是新生儿）。重要病史：发热性疾病、中耳炎、乳突炎、扁桃体炎、近期水痘感染、心脏疾病、颈部创伤（夹层）、镰状细胞病、早年卒中家族史（发病年龄＜ 45 岁）。考虑大脑静脉窦血栓形成：如果出现脱水、头痛、视盘水肿。

诊断性检查 ① NCHCT：急诊排除出血。由于 CTA 辐射剂量高，儿童应避免行 CTA（血管成像）；如果条件允许，急性发作的局灶性功能缺损局限于血管支配区，考虑行 MRI/MRA 检查。②脑 MRI/MRA 卒中方案：在急诊室内急查。包括 DWI/ADC、FLAIR、T1、T2、易感性序列；如果怀疑占位行增强扫描、头部和颈部 MRA。如果怀疑夹层，加行脂肪抑制序列扫描。如果怀疑大脑静脉窦血栓形成（头痛、视盘水肿）或怀疑新生儿卒中，需增加 MRV 序列（金标准为 CTV，但辐射剂量高）。③血清实验室检查：全血细胞计数 / 白细胞分类、生化 20、血脂、ESR/CRP、梅毒血清检查（VDRL）、糖化血红蛋白（HbA1C）、维生

素 B_{12}、叶酸；凝血检查：纤维蛋白原、D- 二聚体、PT/INR 和 PTT、脂蛋白（a）、同型半胱氨酸、凝血因子 V Leiden、蛋白 C 和 S、活化蛋白 C 抵抗、凝血酶原基因 20210 G > A 突变、抗凝血酶Ⅲ、β-2- 糖蛋白、抗磷脂抗体（抗心磷脂和狼疮抗凝剂）、vWF 抗原。④经胸超声心动图（TEE）：寻找心脏来源的栓子（例如心脏内的凝块）。如果检查为阴性而又高度怀疑心源性栓子或不确定栓子来源，可行 TEE 检查（非急诊）。⑤新生儿：除以上外，加查胎盘病理学、乳酸、丙酮酸、血清氨基酸、氨、尿液有机酸和动脉血气（arterial blood gas，ABG）。

急诊处理　①气道、呼吸和循环（ABC）。②血压控制：在发病后第一个 24 h，允许自主调节血压（允许代偿性高血压）。③进入 PICU，请神经外科会诊：如果意识状态发生变化，1/3 以上的大脑半球受累（可能需要手术减压）；小脑卒中；脑干卒中。④治疗癫痫发作：考虑磷苯妥英、左乙拉西坦。⑤保持血糖正常、体温正常。⑥正在研究急诊静脉溶栓或血管内灌注（如 tPA）的可行性。强烈建议大于 15 岁的患者使用。可转诊至有经验的儿科卒中中心。

急性共济失调

病因　儿童通常代表小脑功能障碍（与感觉性共济失调相比）。既往健康儿童患病最常见的原因是：①药物摄入 / 中毒，如苯二氮䓬类、抗组胺药、AED、酒精；少见为重金属所致。②急性小脑性共济失调：最常见的为感染后（出现症状时无发热），既往有过水痘疫苗接种史者高达 26% 的人出现此症状（疫苗接种所致目前不常见），发病潜伏期 5 ~ 21 天，通常累及幼儿（2 ~ 4 岁），但年长儿童 / 青少年也可患病。③自身免疫性脱髓鞘：暴发式发病后逐渐恢复。④少见：小脑直接感染（即小脑炎），多表现为头痛、呕吐和全身性体征。

查体　体温、生命体征。精神状态：关注由于小脑出血或占位效应所致的脑干受压。小脑体征检查：言语（"扫描"伴有音量的波动）、指-鼻试验和跟-膝-胫试验（辨距不良）、镜像动作、快速轮替运动（轮替运动障碍）、意向性震颤、肌张力、步态 / 交叉步伐（共济失调）、坐姿（躯干和 / 或头部蹒跚）、钟摆样深腱反射，这些症状不随眼睛的睁开或闭合而改变。

查体定位　①小脑半球：同侧肢体辨距不良和肌张力低下

（步态偏向病变侧）、眼球辨距不准（超出／不及目标扫视）、轮替运动障碍、构音障碍。②中线（小脑蚓部）：躯干性共济失调／步态蹒跚，因交叉步态难以行走。③后小脑（绒球小结叶）：眼球运动障碍（眼球震颤）、姿势和步态障碍。④小脑深部核团：静止性震颤、腭（罕见）和肢体肌阵挛、眼阵挛。

共济失调的其他病因 ①感觉性共济失调：吉兰-巴雷综合征（宽基底步态，Romberg 征阳性和深腱反射减弱）。②癫痫性假性共济失调。③脑肿瘤最有可能表现为缓慢进展性共济失调（及其他局部功能缺损）；如发病紧急，考虑继发性出血或脑积水。④斜视性眼阵挛-肌阵挛综合征：由于副肿瘤性自身免疫现象（如神经母细胞瘤），造成眼球杂乱无序的运动和多发游走的肌阵挛，有时表现为共济失调。⑤间歇性共济失调：考虑偶发共济失调 1 型（EA1）或偶发共济失调 2 型（EA2），基底型偏头痛，代谢性疾病（DD、严重呕吐／腹泻、嗜睡、不寻常的气味）。⑥功能性／心因性（站立不能-步行不能性步态）。

诊断性检查 ① NCHCT 和（或）MRI 增强扫描：评估出血情况（首选 CT）。MRI 是评估颅后窝占位或小脑炎／水肿情况的理想选择。②血清滴度（急性和慢性）：EBV、水痘、麻疹、腮腺炎、埃可病毒、柯萨奇病毒 B。③腰椎穿刺（如果影像正常）：蛋白质、葡萄糖、细胞计数和分类、革兰氏染色／培养、EBV、VZV、肠道病毒和 CMV。④尿液和血清毒理学。⑤ EEG：如果怀疑癫痫发作，考虑行 EEG 检查。⑥代谢检查：如果临床怀疑，行全血细胞计数、肝功能、血氨、乳酸、丙酮酸、酮、酸／碱平衡、尿液有机酸和血清氨基酸检查。⑦如果怀疑感觉性共济失调，可做 EMG/NCS 检查。⑧尿儿茶酚胺类：如果怀疑斜视性眼阵挛-肌阵挛综合征，可化验香草基扁桃酸（VMA）、高香草酸（HVA）。

治疗 病因治疗。①脑肿瘤：请神经外科、血液科、肿瘤科会诊。②急性感染后小脑性共济失调：收住院，支持治疗，连续每隔 4 h 行神经系统查体。③发作性共济失调：不需要入院治疗。EA1：有些患者用抗惊厥药物治疗有效。EA2：乙酰唑胺，年幼患儿 125 mg 每日 2 次，年长患儿 250 mg 每日 2 次。

贝尔麻痹 [28-30]

定义／病因 特发性急性下运动神经元性面瘫。通常情况下，主要是面神经颞骨部分受累。贝尔麻痹通常出现于呼吸道感染之后，可能与病毒感染〔HSV、VZV、HIV、EBV、肝炎病毒、莱姆病（在流行地区占 25% ～ 40%）〕引起的炎症有关。

引起下运动神经元性面瘫的其他原因（非贝尔麻痹） ①外伤：器械助产、面部骨折。②浸润性疾病：脑干肿瘤（脑桥胶质瘤、小脑脑桥角肿瘤）、结核、白血病、腮腺瘤。③如果新生儿双侧性 / 先天性：须考虑 Moebius 综合征（面神经核 / 肌肉发育不全；常常累及多组脑神经）、肌肉营养不良、先天性肌无力综合征、肌强直性营养不良。④如果反复出现：考虑 Melkersson-Rosenthal 综合征（复发性面神经麻痹合并面部 / 唇部肿胀和舌的裂隙 / 沟裂）。⑤血管性：高血压、糖尿病以及其他血管性疾病（儿童中少见）。⑥代谢性：甲状腺功能减退症（常为双侧性）、甲状旁腺功能亢进。

临床表现 单侧面部上部或下部无力：无法皱眉、闭眼、鼓腮、吹口哨，而且流口水，微笑时不对称；常伴有耳周围疼痛 / 麻木以及味觉障碍（这些也受面神经支配）。

查体 血压、耳镜检查、口部评估、腮腺、上下面部运动情况、舌前 2/3 的味觉（如果配合）；排除其他脑神经病变，尤其是三叉神经的病变（寻找小脑脑桥损伤）。

诊断性检查 ①如果考虑是贝尔麻痹，一般不需要。②如果来自莱姆病疫区：莱姆血清学检查。③如果颈部疼痛、发热、头痛：强烈建议腰穿，以排除脑膜炎。④如果呈现其他体征：考虑行脑 MRI 增强扫描。如果 1 个月后仍无改善，也建议行 MRI 检查。

治疗 / 预后 睡眠时使用眼罩护眼，白天每 1 ～ 2 h 使用人工泪液滴眼。如果自发病起＜ 7 天，使用 7 天的泼尼松龙 1 mg/（kg·d），并且这 7 天使用量逐次减少（仍有争议，儿童使用类固醇是否受益仍没有定论）。使用阿昔洛韦并没有表现出优势。一般无论是否治疗都预后良好。

创伤性脑损伤（TBI）[31-33]

见下文"昏迷和意识障碍"。

常见原因 机动车事故和体育运动（冰球、足球、长柄曲棍球和骑马）。

分类 轻度 TBI（"脑震荡"）（GCS 13～15）；中度 TBI（GCS 9～12）；重度 TBI（GCS 3～8）。**脑震荡：**由创伤性生物机械力导致的影响脑的复杂病理生理过程。认知改变伴或不伴意识丧失（loss of consciousness，LOC）。

分级 Ⅰ级：没有意识丧失，症状持续时间＜15 min。Ⅱ级：没有意识丧失，症状持续时间＞15 min。Ⅲ级：有意识丧失。

与体育运动有关的脑震荡 Ⅱ～Ⅲ级，需要神经功能评估。恢复活动指南：①Ⅰ级：休息 15 min 后可参加活动。②多重形式的Ⅰ级、任何形式的Ⅱ级，或Ⅲ级（意识丧失数秒）：休息 1 周。③多重形式的Ⅱ级、任何形式的Ⅲ级（意识丧失数分钟）：休息 2 周。④多重形式的Ⅲ级：休息 ≥1 个月。最终逐渐能继续参加体育活动。

临床表现 ①急性症状：头痛、头晕、意识混乱、失忆（顺行性遗忘＞逆行性遗忘）、恶心/呕吐、癫痫发作。②慢性症状：头痛、光敏感、偏头痛程度恶化、意识混乱、精神迟钝、注意力不集中、疲劳、易怒和睡眠障碍。

查体 血压、心率。评估凹陷性颅骨骨折、疼痛，或身体其他任何部分的骨折。耳内镜检查（耳漏提示有 CSF 漏）、鼻漏（考虑 CSF）。寻找打斗伤痕（颞部/耳后区擦伤）、浣熊眼（颅底骨折）。精神状态检查，GCS 评分。

脑神经检查 嗅神经（嗅觉丧失——筛板损伤）、动眼神经、滑车神经、展神经（复视、眼眶骨折、海绵窦损伤和颅底神经的牵拉/受压）、面神经（面部麻痹、颞骨岩部骨折造成的听力丧失）和运动功能检查。

诊断性检查 ①加拿大头部 CT 检查原则[34]：（a）神经干预的高度风险：GCS＜15、创伤后 2 h、怀疑开放性或凹陷性颅骨骨折，其他颅骨基底部骨折的征象，＞2 次呕吐发作。（b）中等风险（CT 显示脑损伤）：对创伤前＞30 min 的事件表现出逆行性遗忘，损伤的危险机制包括从高于 3 英尺或 5 个台阶以上的楼梯跌落。可用 NCHCT 评估脑实质内出血、硬膜下血肿、硬膜外血肿、脑室内出血、骨折和中线移位的情况。②头/颈部 CTA/MRA：如果考虑动脉夹层。③脑 MRV：如果在静脉窦附近出现颅骨骨折错位。CTV 是金标准，但有明显的辐射。④颈部 CT±脊柱 MRI：如果意识不清或不能明确排除脊柱病变。⑤脑 MRI：在不紧急的情况下帮助更好地确定病变和弥漫性轴突损伤的程度。⑥ EEG：如果出现癫痫发作或怀疑癫痫发作。⑦测试是否存在脑脊液漏：如果液体从鼻子流出，检查液体中的葡萄糖（黏液中没有葡萄糖）和 β_2 转铁蛋白。

紧急医疗处置[35] ①气道、呼吸和循环（ABC）。如果血流动力学不稳定，一定考虑内出血。可使用晶体液进行复苏。②颈椎固定。③入住 ICU：如果 GCS < 8，且需要神经外科会诊（一侧性颅骨切除术、颅内压监测）。④保持床头抬高 30°。⑤癫痫发作预防：磷苯妥英负荷剂量 20 PE/kg，继续给予苯妥英口服 / PNGT 5 ~ 10 mg/（kg·d）每日 3 次，使苯妥英的血药浓度达到 15 ~ 20 μg/ml，维持 7 天。研究发现，AED 可降低创伤后早期癫痫发作的频率，但不能降低创伤后晚期癫痫发作的发生率。⑥如果出现癫痫发作，使用（磷）苯妥英或左乙拉西坦。继续使用 AED 6 个月，复查 EEG。⑦第 5 天时开始静脉注射生理盐水 [注意出现抗利尿激素分泌异常综合征（syndrome of inappropriate antidiuretic hormone release，SIADH）和脑性耗盐综合征]，使血钠达到 140 ~ 150 mmol/L。⑧保持房间设置明亮、安静。⑨尽量避免使用苯二氮䓬类（可致焦虑，可能混淆神经系统检查结果）。⑩使用对乙酰氨基酚 / 阿片类药物治疗疼痛。⑪目标是使患者血糖正常、体温正常。

精神状态改变[37]

一般方法

定义 精神状态的任何改变，其病因是多种多样的，治疗主要是针对潜在病因。

病因 ①感染：脑内（脑膜炎、脑炎）、脑外（肺炎、尿路感染），及类感染——急性播散性脑脊髓炎（acute disseminated encephalomyelitis，ADEM）。②停服：酒精、苯二氮䓬类药物、阿片类药物和其他镇静剂。③代谢：缺氧、电解质紊乱（特别是低钠血症）、低血糖和肾 / 肺 / 肝功能不足。④外伤：头部外伤、烧伤和中暑。⑤重金属：铅、汞。⑥毒素或药物：类固醇、抗惊厥药物、麻醉剂和娱乐性药物。⑦血管性：短暂性脑缺血发作（transient ischemic attack，TIA）、卒中、脑实质内出血和高血压性脑病。⑧内分泌：甲状腺、肾上腺和甲状旁腺功能障碍。⑨不足：硫胺素、叶酸和维生素 B_6。⑩ CNS 病理：占位性病变、癫痫和副肿瘤性脑病。⑪精神病：精神错乱、双相情感障碍（躁狂）和紧张症。

查体 生命体征。乳突炎和中耳炎体征、吸毒迹象、新出现的心脏杂音（心源性栓塞事件）。完整的神经系统查体（注意：警觉水平、脑神经缺陷、倾向于使用单个肢体、戒断后痛苦和指鼻试验）。

诊断性检查 ①实验室检查：全血细胞计数 / 白细胞分类计数、生化 20、全套毒物筛查（血液、尿液）、TSH、FT_4 及硫胺素。②脑 MRI 平扫 ± 增强。③腰穿：如果曾经发热，或最近发热后使用抗生素（部分治疗脑膜炎）。④脑电图，如果考虑非惊厥性癫痫持续状态（NCSE）。

治疗 根据精神状态改变（AMS）可能的原因进行治疗。①如果躁动：必要时使用药物。苯二氮䓬类药物和抗精神病药物是首选药物，但可能会加重谵妄，加剧潜在的病因，干扰神经系统查体和引起不良反应（急性肌张力障碍性反应）。②苯二氮䓬类药物：当怀疑 NCSE 或戒断症状时的首选药物；如有肝功能不全病史或长 Q-T 综合征，禁用抗精神病药物（如劳拉西泮 0.05 ～ 0.1 mg/kg，每 4 h 一次），观察是否有呼吸抑制。③抗精神病药：与典型药物相比，非典型药物的副作用更少，儿童首选非典型抗精神病药（如利培酮、奥氮平）。如果病情没有好转，可试用氟哌啶醇，用前及用后每天检查 ECG，监测 Q-T 期间延长。考虑按需要时的剂量长期给药，而不是按照急性精神波动用药。④环境变化：保持房间设置明亮，降低环境噪声，允许调整房间设置来满足对安全的需求，房内须有家人陪伴。

精神状态改变伴发热（脑膜炎 / 脑炎）[38-39]

详见第 22 章。

脑膜炎 脑膜的炎症，特别是蛛网膜和软脑膜（"柔脑膜"）的炎症（表 4.2）。

急性细菌性脑膜炎

病因

（1）按年龄分：

■ 新生儿：GBS、大肠杆菌、革兰氏阴性杆菌和单核细胞增生性李斯特菌。

■ 1 ～ 3 个月大婴儿：GBS 晚发型、肺炎链球菌、单核细胞增生性李斯特菌、B 型流感嗜血杆菌、脑膜炎奈瑟菌、沙

表 4.2　脑膜炎时 CSF 异常

	细胞类型	细胞计数	蛋白质（mg/dl）	葡萄糖
细菌性	中性粒细胞	＞ 500	＞ 250	＜ 1/2 血清糖
病毒性	淋巴细胞	50 ～ 1000	＜ 100	＜ 1/2 血清糖
真菌性	淋巴细胞	100 ＋	25 ～ 500	＜ 1/2 血清糖
结核杆菌性	淋巴细胞	100 ～ 500	50 ～ 500	＜ 1/2 血清糖

新生儿 CSF 白细胞数：出生后 1 天，达 30 个 / 视野；2 周，15 个 / 视野；1 个月，＜ 5 个 / 视野。中性粒细胞达 50% 可为正常现象。

门菌属。

- 3 个月至 12 岁：肺炎链球菌、脑膜炎奈瑟菌、B 型流感嗜血杆菌（由于疫苗接种罕见）。
- 12 岁以上儿童及成人：脑膜炎奈瑟菌、肺炎链球菌。

（2）少数患者由化脓性链球菌和金黄色葡萄球菌引起。

（3）如果免疫功能受损，患者来自流行地区或多组脑神经受损，鉴别诊断总要考虑结核（TB）。

（4）几乎所有病例是由血源性传播，少数情况下由于局部扩散造成（如乳突炎、头颅外伤），尤其肺炎链球菌感染。

（5）CSF 漏→肺炎链球菌、表皮葡萄球菌、金黄色葡萄球菌和棒状杆菌。

（6）脑室-腹腔分流术→表皮葡萄球菌、棒状杆菌。

（7）流行病区的莱姆病。

（8）功能性 / 解剖性无脾（镰状细胞病、肾病综合征、IgG 缺乏）→带有荚膜微生物（肺炎链球菌、流感嗜血杆菌 B 型、脑膜炎奈瑟菌）。

病史要点　头痛、癫痫发作、疫苗接种史、近期感染（鼻窦炎、中耳炎）、接触脑膜炎患者、免疫状态、HIV 感染、旅游史、近期头部外伤 / 开颅术、脑室-腹腔分流术及近期抗生素使用史。

查体　①典型特征，见于 2 岁以上的患儿：发热、头痛、颈强直、Brudzinski 征和 Kernig 征。②2 岁以下的新生儿和婴儿：无颈强直或不显；易怒、进食困难、嗜睡、囟门膨出、癫痫发作和呕吐。③癫痫发作（通常在发热后），脑神经受累，尤其是展神经（如果多发，可能是结核），及其他局灶性神经系统体征。④由脑膜炎球菌感染引起的瘀斑 / 紫癜性皮疹 / 脓毒性休克。⑤如果出现新症状或局灶性体征，考虑血管炎→血栓形成和梗死。

⑥颅内压升高（检查视盘），继发性血源性或细胞毒性脑水肿。

诊断性检查 （不要因为腰穿或影像检查延误抗生素的应用！）①血液检查：全血细胞计数/分类、生化20[尤其是注意低钠血症/抗利尿激素分泌异常综合征（SIADH）]、ESR、CRP、血培养和莱姆病血清学（如果来自流行地区）。②腰穿：开放压力（不要忘记测定这项！）、革兰氏染色/培养、蛋白质、葡萄糖、细胞计数、VZV、HSV和CMV PCR检测。如果考虑结核，要求进行结核分枝杆菌培养。如果需要，保存一部分CSF以供将来研究。③腰穿前行NCHCT：免疫功能不全、CNS疾病史（占位性损害、卒中和局部感染）、新发的癫痫发作、癫痫发作持续30 min以上（关注颅内压增高）、视盘水肿、精神状态改变和局灶性功能缺损。④MRI平扫/增强和MRA（在腰穿和/或NCHCT后，给予抗生素治疗）：如果有局灶性神经功能缺损、精神状态异常（寻找脓肿、血管炎、卒中）。做增强扫描观察脑膜强化。如果在MRI前完成腰穿，可能会看到软脑膜增强（即使没有脑膜炎）。需结合临床进行判断。

治疗 用药取决于年龄和当地耐药情况。①一线药物：第三代头孢菌素（头孢曲松、头孢噻肟）＋万古霉素和阿昔洛韦（使用48 h，直到HSV PCR结果阴性为止）。②如果年龄小于3个月：可添加针对李斯特菌的氨苄西林。③当病原体确认后，针对其对药物的敏感性选择治疗方案。④治疗期限：脑膜炎奈瑟菌7天；B型流感嗜血杆菌和肺炎链球菌10～14天；其他微生物治疗14～21天（如果腰穿结果符合脑膜炎，询问患者信息）。⑤如果治疗开始后持续发热：考虑再次做MRI平扫加增强，寻找脓肿/水囊瘤（肺炎链球菌和流感嗜血杆菌可以造成水囊瘤）。如果有耐药菌存在，需再次腰穿。⑥ID咨询：涉及早期。⑦类固醇类：仍存在争议。研究显示类固醇类可减轻CSF炎症和减少听力损伤，对特殊病原体，尤其B型流感嗜血杆菌效果最好（免疫接种后罕见）。不良反应是由于血脑屏障炎症反应降低，导致抗生素进入CSF的能力下降。可以使用：地塞米松（理想状态下在首个抗生素疗程之前使用）0.15 mg/（kg·d），一日4次，连续使用2～4天。在新生儿脑膜炎中，不建议使用。⑧如果低钠血症：监测血清和尿液的渗透压；如果确诊SIADH，还需评估Na^+浓度，限制液体摄入。如果不能确诊SIADH，不要急着限制液体摄入，因为需要液体维持脑循环。

　　急性并发症　积液、积脓、脑积水（都需要进行神经外科评估）、癫痫发作、低血糖、败血症、弥漫性血管内凝血（DIC）、转移性感染、脑水肿、颅内压增高、扁桃体疝和卒中。

无菌性 / 病毒性脑膜炎 / 脑炎[39-40]

　　临床表现　①脑膜炎：常见于儿童，表现为头痛、发热、颈部僵硬等症状，发生于流感样疾病之后。患儿一般无中毒和嗜睡症状（如果不做腰穿，难与早期细菌性脑膜炎鉴别）。②脑炎：头痛、发热和脑病。可能有局灶性神经系统体征、癫痫发作或行为异常（可能与精神疾病混淆）。约 50% 源于病毒感染。

　　病因　见表 4.3 和表 4.4。

表 4.3　不同病毒性脑膜炎 / 脑炎

病毒	特点
肠道病毒属	发病率最高（包括埃可病毒、柯萨奇病毒和脊髓灰质炎病毒），散发皮疹
柯萨奇病毒	手、足和口病， 心肌炎、心包炎、胸膜炎
埃可病毒	肌病和结膜炎
脊髓灰质炎病毒	由于接种疫苗现已非常罕见， 可在瘫痪前出现脑膜炎
HSV1、HSV2	初次感染或再次激活， 新生儿期后 HSV1 更常见， 在新生儿期，HSV2 可为血源性传播，并导致多器官衰竭
流行性腮腺炎病毒	腮腺炎、睾丸炎、胰腺炎
CMV	肝功能异常和视网膜炎
EBV	咽炎、淋巴结肿大、脾大， 非典型淋巴细胞、肝功能异常
带状疱疹病毒	典型皮疹， 通常在免疫抑制情况下发生脑的小血管炎
麻疹病毒	典型皮疹、淋巴结病、结膜炎
虫媒病毒	由于蚊虫叮咬， 西尼罗病毒、东部马脑炎、日本脑炎
腺病毒	结膜炎、呕吐、腹泻

表 4.4	非病毒感染引起的脑炎
细菌性	结核、梅毒、肺炎支原体、伤寒沙门菌、*Tropheryma whippeli*、军团杆菌、布鲁菌病、钩端螺旋体、伯氏疏螺旋体、单核细胞增生性李斯特菌（多见于移植患者）
立克次体性	立氏立克次体（落基山斑疹热）、埃里希体病、立克次体（Q 热）
真菌性	隐球菌、曲霉菌病（常见于移植和免疫抑制患者）、念珠菌病和组织胞浆菌病
寄生虫性	大脑疟疾、脑弓形虫病、血吸虫病、人类非洲锥虫病

诊断性检查 与上文细菌性脑膜炎的检查相同，另需要进行如下研究。

（1）CSF：多为淋巴细胞，在发病的最初 48 h 内可能会有中性粒细胞。HSV 可能会导致血性 CSF。

（2）MRI 表现：

- HSV 1、2 型：颞叶（主要是出血）、岛叶皮质、额叶和丘脑均有异常信号。可能显示小脑病变，含钆造影剂显示柔脑膜强化。
- VZV：灰质和白质异常，代表血管炎和梗死。
- 肠道病毒：脑干和丘脑可能显示异常。
- 虫媒病毒：基底神经节和丘脑可能有异常。

（3）EEG：当精神状态异常与 MRI 损害相关时，需要做 EEG；弥散异常慢波，可显示局灶异常和周期性单侧性癫痫样放电（periodic lateralized epileptiform discharge，PLED）（主要见于 HSV1、2 型）。

治疗 ①收住院。②抗生素和阿昔洛韦：用药时间达 48 h（在 CSF 培养和 HSV PCR 分析期间）。③如果 HSV PCR 阳性：则阿昔洛韦 10 mg/kg 每 8 h 一次，应用 21 天。监测肾功能，大量静脉输液（IVF）、口服给液（PO）。④按常规治疗癫痫发作和颅内高压。

昏迷和意识障碍 [37,41]

定义 无法唤醒、对外界没有反应的状态，缺乏睡眠 / 觉醒周期，没有听觉反应，没有视觉功能。

病因 ①外伤：意外或非意外（视网膜出血、囟门膨出）。②感染性：败血症、脑膜炎、脑膜脑炎、脓肿、ADEM（病毒 / 其他感染或疫苗接种后 1 ～ 2 周产生的脑病，表现为昏迷，伴或不伴局灶性神经系统体征）、小脑炎。③代谢性：低血糖、糖尿病酮症酸中毒（DKA）、肾/肾上腺/肝衰竭、高血氨症、低/高血 Na^+、先天性代谢缺陷、黏液性水肿-甲状腺毒症、甲状旁腺功能低下/亢进、低/高血 Mg^{2+}。④癫痫：发作后、SE、NCSE。⑤脑积水：首次发病（脑室内出血后、CNS 感染、肿瘤），分流失败。⑥中毒性：重金属、药物过量、自杀企图。⑦血管性：脑实质内出血（intraparenchymal hemorrhage，IPH）、硬膜下出血（SDH）、蛛网膜下腔出血（SAH）、硬膜外出血（extradural hemorrhage，EDH）、高血压性脑病、脑静脉窦血栓形成、卒中。⑧缺氧-缺血：心脏/呼吸停止、窒息、溺水、近期溶血性-尿毒症性胃肠炎。⑨结构性：肿瘤、朊蛋白病、垂体瘤和副肿瘤综合征。

查体　针对儿童的 GCS 和修订版 GCS。如年龄小于 12 岁或精神状态恶化，须寻找颅内压增高的体征（高血压、心动过缓、视盘水肿、眼球上视困难和展神经麻痹），中枢神经系统检查排查脑疝。查看瞳孔有无直接或间接反射或共聚反应，动眼神经麻痹提示沟回疝，检查头眼反射（如果没有，注意颈髓损伤）、角膜反射、鼻发痒反射、咽反射/咳嗽反射、头转向捏疼侧、去大脑僵直/去皮质僵直性姿势。眼底检查：视盘水肿（颅内压增高）和黄斑星形物（高血压性脑病）。

紧急处置　见表 4.5、表 4.6 和表 4.7。

首发精神病 [42-45]

定义　逐渐出现的异常行为和（或）社交退缩以及在校学习成绩下降，听幻觉＞＞视幻觉，妄想。

评估　癫痫发作史？有确凿证据证明有认知能力的下降或本来就是这样？精神分裂症和精神病家族史？波动性精神状态，出现锥体系、锥体外系或小脑体征——与原发性精神病不符。

鉴别诊断　①神经病学：头部外伤、感染、脑肿瘤、癫痫发作、多发性硬化、异染性脑白质营养不良、亨廷顿病、Wilson 病、变异型克-雅病（vCJD）、亚急性硬化性全脑炎（subacute sclerosing panencephalitis，SSPE）、自身免疫性疾病（抗 NMDA 受体脑炎、桥-本脑病）、晚发型 GM2 神经节苷脂贮积病、尼曼-皮克病（C 型）、先天性代谢缺陷（尿素循环障碍、同型半胱氨酸再甲基化缺陷/钴胺代谢缺陷、胱硫醚 b 合成酶缺乏、脑腱黄瘤病、非酮性高甘氨酸血症和琥珀酸半醛脱氢酶缺陷症）。②一般性疾病：内分泌病（甲状腺、肾上腺、胰腺疾病）、自身免疫

表 4.5 昏迷 / 意识障碍的急诊处置

ABC	气道、呼吸、循环
在治疗前应立即行实验室检查	全血细胞计数 / 分类、生化 20、指血、PT/PTT、INR、U/A、CRP、ESR、TSH、FT_4、动脉血气分析（ABG）、血氨、乳酸、血培养、尿培养、全面毒理学筛查和试管培养
心电图	检查相关的心律失常、心肌缺血
气管插管	如果 GCS < 8，查体看是否发生脑疝或无法保护气道
神经影像学	立即进行 NCHCT；待病情稳定时可行 MRI 增强扫描，根据临床表现考虑是否行 MRA 或 MRV 检查
甘露醇	如果有脑疝的证据可用 1 g/kg 快速滴注
SE 的治疗	如果有强直眼球偏离或眼球震颤可考虑微小癫痫持续状态
腰穿和抗生素	
如果小于 12 个月的患儿发热，无明显感染灶	头孢曲松、万古霉素、阿昔洛韦；腰穿测开放压力，细胞计数 / 分类，革兰氏染色 / 培养，葡萄糖、蛋白质，HSV、CMV、VZV PCR，肠道病毒，如怀疑 ADEM 须查寡克隆带
如果 GCS < 12，而且病情继续恶化	推迟腰穿，开始使用抗生素
神经外科会诊	如果有脑疝的证据、颅后窝出血、明显的占位、颅内压升高
导尿管和动脉置管	必要时使用
EEG/LTM	如果怀疑 NCSE（脑电图不对称提示局灶性病变，PLED 提示疱疹病毒性脑炎）
其他	根据实验室初始检查结果 / 脑疝综合征调整液量；维持正常体温；纠正电解质和酸碱失衡
入院	入住 ICU

PT，凝血酶原时间；PTT，部分凝血活酶时间；INR，国际标准化比值；U/A，尿液分析；CRP，C 反应蛋白；ESR，红细胞沉降率；TSH，促甲状腺激素；FT4，游离甲状腺素；GCS，格拉斯哥昏迷量表；NCHCT，头部 CT 平扫；HSV，单纯疱疹病毒；CMV，巨细胞病毒；VZV，水痘-带状疱疹病毒；ADEM，急性播散性脑脊髓炎；NCSE，非惊厥性癫痫持续状态；PLED，周期性单侧性癫痫样放电

表 4.6　颅内压增高的特殊急诊处置[35]

颅内压与脑灌注	目标颅内压 < 20 mmHg 和脑灌注 > 60 ~ 70 mmHg
头位	头正中位，并抬高 30°
甘露醇	快速滴注 1 mg/kg 10 ~ 20 min，然后每 6 h 一次； 低血压、无尿时禁用； 如果渗透压间隙 < 12（渗透压间隙 = 测量值 - 血清计算值），血清渗透压 > 320 mmol/L，血清 Na^+ > 160 mmol/L，控制进一步给药
高渗盐水	血清 Na^+ 目标浓度 145 ~ 155 mmol/L； 通过中央静脉通道给予 23% NS 15 ~ 30 ml，然后每 6 h 一次； 每条外周静脉通道给予 3% NS，剂量高达 50 ml/h，时间长达 12 h； 需建立中央静脉通道
过度呼吸	目标 PCO_2 约为 30 mmHg
实验室检查	生化 7 项、血清渗透压、液体平衡，每 6 h 一次
神经外科会诊	脑积水、持续颅内压增高、占位效应、大血管卒中、颅后窝占位 / 出血
癫痫发作治疗	癫痫发作会进一步增高颅内压
体温	维持正常体温
颅内压监测	在严重创伤时考虑

表 4.7　疑似先天性代谢缺陷患儿的急诊处置[47-48]

实验室检查（除上述情况）	丙酮酸、尿有机酸、血浆氨基酸、辅酶 Q10
营养	停止喂食 开始 10% 葡萄糖滴注，加入电解质防止组织分解代谢
酸碱平衡和电解质	频繁监测（每 4 ~ 6 h 一次）
碳酸氢钠	20 ~ 40 mmol/kg 纠正代谢性酸中毒
苯甲酸钠	负荷量 250 mg/kg，然后 250 mg/（kg·d）滴注，治疗高血氨症
补充	维生素 B_{12} 1 mg 肌内注射， 生物素 50 mg 每日一次， 硫胺素 50 mg 每日一次， L- 肉毒碱 25 mg/（kg·d）每 6 h 一次

性疾病（SLE）、维生素缺乏（B_{12}）、肝或红细胞生成性代谢疾病（急性间歇性卟啉病）。③对处方药物的不良反应：类固醇、左旋多巴、抗胆碱能药物和 H_2 受体阻滞剂。

初步检查（排除继发性因素） ①实验室检查：全血细胞计数 / 分类、生化 20、ESR、CRP、促甲状腺激素（TSH）、FT_4、甲状腺过氧化物酶（TPO）、抗 -TSH、ANA、血浆铜蓝蛋白、血清铜、24 h 尿铜、HIV、VDRL/RPR、全血清 / 尿液毒理学、维生素 B_{12}、叶酸、尿胆色素原和胆固醇检查。考虑行全套副肿瘤检查项目（如抗 -NMDA 抗体）。②附加检查：如考虑为先天性代谢缺陷，需检查血浆氨基酸、尿液有机酸、同型半胱氨酸、乳酸、丙酮酸和血氨。③腰穿：如果有假性脑膜炎征象，须行此项检查；细胞计数 / 分类、葡萄糖、蛋白质、革兰氏染色 / 培养、HSV、CMV、VZV 和 14-3-3 蛋白。如考虑边缘叶脑炎，需进行 CSF 副肿瘤性相关检查。④ EEG。⑤脑 MRI 增强扫描。

治疗 ①心理咨询。②根据初步检查结果进行治疗。③抗精神病药：首选第二代抗精神病药（奥氮平、利培酮、喹硫平），而非第一代抗精神病药。

参考文献

1. Lux AL. Treatment of febrile seizures: historical perspective, current opinions, and potential future directions. *Brain Dev.* 2010;32(1):42–50.
2. Febrile seizures: clinical practice guideline for the long-term management of the child with simple febrile seizures. *Pediatrics.* 2008;121(6):1281–1286.
3. Major P, Thiele EA. Seizures in children: laboratory diagnosis and management. *Pediatr Rev.* 2007;28(11):405–414.
4. Shinnar S, Glauser TA. Febrile seizures. *J Child Neurol.* 2002;17(suppl 1):S44–S52.
5. Hirtz D, Ashwal S, Berg A, et al. Practice parameter: evaluating a first nonfebrile seizure in children: report of the quality standards subcommittee of the American Academy of Neurology, The Child Neurology Society, and The American Epilepsy Society. *Neurology.* 2000;55(5):616–623.
6. Marson A, Jacoby A, Johnson A, et al. Immediate versus deferred antiepileptic drug treatment for early epilepsy and single seizures: a randomised controlled trial. *Lancet.* 2005;365(9476):2007–2013.
7. Hirtz D, Berg A, Bettis D, et al. Practice parameter: treatment of the child with a first unprovoked seizure: report of the Quality Standards Subcommittee of the American Academy of Neurology and the Practice Committee of the Child Neurology Society. *Neurology.* 2003;60(2):166–175.
8. Riviello JJ Jr, Ashwal S, Hirtz D, et al. Practice parameter: diagnostic assessment of the child with status epilepticus (an evidence-based review): report of the Quality Standards Subcommittee of the American Academy of Neurology and the Practice Committee of the Child Neurology Society. *Neurology.* 2006;67(9):1542–1550.
9. Hershey AD. Current approaches to the diagnosis and management of paediatric migraine. *Lancet Neurol.* 2010;9(2):190–204.
10. Russell MB, Ducros A. Sporadic and familial hemiplegic migraine: pathophysiological mechanisms, clinical characteristics, diagnosis, and management. *Lancet Neurol.* 2011;10(5):457–470.
11. Lewis KS. Pediatric headache. *Semin Pediatr Neurol.* 2010;17(4):224–229.
12. Termine C, Ozge A, Antonaci F, et al. Overview of diagnosis and management of pae-

diatric headache. Part II: therapeutic management. *J Headache Pain*. 2011;12(1):25–34.

13. Ozge A, Termine C, Antonaci F, et al. Overview of diagnosis and management of paediatric headache. Part I: diagnosis. *J Headache Pain*. 2011;12(1):13–23.
14. Lewis DW, Berman PH. Progressive weakness in infancy and childhood. *Pediatr Rev*. 1987;8(7):200–208.
15. Hughes RA, Wijdicks EF, Barohn R, et al. Practice parameter: immunotherapy for Guillain-Barré syndrome: report of the Quality Standards Subcommittee of the American Academy of Neurology. *Neurology*. 2003;61(6):736–740.
16. Agrawal S, Peake D, Whitehouse WP. Management of children with Guillain-Barré syndrome. *Arch Dis Child Educ Pract Ed*. 2007;92(6):161–168.
17. Pollono D, Tomarchina S, Drut R, et al. Spinal cord compression: a review of 70 pediatric patients. *Pediatr Hematol Oncol*. 2003;20(6):457–466.
18. Bracken MB, Shepard MJ, Holford TR, et al. Administration of methylprednisolone for 24 or 48 hours or tirilazad mesylate for 48 hours in the treatment of acute spinal cord injury. Results of the Third National Acute Spinal Cord Injury Randomized Controlled Trial. National Acute Spinal Cord Injury Study. *JAMA*. 1997;277(20):1597–1604.
19. Jacob A, Weinshenker BG. An approach to the diagnosis of acute transverse myelitis. *Semin Neurol*. 2008;28(1):105–120.
20. Beh SC, Greenberg BM, Frohman T, et al. Transverse myelitis. *Neurol Clin*. 2013;31(1):79–138.
21. Shillito P, Vincent A, Newsom-Davis J. Congenital myasthenic syndromes. *Neuromuscul Disord*. 1993;3(3):183–190.
22. Evoli A. Acquired myasthenia gravis in childhood. *Curr Opin Neurol*. 2010;23(5):536–540.
23. Grabowski EF, Buonanno FS, Krishnamoorthy K. Prothrombotic risk factors in the evaluation and management of perinatal stroke. *Semin Perinatol*. 2007;31(4):243–249.
24. Roach ES, Golomb MR, Adams R, et al. Management of stroke in infants and children: a scientific statement from a Special Writing Group of the American Heart Association Stroke Council and the Council on Cardiovascular Disease in the Young. *Stroke*. 2008;39(9):2644–2691.
25. Bernard TJ, Goldenberg NA. Pediatric arterial ischemic stroke. *Hematol Oncol Clin North Am*. 2010;24(1):167–180.
26. Ryan MM, Engle EC. Acute ataxia in childhood. *J Child Neurol*. 2003;18(5):309–316.
27. Salas AA, Nava A. Acute cerebellar ataxia in childhood: initial approach in the emergency department. *Emerg Med J*. 2010;27(12):956–957.
28. Salinas RA, Alvarez G, Daly F, et al. Corticosteroids for Bell's palsy (idiopathic facial paralysis). *Cochrane Database Syst Rev*. 2010;(3):CD001942.
29. Pavlou E, Gkampeta A, Arampatzi M. Facial nerve palsy in childhood. *Brain Dev*. 2011;33(8):644–650.
30. Pitaro J, Waissbluth S, Daniel SJ. Do children with Bell's palsy benefit from steroid treatment? A systematic review. *Int J Pediatr Otorhinolaryngol*. 2012;76(7):921–926.
31. Brain Trauma Foundation; American Association of Neurological Surgeons; Congress of Neurological Surgeons; Joint Section on Neurotrauma and Critical Care, AANS/CNS, Bratton SL, Chestnut RM, Ghajar J et al. Guidelines for the management of severe traumatic brain injury. *J Neurotrauma*. 2007;24(suppl 1):S1–S106.
32. Meehan WP 3rd, Bachur RG. Sport-related concussion. *Pediatrics*. 2009;123(1):114–123.
33. Hunt T, Asplund C. Concussion assessment and management. *Clin Sports Med*. 2010;29(1):5–17.
34. Stiell IG, Wells GA, Vandemheen K, et al. The Canadian CT Head Rule for patients with minor head injury. *Lancet*. 2001;357(9266):1391–1396.
35. Pitfield AF, Carroll AB, Kissoon N. Emergency management of increased intracranial pressure. *Pediatr Emerg Care*. 2012;28(2):200–204.
36. Cotton BA, Kao LS, Kozar R, et al. Cost-utility analysis of levetiracetam and phenytoin for posttraumatic seizure prophylaxis. *J Trauma*. 2011;71(2):375–379.
37. Avner JR. Altered states of consciousness. *Pediatr Rev*. 2006;27(9):331–338.
38. Mann K, Jackson MA. Meningitis. *Pediatr Rev*. 2008;29(12):417–429.
39. Falchek SJ. Encephalitis in the pediatric population. *Pediatr Rev*. 2012;33(3):122–133.
40. Lee BE, Davies HD. Aseptic meningitis. *Curr Opin Infect Dis*. 2007;20(3):272–277.
41. Michelson DJ, Ashwal S. Evaluation of coma and brain death. *Semin Pediatr Neurol*. 2004;11(2):105–118.
42. Algon S, Yi J, Calkins ME, et al. Evaluation and treatment of children and adoles-

cents with psychotic symptoms. *Curr Psychiatry Rep*. 2012;14(2):101–110.

43. Sedel F, Baumann N, Turpin JC, et al. Psychiatric manifestations revealing inborn errors of metabolism in adolescents and adults. *J Inherit Metab Dis*. 2007;30(5):631–641.

44. Lauterbach MD, Stanislawski-Zygaj AL, Benjamin S. The differential diagnosis of childhood- and young adult-onset disorders that include psychosis. *J Neuropsychiatry Clin Neurosci*. 2008;20(4):409–418.

45. Freudenreich O, Holt DJ, Cather C, et al. The evaluation and management of patients with first-episode schizophrenia: a selective, clinical review of diagnosis, treatment, and prognosis. *Harv Rev Psychiatry*. 2007;15(5):189–211.

46. Forsyth R, Newton R, eds. *Paediatric Neurology*. New York, NY: Oxford University Press; 2007.

47. Prietsch V, Lindner M, Zschocke J, et al. Emergency management of inherited metabolic diseases. *J Inherit Metab Dis*. 2002;25:531–546.

48. Claudius I, Fluharty C, Boles R. The emergency department approach to newborn and childhood metabolic crisis. *Emerg Med Clin North Am*. 2005;23:843–83.

癫痫和发作性事件

Jurriaan M. Peters, Heather E. Olson, and Tobias Loddenkemper

赵春维　译　刘献增　李嘉辰　校

定义

癫痫和发作性事件是请儿童神经科医生会诊最常见的原因之一。定义见表 5.1。

诊断路径[1]

（1）概述： 常见的神经病学方法为：①体征和症状描述，②定位诊断和③病因学诊断。相关医学信息的特定组合可以提供有关④癫痫综合征的可能信息。

（2）临时处置： ①不明原因的反复发作性事件是一个中性术语，这允许以后调整诊断，并且通常可以对患者进行临时处置，而不需要更具特异性的诊断。②**首先，不伤害。**假阳性诊断可能比延迟诊断更有害。误诊并没有解释真实的病情，反而可能会导致父母的焦虑、患儿羞耻感形成，以及受到不必要的检查和潜在有害的治疗。③**不鼓励用抗癫痫药物**（AED）进行治疗试验，因为这些常常为假阳性，因为服用 AED 后发作减少可能是由于发

表 5.1　癫痫和癫痫发作的定义

癫痫发作： 脑部神经元过度或同步化放电所致的短暂性体征和症状出现

癫痫： 2 次或 2 次以上非诱发性痫性发作（24 h 内癫痫持续状态和多次痫性发作都被视为一个独立性事件，仅为热性惊厥不属于癫痫）

癫痫综合征： 一组复杂的体征和症状组成的一种独特的癫痫状态。可能包括发作类型、发病年龄、性别优势、病因、并发行为或认知障碍、昼夜变化或睡眠影响、诱发因素（睡眠剥夺、光刺激）、家族史。综合征的诊断将影响处治、发育性预后与癫痫预后、基因检测和遗传分析

Adapted from Vendrame M，Loddenkemper T. Approach to seizures，epilepsies and epilepsy syndromes. In：Grigg-Damberger MM，Foldvary-Schaefer N. Sleep-related Epilepsy and Electroencephalography. *Sleep Med Clin*. 2012；7（1）：59-73.[1]

作事件本身频率低或其病情自然变化。病因不明的频发、致命性发作患儿可能需要收住院以进行紧急诊断和治疗。④临床诊断。EEG 和辅助检查有局限性。

第一步：详细的病史和体格检查（有哪些临床特征？）

病史 逐一分析事件：①背景；②起病；③主要表现；④症状缓解及发作后特征[1]。用患儿或家属自己的话描述发作时的表现，并从患儿和目击者处同时获得病史（表 5.2）。

查体 详见本书第 1 章。伍德灯皮肤检查和毛发检查、眼科

表5.2 详细的病史与查体	
询问病史：关键因素	
一般情况	• 患者：发育、出生史、既往史（如心脏病史、神经系统疾病史、精神病史、免疫疾病史、感染史、创伤）
	• 家族史：痫性发作、热性惊厥、抽搐、注意力缺陷多动障碍（ADHD）、行为异常、发育迟滞、严重的学习障碍、神经或遗传综合征、神经皮肤疾病、精神或心理健康异常、不明原因或过早死亡、恶性肿瘤
	• 暴露史、社会心理因素：蚊虫叮咬、旅行（如疟疾、囊尾蚴病）、压力因素、生活事件
（1）背景	• 谁目击了发作？家族史的来源是谁？尽可能询问患儿和目击者
	• 地点（环境）：家里、学校、床上、室内或室外、跨情景、单独或者有目击者在场
	• 起病时在干什么：清醒、睡觉、活动、坐着、站着、看电视/用电脑
	• 何时（触发因素、发作前的环境）：进食（时机、某些食物、错过了吃饭）、药物、毒品、酒精或毒素（吸入、咽下、最近的变化）、睡眠、睡眠转换或睡眠剥夺、月经期、运动、听觉和视觉刺激、头痛、头部创伤、情绪、发热、其他触发因素和反射性癫痫（如热水）
	• 方式：频率、持续时间、病程（恶化、减轻、稳定）、日间发病方式或发作时间；是否丛集性，间隔和持续时间
（2）发病	• 先兆：监测前曾经出现的感觉性、味觉性、嗅觉性、听觉性、腹部的发作症状或更加复杂的经历，往往提供定位诊断线索

表 5.2　详细的病史与查体（续表）

询问病史：关键因素

先兆	症状
躯体感觉性	灼烧感、麻刺感、疼痛、麻木
视觉性	单纯的固定性物体、复杂的，移动的
听觉性	声音、说话
嗅觉性、味觉性	无外源性的嗅觉、味觉（通常是坏的气味或味道）
上腹部的	胃气上升感
似曾相识、陌生感	熟悉感、生疏感
现实感丧失	离开身体感，"就像在镜头前"看到自己
头的	头部未指明的、难以解释的感觉
自主神经性的	心悸、（冷）多汗、寒战、竖毛、急于排尿或排便

注意：晕厥的前驱症状——冷汗、头轻、视力"犹如拉上窗帘"变灰或变黑、心悸、胸痛、下肢无力或屈曲、感觉声音变得遥远

（3）主要表现、演变	特征	模糊的表述	更加精确的表述
	运动	颤抖、抽搐、抓住、大发作	强直性活动/肌张力障碍性姿势（紧张不自然姿势）
			肌阵挛性运动（快速屈曲、快速松弛）
			阵挛性运动（反复双相性、节律性、同步性运动）
			强直-阵挛性（首先为姿势性，随后为阵挛性运动）
			头偏转（强迫性的头部和眼球缓慢故意偏转，常伴阵挛性运动）
			癫痫性痉挛（髋/腹部快速向前屈曲伴手臂伸展，短暂性强直性运动，然后松弛，常呈丛集性；也可呈轻微表现或伸展，或呈混合性表现）

表 5.2 详细的病史与查体（续表）

特征	模糊的表述	更加精确的表述
		眼球运动（眼球震颤、强制性持续性眼球偏转）
意识障碍	不知所措、思维固定/一片空白、心不在焉、迷失、脱离、离去	无意识、无反应、意识丧失、记忆丧失、试图回答、目光接触，对声音、触摸或有害刺激有反应，激怒或阻挡他人离开
跌倒	跌倒、下跌	发现时已经倒下，扶着东西倒下，在坐位或站立时沉重或突然倒下，双下肢无力，肌张力部分丧失，肌张力和姿势突然完全丧失，躯干和头部强迫性的快速向前运动，外伤
自动症	手或嘴唇奇怪运动	简单重复动作或看起来自然的一系列运动，包括捡拾运动、洗手或摩擦运动、咂嘴或舔舌、咀嚼
自主神经性	肤色异常、潮湿、出汗	竖毛、面部潮红、面色苍白、发绀、发汗、呕吐、冷感或热感、大小便失禁
口语、语言	发出奇怪的声音	呕吐样、窒息样的喉音，吞咽、流口水，发出声音（尖叫、呻吟、咕哝、哼哼、喃喃自语），言语表达（演讲样，快速乱语），失语症（语言功能受损）或者构音障碍（语言运动控制受损）

注意： 定性描述包括节律性、频率、同步性、幅度、对称性、性质（快相和慢相或振荡性）、剧烈的（抽搐、猛烈摆动）、细微（颤抖）、系列性（身体部分受累、强直期、阵挛期）

表 5.2 详细的病史与查体（续表）

（4）缓解	Todd 麻痹	发作后臂部、下肢或面部无力，通常在 24 ~ 48 h 之内缓解
	视野	偏盲
	语言	失语或言语障碍
	精神状态	攻击性、易激惹性的诊断意义大于短暂性困惑或轻微意识混乱；意识丧失后快速恢复警醒 / 定向，提示晕厥
	姿势	事件是否与体位有关；如，症状总是在站立时发生吗（晕厥）

注：表格内容除自己的数据外，部分基于参考文献 [1]、[2]、[39]

检查和畸形特征可以提供重要线索。检查发作期或发作后的持续性外伤情况（如热饮、明火、散热器的灼伤）。激发试验（如过度换气）可以在门诊诊室进行，前提是具备适当的安全措施。

第二步：痫性与非痫性发作（是否为痫性发作？）

非痫性发作性事件　发作时的关键临床特征有助于鉴别诊断 [见表 5.15（按年龄）和表 5.16 ~ 表 5.20（按临床表现）]。

心因性非痫性发作（PNES）　发作类似癫痫，但属心因性而非生理性起源。通常为躯体型（转换障碍较躯体障碍常见，很少是人为性的、装病）。10% ~ 30% 的心因性非痫性发作（PNES）患儿也可有癫痫性发作。有严重残疾的 PNES 患儿预后不良与病程较长、症状持续时间长、诊断延误和心理治疗较晚有关。早期诊断、无精神性合并症、缺乏戏剧化特征（如缓慢而非剧烈摆动）的患者预后较好。儿童患者须重视并仔细评估心理社会压力、性虐待和情感障碍（表 5.3）。

第三步：定位（哪些脑区受累？）

痫性发作病灶定位有助于：①分类；②明确病因（如颞叶高分辨率影像学检查）；③确定癫痫外科手术。症状学只能反映症状起始区（产生症状的皮质区域），但癫痫活动可能起源于一个"沉默"皮质区并向周围传播 [3]。不同的症状提示不同的病变侧

表 5.3 心因性非痫性发作（PNES）诊断注意事项

A. 提示 PNES 的特征（最重要的鉴别特征以黑体显示）：

病史：**临床表现和特征可能受其他因素影响**，如多次 EEG 检查正常、对多种 AED 耐药、少见的触发因素（压力、疼痛、特定的运动、声音、灯光）、前期的性创伤或转换障碍、仅有人在场时发病或只有独处时发病、对系统性回顾持广泛的积极态度、模糊的躯体症状提示躯体化表现、与难以确定的诊断共存（如纤维肌痛、慢性疼痛、疲劳）、抑郁、焦虑、情感不适或缺乏关心（"泰然漠视"）或暗示性诱导发作

症状学：头部左右摇晃、双侧非同步性运动、哭泣、呻吟、口吃、背部拱起、骨盆挺举、出现青春期或成年患者呈现的"填充玩具动物征"（"泰迪熊征"）、**眼睛颤动**或闭眼（被动拨开眼时可见眼睛滚动到后面，又称贝尔征），持续时间较长（10～30 min）、**意识保留**，尽管运动广泛性受累、时轻时重伴波动性反应（缺乏痫性发作明确的开始、主要表现和发作后期的缓解）

B. 不支持 PNES 的特征（最重要的鉴别特征以黑体显示）：眼睛睁开或睁大、突然发病，确实出现在睡眠中（鉴别诊断：惊恐发作、阻塞性睡眠呼吸暂停综合征、睡眠障碍）、持续受伤、咬舌（尤其是单侧）、失禁、**发作后意识混乱、抑郁的心理状态**或易激惹（比意识混乱严重）

C. 不足[6]和优点：①不能被检查者抑制的运动不一定意味着癫痫，不排除 PNES 或运动障碍。②药物干预有效不是痫性发作所特有的，如苯二氮䓬类药物也会抑制 PNES 或运动痉挛状态。③相较于发作后易激惹和记忆障碍，狂怒发作和精神异常不是癫痫常见的表现。**优点包括单侧舌咬伤（高度提示癫痫性）和对抗阻力的强迫性闭眼（高度提示 PNES）**

Adapted from Westover MB，Peters JM，Bromfield E. Seizures and other spells. In Greer DM，ed. *Pocket Neurology*. Philadelphia，PA：Lippincott，Williams & Wilkins；2010：57-79，with permission.

别（位于哪个半球）和部位（在哪个脑区）（表 5.4）[1]。

第四步：病因（临床表现的原因是什么？）

许多患儿不能发现病因。另一些患儿病史、体格检查和辅助检查可以提供指导[1]。

脑电图（EEG） 美国神经病学学会（ANN）建议首次无明显诱因的痫性发作采用 EEG 进行评估[4]。协助判断发作类型、定位、潜在的综合征，以及估计复发风险。诱发试验包括过度换气、闪光刺激和记录睡眠期，可能触发癫痫样放电和增加常规门诊 EEG 的阳性率。常规 EEG 是 20 min。动态监测可以在家里进行，或在医院行连续性录像监测，监测时间可达数天。睡眠、睡

表 5.4 癫痫发作症状学的定侧和定位

特征		侧别	定位
先兆	单侧感觉性先兆	对侧	顶叶（Brodmann 1～3 区）
	半野视觉性先兆	对侧	枕叶（Brodmann 17～19 区，邻近区域）
	腹部先兆	无	通常为颞叶内侧
运动	头部偏转	对侧	额叶（Brodmann 6 区和 8 区）
	阵挛性运动	对侧	额叶（Brodmann 4 区和 6 区）
	强直性活动	对侧	额叶（辅助运动区，可能有其他区域）
	单侧肌张力障碍性姿势	对侧	基底神经节激活
	4 字征（全面性发作前在强直期早期不对称的强直性肢体姿势：一侧手臂屈曲，其余伸直，头转向伸直侧手臂）	伸直侧手臂的对侧	额叶
	击剑姿势（上臂在肩部外展、外旋和部分屈曲，头和眼"注视"外展的上臂。另一上臂向下和向后伸展，脚可能分开以支撑部分旋转的躯干）	无	额叶（辅助运动区）
	单侧眨眼	同侧	未知
	眼球震颤	对侧	额叶、顶叶
意识损害		**复杂**	**颞叶、额叶，双侧性**
自动症	意识保留	非优势侧	颞叶
	意识损害	优势侧或双侧性	颞叶、海马
	单侧肌张力障碍性姿势	同侧	颞叶、基底神经节
自主神经性	发作期呕吐／排尿／排便	非优势侧	颞叶
	寒冷感	优势侧	颞叶
言语	发作期言语	非优势侧	颞叶
	发作性失语	优势侧	颞叶，有时额叶
	发作期构音障碍	优势侧	中央沟／外侧裂区
发作后	Todd 麻痹	对侧	Brodmann 4 区和 6 区
	偏盲	对侧	Brodmann 17～19 区，邻近区域
	失语或言语障碍	优势侧	语言区域

Adapted from Loddenkemper T，Kotagal P. Lateralizing signs during seizures in focal epilepsy. *Epilepsy Behav.* 2005；7：1-17[40]

眠过渡期和睡眠剥夺本身使敏感性增加 25%。痫性发作后 24 h 内行 EEG 检查可使敏感性增加 15%。EEG 预测复发的敏感性为 48% ～ 61%，特异性为 71% ～ 91%。EEG 异常应时刻与临床结合[5]。**临床意义解释：①EEG 正常**不能排除癫痫。**②EEG 异常伴癫痫样放电**本身不能诊断癫痫，除非捕捉到发作。高达 3.5% 的正常学龄儿童 EEG 可出现癫痫样棘波放电，注意力缺陷多动障碍（attention deficit hyperactivity disorder，ADHD）和自闭症患儿的出现率更高，前者为 6%，后者为 18% ～ 64%。因此，一个癫痫样的 EEG 可能提示：(a) 遗传特性；(b) 发作阈值降低；(c) 如果有疑问的发作确实为痫性发作，则复发的风险较高。如果既往临床高度怀疑痫性发作，异常 EEG 更加预示为癫痫[6]。**③主观解释的差异性**（高估或低估）会影响 EEG 检查的敏感性和特异性。

神经影像学 美国神经病学学会（ANN）建议用 MRI 评价首次无明显诱因的发作事件，评估其潜在的病因，如结构性异常（如肿瘤、卒中、感染、动静脉畸形、皮质畸形或脑发育不全）[4]。持续性局灶性障碍和精神状态异常及时行急诊 CT 检查。遗传性或发育性癫痫（如青少年肌阵挛性癫痫、儿童失神性癫痫或儿童良性中央颞区癫痫）可能不需要影像学检查。

实验室检查 基本代谢性检查包括钠、钾、钙、镁、磷和碳酸氢盐。血清和尿液毒理学筛查。怀疑感染时额外检查（包括 CSF 检查）。既往已确诊癫痫病例，应测定 AED 浓度。

基因测试 请参阅本章后面的段落。

心电图（ECG） 可用于评估 Q-T 间期延长，并排除其他心脏疾患。

第五步：分类[1]（这种表现最符合哪种类型的发作？）

（1）**用途：**①理解患儿的痫性发作类型和癫痫；②临床表现定位；③识别潜在的病因；④询问对诊断重要的相关疾病（步骤 1 ～ 4 有部分重复）。分类有助于改进交流，允许个体化治疗和预后评估。

（2）**国际抗癫痫联盟（ILAE）对几种不同的分类**进行了评价，每种分类方法各有不同的功能，如临床实用性与研究需求。

（3）**1989 年 ILAE 癫痫分类**（表 5.5）目前仍然适用。优势包括使用简单，在某些情况下，指导 AED 的选择。不足之处包括对更加复杂的疾病、遗传性和结构代谢性病因重视不够，对痫性发作症状学描述不充分，以及对病因、定位和痫性发作类型之间的确切关系进行了假设（步骤 1 ～ 4）。

（4）2010 年修订的痫性发作和癫痫术语和概念[7]（表 5.6）试图调和持续存在的争议和解决先前方案的不足。这个修订方案尚需对每个痫性发作类型、定位、病因、发病年龄和伴发疾病进行进一步描述。病因分为：①明确的遗传性（不伴显著的结构性异常）；②结构性 / 代谢性；③未知。每组癫痫综合征及其病因学详见表 5.7 ～表 5.11。

表 5.5　1989 年国际抗癫痫联盟（ILAE）癫痫分类

病因学

（a）特发性：原因不明（发病与年龄相关），现在常为遗传性癫痫

（b）症状性：病因明确

（c）隐源性：怀疑某种病因，但至今尚未证实

定位

（a）部位相关性（局灶性、部分性）癫痫和综合征

（b）全面性癫痫和综合征

（c）不能确定为局灶性或全面性的癫痫和综合征

（d）特殊的综合征

注意：仍然为试行，新的分类方案仍未正式采纳

Proposal for revised classification of epilepsies and epileptic syndromes. Commission on Classification and Terminology of the International League Against Epilepsy. *Epilepsia*. 1989；30：389-399.[41]

表 5.6　2010 年 ILAE 癫痫分类方案

Ⅰ（a）发病与年龄相关的电-临床综合征

新生儿期

良性家族性新生儿癫痫（BFNE）

早期肌阵挛性脑病（EME）

大田原综合征［早期婴儿癫痫性脑病（EIEE）］

婴儿期

婴儿癫痫伴游走性部分性发作（MMPEI）

West 综合征（IS）

婴儿期肌阵挛性癫痫（MEI）

良性婴儿癫痫（家族性或非家族性）

Dravet 综合征（SMEI）

非进展性肌阵挛性脑病

儿童期

全面性癫痫伴热性惊厥附加症（GEFS＋）

癫痫伴肌阵挛-失张力性（之前为站立不能性）发作（Doose 综合征）

表 5.6 2010 年 ILAE 癫痫分类方案（续表）

儿童良性癫痫伴中央颞区棘波（BECTS）

常染色体显性遗传性夜间额叶癫痫（ADNFLE）

早发型儿童枕叶癫痫（Panayiotopoulos 综合征）

晚发型儿童枕叶癫痫（Gastaut 型）

癫痫伴肌阵挛失神发作（EMA）

Lennox-Gastaut 综合征（LGS）

癫痫性脑病伴慢波睡眠期持续性棘-慢波（CSWS）

Landau-Kleffner 综合征（LKS）

儿童失神癫痫（CAE）

青春期和成年

青少年失神癫痫（JAE）

青少年肌阵挛癫痫（JME）

仅有全面性强直-阵挛发作的癫痫（EGTCO）

进行性肌阵挛癫痫（PME）

常染色体显性遗传性癫痫伴听觉异常（ADEAF）

其他家族性颞叶癫痫

特异性低的年龄相关性

病灶多变的家族性局灶性癫痫

反射性癫痫

（b）伴结构-代谢性异常的电-临床综合征

颞叶内侧癫痫（MTLE）伴海马硬化（HS）

Rasmussen 综合征

痴笑发作伴下丘脑错构瘤

单侧惊厥-偏瘫-癫痫综合征（HHE）

（c）原因不明的电-临床综合征

（d）传统上本质不诊断为癫痫的癫痫发作疾患

良性新生儿痫性发作（BNS）

热性惊厥（FS）

Ⅱ 非综合征性癫痫伴结构-代谢性异常

皮质发育畸形（半侧巨脑畸形、灰质异位等）

神经皮肤综合征（结节性硬化症、Sturge-Weber 综合征等）

肿瘤、感染、外伤、血管畸形、围生期损伤、卒中、炎症性 / 自身免
疫性疾病

Ⅲ 原因不明的癫痫

From Berg AT，Berkovic SF，Brodie MJ，et al. Revised terminology and concepts for organization of seizures and epilepsies：report of the ILAE Commission on Classification and Terminology，2005-2009. *Epilepsia*. 2010；51：676-685，with permission. [7]

表 5.7 新生儿期：I（a）发病与年龄相关的电-临床综合征

综合征	患病率	发病	发作类型	EEG	治疗	预后、备注
良性（特发性）新生儿惊厥（BNC），第 5 天发作[42]	罕见，占儿童癫痫的<1%	生后 1～7 天，最常见于第 5 天	时程短暂，1～3 min，阵挛性，部分强直性或微小发作（如呼吸暂停）。可始于干一侧，然后复复另一侧，呈反复性或从集性，致癫痫持续状态	发作间期正常或非同步性 θ 节律 "θ 交替性波"，发作期为局灶性尖波或慢波或棘波	苯巴比妥，苯妥英，苯二氮䓬类药物	预后良好。24～48 h 缓解。诊断时在在缓解和恢复正常后。有数据显示 50% 的患儿伴有轻度发育障碍，日后癫痫发病风险增高。有假设提出锌缺乏、轮状病毒感染（未证实）。发病率降低，20 世纪 90 年代以来无相关系列病例报道
良性新生儿家族性惊厥（BNFC）[43]	罕见，不明	生后 2～7 天，但也可晚至 3 个月	局灶性强直和痉挛，正式分类仍属于全面性（新的分类尚未采用）	发作间期 EEG 正常。发作期广泛性低平、随后全面性棘-慢波或局灶性放电	苯巴比妥	2～3 月后自发缓解。神经系统检查正常。常染色体显性遗传，电压门控性钾离子通道 KCNQ2.3 缺陷，不完全外显率。日后儿童癫痫发病率为 11%～16%
早期肌阵挛性脑病（EME）[44]	罕见，<1%	新生儿期	节段性和反复无常的肌阵挛，全面性肌阵挛，演变为婴儿痉挛，症状非典型高度失律，可持续到儿童期	抑制-爆发：痫波和尖波暴发与低电压交替出现，睡眠期更明显	类固醇类，苯二氮䓬类药物，丙氨酸，氨己烯酸，生酮饮食	恶性癫痫综合征：100% 神经系统预后不良，50% 患儿 1 岁内死亡。非结构性的代谢性障碍常见（如非酮症性高甘氨酸血症）。与早期婴儿癫痫性脑病（EIEE）相似，遗传相关（见病）

104 儿童神经病学手册

表 5.7 新生儿期：Ⅰ（a）发病与年龄相关的电-临床综合征（续表）

综合征	患病率	发病	发作类型	EEG	治疗	预后、备注
						下）。MRI 显示脑萎缩和髓鞘化延迟。**鉴别诊断**：EIEE 在出生 1 个月发病，主要发作类型为强直性发作，EEG 长时程爆发放电，脑畸形常见，早期演变为婴儿痉挛症（IS）和 Lennox-Gastaut 综合征（LGS）
大田原综合征或早期婴儿癫痫性脑病（**EIEE**）[45]	罕见，<1%	早，新生儿至生后 1 个月	强直性发作为主，清醒期、睡眠期均可，特征是非丛集性。也可呈局部分运动性发作、偏侧抽搐、全面性强直-阵挛发作（GTC）	爆发-抑制（见上），但在清醒和睡眠期长程爆发	见上	恶性癫痫综合征：多数预后不良。源于脑损伤的结构性脑发育异常，甚至见于隐源性病例，极少为代谢性。遗传特征为 CDKL5、STXBP1 和 ARX 基因突变（综述见[46]和遗传学表格）

表 5.8　婴儿期：Ⅰ（a）发病与年龄相关的电-临床综合征

综合征	患病率	发病	发作类型	EEG	治疗	预后、备注
婴儿恶性游走性部分性癫痫（MMPEI）[47]	极罕见，<<1%	<6个月	起初偶尔的部分性发作，快速演变为继发性全面性发作，并出现自主神经症状，在数周至数月后的第 2 期出现多种临床发作类型。在第 3 期后期偶尔出现的发作，但出现长的发作间期	第 1 期：多灶性棘波，伴游走性局灶性慢波。第 2 期和第 3 期：游走性和扩展性局灶性放电，发作期和发作间期波幅几乎平融合的复杂多灶性 EEG。频发的癫痫持续状态与亚临床发作需入院行长程视频脑电图监测	多种 AED 的任意组合	通常对传统和新型 AED 的任何组合均具有显著的耐药性。生酮饮食疗效不一。预后不良，精神运动发育进行性恶化、小头畸形、精神发育迟滞和死亡。MRI 检查通常阴性，晚期脑萎缩，部分伴额叶内侧硬化。广泛性的遗传性和神经代谢性检查通常阴性

表5.8 婴儿期：I（a）发病与年龄相关的电-临床综合征（续表）

综合征	患病率	发病	发作类型	EEG	治疗	预后、备注
婴儿痉挛症（IS或West）[48]	不常见，1%～5%	3～14个月，高峰期是4～9个月	短暂性强直性或挛伸性发作，通常呈簇发性，每天多次（觉醒时）。屈肌（臂、颈部）或伸肌（下肢），或屈肌（折刀样）或伸肌。可为轻微的，如仅出现点头。50%～60%后期出现癫痫发作，多为LGS	节律紊乱的高电压多灶性多形慢波，发作期间出现痫样放电。最初仅出现在（浅）睡眠期。发作性广泛性高电压慢波伴电表减或涨性漫性快β范围活动	类固醇类、氨己烯酸、托吡酯、维生素B6、拉莫三嗪、芦非酰胺、生酮饮食	West综合征：婴儿痉挛丛集性发作，精神运动恶化，EEG高度失律的三联症。85%～95%为症状性：产前、围生期和产后损伤，如缺氧缺血性损伤、围生期感染、结节性硬化症、大脑畸形和发育不良，染色体异常（21三体、1p36缺失）、基因突变（ARX、CDKL5、STXBP1）、代谢性疾病（未经治疗的苯丙酮尿症、四氢生物蝶呤缺乏、Menkes症候群）和线粒体异常（NARP突变）。预后不良，约5%的隐源性病因预后尚可

表 5.8　婴儿期：I（a）发病与年龄相关的电-临床综合征（续表）

综合征	患病率	发病	发作类型	EEG	治疗	预后、备注
婴儿良性肌阵挛性癫痫（BMEI）[49]	罕见，<1%	3 个月至 4 岁	短暂的全面性肌阵挛发作，主要累及头部和躯干上部，清醒、刚入睡或慢波睡眠期。每日多次，孤立的或非节律性反复发作，部分发作不易察觉	广泛性（多）棘波（和慢波），发作间期 EEG 正常	丙戊酸、左乙拉西坦、苯二氮䓬类药物、拉莫三嗪	神经系统检查正常（有报道称部分患儿发育迟滞）。反射诱发形式通常不一，伴过度惊吓反应、光敏感、早期发病，通常预后较好。其他特殊类型的或夜间阵跳、发作全面性癫痫可能发生在青春期
良性婴儿（非）家族性惊厥[50]	罕见，<1%	<2 岁	行为发作表现为瞪视，随后为局灶性阵挛性，局灶性强直性或继发性 GTC。可呈簇样发作	发作间期正常，发作期呈局灶性放电，可呈广泛性放电	丙戊酸、卡马西平、苯巴比妥	散发性，部分为家族性。药物治疗疗效好，神经系统预后好。部分伴有家族性发作性舞蹈手足徐动症，部分含有 SCN2A 突变。富含脯氨酸的跨膜蛋白 2 基因（PRRT2）也可见于患有良性家族性婴儿惊厥和舞蹈手足徐动症的家族中（美国还不能进行临床测定）

表5.8 婴儿期：Ⅰ（a）发病与年龄相关的电-临床综合征（续表）

综合征	患病率	发病	发作类型	EEG	治疗	预后、备注
婴儿严重肌阵挛性癫痫（SMEI，Dravet综合征），部分综合征表现为多样性[51]	罕见，<1%	出生后第1年或终身，高峰为生后3~8个月	持续性热性惊厥（或惊厥持续状态），每月发作1~2次，全面性和交替性单侧阵挛或强直-阵挛发作，通常为持续性并伴发热。随后肌阵挛发作，复杂部分性发作，失张力发作和单侧阵挛，非惊厥性癫痫持续状态。强直发作少见	广泛性棘-慢复合波，局灶性和多灶性棘波。全身性肌阵挛发作伴广泛性棘-慢波波或偶尔不伴EEG Δ。非典型失神发作：全面性不规则性2~3.5 Hz棘波	对大多数AED耐药，拉莫三嗪和卡马西平加重发作	恶性癫痫综合征。生后6~12个月反复发出热性偏侧阵挛持续状态。生后1年出现发育停滞，退化伴反复频痫持续状态。早期控制可改善神经系统预后。25%的患儿有热性惊厥家族史。生后1岁时MRI正常，之后海马硬化。70%以上的患儿SCN1A（和GABRG2）基因突变。MRI正常，之后出现非特异性萎缩和胶质增生，海马萎缩

表 5.9 儿童期: I (a) 发病与年龄相关的电-临床综合征

综合征	患病率	发病	发作类型	EEG	治疗	预后、备注
全面性癫痫伴热性惊厥附加症 (GEFS+)[52]	常见, >5%	5岁以内热性惊厥, 其余儿童后期	临床表现呈显著多样性: 儿童早期典型的热性惊厥。随后出现典型的热性惊厥、失神发作、肌阵挛发作、强直（失张力）、局灶性运动性或持续性短暂性、全面性热性惊厥性	正常或见于特发性全面性癫痫: 广泛性痫性放电	基于发作类型的标准 AED	常染色体显性遗传不完全外显率 70%～80%。SCN1A, SCN2A, SCN1B, GABRG2 基因突变。家族史中明确, 症状表现多样。15%呈部分性发作。预后多样, 可在 10～12 岁缓解, 也可恶化至难治性癫痫
早发型良性儿童枕叶癫痫 (**Panayiotopoulos**型)[53]	常见, 6%	1～13 岁 (高峰 3～6 岁)	时程长 (30 min 以上), 主要是自主神经性发作/持续状态, 经常从睡眠中发作: 自觉不舒服, 头痛、面色苍白、呕吐, 面色潮红、皮肤发红, 眼球偏斜、瞳孔散大, 心脏和温度调节感觉,	多灶性棘慢波, 中央区分布, 常伴枕区优势或多灶性棘波	如 BECTS; 有些: 仅直肠给予地西泮	据报道本病常见, 预后较 Gastaut 型好, 但受入选标准影响。尽管发作频繁, 自主神经性癫痫持续状态预后通常良好, 2 岁内痊愈。大多数患儿发作不频繁, 25%的患儿仅发作一次,

表 5.9 儿童期：I（a）发病与年龄相关的电-临床综合征（续表）

综合征	患病率	发病	发作类型	EEG	治疗	预后、备注
			尿床禁、多涎、发绀反应、跌行）。晕厥（无反应，发行）。紧接着可能出现复杂部分性发作和/或（半侧）阵挛发作，短暂			50%的患儿少于5次。后期成年癫痫的风险没有增加。误诊常见，应与偏头痛、胃肾肠疾病（炎症、周期性呕吐、腹型偏头痛）、晕厥、睡眠障碍相鉴别。可出现心搏骤停，但较为罕见
癫痫伴肌阵挛-站立不能发作或肌阵挛-站立不能性癫痫（EMAS, Doose）[54]	不常见，1%～5%	7个月至6岁	全面性肌阵挛发作、站立不能，或肌阵挛-站立不能发作，导致跌倒，也可呈短暂失神发作、全面性强直一阵挛发作和NCSE；白天无强直发作或强直性跌倒发作	广泛性EEG波型[（多）棘慢波、光敏性、2～3 Hz节律，无多灶性棘波	丙戊酸、乙琥胺、苯二氮䓬类药物、拉莫三嗪、托吡酯、左乙拉西坦、卢非酰胺	诊断标准：①发作如左侧；②遗传易感性[15%～40%的亲属中高发作率和（或）遗传性EEG波型]；③起病前发育正常、神经系统检查正常；④EEG表现如左侧描述；⑤排除SMEI、BMEI和LGS。

表 5.9 儿童期：I（a）发病与年龄相关的电-临床综合征（续表）

综合征	患病率	发病	发作类型	EEG	治疗	预后、备注
中央区癫痫、良性儿童癫痫伴中央颞区棘波，或儿童良性中央颞区癫痫（**BECTS**）[55]	儿童最常见的癫痫类型（10%～15%）	3～13 岁（高峰年龄7～9岁）	夜间单侧，舌、唇、颊、喉、咽（构音障碍），偶尔手臂，意识保留。可在睡眠期发病。感觉性先兆常见，但不为患儿注意	发作间期单侧或双侧中央颞区三相棘波伴水平性前后偶极子，睡眠期明显著激活，背景正常	奥卡西平、卡马西平、拉莫三嗪、托吡酯、氯硝西泮、左乙拉西坦	**预后良好**，发作到青春期几乎可完全自愈。最初可能发作不频繁，如发作不频繁，夜间发作仅为部分性发作，可不考虑治疗。可出现学习和行为异常，部分与发作间期痫波电频率有关。非典型BECTS伴有语言和发育迟滞。怀疑与遗传因素（*ELP4*）有关及年龄相关性外显率。**与 LGS 的鉴别诊断：** Doose 综合征、肌阵挛为主要发作类型，有遗传基础，预后通常较好但结果往往不一；发作控制往往较好，认知正常或接近正常

表5.9 儿童期：I（a）发病与年龄相关的电-临床综合征（续表）

综合征	患病率	发病	发作类型	EEG	治疗	预后，备注
常染色体显性遗传性夜间额叶癫痫（ADNFLE）[56]	罕见	0～50岁（85% <25岁，平均12岁，中位年龄8岁）	在非快速动眼（NREM）睡眠Ⅱ期，频繁（每晚多次），非常刻板，短暂，突发突止。表现为突然觉醒样有复杂的运动特征、自动症、强直性（也可为肌张力障碍性）姿势、过度活动（如下肢蹬踏）。无发作后期，白天可发作。常常意识保留	常规EEG正常，罕见额叶癫痫样或非特异性异常。发作期EEG：额叶节律性β频率癫痫样异常	卡马西平、奥卡西平、拉莫三嗪、托吡酯	具有挑战性的临床诊断。常染色体显性遗传性高的外显率。几个基因不同的突变（20q13.2、1p21）（烟碱样乙酰胆碱受体、突触前膜神经速递质释放改变），表型相似。睡眠剥夺以及压力可加重或诱发。发作控制前行为异常常见。既往被认为是一种发作性夜间肌张力障碍得
晚发型特发性儿童枕叶癫痫（Gastaut型）[57]	罕见，1%～2%	3～16岁（高峰8岁）	短暂，数秒至数分钟。频发，清醒患儿一天可多次。视觉先兆（失明、眼前光亮、成形视幻觉）。有时伴眼球偏斜、眼睑颤动和发作后头痛（50%），可出现呕吐（5%）	闭目状态或睡眠期枕区出现高波幅棘-慢波放电。发作期枕波型为枕区快跳波	如BECTS	总体而言，此病罕见。"特发性"为推测证据，因为无遗传学证据。视觉症状的发作频率、性质和短暂性可区别于有先兆的偏头痛。预后尚可：60%几年内缓

表 5.9　儿童期：I（a）发病与年龄相关的电-临床综合征（续表）

综合征	患病率	发病	发作类型	EEG	治疗	预后、备注
						解。20% 伴偏头痛，50% 有癫痫家族史
伴失神发作与肌阵挛发作或排尿的综合征[58]			MAE（Tassinari）（肌阵挛失神癫痫）：发育迟滞，耐药 EAM（Jeavons）（癫痫伴肌阵挛失神）：染色体显性遗传，耐药 MA（排尿性失神癫痫）：发作的遗尿性肌收缩伴排尿。	发作性 3 Hz 肌阵挛，手臂"齿轮样"向上。 显著的发作眼睑抽搐，轻微的面部抽搐。常 	可能耐药，社会性影响严重	通常精神 常
Lennox-Gastaut 综合征（**LGS**）[59]	不常见，1% ~ 5%	< 8 岁，高峰为 3 ~ 6 岁	强直发作（诊断所需，初期不发作，睡眠期更常见，临床严重程度与表现不一。非典型失神发作（第二常见形式，起始和终止缓慢，强直发作与失张力发作（> 50%），之前可有肌阵挛，并导致外伤，（非）惊厥性癫痫持续	清醒期：弥散性 1 ~ 2.5 Hz 棘-慢波爆发。睡眠期：弥散性或两侧快节律波型爆发，频率 ≥ 10 Hz，即"多棘波"或全面性尖波性活动。发作期：强直发作	对大多数 AED 耐药。丙戊酸，苯二氮䓬类药物，托吡酯，唑尼沙胺，拉莫三嗪，左乙拉西坦，非尔氨酯，芦非酰胺，类固醇类	三联征：多种发作类型，典型 EEG，认知功能障碍。发病初期不出现强直发作（标志），EEG 不能确定诊断。进行性发育迟缓、衰退，通常伴精神病。原因（见 IS）多样：脑畸形，结节性硬化症，LGS 少见获得性或代谢性破坏性损害

表 5.9 儿童期: I (a) 发病与年龄相关的电-临床综合征（续表）

综合征	患病率	发病	发作类型	EEG	治疗	预后、备注
			状态（50%～70%），肌阵挛和其他形式发作。20%以上患儿既往患有IS	为弥漫性快性波爆发，非典型失神发作为1～1.5 Hz棘—慢波，失张力或肌阵挛发作为弥漫性棘波和慢波、多棘波和慢波		疾病。遗传因素不重要。治疗：①AED；②非药物性处置，包括癫痫手术（胼胝体切开、VNS、其他）、生酮饮食（KGD）[60]；③合并精神或行为障碍时，进行神经精神和精神评估；④监测不良反应（协调、认知、行为、发作加重）
慢波睡眠期持续棘慢波（CSWS）[61]	罕见，0.2%～0.6%，男：女为3：2	发病年龄2～4岁。初始表现为发育倒退，ESES波型。发作加重：5～6岁	发育倒退前：表现为低发作频率，常夜间发作，主要为单侧运动性发作。倒退之后：发作频繁，发作类型多样，包括非典型失神发作，运动性发作，全面性强直-阵挛发作。绝不出现强直发作	ESES的EEG波型：NREM睡眠期近连续性棘—慢波。清醒状态和REM睡眠期明更加局灶	地西泮、丙戊酸、左乙拉西坦、类固醇类、静脉注射免疫球蛋白、癫痫手术。避免卡马西平、苯巴比妥、妥英、苯妥英钠	随年龄进展的严重癫痫性脑病。完全性和严重的发育迟缓。青春期前癫痫发作与EEG异常自发改善，但遗留严重的神经心理缺陷

表 5.9 儿童期：Ⅰ(a) 发病与年龄相关的电-临床综合征（续表）

综合征	患病率	发病	发作类型	EEG	治疗	预后、备注
Landau-Kleffner 综合征 (LKS)[61-62]	罕见，0.2%，男：女为 2:1	3~5岁时感觉性失语	发作频率不高，大多数呈部分性运动性发作。1/3 从未发作	两侧中央颞区、后颞区和顶枕区棘波，NREM睡眠期非常弥漫，导致近连续性棘-慢波	见上，乙琥胺，氯巴占	严重的年龄相关性语言退化，常伴行为异常，青春期前 EEG 和癫痫发作有所改善，严重的遗留语言障碍
儿童失神癫痫，以前称为小发作 (CAE)[63]	常见，5%~12%	学龄期（高峰6~7岁）	每天数次至难以计数的失神发作，每次持续5~15 s。可表现为运动症状（面部肌阵挛、强直，及仅有失张力或联合发作），自动症和自主神经症状	发作间期3~4 Hz 的全面性（多）棘-慢波，背景正常	乙琥胺，丙戊酸，拉莫三嗪，左乙拉西坦	儿童神经系统检查正常，在特发性全身性癫痫常伴癫痫家族史。并不总是"良性"：只有60%对第一种 AED 有反应，部分患儿终身（认知和）学习障碍，15%后期出现 JME，可能会长期影响社会心理。在门诊或 EEG 监测过程中，过度换气常可诱发失神发作

表 5.10 青少年和成年人：Ⅰ(a) 发病与年龄相关的电-临床综合征

综合征	患病率	发病	发作类型	EEG	治疗	预后、备注
青少年失神癫痫（JAE）[63]	比 CAE 少见	7～16岁，高峰10～12岁	失神发作，GTC（觉醒时）和肌阵挛发作	频率比 CAE 略快：广泛性 2.5～4.5 Hz（多）棘-慢波，但 EEG 不能区分二者	见 CAE	CAE 和 JME 是互相重叠的综合征。预后良佳，持续终身，尽管失神发作可能越来越轻。EEG 可能显示不对称，意识部分保留可致误诊为局灶性性痫，并接受错误的治疗，如卡马西平将加重 JAE
青少年肌阵挛癫痫（JME，Janz）[64]	常见，5%～11%	8～26岁，高峰12～16岁	两侧、单次或多次的肌阵挛发作，主要累及上臂，多在觉醒时发作。90%患儿也可出现 GTC，10%～30%患儿可出现 JAE 型失神发作	广泛性3～6Hz（多）棘-慢波。40%～70%有光敏反应	丙戊酸，拉莫三嗪，苯二氮䓬类药物，托吡酯，左乙拉西坦	发作诱因（睡眠剥夺，疲劳，饮酒，闪光刺激，情绪紧张）。遗传学：参见遗传学章节。失神发作可在儿童期出现，随后在青少年期出现肌阵挛发作和 GTC。终身服药，30～40岁程度减轻，但停服丙戊酸可导致复发。70%患儿服用 AED 可导致复发。避免使用苯妥英、卡马西平，可加重发作

表 5.10　青少年和成年人：I（a）发病与年龄相关的电—临床综合征（续表）

综合征	患病率	发病	发作类型	EEG	治疗	预后、备注
觉醒时发生的伴全面性强直-阵挛发作的癫痫（EGTCA）：在觉醒后不久或放松时出现全面性强直-阵挛发作（GTC）。异常的觉醒-睡眠周期，不稳定的睡眠[63]。最近不再将这种综合征视为一种独立的综合征，而是包含在 EGTCO 内（见下述）。仅有全面性强直-阵挛发作的癫痫（EGTCO）：定义不严格，包括随时和发同时出现 GTC。没有失神或神经肌阵挛发作[66]						
进行性肌阵挛癫痫（PME）			本综合征在儿童期同罕见有肌阵挛发作，包括全面性或断续性肌阵挛发作（和其他类型），与神经系统退化相关，包括小脑损害和认知功能障碍。大多数为进行性加重或呈现神经再生性加重或呈现神经再生	通常表现为 PME：Lafora 病、Unverricht-Lundborg 综合征、唾液酸积症 I 和 II 型、黏脂贮积病和青少年神经病性 Gaucher 病（III 型）、青少年神经细胞变营养不良。偶尔表现为 PME：神经元蜡样脂褐质沉积症（NCL）、肌阵挛癫痫伴破碎红纤维（MERRF）、亨廷顿病、肝豆状核变性、Hallervorden-Spatz 病。不典型 PME：非酮症性高甘氨酸血症（NKH）、婴儿已糖胺酶缺乏、亚硫酸氧化酶缺乏（Tay-Sachs、Sandhoff）、生物蝶呤缺乏	丙戊酸钠、氯硝西泮、卡马西平、奥卡西平、拉莫三嗪、托吡酯	
家族性颞叶内侧癫痫（FM-TLE）[67-68]	罕见	平均在 10 岁发病	只有泛化：显著的精神和自主神经表现，只有很少的患儿出现复杂部分性发作（CPS），更少出现继发性 GTC。伴有颞叶内侧硬化（MTS）：CPS 伴口或手自动症，极少继发 GTC 发作	发作间期：正常或有局灶性慢波，或在颞区可见癫痫样异常		只有通过癫痫家族史与非家族性颞叶癫痫鉴别（至少 2 个家族成员患有额叶癫痫，除外其他癫痫综合征）。轻至重度癫痫表现，与额叶内侧硬化（MTS）和热性惊厥有不同程度的相关性。遗传因素尚不清

表 5.10 青少年和成年人：Ⅰ（a）发病与年龄相关的电-临床综合征（续表）

综合征	患病率	发病	发作类型	EEG	治疗	预后、备注
常染色体显性遗传性颞叶外侧癫痫（**AD-TLE**）[67-68]	罕见，＜1%	1～60岁，平均18岁	单纯部分性发作，经常是听觉先兆（呻吟声、嗡嗡声、响铃声），这可能是由外部噪声引发。还会出现失语、复杂视觉、精神、自主神经和其他先兆。极易发生全面性发作	发作间期：正常，或颞区局灶性慢波或癫痫样异常	卡马西平、奥卡西平、拉莫三嗪、托吡酯	**又称为常染色体显性遗传性部分性癫痫伴听觉特征**，外显率70%～80%。常规MRI检查正常，AED疗效好，总体预后良好。散发性和家族性病例遗传因素复杂，但表型相同。大约50%的家庭中*LGI1*突变

表 5.11　I（b）伴结构—代谢性异常的电—临床综合征

综合征	患病率	发病	发作类型	EEG	治疗	预后、备注
颞叶内侧硬化（MTS）[69]	儿童不常见（1%～5%）	儿童期至青春期	首次反复性发作或热性惊厥可能发生在 0～4 岁。CPS，持续 1～2 min；表现为口、手和言语自动症，伴有目的不明的行为和反应降低，随后继发全面性发作。常见的先兆包括胃气上升感、精神性先兆，如似曾相识感	前至中颞区棘波，单侧较两侧更为常见，发作期波型为颞区 5～9 Hz 尖波。可能需要深部电极	卡马西平、托吡酯、拉莫三嗪、左乙拉西坦 见右侧内容	MRI 显示单侧较两侧 MTS 常见。儿童出现皮质发育不良或低级别胶质瘤的比例较高。60% 可通过 AED 控制，>75% 的手术预后良好（前颞叶、选择性杏仁核海马切除术）。常见进行性行为和记忆功能障碍
拉斯穆森脑炎（Rasmussen 脑炎，儿童慢性进行性部分性癫痫持续状态）[32,70]	罕见，<1%	10 岁以下	进行性和难治性局灶性癫痫发作及皮质损害，包括轻偏瘫、视野缺损，当优势半球受累时出现表达性失语。常见认知功能下降。发作为（多发）局灶性和单侧性。常见部分性癫痫持续状态	额区和中颞区非常频繁的局灶性癫痫样放电，伴局灶性慢波和晚期广泛性慢波	任何一种。见右侧内容	主要为逐渐进展的 T 细胞介导的自身免疫性多灶性脑病。临床诊断见参考文献 [32，70]。MRI 显示进行性（起初是岛叶周围）萎缩和神经胶质增生。免疫调节治疗可短暂缓解症状。早期行大脑半球切除术可改善预后，但也会遗留相当多的神经系统后遗症

表 5.11 Ｉ（b）伴结构—代谢性异常的电—临床综合征（续表）

综合征	患病率	发病	发作类型	EEG	治疗	预后、备注
偏侧阵挛—偏瘫—癫痫综合征（HHE）[71]	极为罕见，<<1%	0～4岁	最初持续时间较长的偏侧阵挛性发作，随后出现持续时间不等的轻偏瘫（可能为永久性的）。多年后出现源于颞叶的CPS	发作期波型为2～3Hz两侧性慢波，单侧性的发作期放电。后期EEG同颞叶癫痫	早期流产；苯二氮䓬类药物。癫痫持续状态见下文	发热可引发偏侧阵挛性抽搐。之后单侧萎缩多于两侧萎缩，与MTS相似但情况更糟。过去预后较差，但现在对长时间的热性惊厥和（发热引起的）癫痫持续状态进行了较好的治疗（苯二氮䓬类药物）。特发性（发热，现认为是自身免疫性）或症状性（外伤，血管畸形，感染）
下丘脑错构瘤（HH）[72]	极为罕见	年龄不限。可能与TSC或Pallister-Hall综合征有关	痴笑短暂，刻板和机械，没有欢笑感，没有意识或轻微意识丧失；自主神经征象，如面部潮红和瞳孔扩大常见。大多数患儿会发展为难治性局灶性全面性癫痫	多种复杂波型，特异性和诊断价值不明（见参考文献）	任何类型的AED，KGD。手术最好	表现差异大，从轻度的急于大笑发作和没有认知功能障碍，到顽难性脑病伴早发性癫痫发作，性早熟，行为问题和精神发育迟滞。术后可能为（不完全，延迟）恢复

（5）对新的数据进行持续性的**批判性解读**，允许对诊断及治疗路径进行调整[1]。

癫痫综合征

传统上不诊断为癫痫的癫痫发作疾患

热性惊厥

定义 发作见于 6 个月到 5 岁的儿童，神经系统检查正常，发热（> 38.4℃），不伴中枢神经系统（CNS）感染征象与电解质失衡，未发现其他确定的病因，既往无热性惊厥（FS）史[8-9]。**单纯性热性惊厥**为持续时间短暂的全面性发作，24 h 内无复发，而且发作后无神经系统异常体征[8,10]。**复杂性热性惊厥**发作时程超过 15 min，24 h 内多次发作，或有局灶性神经系统体征。

流行病学 美国儿童患病率是 2% ～ 5%，通常具有遗传倾向[9]。一半的儿童发病年龄在 12 ～ 30 月龄，5 岁才首发热性惊厥不常见[10]。

检查 复杂性热性惊厥会增加癫痫的风险，并且可能需要额外的评估，包括评估发热原因、血生化、EEG 和神经影像[11]。在单纯性热性惊厥病例一般不需要进行检查。如果怀疑脑膜脑炎或出现轻微症状的幼儿（< 12 月龄），则行腰椎穿刺。

预后 除极少数长时间热性惊厥的病例外，热性惊厥患儿的认知和发育通常很好。首次热性惊厥后复发的风险为 30% ～ 40%[8]。复发的危险因素包括发病年龄小（< 15 月龄）、有热性惊厥家族史、体温高度（峰值体温较高则复发风险较低）和发热持续时间（发热持续时间较短则复发风险较高）[9]。单纯性热性惊厥后发生癫痫的风险略高于普通人群，热性惊厥患儿的癫痫发病率为 1% ～ 2.4%，没有热性惊厥患儿的癫痫发病率为 0.5% ～ 1.4%[8,10]。复杂性热性惊厥发生癫痫的风险较高，发病率取决于发作类型和复杂性特征的数量，具有所有三种复杂性特征（发作时间长，多次发作，有局灶性特征）的患儿发生癫痫的风险可高达 49%。长时间热性惊厥发生癫痫的频率增加至 21%。热性惊厥患儿发生癫痫的其他风险因素包括神经系统异常、癫痫家族史和发作之前短时间（< 1 h）发热[10]。

治疗 单纯性热性惊厥一般不需要治疗[8-9]。预防性退热剂对预防发作无效（根据以往数据），但应鼓励控制发热。每日服用 AED 的风险大于收益，尽管苯巴比妥（PB）和丙戊酸（VPA）有效。对于频发的热性惊厥，在发热期间预防性给予苯二氮䓬类药物［如地西泮 1 mg/（kg·d），每日 2 ～ 3 次］有效。其他类似的发作也可发生在轻度胃肠炎患儿，即使没有发热或电解质异常[10]。与热性惊厥患儿相比，这些患儿较少有癫痫发作家族史，复发率较低，更多呈丛集性发作。

急性症状性癫痫发作

癫痫发作可由酒精戒断或停用苯二氮䓬类药物引起。癫痫发作也可由过量饮酒和服用违禁药品引起。癫痫发作也可由停服 AED 速度过快而引起。某些药物可以降低癫痫发作的阈值，具体药物在 www.epilepsy.com 列出。在抗抑郁药中，安非他酮最有可能降低癫痫发作阈值。临床上，使用兴奋剂治疗 ADHD 很少加重癫痫发作。癫痫发作可发生在急性症状性损害后，如脑梗死、创伤、出血、脑膜脑炎或电解质紊乱（低钠血症、低镁血症和低钙血症），急性损伤后癫痫发作可能不会持续存在。在大多数情况下，没有数据表明临时（预防性）使用 AED 治疗可以改变癫痫发生的概率（如在创伤性脑损伤中）；也就是说，AED 不能预防癫痫发生（表 5.12）。

免疫介导性癫痫

有越来越多的证据表明，免疫和炎症与癫痫存在因果关系，如发热和感染产生的促炎分子使癫痫发作加剧，全身性自身免疫性疾病会增加癫痫发作的频率，以及既往原因不明的癫痫自身抗体种类的快速增加[11]。自身免疫性脑炎在第 17 章中详细讨论。

抗 NMDA 受体脑炎 是儿童中最常见的自身免疫性脑炎（表 5.13）。前驱症状有发热、头痛、类似病毒性感染的症状，随后出现持续数天至数周的多种明显的精神和行为障碍，进行性意识水平下降、癫痫发作、运动障碍和舞蹈病手足徐动样运动和姿势，以及呼吸和自主神经功能不稳定。在幼儿中，异常行为包括暴怒、易激惹和具有攻击性、情绪和人格改变，以及伴有缄默症、模仿言语或持续言语的言语退化。发作通常累及颞叶，EEG 显示弥漫性（或很少是局灶性）的慢波。亚临床发作常见，也可出现癫痫持续状态（SE）。详见第 17 章。

边缘叶脑炎（LE） 儿童自身免疫性或副肿瘤性 LE 极其罕

表 5.12 可以降低癫痫发作阈值的药物

类别	药物	注释
止喘药	氨茶碱、茶碱	尤其（但并不是绝对）在治疗水平之上
抗生素	异烟肼、林旦、* 甲硝咪唑、** 萘啶酸、青霉素	* 补充维生素 B_6 可能起到保护作用；** 尤其是在肾衰竭者
抗抑郁药	三环类抗抑郁药、5- 羟色胺特异性制剂、安非他酮	临床中极少遇到，地昔帕明可能首选
全身麻醉剂	恩氟烷、氯胺酮	
激素	* 胰岛素、** 泼尼松、*** 雌激素	通过 * 低血糖、** 低血钙，*** 特别是没有黄体酮
免疫抑制剂	苯丁酸氮芥、环孢素	
局部麻醉剂	利多卡因、布比卡因、普鲁卡因	
麻醉药品	芬太尼、哌替啶、戊唑辛、右丙氧芬、一些吸入性麻醉剂	
精神兴奋药	苯丙胺、可卡因、哌甲酯、苯丙醇胺	
精神安定药	* 氯氮平、** 吩噻嗪类、丁酰苯	* 1% ～ 4% 的患儿，剂量依赖，** 吗啉吲酮、甲硫哒嗪、氟奋乃静可能性最小
其他	抗胆碱能药、抗胆碱酯酶剂、抗组胺药、巴氯芬、重金属、高压氧、* 锂、甲芬那酸、口服降糖药、催产素	* 通过水中毒

From Bromfield EB. Drugs that may lower seizure threshold [online]. Available at http://professionals.epilepsy.com/page/table_seniors_drugs.html. Accessed January 12, 2013.73

见。无运动障碍或中枢性通气不足。MRI 和 EEG 异常局限于颞叶。

发热诱导的难治性癫痫性脑病（FIRES） 几种灾难性癫痫综合征有一定程度的重叠，包括发热诱导的难治性癫痫性脑病、急性脑炎伴难治性复发性部分性发作（AERRPS）、学龄期儿童灾难性癫痫（DESC）和新发的难治性癫痫持续状态（NORSE）。这些脑病都有发热或炎症，双相临床过程提示是一种感染触发的自身免疫过程，实验室检查阴性（包括 CSF），对常规药物治疗耐药的 SE。已报道有不同的自身抗体，但其临床意义尚不清楚，

表 5.13　非综合征性癫痫伴结构−代谢性异常

疾病	简述	注释 / 举例
神经皮肤疾病	见第 12 章	如，结节性硬化症、Sturge-Weber 综合征、神经纤维瘤病、伊藤色素减少症、表皮痣综合征
大脑畸形	见第 11 章	如，Miller-Dieker 综合征、X- 连锁无脑回畸形、皮质下带状灰质异位、脑室旁结节性异位、半侧巨脑畸形、多小脑回、脑裂畸形、局灶皮质发育不良
肿瘤	见第 12 章	胚胎发育不良性神经上皮肿瘤（DNET）、神经节细胞瘤、神经节神经胶质瘤、海绵状血管瘤、星形细胞瘤、下丘脑错构瘤
染色体异常[74]	见第 10 章	Wolf-Hirschhorn、12p 三倍体症、倒位重复 15、环 20
单基因疾病	见第 10 章	脆性 X 染色体综合征、Angelman 综合征、Rett 综合征
代谢性疾病[75]	见第 7 章	非酮症性高甘氨酸血症（NKH）、D- 甘油酸血症、丙酸血症、亚硫酸盐氧化酶缺陷、果糖 1,6- 二磷酸酶缺陷、其他有机酸尿症、维生素 B_6 缺乏症、氨基酸代谢疾病、尿素循环障碍、碳水化合物代谢障碍、生物素代谢障碍、叶酸和维生素 B_{12} 代谢障碍、葡萄糖转运蛋白质缺乏症、Menkes 病、糖原贮积症、Krabbe 病、延胡索酸酶缺陷、过氧化物酶障碍、Sanfilippo 综合征、线粒体病、溶酶体病、神经元蜡样质脂褐质沉积病（NCI）
获得性静态传染性和缺血性脑病[42]	在产前、围生期或产后获得的异源性疾病。见第 19 章	脑穿通畸形、脑室周围白质软化、小头畸形、TORCH 感染后的钙化及损害、HSV 脑炎、细菌性脑膜炎、头部损伤、孕期饮酒和药物滥用、卒中

表 5.13 非综合征性癫痫伴结构–代谢性异常（续表）

疾病	简述	注释 / 举例
发热诱导的难治性癫痫性脑病（FIRES）[76]	儿童期原因不明的灾难性癫痫性脑病	怀疑与感染或免疫介导有关。其他名称包括学龄期儿童灾难性癫痫性脑病（DESC）、急性脑炎伴难治性复发性部分性发作（AERRPS）、由于可疑脑炎所致的严重的难治性癫痫持续状态、特发性灾难性癫痫性脑病，或新发的难治性癫痫持续状态（NORSE）。在急性期除生酮饮食可能有效外，没有有效的干预方法
自身免疫性通道病[31]	包括 NMDA 受体性脑炎、电压门控性钾离子通道抗体（LGI1 和 Caspr2）、AMPA 受体抗体、GABA$_B$ 抗体和 GAD-65 抗体	每种抗体与一种综合征相关，通常包括癫痫发作、脑炎、某些病例中的运动障碍、精神症状和自主神经功能障碍。通常适于免疫调节治疗（见治疗部分）
边缘叶脑炎[77]	罕见的疾病，可见于儿童早期和后期。通常为免疫介导，可为副肿瘤或非副肿瘤性。其中抗体包括 VGKC 抗体和谷氨酸脱羧酶（GAD）抗体	颞叶癫痫发作，通常有意识丧失，有些可继发全面性发作。EEG 为颞区癫痫样活动或慢波。AED 用于局灶性发作或免疫调节治疗。颞叶内侧症状，包括记忆损害、情感障碍和颞叶癫痫发作
其他	无	Celiac 病（癫痫伴枕叶钙化和 Celiac 病）、亨廷顿病、Alpers 病

这些患者通常对免疫调节治疗也耐受。伴有颞叶内侧硬化（mesial temporal sclerosis，MTS）、颞叶癫痫和长期发育迟缓，预后差。

斜视性眼阵挛–肌阵挛综合征和 Rasmussen 脑炎将在表中讨论。

癫痫遗传学

流行病学 在多数情况下，遗传机制在癫痫的病理生理过程中发挥着重要作用。在西方国家，大约 5% 的癫痫患者的一级亲属有癫痫病史[12]。与普通人群相比，一级亲属复发的风险率约为 2.5。在特发性全面性癫痫，一级亲属的风险甚至高达 8% ～ 12%[13]。双胞胎研究发现，同卵双胞胎的一致性达 40% ～ 50%，而异卵双胞胎为 10% ～ 15%[12]。

单基因疾病 许多单基因癫痫模型已被确定为病灶性和非病灶性癫痫，涉及范围从早发癫痫性脑病（early-onset epileptic encephalopathies，EOEE）至老年群体中的全面性和局灶性癫痫综合征。通道病（如 SCN1A 与 GEFS ＋ 和 Dravet 综合征有关）最早被提出且研究较多。其他机制包括转录因子（ARX）、细胞骨架蛋白（SPTAN1、CASK）、丝氨酸 / 苏氨酸蛋白激酶（CDKL5）、DNA 修复酶（PNKP）和参与突触传递的蛋白（STXBP1）。细胞核和线粒体基因可能都参与。

皮质发育畸形相关基因的讨论见第 11 章。一些单基因遗传综合征通常与癫痫相关［如结节性硬化症（TSC1、TSC2）和典型的 Rett 综合征（MECP2）］。早发性癫痫临床可用的和有用的基因实例见表 5.14；然而，该表并不全面。代谢紊乱和线粒体疾病所致癫痫将分别在第 7 章和第 8 章进行讨论。

拷贝数变异（CNV） 已经明确的引起不同癫痫综合征的 CNV 包括先天性 Rett 综合征（14q12 微缺失，包括 FOXG1）、Sotos 综合征（5q35 缺失）、Wolf-Hirschhorn 综合征（4p 部分缺失）和 Miller-Dieker 综合征（17p13.3 缺失，包括 LIS1）。一些单基因疾病，包括 *KCNQ2* 突变引起的良性家族性新生儿发作，首次发现是与染色体微缺失有关，其次与候选基因有关[14]。高达 8.9% 的一系列特发性癫痫患者存在 CNV，热点位点包括 1q21.11、5q11.2、15q13.3、16p13.11 和 22q11.2[15-17]。并发智力障碍和（或）孤独症谱系疾病的患者更有可能存在 CNV。

癫痫遗传学的复杂性 在多数情况下，癫痫的遗传学较为复杂，并不是简单的孟德尔遗传模式。即使单基因疾病和 CNV，其外显率和表现型往往不同，表现型可变范围相当大。这可能与下列因素有关，如表观遗传学和环境因素、其他易感基因、分子印迹、单核苷酸多态性，或在基因缺失时，余下的半合子等位基因的 CNV。

检测时机 出现某一特殊综合征、形态异常特征和（或）先天性畸形、智力障碍或孤独症的特征时，考虑基因诊断。无明确代谢异常的 EOEE 和进行性肌阵挛癫痫（PME）也常考虑基因检测。尽管在其他情况下也可以行基因检测，但是否检测取决于临床怀疑和患者家庭获益的权衡。某些情况下，基因诊断可能有助于预测预后（如良性家族性新生儿惊厥）或为家庭遗传咨询提

表 5.14 根据亚组，临床上可测试的癫痫基因 [13,106-108]

基因	名称	定位	临床特征
早发癫痫性脑病（EOEE）或婴儿痉挛症（IS）			
ARX	Aristaless 相关同源异型盒，X-连锁	Xp21.3	EOEE，EOEE-SB，OS 或 WS，尤其是如果脑胚胎体和（或）生殖器异常，可与无脑回畸形相关
CDKL5	周期蛋白依赖性激酶样-5	Xp22.13	早发癫痫，常常伴 IS。特别是如果有小头畸形、肌张力低下，Rett 样特征
PNKP	多核苷酸激酶 3'-磷酸酶	19q13.33	OS，WS
SLC25A22	溶质载体家族 25（线粒体载体，含氨酸），成员 22	11p15.5	OS，EME，EOEE
STXBP1	突触融合蛋白（Syntaxin）结合蛋白 1	9q34.11	EOEE，尤其如有运动障碍和严重的发育迟滞
可治疗性早发性癫痫			
ALDH7A1	醛脱氢酶 7 家族，成员 A1	5q23.2	维生素 B_6 依赖性癫痫；EOEE，EOEE-SB 或 OS
GAMT	胍基乙酸甲基转移酶	19p13.3	肌酸缺乏症，癫痫
GLDC	甘氨酸脱羧酶	9p24.13P21.31	EME，非酮症性高甘氨酸血症（NKH）/甘氨酸性脑病
AMT	氨甲基转移酶		
PNPO	吡哆醇 5'-磷酸氧化酶	17q21.32	吡哆醛-5'-磷酸依赖性癫痫

表 5.14 根据亚组，临床上可测试的癫痫基因 [13,106-108]（续表）

基因	描述	定位	相关综合征
SLC2A1	溶质载体家族 2（易化葡萄糖转运蛋白），成员 1	1p34.2	早发难治性癫痫，发育迟缓，运动障碍；早发失神发作，特发性全身性癫痫
ATP7A	铜转运 p 型腺苷三磷酸酶	Xq21.1	Menke 综合征，EOEE
良性新生儿 / 婴儿发作			
KCNQ2	钾通道，电压门控性，KQT- 样亚组，成员 2	20q13.33	良性新生儿发作或 EOEE OS
GEFS+、Dravet 综合征样			
GABRG2	γ - 氨基丁酸受体（GABA）受体，γ -2	5q34	GEFS+
PCDH19	原粘蛋白 19	Xq22.1	智力障碍和女性难治性癫痫
SCN1A	钠离子通道，神经元 I 型，α 亚基	2q24.3	GEFS+，Dravet 综合征，MMPEI
SCN1B	钠离子通道，电压门控性，I 型，β 亚基	19q13.11	GEFS+

EME，早期肌阵挛性脑病；EOEE，早发婴儿癫痫性脑病；GEFS+，全面性癫痫伴热性惊厥附加症；IS，婴儿痉挛症；MMPEI，婴儿恶性游走性部分性癫痫；OS，大田原综合征；WS，West 综合征

注释：鉴于存在各表型的权重，通过表型分组不是唯一的。所列内容并不全面，需不断更新。检测结果和临床意义在各研究之间不同。不包括与综合征相关的基因（如 Pitt-Hopkins）或与结构畸形相关的基因。在进行性肌阵挛性癫痫（PME）也考虑患溶酶体贮积症和线粒体疾病。考虑其他代谢筛查原因，特别是新生儿、婴儿起病的癫痫性脑病，EME 最值得关注

供依据。若怀疑特定基因异常，应考虑行基因测序和（或）复制或缺失检查。在其他情况下，如 EOEE 没有指向特定基因的特征，适于行更大的基因板块检查。染色体微阵列研究用于广泛筛选整个基因组的复制或缺失。请参阅其他有关何时和如何安排癫痫基因检测的文献，并考虑专业咨询。在线资源包括：① www.genetests.org；② UCSC 基因组浏览器（genome.ucsc.edu）；③在线人类孟德尔遗传学（OMIM）（www.ncbi.nlm.nih.gov/omim）。

发作性非痫性疾病

多数非痫性发作见于儿童，许多（但并非全部）患儿预后良好。请参阅本章开始有关早期诊断不明的临时性处置，注意早期误诊的潜在危害。这些疾病按年龄段（表 5.15）和主要特征进行分类（表 5.16～表 5.21）。

癫痫处置

药物处置

（1）诊断早期的临时处置已在本章开始讨论过。

（2）是否治疗取决于多种因素。孤立性癫痫发作或单次丛集性发作后忽视或推迟治疗不会使预后恶化[18-20]。在确诊之前，"延迟治疗方案"可能更为重要。若找到短暂可逆的病因，治疗潜在疾病可避免服用 AED。

（3）首次无明显诱因的发作后 2～5 年内的复发率为 30%～55%[5]。第二次发作后复发的风险高达 80%～90%[21]。与复发风险增加相关的临床因素为远期症状性病因、神经系统检查异常、睡眠中首次发作、EEG 有癫痫样异常（风险加倍从 30% 增加到 60%）[5]。

（4）选择第一种药物治疗时需了解发作的电-临床性质（发作类型、EEG、年龄、综合征）及 AED 的疗效和不良反应（表5.22 和表 5.23）。通常初始服用一种药物（单药治疗），当达到（高）治疗水平时可评估药物治疗的有效性。

（5）通过询问病史监测服药的依从性，AED 血药浓度可有提示作用，但并不意味着规范和正确地给药。持续出现亚治疗水平时应怀疑服药的依从性差。极度的代谢加快较为罕见。服药依从性差时，增加药物剂量可能没有帮助。

表 5.15 按年龄分组的非痫性发作性事件（首见或典型）和临床表现

年龄	呼吸和（或）意识或偏头痛谱的变化		运动	眼球运动	睡眠
	呼吸暂停，ALTE	神经过敏，惊跳症			
0～8 周	呼吸暂停，ALTE	惊跳症	发作性斜颈	良性强直性眼阵挛向上凝视	良性睡眠肌阵挛
2 个月～2 岁	屏气发作		Sandifer 综合征	斜视性眼阵挛－肌阵挛	撞头症
			刻板行为	良性发作性眩晕	睡眠期节律性运动障碍
			婴儿自慰	良性强直性向上凝视	
			战栗发作		
2～12 岁	过度换气（手足搐搦）		发作性运动障碍		异态睡眠
	惊厥性发作		运动诱发性或肌张力障碍性舞蹈手足徐动		梦游症
	晕厥		症、斜颈、共济失调、眩晕		梦呓
	偏头痛和变异型：		抽搐		不宁腿和变异型
	腹型偏头痛		肌张力障碍性药物反应		夜惊
	周期性呕吐		代谢型孟乔森综合征		梦魇
	偏头痛伴（先兆）和局部特征		狂怒发作		
	心因性非痫性发作		心因性非痫性发作		
12～18 岁	晕厥		震颤		睡眠抽动
	偏头痛和变异型		发作性运动障碍（如上述）		发作性睡病
	短暂性全面遗忘症				
	心因性非痫性发作				

ALTE, 急性危及生命的事件。注意: 年龄范围是近似值; 可有重叠
Loddenkemper T, Wyllie E. Diagnostic issues in children. In: Schachter SC, LaFrance WC, eds. Gates and Rowan's Nonepileptic Seizures. Cambridge, UK: Cambridge University Press; 2009: 95-114 [78]

表 5.16　与睡眠有关的非痫性发作性事件

疾病	年龄	病史 / 线索	诊断、治疗、预后
睡眠肌阵挛（良性，新生儿、婴儿）[79]	<1 岁和较大患儿	绝不累及面部，不会把患儿从睡眠眠中唤醒，觉醒后消失，清醒期从不发作，呈丛集性发作或强度变化。持续时间>30 min（新生儿），通常在入睡后 1 h 内或唤入睡时出现。可在肢体间移行，深睡眠期消失，各个年龄段均可发病，呈丛集性睡眠诱发的抽搐　鉴别诊断：①孤立的或呈系列性睡眠诱发的抽搐　②肌阵挛发作	可能需要住院行视频脑电图监测；自发缓解，树立信心，预后良好
异态睡眠包括夜惊[80]	<6 岁	夜惊（入睡后 2 h，大声尖叫，焦虑，坐起，发汗和心动过速，持续 15～60 min 后再次入睡，醒后完全不能回忆），梦游，辗转反侧，坐起，喃喃自语，发声，半睡半醒幻觉。也可参见第 20 章。　鉴别诊断：夜间额叶癫痫发作：复杂，奇特的运动和其他行为和自动症。通常短暂，非常刻板，每晚多次，突发突止，姿势和运动亢进症状（如下肢踬蹬踏），无发作后期，白天可有发作，电临床诊断具有挑战性。　近义词/相关性：觉醒障碍，夜游，夜惊	住院视频脑电图；自发缓解，树立信心，预后良好
撞头症[81]	婴幼儿	与睡眠相关的节律性运动障碍，舒适（入睡）或异态（睡眠）头或下肢撞击和身体摇晃。多数伴有发育迟带，自闭症，磨牙或忽视。持续数分钟至数小时，可继续睡眠。瞳击通常不剧烈，不至于引起伤害。　鉴别诊断：刻板行为或自我刺激，寻找注意　近义词：头辗转不安（夜间）	树立信心，4 岁时发育正常，无创伤性后遗症；症状缓解，发育正常，无创伤性后遗症

表 5.17 与进食有关的非痫性发作性事件

疾病	年龄	病史/线索	诊断、治疗、预后
胃食管反流性疾病（GERD）和裂孔疝—斜颈综合征（Sandifer综合征）[82]	达6岁	**胃食管反流性疾病（GERD）：** 餐后数分钟至1 h 出现。发育停滞，咳嗽，反复发作性反流，反酸，烦躁 **裂孔疝—斜颈综合征：** 身体呈一定姿势，僵硬，角弓反张，斜颈，令人印象深刻的、复杂的扭曲和姿势可以缓解 GERD 相关的不适。姿势的改变可能出现这种现象（例如，头比胸低） **鉴别诊断：** 在认知功能受损伴有肌张力低下的儿童，常误诊为癫痫发作或发作性肌张力障碍	pH（<4），钡餐透视（吸气），排除食管裂孔疝； 质子泵抑制剂（PPI），H$_2$ 受体阻滞剂，稠状食物喂养，头部抬高 预后：胃肠道干预

表 5.18 非癫痫性发作性事件伴晕厥和缺氧

疾病	病史/线索	诊断、治疗、预后
晕厥和反射性缺氧发作（分类诊断）	定义：晕厥①非常常见，②是一个通用术语，而不是最终诊断 因大脑血流氧量的突然和度的突然下降导致短暂性意识丧失，可以引起大脑低氧血症，伴或不伴反射性缺氧发作。症状、体征、持续时间与患儿年龄和发病机制有关 反射性缺氧发作的共同特点：意识丧失；失张力，跌倒期间僵硬，倒地后强直性僵硬或角弓反张，上肢屈曲、肌阵挛（孤立性）或阵挛性（反复性），几乎不动且非同步性，持续性抽动（"无水之鱼"），眼球抽动，眼球旋转、转头、鼻息或打鼾，定向障碍，易激惹、发作后睡眠，尿失禁，自主神经症状（流涎、发绀，面色苍白、面部潮红） **晕厥的分类** [83] **A. 反射性晕厥（神经介导）**：最为常见，神经对循环系统控制不当，如血管迷走性晕厥、梳头或伸展致排尿性晕厥 **B. 心源性晕厥**：心排血量不足。心律失常，如发作性室上性心动过速（SVT）和室性心动过速（VT）。先天性长 QT 综合征；结构性心脏病，如瓣膜疾病、梗阻性心肌病 **C. 自主神经功能衰竭**：血管张力不足导致直立性低血压。原发性、继发性、药物性，如药物中毒，单纯性自主神经功能障碍，如糖尿病和其他神经病；药物性，如抗抑郁药物、β 受体阻滞剂 **D. 血容量不足**：循环血容量不足，如艾迪生病（Addison病）、利尿剂、出血	**辅助诊断**： EEG：EEG 异常可误诊为癫痫； 直立倾斜试验（通常 > 7岁）； 动态心电图监测； 家庭视频监测 **争议**： 按压眼部同时监测 EEG 和 ECG（R-R 间期改变约 0.5 s、停搏时间长于 2 ~ 6 s）； 主观感觉性、非触感性特异性，眼球损伤风险，长时间停搏评估反应性，非张力性
特异性诊断 →		

表 5.18 非痫性发作性事件伴晕厥和缺氧（续表）

疾病	年龄	病史/线索	诊断、治疗、预后
反射性晕厥和苍白屏气发作（PBS）[84]	6岁以下	最常见的晕厥为反射性昏厥，伴有短潜伏期的反射性心脏停搏。婴幼儿期最常见的反射性晕厥为苍白屏气发作 **PBS**：常有一些激惹、疼痛性（头部撞击、跌倒）或情绪性（突然性恐惧）有哭泣，而目无屏气；随后严重的苍白和无力（如死去般一动不动地躺着伴双眼固定向上），之后突然强直呈角弓反张及双手握拳，10～30s内置直恢复。可发生戏剧性的长时间发作，包括失神，意识混乱（见上文：常见缺氧发作的特征） 同义词：反射性晕厥伴反射性缺氧性发作（非痫性）惊厥性晕厥，苍白性（婴儿）晕厥，反射性心脏停搏性晕厥，血管迷走性缺氧发作，反射性缺氧性晕厥（也见下文） 鉴别诊断：可能类似于全面性强直-阵挛发作（GTC），有时可能伴随短暂的GTC。不要忽略心律失常，尤其是长QT综合征（惊吓性晕厥，在睡眠期或运动中发生，阳性家族史，可发生猝死）	临床诊断：如观察到诱发性刺激因素且目症状刻板可诊断，但刺激因素可能未被察觉 研究：见上文 治疗：树立信心，避免不可行的触发因素，避免心肺复苏（CPR）（按压一侧），极少使用阿托品或东莨菪碱或起搏器 预后：极好
蓝屏气发作（BBS）[85]	生后1个月至5岁	定义：疼痛、挫折、恐惧后出现哭泣（2～3声哭泣，哀鸣，长时间逐渐加剧的嚎哭），之后突然出现无声呼气后屏气，张口，每次"不祥的沉默"常伴随严重的发绀性呼吸暂停。此后呼气后复苏（用力吸气，哭泣）或缺氧发作（见上文）。通常出现持续数分钟的困倦、疲乏，但睡意较少见 同义词：长时间呼气性暂停，发绀性婴儿晕厥	诊断、治疗和预后：如上所述。评估并治疗缺铁性贫血

表 5.18　非痫性发作性事件伴晕厥和缺氧（续表）

疾病	年龄	病史／线索	诊断、治疗、预后
反射性晕厥（包括血管迷走性晕厥）[86]	发病年龄大于 PBS 发作	也称神经介导性晕厥：刺激导致心动过速，随后出现血压和心率下降。血管迷走性：恐惧、疼痛，长时间站立；情境性：排尿、咳嗽、打喷嚏、吞咽、排便；颈动脉窦综合征：在成人或老年人由轻压颈动脉所引起，较为罕见心脏抑制性（主要为心动过缓）或血管减压（主要为低血压）环境因素：停止锻炼、恐惧、看到血、空腹晕厥前期特征：头晕、视物模糊、视野发灰或发黑、瞳孔变化、声音听起来遥远、急冲感、下肢屈曲耳鸣、腹痛/恶心、呕吐、苍白、畏寒、大汗、皮肤湿冷、无力晕厥后恢复：通常迅速，但早期站立困难（如需要观察者帮助）、且有复发或症状延长的可能晕厥的特征：反射性缺氧发作的任一特征（见上文），前部舌咬伤（而不是侧面），事件发作频繁、短暂性腹部不适（通常是恶心）、尿失禁、持续时间长于 1 min、突然发病、发作后精神混乱，运动症状（高达 50% 的晕厥患者会发生）	完整的病史：特殊环境或（轻微）刺激，晕厥前期症状和晕厥后病程是关键因素检查、治疗和预后：如上所述。询问体位变化，液体摄入量，如需要增加盐摄入量罕见情况下：氟氢可的松，米多君，加压袜套；防止下肢交叉
心律失常，包括先天性长 QT 综合征 [86-87]	全年龄段（常见于年长者）	先天性长 QT 综合征：常染色体显性或隐性遗传（感觉神经性耳聋）。运动中晕厥或缺氧发作（如游泳和跳水促进水反射）、睡眠、突然听觉刺激或惊吓（如闹钟），情绪应激或激动休克，多形性室性心律失常（尖端扭转型室性心动过速）可能导致心源性猝死其他心律失常和先天性心脏病：诊断的挑战性低	家族史是关键：晕厥、癫痫发作、猝死、先天性耳聋常规 ECG：可能不排除，应参心脏病学

表 5.19 非痫性发作性事件，运动为主

疾病	年龄	病史 / 线索	诊断、治疗、预后
婴幼儿自慰[88]	生后 1 个月至 4 岁	寻求刺激是发育的正常组成部分。常发生在应激、兴奋或无聊时。事件可被中止。通常为频繁的节律性运动（下肢内收、紧绷、盆部挺举）。呻吟或喘吼，"忧愁"样状态或瞪视，出现及面部潮红。 **持续存在且在公共场合恶化：考虑家族性 / 情绪应激或虐待。** 同义词：满足样行为，仪式样动作。部分家长可能对"婴幼儿自慰"这一术语感到很吃惊；由于这个术语伴随的羞耻感，满足样行为可能更有助于家庭接受。 鉴别诊断：腹部不适，癫痫（失神，部分性，复杂性）	**临床诊断：** 家庭视频监测 EEG（极少使用） **树立自信，7 ~ 8 岁时可有缓解，不伴性偏差** 小心地分散患儿注意力而非明令禁止
战栗发作[89]	婴儿期至 5 岁前	头部、肩部和偶见于躯干快速抖动持续数秒，"如同冷水发在后背上"，可高达 100 次 / 天，同一个体和个体间差异很大。 常见疾病（占非痫性发作性事件的 7%），正常儿童。有些父母可能不会费心去报告。 并认为它是良性。	临床诊断： 家庭视频监测 EEG（极少需要） 树立自信，可以缓解
惊跳症[90]	出生	罕见的常染色体显性或隐性遗传性通道病。①对（轻微的，任意的）刺激过度敏感，伴甘氨酸受体异常，影响 Cl⁻ 内流，致抑制性的中间神经元功能异常。②卫生处理（如换尿布）时发生强直性僵直，偶因呼吸暂停，重复和节律性重复性动作，显著的睡眠肌阵挛和周期性。全面性张力增加和运动功能减退，伴发生强直性僵直—惊吓伴的跌倒。智力正常。有些有轻微障碍，成年人较轻，婴儿有惊吓性癫痫、强直性或全面性强直—阵挛发作（GTC） 鉴别诊断：惊吓性癫痫、	**临床诊断、家族史** 基因测试 *GLRA1*，其他（见参考文献 [90]） EEG：非痫性 首选氯硝西泮

表 5.19 非癫痫发作性事件，运动为主（续表）

疾病	年龄	病史／线索	诊断、治疗、预后
发作性共济失调[91]	低龄至大龄儿童	发作性共济失调伴平衡感缺失，持续数秒至数分钟，可能会因惊吓、情绪、运动、饮酒而诱发。可以看到肌肉纤维颤搐（肌肉收缩"波浪"）和眼球震颤（发作期、发作间期）。为一组罕见的单基因疾病，经典的通道病（Ca^{2+}、K^+），但表型和基因异质性	首选乙酰唑胺见第 16 章
发作性斜颈[92]	儿童期	反复发生的头部异常转和旋偏斜（颈部肌张力障碍），持续数分钟至数天，如短暂发作则可能类似癫痫发作。以下与频繁发作相关：易激惹、呕吐、苍白、共济失调、骨盆扭转、粗大运动和精细运动发育延迟。与其他周期性运动障碍和晚期偏头痛有关。鉴别诊断：急性和持续性斜颈——考虑颅后窝病变、脑神经麻痹	难治常可选用的药物包括美克洛嗪、氯丙嗪3 岁后缓解，那时发育可能加快
发作性运动障碍和肌张力障碍[93-94]	全年龄段	发作性肌张力障碍／运动障碍不自主自主运动（舞蹈手足徐动症、投掷症）不伴发作间期症状或神经系统症状状。与发作性运动障碍，发作性共济失调、通道病、其他发作性疾病重叠。 运动诱发性：短暂（持续数秒至 5 min），频繁性，由突然活动诱发，男＞女，常染色体显性遗传，散发或继发。 自发性：持续时间较长（长达 6 h），咖啡、茶、酒精、疲劳可诱发。 运动诱发性肌张力障碍：主要影响足部，持续性运动（走路／跑步）、不同于活动诱发性肌张力障碍和多巴反应性肌张力障碍（详见运动障碍章节） 继发性发作性运动障碍：甲状腺功能减退、糖尿病、多发性硬化（MS）、卒中、外伤性脑损伤、感染	遗传型：见参考文献运动诱发发型：抗癫痫药（首选卡马西平）自发和体育活动可诱发：经常为难治性见第 16 章

表 5.19 非痫性发作性事件，运动为主（续表）

疾病	年龄	病史/线索	诊断、治疗、预后
		鉴别诊断：强直性痉挛（见于 MS）、（假性）痫性发作、心因性症状、遗传性肌张力障碍、儿童擦腿综合征	
刻板行为，作态，自我刺激[95]	全年龄段	神经损伤患儿可频繁出现异常的反复性的刻板运动（如 Rett 综合征、自闭症、Angelman 综合征）：凝视、节律性运动（拍打、敲掌、挥舞、摇头或点头、摇摆）、眼球运动（包括持续性眼球偏斜）、咀嚼、吐舌、强直性姿势、拱起、发作性通气不足或过度通气（Rett）、兴奋或沮丧时程颤加重。并发抽搐性障碍、强迫症（OCD）和 ADHD 的可能性大 鉴别诊断：可能很难与癫痫发作鉴别，同一患儿可能患有两种疾病	如果临床诊断不可能，需要住院行视频脑电图监测，以避免不必要的抗癫痫药物作用
抽搐（综述[96]，治疗[97]）	全年龄段	刻板的反复的不随意运动或发声，常伴有先兆性的感觉或冲动异常。涉及发声、口舌、咽喉、鼻部、运动。复杂性（如 OCD 样）。典型抽搐可被很好抑制，以"急起直追"抽搐的爆发方式很快缓解。与常见的看法相反，可在睡眠时发生。Tourette 综合征：抽搐＞1 年，间歇＜3 个月，发病＜18 岁，多种运动表现，且至少出现一种发声抽搐（不一定同时发生），社会或其他领域功能受损。常有家族史或相关疾病 鉴别诊断：显著的心理社会因素，合并 OCD、ADHD、焦怒和其他神经精神疾病，处置这些疾病可优先提高患儿的生活质量（QOL）	诊断：通常不难 药物：见行为神经病学，第 15 章 教育、咨询：家庭成员、同事，老师和教练对此应有接受和积极的态度

表 5.20　非癫痫性发作事件伴着显著眼球运动

疾病	年龄	病史、线索	诊断、治疗、预后
发作性强直性向上凝视（良性、婴儿期、儿童期）[98]	发病年龄常＜1岁	发作性持续时间不一的眼共轭性向上斜视，伴颈部轻微代偿性屈曲，以尝试向下注视的方式向下运动正常。波动（日间多发，疲劳可使其加重），有时伴发共济失调，睡眠缓解，发热，紧张，疼痛。常染色体显性遗传，但罕见。神经系统检查正常。鉴别诊断：在神经系统异常患儿，发作性强直性向上凝视可能是癫痫发作、运动障碍、结构性病变、（胎儿）毒物暴露伴认知障碍和遗留眼球运动障碍	树立信心，可缓解，预后正常。辅助检查：EEG、影像学检查、CSF 神经递质降压系（NT）检查正常。对神经系统异常的患儿（发育或检查异常），扩大病因学检查
点头痉挛（SN）[99]	6～12 个月发病，持续 1～2 年	快速、不对称、低幅眼球震颤伴代偿性头部倾斜，步态蹒跚与斜颈的良性一过性综合征，可随年龄增长而缓解，神经系统预后正常。常遇模仿症状，临床诊断具挑战性鉴别诊断：伴 CNS 异常（如下丘脑性）的 SN 样症状、源于感觉障碍（视神经通路肿瘤、视网膜病变）、婴儿或先天性眼球震颤（的病因）	排除性诊断。参考眼球震颤描记图、视网膜电图（ERG）、脑 MRI，请（神经）眼科专家会诊
眼球转动危象[100]	儿童期至成人	强直性、（近乎）痛性急性肌张力障碍性眼球向上或向一侧偏斜。数分钟（数秒至 1 h）。通常服用抗精神药物，大剂量/高效能，胃肠外给药，如持续给药或再给药时可复发。可由来妥英（或肌痉挛），卡马西平，加巴喷丁引起家族史（+）。伴斜颈、颈后倾、角弓反张、口-下颌肌张力障碍。	预防和（或）停服药物。治疗：抗胆碱能药（苯海索）、抗组胺药（苯海拉明）

表 5.21 非痫性发作性事件，其他

疾病	年龄	病史、线索	诊断、治疗、预后
偏头痛（基底型，伴有先兆）	儿童期	**视觉障碍、体像障碍、共济失调、意识水平下降** 视觉先兆：偏头痛性（持续数分钟）白色／银色（金色，几何性防御工事，闪光暗点，飞蚊症。癫痫性：发作时间短，确切的物体（人），圆形图像，五彩缤纷	见第 14 章
良性发作性眩晕[101]	2～4 岁，<5 岁	**突然的惊恐貌、面色苍白、缺乏协调并跌倒、不伴意识丧失、常伴有呕吐、查体可见眼球震颤。**大龄儿童主诉头晕（即眩晕）特发性／耳科疾病与偏头痛等位症。偏头痛，晕动病家族史常阳性。伴其他周期性疾病，如反复发性腹痛、周期性呕吐	临床诊断 树立信心，5 岁可缓解，较长的发作可信心，5 岁可缓解，较长的发作可对症治疗
代理型孟乔森综合征（Münchausen 综合征）[102]	全年龄段	**Münchausen 综合征**：犯罪者（父母／监护人）加害虐待儿童，常见：窒息或勒颈、中毒（盐、药物）或滥用药过量（AED 及其他）。施虐者父母不在场时，发作性事件从不会发生 **Meadow 综合征**：父母伪造或编造病史。有时诊断应参照视频 EEG。如果未及时干预，可致命	难于诊断和治疗，可通过多学科途径（神经内科、精神科、社会服务、执法）

表 5.22 抗癫痫药物（AED）在儿童中的应用

药物	剂量	不良反应	实验室检查	血药浓度
卡马西平（CBZ）	初始剂量 5～10 mg/（kg·d），每周增加剂量 5 mg/（kg·d），目标总剂量 15～30 mg/（kg·d），每日 2 次	皮疹、白细胞减少、肝炎、低钠血症、共济失调、NDDU 四联症（恶心、嗜睡、头晕、站立不稳）[e]	肝功能、全血细胞计数、电解质	4～12
氯巴占（CLB）	0.1～0.2 mg/（kg·d）（如 >12 岁，5 mg），每周增加 0.1 mg/（kg·d）（或 5 mg，如 >12 岁），目标总剂量 0.4～1.0 mg/（kg·d），每日 2 次，每日最大剂量 40 mg	镇静、行为障碍	全血细胞计数、生化、肝功能	无
乙琥胺（ESM）	初始剂量 5 mg/（kg·d），每周增加剂量 5 mg/（kg·d），目标总剂量 15～40 mg/（kg·d），每日 2 次	NDDU 四联症（恶心、嗜睡、头晕、站立不稳）[e]	全血细胞计数	40～100
加巴喷丁（GBP）	起始剂量 10～20 mg/（kg·d），每 3 天增加剂量至目标剂量 100 mg/（kg·d）	轻微镇静、情绪不稳定、行为变化	没有非常有效的检查	2～18
拉考沙胺（LAC）	初始剂量 1 mg/（kg·d），每周增加剂量 1 mg/（kg·d），目标总剂量 10 mg/（kg·d），每日 2 次	PR 间期延长、房室传导阻滞、头痛、胃肠道不适	ECG、肝功能、电解质	5～20

表 5.22 抗癫痫药物（AED）在儿童中的应用（续表）

药物	剂量	不良反应	实验室检查	血药浓度
拉莫三嗪（LTG）	起始和增加剂量为 0.6 mg/（kg·d）（+诱导剂），0.3 mg/（kg·d）（单药或与其他 AED 合用）（+丙戊酸），或 0.15 mg/（kg·d）（+诱导剂/丙戊酸）；维持总剂量 5～15 mg/（kg·d）（+诱导剂/单用）或 1～5 mg/（kg·d）（+丙戊酸），每日 2 次	NDDU 四联症（恶心、嗜睡、头晕、站立不稳）ᵉ，Stevens-Johnson 综合征（孔口和生殖器黏膜大疱），少见中毒性表皮坏死松解症）	丙戊酸血药浓度显著增高	2～20
左乙拉西坦（LEV）	负荷剂量每次 20～30 mg/kg；维持剂量 20～100 mg/（kg·d），每日 2～3 次	易激惹、行为失调，急性期很少出现困倦和乏力，可能加重抑郁状态。口服维生素 B_6 改善症状的证据有限	服药前存在行为障碍和认知延迟或神经抑郁状态的患儿不良反应发生的风险最高	5～45
劳拉西泮（LZP）	每次 0.05～0.1 mg/kg	镇静、呼吸抑制（大剂量）、普低、流涎、耐药、依赖、戒断现象	氧饱和度、呼吸频率、血压	无
奥卡西平（OXC）	初始剂量 5～10 mg/（kg·d），每周增加剂量 5 mg/（kg·d），目标总剂量 30 mg/（kg·d），每日 2 次	见 CBZ，只是较之少。CBZ 致皮疹者 25% 也会由 OXC 导致皮疹	见 CBZ	12～35

表 5.22 抗癫痫药物（AED）在儿童中的应用（续表）

药物	剂量	不良反应	实验室检查	血药浓度
苯巴比妥（PB）	负荷剂量每次 20 mg/kg；维持剂量 5 mg/（kg·d），每日 1~2 次；团注分布容积（V_d）×（需求量－实测值），V_d（婴儿）= 0.9，V_d（成人）= 0.55；直接后负荷浓度：是	与劳拉西泮一样，降低智力功能和行为水平，是最强的酶诱导剂（其他 AED 可能无法达到此水平）	急性：氧饱和度，呼吸频率，血压 慢性：其他 AED 血药浓度	15~45
苯妥英（PHT）如果 V_d 不明，可用下列公式计算：$V_d = D_N/\Delta C$，即单次静脉注射剂量/血药浓度变化量	负荷剂量每次 20 mg/kg；维持剂量 2~8 mg/（kg·d），每日 2~3 次；团注 V_d×（需求量－实测值），单位 mg/kg[b,c]。婴儿 V_d = 0.7~0.8，但差异性较大 儿童 V_d = 1.0 青少年 V_d = 0.7~1.0 成人 V_d = 0.7 直接后负荷浓度：是	皮疹，痉挛，面部粗糙，多毛症，牙龈肥厚，小脑萎缩，共济失调，口齿不清，叶酸浓度低，短暂性肌张力障碍/眼肌麻痹，骨软化	不伴心动过缓，II 度或完全性房室传导阻滞，低血压，射血分数低 负荷：心脏监测，血压	10~20；不足 1/2，但消除率稳定

表 5.22 抗癫痫药物（AED）在儿童中的应用（续表）

药物	剂量	不良反应	实验室检查	血药浓度
芦非酰胺（RFA）	初始剂量 10 mg/(kg·d)，每隔 1 天增加剂量 10 mg/(kg·d)，目标总剂量 45 mg/(kg·d)，每日 2 次	QT 间期缩短（检查既往 ECG）、胃肠道不适、头痛、行为变化、癫痫发作加重	丙戊酸增加、酶抑制剂下降、全血细胞计数、ECG	10～25
托吡酯（TPM）	初始剂量 1 mg/(kg·d)，每周增加剂量 1 mg/(kg·d)；维持剂量 5～9 mg/(kg·d)；最大剂量 30 mg/(kg·d)，每日 1～2 次	体重下降、认知变慢、语言延迟、$PaCO_2$ 下降	$PaCO_2$、肾超声	2～25
丙戊酸（VPA） 从 VPA 转换为 VPA ER：增加剂量 10%～20% 以达到生物等效性	负荷剂量每次 20 mg/kg； 起始剂量 5～10 mg/(kg·d)，增加剂量每周 5 mg/(kg·d)，维持剂量 15～20 mg/(kg·d)，每日 2～3 次； $V_d = 0.2$； 直接后负荷浓度：无； 使用的浓度仅限于上午谷浓度，其他时段则用于辨别血液中有无药物	胃部不适、体重增加、头发稀少或脱发、多囊卵巢/闭经、容易擦伤、震颤、脑病样或不伴 NH_3 增加、胰腺炎、肝毒性、致畸性	全血细胞计数、肝功能、淀粉酶/脂蛋白、丙戊酸促使使苯妥英与白蛋白分离 [d]	50～100

表 5.22 抗癫痫药物（AED）在儿童中的应用（续表）

药物	剂量	不良反应	实验室检查	血药浓度
氨己烯酸（VGB）	初始剂量 30～40 mg/（kg·d），每周增加剂量 10 mg/（kg·d），目标总剂量 80～100 mg/（kg·d），每日 2 次	轻度嗜睡、行为变化、不可逆的外周视野缩小，MRI 显示基底节区、丘脑、脑干、齿状核可逆性的局限性损害	视网膜电图，常规眼科检查，遵循指南	1.4～14
唑尼沙胺（ZNS）	初始剂量 2～4 mg/（kg·d），每日 2 次，维持剂量 4～8 mg/（kg·d），最大剂量 12 mg/（kg·d），每日 1～2 次	无汗症、厌食、$PaCO_2$ 降低	肝功能	15～30

a 调整的苯妥英浓度＝测量浓度值／[（0.2×白蛋白）＋0.1]

b 苯妥英团注（mg/kg）＝V_d×（期望值－苯妥英测量值），如成人 85 kg，浓度 8，团注＝0.7×（18－8）＝7 mg/kg＝595 mg

c 苯妥英静脉注射剂量＝口服剂量＋10%

d 苯妥英的游离分数（与丙戊酸浓度的关系）：游离苯妥英（%）＝10%（基线水平）＋（0.1×丙戊酸浓度）

e NDDU：恶心、嗜睡、头晕、站立不稳（通常呈剂量相关性）

酶诱导剂：卡马西平、苯妥英、苯巴比妥、扑米酮、奥卡西平

酶抑制剂：丙戊酸、非尔氨酯

可诱导性药物：拉莫三嗪、卡马西平、丙戊酸、乙琥胺、非尔氨酯、托吡酯、拉莫三嗪、唑尼沙胺、苯二氮䓬类药物

禁用药物：拉莫三嗪、苯巴比妥、乙琥胺、丙戊酸

表 5.23 根据发作类型和综合征，AED 在儿童中的应用

发作类型或综合征	首选的 AED	第二选择的 AED	第三选择的 AED	可供考虑的选项
部分性发作伴/不伴继发性全面性发作	奥卡西平、左乙拉西坦	拉莫三嗪、丙戊酸（男性）、普瑞巴林	拉莫三嗪、托吡酯、唑尼沙胺、苯妥英	噻加宾、芦非酰胺、苯巴比妥、扑米酮、苯二氮䓬类药物、乙酰唑胺
全面性强直-阵挛发作（GTC）	左乙拉西坦、拉莫三嗪、丙戊酸（男性）	托吡酯、奥卡西平、苯妥英	唑尼沙胺、苯巴比妥、扑米酮	
儿童失神癫痫（CAE）	乙琥胺、丙戊酸（如果惊厥）	拉莫三嗪		甲琥胺、苯二氮䓬类药物、左乙拉西坦、托吡酯、唑尼沙胺、乙酰唑胺
青少年失神癫痫（JAE）	女性：拉莫三嗪（±乙琥胺）男性：丙戊酸	拉莫三嗪、乙琥胺（加用）	甲琥胺、左乙拉西坦、托吡酯、唑尼沙胺、苯二氮䓬类药物、乙酰唑胺	
青少年肌阵挛癫痫（JME）	女性：左乙拉西坦、拉莫三嗪、托吡酯、氯硝西泮（不单用）男性：丙戊酸	左乙拉西坦、拉莫三嗪、托吡酯、氯硝西泮（不单用）	唑尼沙胺、苯巴比妥、扑米酮	
良性中央区癫痫伴中央颞区棘波（BRECTS）	左乙拉西坦、奥卡西平、丙戊酸	舒噻美、加巴喷丁		拉莫三嗪、托吡酯、唑尼沙胺、普瑞巴林、拉考沙胺

表 5.23　根据发作类型和综合征，AED 在儿童中的应用（续表）

发作类型或综合征	首选的 AED	第二选择的 AED	第三选择的 AED	可供考虑的选项
婴儿痉挛症（IS）	促肾上腺皮质激素（隐源性）、氨己烯酸（TS，病变）	泼尼松、丙戊酸、托吡酯、唑尼沙胺、苯二氮䓬类药物、生酮饮食		芦非酰胺、维生素 B6、左乙拉西坦、拉莫三嗪、非尔氨酯
Lennox-Gastaut 综合征（LGS）	托吡酯、拉莫三嗪	芦非酰胺	丙戊酸、生酮饮食、氯巴占、非尔氨酯	苯巴比妥、乙琥胺、氯硝西泮、唑尼沙胺、甲琥胺、固醇、左乙拉西坦、维生素 B6
Landau-Kleffner 综合征（LKS）	促肾上腺皮质激素或类固醇、丙戊酸	左乙拉西坦、拉莫三嗪		静脉注射免疫球蛋白
慢波睡眠期持续性棘-慢波（CSWS）	苯二氮䓬类药物、丙戊酸	舒噻美、左乙拉西坦、拉莫三嗪		静脉注射免疫球蛋白
新生儿发作	苯巴比妥	苯妥英		苯二氮䓬类药物、托吡酯、拉莫三嗪

Updated from Hadjiloizou SM, Bourgeois BF. Antiepileptic drug treatment in children. *Expert Rev Neurother.* 2007, 7: 179-193.[104]（updated to 2011 with Blaise Bourgeois）.

免责声明：治疗决策和 AED 的实际选择可能很复杂，应考虑许多可变因素和个人风险因素及临床表现。作者不能承担责任，而仅提供指导

（6）AED 血药浓度在有些药物可能有帮助，尤其怀疑依从性差或中毒时。然而，在大多数情况下，根据体重计算剂量和根据不良反应调整剂量是适当的。因全天浓度变化较大，上午（不是下午）谷浓度（服用 AED 前）最为可靠。对大多数 AED 不检测其谷浓度，只表示血清中存在 AED。注意临床或实验室错误（如奥卡西平与卡马西平）。对肾功能损害或低白蛋白的患者，需调整剂量和检测游离（未与蛋白结合的）浓度。

（7）患儿就诊期间应主动评估**药物不良反应**，而不是等待父母的报告。服用某些 AED 时需长期监测其不良反应，如维生素 D 水平，如果提示有问题，则需测定患儿骨密度、面部特征、肾结石、月经改变、体重、头发生长模式。

（8）**药物-药物间的相互作用**可能具有挑战性，尤其是在多药物方案和疾病期间（代谢性应激）或剂量、饮食、体重改变，或服用其他药物期间。酶诱导剂将增强诱导性药物的代谢，酶抑制剂降低抑制性药物的代谢。根据需要咨询药剂师或查询参考资料。

（9）应明确告知**青春期女性** AED 的致畸作用，进行有关安全性行为和避孕措施的教育。有些 AED 可能会降低避孕药的药效。

（10）2 年无发作后通常可**停服 AED**，但对以下较低危险因素的患儿，建议 6～12 个月后早期停药：2～12 岁发病、特发性、发育/认知功能正常和神经系统检查正常、初始 AED 起效迅速、发作不频繁、决定停药时血药浓度低、无发作间隔 2 年以上、伴中央颞区棘波的良性癫痫（benign epilepsy with centrotemporal spikes，BECTS）、儿童失神癫痫（childhood absence epilepsy，CAE）[5]。不利的危险因素包括发病年龄 ≥ 12 岁、精神发育迟滞、神经系统检查异常、初始 AED 疗效差、决定停服 AED 时服用 1 种以上的 AED、EEG 异常、癫痫家族史、青少年肌阵挛癫痫（juvenile myoclonic epilepsy，JME）、症状性部分性发作。EEG 异常并不一定预示停服 AED 后癫痫发作复发，因为棘波存在的时间可能长于活动性发作的持续时间（如 BECTS）。没有足够的数据来支持缓慢减量比快速停服更好[23]，但实际上 AED 通常在数周至数月内停服。在大多数情况下，已控癫痫患者停药试验失败不会导致癫痫难治，但在停药前进行咨询意义重大[24]。若在假期进行停药，试验失败对心理社会的影响可能有限。

非药物性治疗

适用于药物难以控制的癫痫患儿（使用 ≥ 3 种适当选择的有

效剂量或浓度的 AED，并排除了非痫性发作事件），如发作频率过高或药物毒性过大。

（1）迷走神经刺激器（vagus nerve stimulator，VNS）[2]：提供电脉冲刺激左侧迷走神经并逆行传导至脑。抗癫痫作用机制尚不清楚，假定可能与皮质电活动的即刻同步或去同步化以及对神经递质水平和局部脑血流的长期影响有关。手术是在颈部水平左侧迷走神经，因为它有 80% 的传入纤维，疼痛纤维少，有广泛的解剖投射以及更少的心脏支配。典型的设置为刺激频率 20 ～ 30 Hz，脉宽 250 ～ 500 ms，刺激强度 0.25 ～ 3.5 mA，每隔 1.1 ～ 5 min 刺激一次，每次刺激持续 30 s。磁激活（见下文）电流更高，持续时间更长，脉宽更大。电池寿命 5 ～ 12 年。**有效性**为 30% 的患者发作频率减少超过 50%，还有很多患者无效。对有效性缺乏统一的预测因素，但对全面性发作往往疗效较好。益处包括无 CNS 副作用，没有 AED 之间的相互作用，无依从性问题，有提高生活质量的可能（警觉性、沟通技巧、情绪、独立性等，部分源于 AED 用量减少）。缺点包括侵袭性、成本（因其他花费可能下降而有所争论）、可能无效。**手术并发症**包括感染（1% ～ 2%）、声音嘶哑 / 短暂性声带麻痹（0.7%）、感觉减退 / 左右面肌麻痹（0.7%）、膈肌麻痹（罕见）、测试期间心脏停搏（< 0.1%）和少数情况下术中死亡。刺激器打开时的不良反应可能会随时间而减少，或随刺激器设置改变而发生变化。这些包括声音改变（58%）、咳嗽（38%）、耳 / 喉咙痛（1%）、流涎（1%）、头痛、吞咽困难（罕见）。未曾报道死亡、特异质反应、突发的原因不明的癫痫死亡（sudden unexplained death in epilepsy，SUDEP）。VNS 一旦关闭（如需要打电话给供应商），可与 MRI 兼容。可以进行**两个急性干预措施：**①在脉冲发生器表面划一下磁铁，开始按需模式。这种方法可能会阻止或缩短发作（丛集性），降低发作的严重性或发作后期的持续时间；②在脉冲发生器表面贴一块磁铁可终止刺激。

（2）生酮饮食（KGD）[25]：适用于药物难治性癫痫和患有某些特定代谢性疾病的患儿，如葡萄糖转运蛋白 -1（glucose transporter-1，GLUT-1）缺陷或丙酮酸脱氢酶（pyruvate dehydrogenase，PDH）缺乏症。**禁忌证：**高脂血症、某些代谢性疾病（如丙酮酸脱羧酶缺乏、有机酸尿症、与脂肪酸转运或 β - 氧化缺陷有关的疾病）或使用类固醇。抗癫痫作用机制不清楚，但可能为多因素抗癫痫机制。**定义：**导致酮生成的高脂肪、低碳水化合物饮食，即当游离脂肪酸为主要的能量来源时，产生酮［乙酰乙酸、β - 羟基丁酸（β-hydroxy butyrate，BOHB）]。生酮饮食（KGD）90% 的热量来自脂肪，10% 来自于蛋白质和碳水化合物，在专业营养师的帮助下，能够为生长和发育提供足够的营养。生酮饮食包括"低糖指数"饮食、修正的 Atkins 饮食、多聚不饱和脂肪酸和其他。通常脂肪:（碳水化合物＋蛋白质）=（3～4）:1。尿液检查: 酮（＋＋＋～＋＋＋＋），为 60～80 mmol/L，相当于 30～100 mg/dl（2～12 mmol/L）。目标 BOHB > 40 mg/dl。并发症和处置问题总结在表 5.24 和表 5.25。

（3）癫痫手术[26]推荐: 关键是有可切除的局灶性致痫区，但推荐手术的适应证有扩大的迹象。全面性发作症状、EEG 发现广泛性异常、非损伤性局灶性或多起源性癫痫，甚至遗传性癫痫也可能不再是禁忌证。对灾难性和多灶性癫痫患者，姑息性癫痫手术可以考虑。概念: 切除性癫痫手术的目的是提供一个安全、永久和根治性的手术，对正常脑功能区的影响降到最低。癫痫发作消失是通过切除致痫区（对癫痫发作的产生具有不可替代作用的皮质区域）完成。不幸的是目前还没有单一的技术可以提供这种信息，因此需要进行广泛的术前检查。其他区域与致痫区重叠且有助于识别致痫区: EEG 显示的癫痫发作起始区被称为发作起始区。发作间期放电应确定易激惹区的边界。癫痫发作症状反映受累后产生症状的皮质功能区。最后，功能缺损区是指在发作间期出现功能异常的区域。术前检查: 包括（视频）EEG、神经心理学和心理社会评估、MRI，有时实验室检查可排除（中毒-）代谢性、炎症性、内分泌性、遗传性和退行性疾病。可选项包括脑磁图（magnetoencephalography，MEG）、单光子发射计算机断层扫描（SPECT）、正电子发射断层扫描（PET）、功能 MRI（fMRI）、Wada 试验和经颅磁刺激。在第二期，通常进行侵袭性的硬膜下电极和深部电极记录，通过皮质电刺激进行功能定位、诱发电位以及术中监测和刺激，可对功能性皮质进行进一步定位。成功率[27-28]: 针对颞叶内侧硬化（MTS）行颞叶切除术占儿童癫痫手术的 8%～29%，术后癫痫无发作率与成年患者相当（58%～78%）。仅次于颞叶内侧切除术的是新皮质切除术，颞叶成功率为 59%～70%，颞叶外切除术的成功率 54%～66%。非损伤性病因的成功率为 45%。对预后有利的预测因素包括单侧颞叶切除、MRI 显示单一局灶性损伤、完全性损伤灶切除和完全切除 EEG/ 皮质电图显示的活跃区，以及术前无全面性强直-阵挛发作。

表 5.24 生酮饮食急性并发症及其处置

急性	症状	病因	家庭治疗	医院治疗
脱水	嗜睡、尿量减少、黏膜干燥、眼球回陷、无泪、心动过速	并发（胃肠）疾病。酮症抑制口渴、脱水加重酮症；酸中毒可诱导呕吐	无糖液体：水、稀释蛋酒、配方食品（RCF：大豆蛋白为基础，添加葡萄糖聚合物粉和微脂类；KetoCal：牛奶蛋白质为基础，脂肪来源是豆油）、Fruit2O（"智能水"）、肉汤、食用姜汁啤酒	静脉输液（1/2 生理盐水，其他电解质根据需要，不需要葡萄糖）
低血糖症	嗜睡，但通常无症状	干扰碳水化合物代谢的药物，并发症（应激、败血症、感染）、护理依从性差	给 1 汤匙的果汁，如需要可就医	用 Dextrostix 试纸测定血糖，每 6 h 一次： (1) 如果 < 40，无症状：记录并行葡萄糖测定，每 2 h 一次，直至 > 40； (2) 如果 < 25，记录，给 30 ml 橙汁，继续测定，每 2 h 一次，直到稳定 > 40； (3) 如果随时出现症状，记录，实验室测定，给 30 ml 橙汁
呕吐		过量酮或酸中毒可诱发呕吐	给 1 汤匙的果汁，如需要可就医	考虑静脉输液（见上）、止吐药、支持性治疗
酸中毒	换气过度、呕吐、心动过速、易激惹、面部潮红、嗜睡	过多的酮、脱水、并发疾病、护理依从性差	除非补液缓解，否则急诊就诊	住院治疗。如 HCO_3 < 15 mg/dl：补充双枸橼酸或多聚枸橼酸 [总量 2 ~ 3 mEq/（kg·d），每日 3 ~ 4 次]
治疗并发疾病	例如，需要抗生素、类固醇	如果碳水化合物（CHO）总量加起来 < 0.1 g/d，不需要重新计算。如果总来 > 0.1 g/d，通知生酮饮食团队要调整（咨询营养师）。注意：类固醇破坏酮症（糖皮质激素效应）		每日饮食总的 CHO 供给量需

表 5.25 生酮饮食慢性和长期并发症及其处置

慢性	病因	处置
生长迟缓、维生素和矿物质缺乏、人不足、骨质软化	尿钙和磷酸盐丢失增加，饮食中液体减少，入不足，饮食缺陷	监控身高、体重、体重指数（BMI）、警惕临床膳食营养不足，测定钾、硒、锌、钙、镁、磷酸盐含量。补充钙和维生素 D。调整热量和蛋白质摄入。生酮饮食咨询营养师
高脂血症、胰腺炎	高脂摄入导致胆固醇和甘油三酯线性增加	长期影响不清。降脂药的作用不明确。生酮饮食咨询营养师
便秘	液体和膳食纤维的摄入减少	增加液体摄入和膳食纤维的摄入量。常见的问题
尿石症	尿 pH 降低，尿量减少，尿钙排入增加，使用钙补充剂	假如出现血尿、结晶、尿石、尿砂、尿痛，尿路阻塞时考虑。处置方法为增加液体摄入、使用碱化剂、碎石术，极少数中止饮食
心肌病	发病机制不清，可能与低碳酸氢盐（HCO_3）和高 β-羟基丁酸（BOHB）、心脏肥大、QTc 间期延长有关	罕见。饭前 ECG。监测 HCO_3^- 和 BOHB。避免缺硒，因这可导致心肌病
血液系统疾病	血小板膜脂质变化、血小板蛋白质的改变可能导致淤血增加或延长时间出血	有些患者使用血管升压素有效。对服用生酮饮食（KGD）的患儿应考虑术前进行实验室评估
免疫系统疾病	酮症和营养不良与吞噬作用和杀伤细胞功能的降低有关	如果可能患儿有多种感染，则出现争议。有些患儿终止饮食
其他	使胃食管反流性疾病恶化，行为异常，药物毒性（托吡酯和其他碳酸酐酶抑制剂加重酸中毒而非结石），围术期操作（不含碳水化合物的静脉输液，无葡萄糖下降）	常被记录到术后 3 h 出现 pH 下降，给予 5～20 mmol HCO_3^- 进行治疗

婴儿痉挛症的特殊处置[29-30]

目标　痉挛终止和 EEG 恢复正常，或至少解决可能存在的高度节律失调。积极治疗通常伴有发育、认知和癫痫预后的改善。目前在美国已得到批准可用于治疗婴儿痉挛症的一线药物包括促肾上腺皮质激素（adrenocorticotropic hormone，ACTH）（最常使用）、氨己烯酸（VGB）[治疗结节性硬化症（tuberous sclerosis complex，TSC）的一线药物]。有证据显示大剂量的泼尼松可替代 ACTH。

（1）**大剂量 ACTH** 常常使用 2 周，之后逐渐减量。不良反应（尤其是长时间使用时）包括免疫抑制、高血压、库欣征、尿糖、代谢性异常，极少数出现肥厚型心肌病。在治疗期间监测血压是否偏高和尿糖非常重要。

（2）**氨己烯酸**可较长时间使用，但最终需要停用。这主要是由于长期使用会造成不可逆转的周边视野缺陷风险。FDA 要求定期进行眼科检查和一系列视网膜电图检查。其他不良反应包括镇静、易激惹、失眠、肌张力低下，以及 MRI T2 像以一种特别的方式出现可逆的非特异性变化，这种影像学改变的临床意义不清。

（3）**生酮饮食**可用于某些难治性的婴儿痉挛症。

（4）有时也可使用**其他 AED**，但缺乏强有力的有效证据。

（5）对有局灶性损害和难治性婴儿痉挛的患儿，**癫痫手术**可能是一个选择。

咨询和教育

（1）**心理学影响**：由性格、发作类型和癫痫综合征、治疗效果和副作用（精神性与神经性）、并发症、与卫生保健人员的关系以及态度、信念及家庭、朋友和在学校的活动决定[29-30]。患者患抑郁和焦虑的风险增加，分别为 25% 和 33%，并可能需要正规的心理或精神支持[29]。严重的羞耻感将阻碍其完全融入社会。

（2）**教育、行为和睡眠**[29-30]：①认知延迟（33%）和学习困难较为常见。在校表现退化和难以解释的衰退应及时处理。潜在的病因包括潜在的结构性损害（如获得性脑损伤、肿瘤）、未发现的和频繁的发作（如失神发作）、亚临床（夜间）癫痫样活动（见 CSWS）、药物对认知的影响、家庭或学校对情感和心理的影响、家族性因素（如神经纤维瘤病）和极少数进行性退变性疾病（如 Lafora 病）。②行为问题更为普遍。ADHD 的发病率为 33%，行为失调在那些非复杂性癫痫的发病率为 29%；如伴有脑损伤，则行为失调的发病率高达 58%。很多发作与睡眠有关。③睡眠障碍发病率为 33% ~ 50%。有些发作因睡眠剥夺诱发，有些多在或只在睡眠期或在睡眠到觉醒转换时发生，也可在白天发作。睡眠呼吸暂停可能加剧癫痫，反之亦然。过度睡眠可能与药物影响、夜间发作有关，也可能与原发性睡眠障碍（如阻塞性睡眠呼吸暂停综合征、发作性睡病）有关。睡眠研究可能有助于了解二者之间的关系。

（3）限制、驾驶和 SUDEP：限制参与的活动可能需要根据发作类型和频率进行个体化调整[29]。洗澡、游泳、使用明火和接触热源、蹬高、操作重型机械和尖锐移动的物体、骑马和骑自行车时，可能需要特别小心和严密监管。大多数癫痫儿童不是光敏感，不需要避开电脑、视频游戏、电视和频闪灯光[29]。驾驶受州规定限制，大多数州都需要在服用或没有服用药物情况下 6个月或 6 个月以上完全无发作才可驾驶。有些州要求强制性地向机动车辆管理部门报告。见 http://www.epilepsyfoundation.org/resources/Driving-Laws-by-State.cfm。

免疫调节治疗

当怀疑癫痫为免疫介导机制或该机制得到证实时，有效治疗可能包括类固醇、静脉注射免疫球蛋白（IVIG）、血浆置换或这些方法的联合。

（1）与突触和神经细胞表面标记抗体相关的脑炎，涉及NMDA 受体、AMPA 受体、$GABA_B$ 受体、LGI1 和 Caspr2[31]。难治性癫痫患者二线免疫治疗药物包括利妥昔单抗或环磷酰胺。在某些情况下，在较长时间逐渐停用类固醇或定期静脉注射免疫球蛋白可能有益。如果有慢性免疫介导机制，如已经确认与高复发风险相关的抗体，可适于慢性免疫调节治疗，如霉酚酸酯或硫唑嘌呤。

（2）拉斯穆森脑炎：免疫调节治疗，包括静脉注射免疫球蛋白和他克莫司，可能减缓脑萎缩和功能下降，但数据有限。这些药物对相关癫痫的疗效不太清楚[32]，而大脑半球切除术推迟可能对预后不利。

癫痫持续状态

定义

长时间的、自身持续性的癫痫发作或反复性发作并且没有回到基线[33]。癫痫持续状态（SE）的早期定义是癫痫发作持续时

间 ≥ 30 min，但目前更加实用的考虑和治疗方法认为 SE ≥ 5 min。这是基于大多数癫痫发作持续时间 < 5 min 和药物治疗延迟会导致更长的发作为依据[33-35]。

临床表现、病理生理学

（1）SE 可能为全面性或局灶性，可能为惊厥性或非惊厥性[35]。最初的 5 min 被称为前驱期。SE 的随后阶段包括早期（5 ～ 30 min）、确定的 SE（30 min）和难治性 SE。如果给予 2 ～ 3 种适当剂量的抗惊厥药物，癫痫发作仍然持续，则为难治性 SE[34]。

（2）惊厥性癫痫持续状态（convulsive status epilepticus，CSE）急性期早期处置不需要检查 **EEG**，但对识别微小的或非惊厥性 SE、监控对治疗的反应、识别可能的癫痫发作病灶、提示病因或区分非痫性事件有利[35]。**非惊厥性癫痫持续状态（NCSE）可伴随 CSE，需要 EEG 检查**。在某些情况下，EEG 波型可能有助于预后判断，如缺氧缺血性脑病和缺氧性脑损伤。

（3）SE 期间的**全身性变化**包括心动过速、血压升高以及早期脑灌注增加[34-35]，这与脑葡萄糖和氧气使用的增加相关。在后期阶段，可能会有低血压和（或）呼吸道损害（缺氧、高碳酸血症和吸入性肺炎）。自主神经并发症可能包括高热和大脑自动调节功能受损。长期 SE 可导致高热和横纹肌溶解，极少数会导致心律失常、应激性心肌病、神经源性肺水肿、肾衰竭和骨折。从神经病学的角度来看，SE 可能导致脑水肿、CSF 细胞增多和兴奋毒性神经损伤，尤其是长时间 SE。

病因学

儿童 SE **最常见的原因**包括急性脑膜脑炎、缺氧和代谢紊乱[36]。大约 50% 的儿童 SE 发生在感染伴发热时。其他原因包括 AED 水平低和既往或急性疾病，包括脑血管疾病[35]。注意约 50% 的 SE 患者本身有癫痫史。10% ～ 15% 的儿童癫痫患者会有 SE 发作，而且 SE 与局灶性癫痫最为相关[35,37]。**病因和年龄**是最重要的影响 CSE 和 NCSE 结果和预后的因素。儿童 CSE 的死亡率为 3% ～ 9%[33,36-37]。SE 持续时间越长，死亡率和残疾率越高。SE 后认知或发育异常的发生率还没有定论，但一项对热性 SE 儿童的大型队列研究并没有发现认知或运动障碍[38]。

处置

初期处置着重于呼吸道、呼吸和循环。针对惊厥性 SE，已有几种药物治疗方案，这里提供一个最近的方案（表 5.26）[33]。一般原则是一个循序渐进的途径，最初给予苯二氮䓬类药物，然后使用二线药物，包括最常见的磷苯妥英和苯巴比妥。通过周围静脉通路静脉注射苯妥英（在美国使用不太多），万一外渗到周围组织，可能会导致**紫手套综合征**（局部组织坏死）。对难治性 SE，可能需要麻醉药物。在使用第二种 AED 后仍不能控制发作，考虑早期建立气道。NCSE 患儿也可能有较高的死亡率，促使采取更加积极主动的方案。然而，每项即刻干预的选择和细节需多学科不断地讨论其风险和益处。

表 5.26　癫痫持续状态的治疗程序

癫痫持续状态的治疗	AED 治疗
一线	劳拉西泮 0.05 ～ 0.1 mg/kg，静脉注射（最大剂量 5 mg，注射时间 1 ～ 4 min） 如果没有静脉注射：地西泮，每次 0.2 ～ 0.5 mg/kg，灌肠（最大剂量每次 20 mg）
二线	磷苯妥英 20 mg PE/kg，静脉注射 （如果没有磷苯妥英：苯妥英 20 mg/kg，静脉注射）
三线	苯巴比妥 20 mg/kg，静脉注射（或左乙拉西坦、丙戊酸、其他）
四线	咪达唑仑 0.1 ～ 0.3 mg/kg 或戊巴比妥 3 ～ 15 mg/kg，团注，之后连续静脉输注以维持爆发抑制

第一步应时刻关注气道、呼吸和循环（ABC）。治疗期间额外的系统管理应考虑纠正潜在的缺氧、血流动力学、高热、低血糖和低钠血症。诊断性实验室检查、ECG 和影像检查可同步进行。如果患儿小于 2 岁，考虑静脉注射维生素 B_6 100 mg。如果癫痫持续状态成为难治性（最近，使用第二种药物无效后），应进行连续性 EEG 监测。
Reprinted with permission from Loddenkemper T，Goodkin HP. Treatment of pediatric status epilepticus. *Curr Treat Options Neurol*. 2011；13：560-573 [33]

参考文献：

1. Vendrame M, Loddenkemper T. Approach to seizures, epilepsies and epilepsy syndromes. In: Grigg-Damberger MM, Foldvary-Schaefer N. Sleep-related Epilepsy and Electroencephalography. *Sleep Med Clin*. 2012;7(1):59–73.
2. Westover MB, Peters JM, Bromfield E. Seizures and other spells. In: Greer DM, ed. *Pocket Neurology*. Philadelphia, PA: Lippincott, Williams & Wilkins; 2010:57–79.
3. Loddenkemper T, Kellinghaus C, Wyllie E, et al. A proposal for a five-dimensional patient-oriented epilepsy classification. *Epileptic Disord*. 2005;7:308–316.
4. Hirtz D, Ashwal S, Berg A, et al. Practice parameter: evaluating a first non-febrile seizure in children: report of the quality standards subcommittee of the American Academy of Neurology, The Child Neurology Society, and The American Epilepsy Society. *Neurology*. 2000;55:616–623.
5. Britton JW. Antiepileptic drug therapy: when to start, when to stop. In: Miller AE, ed. Epilepsy. *Continuum: Lifelong Learning Neurology*. Hagerstown, MD: Lip-

pincott, Williams & Wilkins; 2010:105–120.

6. Peters JM, Tacquet M. A Baysian approach to epilepsy and EEG. Boston, MA: Epilepsy and Clinical Neurophysiology, Children's Hospital Boston, 2012. Unpublished manuscript.

7. Berg AT, Berkovic SF, Brodie MJ, et al. Revised terminology and concepts for organization of seizures and epilepsies: report of the ILAE Commission on Classification and Terminology, 2005-2009. *Epilepsia.* 2010;51:676–685.

8. Knudsen FU. Febrile seizures: treatment and prognosis. *Epilepsia.* 2000;41:2–9.

9. Shinnar S, Glauser TA. Febrile seizures. *J Child Neurol.* 2002;17 (suppl 1):S44–S52.

10. Sadleir LG, Scheffer IE. Febrile seizures. *BMJ.* 2007;334:307–311.

11. Capovilla G, Mastrangelo M, Romeo A, et al. Recommendations for the management of "febrile seizures": Ad Hoc Task Force of LICE Guidelines Commission. *Epilepsia.* 2009; 50 (suppl 1):2–6.

12. Helbig I, Scheffer IE, Mulley JC, et al. Navigating the channels and beyond: unravelling the genetics of the epilepsies. *Lancet Neurol.* 2008;7:231–245.

13. Poduri A, Lowenstein D. Epilepsy genetics—past, present, and future. *Curr Opin Genet Dev.* 2011;21:325–332.

14. Mulley JC, Mefford HC. Epilepsy and the new cytogenetics. *Epilepsia.* 2011; 52:423–432.

15. Mefford HC, Muhle H, Ostertag P, et al. Genome-wide copy number variation in epilepsy: novel susceptibility loci in idiopathic generalized and focal epilepsies. *PLoS Genet.* 2010;6:e1000962.

16. de Kovel CG, Pinto D, Tauer U, et al. Whole-genome linkage scan for epilepsy-related photosensitivity: a mega-analysis. *Epilepsy Res.* 2010;89:286–294.

17. Heinzen EL, Radtke RA, Urban TJ, et al. Rare deletions at 16p13.11 predispose to a diverse spectrum of sporadic epilepsy syndromes. *Am J Hum Genet.* 2010;86:707–718.

18. Arts WF, Geerts AT. When to start drug treatment for childhood epilepsy: the clinical-epidemiological evidence. *Eur J Paediatr Neurol.* 2009;13:93–101.

19. Marson A, Jacoby A, Johnson A, et al. Immediate versus deferred antiepileptic drug treatment for early epilepsy and single seizures: a randomised controlled trial. *Lancet.* 2005;365:2007–2013.

20. Musicco M, Beghi E, Solari A, et al. Treatment of first tonic-clonic seizure does not improve the prognosis of epilepsy. First Seizure Trial Group (FIRST Group). *Neurology.* 1997;49:991–998.

21. Appleton R, Gibbs J. The only place to start: making the diagnosis of epilepsy. In: *Childhood Epilepsy: Management from Diagnosis to Remission.* Cambridge, UK: Cambridge University Press; 2011:1–5.

22. Peters AC, Brouwer OF, Geerts AT, et al. Randomized prospective study of early discontinuation of antiepileptic drugs in children with epilepsy. *Neurology.* 1998;50:724–730.

23. Ranganathan LN, Ramaratnam S. Rapid versus slow withdrawal of antiepileptic drugs. *Cochrane Database Syst Rev.* 2006:CD005003.

24. Camfield P, Camfield C. The frequency of intractable seizures after stopping AEDs in seizure-free children with epilepsy. *Neurology.* 2005;64:973–975.

25. Kossoff EH. More fat and fewer seizures: dietary therapies for epilepsy. *Lancet Neurol.* 2004;3:415–420.

26. Loddenkemper T. Diagnosis/treatment: criteria for referral to epilepsy surgery. In: Panayiotopoulos CP, ed. *The Atlas of Epilepsies.* London, UK: Springer-Verlag; 2010:1627–1634.

27. Spencer S, Huh L. Outcomes of epilepsy surgery in adults and children. *Lancet Neurol.* 2008; 7:525–537.

28. Tellez-Zenteno JF, Hernandez Ronquillo L, Moien-Afshari F, et al. Surgical outcomes in lesional and non-lesional epilepsy: a systematic review and meta-analysis. *Epilepsy Res.* 2010;89:310–318.

29. Appleton R, Gibbs J. The impact of epilepsy. In: *Epilepsy in Childhood and Adolescence.* Boca Raton, FL: Martin Dunitz; 2004:141–146.

30. Wirrell E, Livingston JH. Epilepsy beginning in middle childhood. In: Appleton R, Camfield P, eds. *Childhood Epilepsy. Management from Diagnosis to Remission.* Cambridge, UK: Cambridge University Press; 2011:29–72.

31. Lancaster E, Martinez-Hernandez E, Dalmau J. Encephalitis and antibodies to synaptic and neuronal cell surface proteins. *Neurology.* 2011;77:179–189.

32. Bien CG, Schramm J. Treatment of Rasmussen encephalitis half a century after its initial description: promising prospects and a dilemma. *Epilepsy Res.* 2009;86:101–112.

33. Loddenkemper T, Goodkin HP. Treatment of pediatric status epilepticus. *Curr*

Treat Options Neurol. 2011;13:560–573.

34. Abend NS, Gutierrez-Colina AM, Dlugos DJ. Medical treatment of pediatric status epilepticus. *Semin Pediatr Neurol.* 2010;17:169–175.

35. Waterhouse E. Status Epilepticus. In: Miller AE, ed. *Epilepsy. Continuum: Life-long Learning Neurology.* Hagerstown, MD: Lippincott, Williams & Wilkins; 2010:199–227.

36. Zawadzki L, Stafstrom CE. Status epilepticus treatment and outcome in children: what might the future hold? *Semin Pediatr Neurol.* 2010; 17:201–205.

37. Ostrowsky K, Arzimanoglou A. Outcome and prognosis of status epilepticus in children. *Semin Pediatr Neurol.* 2010; 17:195–200.

38. Shinnar S, Pellock JM, Berg AT, et al. Short-term outcomes of children with febrile status epilepticus. *Epilepsia.* 2001; 42:47–53.

39. Blume WT, Luders HO, Mizrahi E, et al. Glossary of descriptive terminology for ictal semiology: report of the ILAE task force on classification and terminology. *Epilepsia.* 2001; 42:1212–1218.

40. Loddenkemper T, Kotagal P. Lateralizing signs during seizures in focal epilepsy. *Epilepsy Behav.* 2005; 7:1–17.

41. Proposal for revised classification of epilepsies and epileptic syndromes. Commission on Classification and Terminology of the International League Against Epilepsy. *Epilepsia.* 1989; 30:389–399.

42. Tharp BR. Neonatal seizures and syndromes. *Epilepsia.* 2002;43 (suppl 3):2–10.

43. Ryan SG, Wiznitzer M, Hollman C, et al. Benign familial neonatal convulsions: evidence for clinical and genetic heterogeneity. *Ann Neurol.* 1991; 29:469–473.

44. Djukic A, Lado FA, Shinnar S, et al. Are early myoclonic encephalopathy (EME) and the Ohtahara syndrome (EIEE) independent of each other? *Epilepsy Res.* 2006;70 (suppl 1):S68–S76.

45. Ohtahara S, Yamatogi Y. Ohtahara syndrome: with special reference to its developmental aspects for differentiating from early myoclonic encephalopathy. *Epilepsy Res.* 2006;70 (suppl 1):S58–S67.

46. Mastrangelo M, Leuzzi V. Genes of early-onset epileptic encephalopathies: from genotype to phenotype. *Pediatr Neurol.* 2012;46:24–31.

47. Coppola G. Malignant migrating partial seizures in infancy: an epilepsy syndrome of unknown etiology. *Epilepsia.* 2009;50 (suppl 5):49–51.

48. Korff CM, Nordli DR Jr. Epilepsy syndromes in infancy. *Pediatr Neurol.* 2006; 34:253–263.

49. Darra F, Fiorini E, Zoccante L, et al. Benign myoclonic epilepsy in infancy (BMEI): a longitudinal electroclinical study of 22 cases. *Epilepsia.* 2006;47 (suppl 5): 31–35.

50. Caraballo RH, Cersosimo RO, Amartino H, et al. Benign familial infantile seizures: further delineation of the syndrome. *J Child Neurol.* 2002;17:696–699.

51. Scheffer IE, Zhang YH, Jansen FE, et al. Dravet syndrome or genetic (generalized) epilepsy with febrile seizures plus? *Brain Dev.* 2009;31:394–400.

52. Baulac S, Gourfinkel-An I, Nabbout R, et al. Fever, genes, and epilepsy. *Lancet Neurol.* 2004;3:421–430.

53. Covanis A. Panayiotopoulos syndrome: a benign childhood autonomic epilepsy frequently imitating encephalitis, syncope, migraine, sleep disorder, or gastroenteritis. *Pediatrics.* 2006;118:e1237–e1243.

54. Guerrini R, Aicardi J. Epileptic encephalopathies with myoclonic seizures in infants and children (severe myoclonic epilepsy and myoclonic-astatic epilepsy). *J Clin Neurophysiol.* 2003;20:449–461.

55. Wirrell EC. Benign epilepsy of childhood with centrotemporal spikes. *Epilepsia.* 1998;39 (suppl 4):S32–S41.

56. Provini F, Plazzi G, Tinuper P, et al. Nocturnal frontal lobe epilepsy. A clinical and polygraphic overview of 100 consecutive cases. *Brain.* 1999;122 (pt 6):1017–1031.

57. Panayiotopoulos CP, Michael M, Sanders S, et al. Benign childhood focal epilepsies: assessment of established and newly recognized syndromes. *Brain.* 2008;131:2264–2286.

58. Camfield P, Camfield C. Epileptic syndromes in childhood: clinical features, outcomes, and treatment. *Epilepsia.* 2002;43 (suppl 3):27–32.

59. Arzimanoglou A, French J, Blume WT, et al. Lennox-Gastaut syndrome: a consensus approach on diagnosis, assessment, management, and trial methodology. *Lancet Neurol.* 2009;8:82–93.

60. French JA, Kanner AM, Bautista J, et al. Efficacy and tolerability of the new antiepileptic drugs II: treatment of refractory epilepsy: report of the Therapeutics

and Technology Assessment Subcommittee and Quality Standards Subcommittee of the American Academy of Neurology and the American Epilepsy Society. *Neurology*. 2004;62:1261–1273.

61. Loddenkemper T, Fernandez IS, Peters JM. Continuous spike and waves during sleep and electrical status epilepticus in sleep. *J Clin Neurophysiol*. 2011;28:154–164.

62. McVicar KA, Shinnar S. Landau-Kleffner syndrome, electrical status epilepticus in slow wave sleep, and language regression in children. *Ment Retard Dev Disabil Res Rev*. 2004;10:144–149.

63. Panayiotopoulos CP. Treatment of typical absence seizures and related epileptic syndromes. *Paediatr Drugs*. 2001;3:379–403.

64. Welty TE. Juvenile myoclonic epilepsy: epidemiology, pathophysiology, and management. *Paediatr Drugs*. 2006;8:303–310.

65. Janz D. Epilepsy with grand mal on awakening and sleep-waking cycle. *Clin Neurophysiol*. 2000;111 (suppl 2):S103–S110.

66. Koutroumanidis M, Aggelakis K, Panayiotopoulos CP. Idiopathic epilepsy with generalized tonic-clonic seizures only versus idiopathic epilepsy with phantom absences and generalized tonic-clonic seizures: one or two syndromes? *Epilepsia*. 2008;49:2050–2062.

67. Michelucci R, Pasini E, Nobile C. Lateral temporal lobe epilepsies: clinical and genetic features. *Epilepsia*. 2009;50 (suppl 5):52–54.

68. Gambardella A, Labate A, Giallonardo A, et al. Familial mesial temporal lobe epilepsies: clinical and genetic features. *Epilepsia*. 2009;50 (suppl 5):55–57.

69. Cendes F. Febrile seizures and mesial temporal sclerosis. *Curr Opin Neurol*. 2004; 17:161–164.

70. Bien CG, Granata T, Antozzi C, et al. Pathogenesis, diagnosis and treatment of Rasmussen encephalitis: a European consensus statement. *Brain*. 2005; 128:454–471.

71. Kim DW, Kim KK, Chu K, et al. Surgical treatment of delayed epilepsy in hemi-convulsion-hemiplegia-epilepsy syndrome. *Neurology*. 2008;70:2116–2122.

72. Striano S, Santulli L, Ianniciello M, et al. The gelastic seizures-hypothalamic hamartoma syndrome: facts, hypotheses, and perspectives. *Epilepsy Behav*. 2012; 24:7–13.

73. Bromfield EB. Drugs that may lower seizure threshold [online]. Available at: http://professionals.epilepsy.com/page/table_seniors_drugs.html. Accessed Jan 12.

74. Battaglia A, Guerrini R. Chromosomal disorders associated with epilepsy. *Epileptic Disord*. 2005;7:181–192.

75. Wolf NI, Garcia-Cazorla A, Hoffmann GF. Epilepsy and inborn errors of metabolism in children. *J Inherit Metab Dis*. 2009;32:609–617.

76. Kramer U, Chi CS, Lin KL, et al. Febrile infection-related epilepsy syndrome (FIRES): pathogenesis, treatment, and outcome: a multicenter study on 77 children. *Epilepsia*. 2011;52:1956–1965.

77. Haberlandt E, Bast T, Ebner A, et al. Limbic encephalitis in children and adolescents. *Arch Dis Child*. 2011;96:186–191.

78. Loddenkemper T, Wyllie E. Diagnostic issues in children. In: Schachter SC, LaFrance WC, eds. *Gates and Rowan's Nonepileptic Seizures*. Cambridge, UK: Cambridge University Press; 2009:95–114.

79. Kaddurah AK, Holmes GL. Benign neonatal sleep myoclonus: history and semiology. *Pediatr Neurol*. 2009;40:343–346.

80. Stores G. Aspects of parasomnias in childhood and adolescence. *Arch Dis Child*. 2009;94:63–69.

81. Walters AS. Clinical identification of the simple sleep-related movement disorders. *Chest*. 2007;131:1260–1266.

82. Wasserman JK, Jimenez-Rivera C, Doja A. Refractory head movements secondary to Sandifer syndrome treated with enteral feeding. *Mov Disord*. 2010; 25:1754–1755.

83. Thijs RD, Bloem BR, van Dijk JG. Falls, faints, fits and funny turns. *J Neurol*. 2009;256:155–167.

84. Breningstall GN. Breath-holding spells. *Pediatr Neurol*. 1996;14:91–97.

85. DiMario FJ Jr. Prospective study of children with cyanotic and pallid breath-holding spells. *Pediatrics*. 2001;107:265–269.

86. Fischer JW, Cho CS. Pediatric syncope: cases from the emergency department. *Emerg Med Clin North Am*. 2010;28:501–516.

87. Roden DM. Clinical practice. Long-QT syndrome. *N Engl J Med* 2008;358: 169–176.

88. Yang ML, Fullwood E, Goldstein J, et al. Masturbation in infancy and early child-hood presenting as a movement disorder: 12 cases and a review of the literature. *Pediatrics*. 2005;116:1427–1432.

89. Tibussek D, Karenfort M, Mayatepek E, et al. Clinical reasoning: shuddering attacks in infancy. *Neurology*. 2008;70:e38–e41.

90. Mineyko A, Whiting S, Graham GE. Hyperekplexia: treatment of a severe phe-notype and review of the literature. *Can J Neurol Sci*. 2011;38:411–416.

91. Jen JC. Hereditary episodic ataxias. *Ann N Y Acad Sci*. 2008;1142:250–253.

92. Rosman NP, Douglass LM, Sharif UM, et al. The neurology of benign paroxysmal torticollis of infancy: report of 10 new cases and review of the literature. *J Child Neurol*. 2009;24:155–160.

93. Bhatia KP. The paroxysmal dyskinesias. *J Neurol*. 1999;246:149–155.

94. Tarsy D, Simon DK. Dystonia. *N Engl J Med*. 2006;355:818–829.

95. Muthugovindan D, Singer H. Motor stereotypy disorders. *Curr Opin Neurol*. 2009;22:131–136.

96. Dooley JM. Tic disorders in childhood. *Semin Pediatr Neurol*. 2006;13:231–242.

97. Shprecher D, Kurlan R. The management of tics. *Mov Disord*. 2009;24:15–24.

98. Ouvrier R, Billson F. Paroxysmal tonic upgaze of childhood—a review. *Brain Dev*. 2005;27:185–188.

99. Kiblinger GD, Wallace BS, Hines M, et al. Spasmus nutans-like nystagmus is often associated with underlying ocular, intracranial, or systemic abnormali-ties. *J Neuroophthalmol*. 2007;27:118–122.

100. Gilbert DL. Drug-induced movement disorders in children. *Ann N Y Acad Sci*. 2008;1142:72–84.

101. Drigo P, Carli G, Laverda AM. Benign paroxysmal vertigo of childhood. *Brain Dev*. 2001;23:38–41.

102. Stirling J Jr. Beyond Munchausen syndrome by proxy: identification and treat-ment of child abuse in a medical setting. *Pediatrics*. 2007;119:1026–1030.

103. Dubowitz H, Bennett S. Physical abuse and neglect of children. *Lancet*. 2007; 369:1891–1899.

104. Hadjiloizou SM, Bourgeois BF. Antiepileptic drug treatment in children. *Expert Rev Neurother*. 2007;7:179–193.

105. Armangue T, Petit-Pedrol M, Dalmau J. Autoimmune encephalitis in children. *J Child Neurol*. 2012;27:1460–1469.

106. Ottman R, et al. *Epilepsia*. 2010;51:655–670.

107. Nicita F, et al. The genetics of monogenic idiopathic epilepsies and epileptic encephalopathies. *Seizure*. 2012;21:3–11.

108. Michelucci R. et al. Genetics of epilepsy and relevance to current practice. *Curr Neurol Neurosci Rep*. 2012;12:445–455.

在线资源

www.epilepsy.com – Highly informative site for patients and professionals.

www.epilepsyfoundation.org – Similar high quality site for patients and professionals

www.seizuretracker.org – Log and track seizure activity, appointments, and medication through a simple calendar interface from computer or mobile phone.

www.aesnet.org – American Epilepsy Society, mainly for professionals.

www.childneurologysociety.org – For health care providers, contains all practice parameters.

www.acns.org – American Clinical Neurophysiology Society. LTM and EEG guidelines.

www.genetests.org – Epilepsy gene testing (clinical availability).

www.ncbi.nhm.nih.gov/omim – Online Mendelian Inheritance in Man (OMIM).

6 神经肌肉疾病

Jahannaz Dastgir, Basil T. Darras

梁雪峰 译 禚志红 徐秦岚 校

神经肌肉疾病可出现各种症状，儿童神经内科医生可能被咨询诸如"松软儿"或"发育迟缓"儿童之类的模糊问题，也可能有更专业的主诉，如局部无力、易疲劳、步态异常、肌痛或者上睑下垂等。准确的病史和详尽的体格检查可指导完善相关的辅助检查，如血/尿实验室检查、影像学检查（MRI/US）、电生理检查，以及组织活检（肌肉/皮肤）。图 6.1 所示为婴幼儿肌张力减低相关疾病的诊断方法。运动单位的解剖结构可用于指导鉴别诊断（图 6.2）。

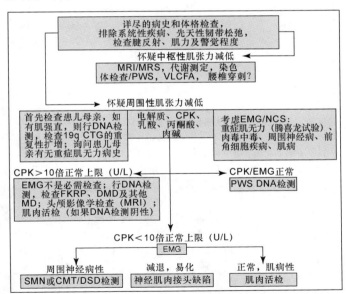

图 6.1 肌张力减低相关疾病的诊断方法。MRI，磁共振成像；MRS，磁共振波谱成像；PWS，prader willi 综合征；VLCFA，极长链脂肪酸；CPK，肌酸磷酸激酶；EMG，肌电图；NCS，神经传导检查；DMD，Duchenne 型肌营养不良；MD，肌营养不良；CMT，Charcot Marie Tooth 病；DSD，Dejerine Sottas 病。（From Perlman J, ed. *Neonatology*: *Questions and Controversies*. London, UK: Elsevier; 2012, with permission.）

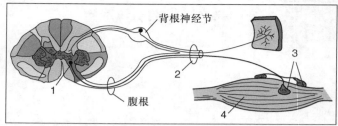

图 6.2 下运动神经元的四个解剖部分。1. 前角细胞；2. 周围神经；3. 神经肌肉接头；4. 肌纤维。（From http：//www.neuroanatomy.wisc.edu/SClinic/Weakness/Weakness.htm.）

运动神经元病

脊髓性肌萎缩症（SMA）[1]

定义 为一组异质性疾病（表 6.1），表现为进行性脊髓前角

表 6.1 脊髓性肌萎缩症（SMA）分类

SMA1/Werdnig-Hoffmann 病（发病：＜6 月龄，坐立不能）
遗传学：AR，纯合子 *SMN1* 缺失（95%），＜1～2 个 *SMN2* 拷贝数
查体：四肢肌与肋间肌严重无力，肩部与髋部自发运动缺乏，手足存在部分抵抗重力运动。舌肌萎缩伴肌束颤动，深部腱反射消失。坐立不能，智力正常
预后：死亡率＞90%，少数生存至 20 岁

SMA2（发病：6～18 月龄，坐立可，行走不能）
遗传学：AR 纯合子 *SMN1* 缺失，通常 3 个 *SMN2* 拷贝数
查体：下肢较上肢更易受累，伴上肢震颤（多发微小肌阵挛），可伴舌肌肌束颤动。深部腱反射消失，坐立可，但行走不能。智力正常。
预后：差异大，大部分可存活至 20 至 30 多岁

SMA3/Kugelberg-Welander［发病：＞18 月龄（3A 型，＜3 岁；3B 型，＞3 岁），可行走］
遗传学：AR，纯合子 *SMN1* 缺失，3～4 个 *SMN2* 拷贝数
查体：对称性近端肌无力，成年前肌无力可不显现。肢体和舌肌肌束颤动。可行走。3A 型：40 岁时 20% 患者可行走；3B 型：40 岁时 60% 患者可行走。智力正常
预后：可存活至成年

SMA4/ 成人型（发病：20 岁后，行走呈蹒跚步态）
遗传学：30% 为 AD；AR 可能与 *SMN* 相关，X 连锁遗传
查体：主要累及近端肌肉；关节活动能力减弱，蹒跚步态，腰椎前凸，腹部隆凸。深部腱反射可疑减弱，肢体和舌肌肌束颤动，震颤
预后：病情发展进程与起病时间相关

AR，常染色隐性遗传；AD，常染色体显性遗传

细胞变性，伴或不伴脑干运动核团变性（不累及眼外肌、骶部运动神经、心肌、平滑肌）。

流行病学 发病率 1/10 000 ～ 1/6000，是儿童第二常见的遗传性神经肌肉疾病，仅次于 Duchenne 型肌营养不良（Duchenne muscular dystrophy，DMD）；也是第二常见的常染色体隐性遗传（autosomal recessive，AR）疾病，仅次于囊性纤维化。

遗传学 由 "运动神经元存活" 基因（*SMN*）缺失所致。该基因可分为两型：*SMN1* 与 *SMN2*。*SMN1* 纯合子缺失（95%）的表现型更严重，病情的严重程度与存在的 *SMN2* 基因拷贝数相关（*SMN2* 基因拷贝数越多，病情严重程度越轻）。

临床表现 广泛性、对称性肌肉失神经性萎缩，伴肌力明显减弱，自发性运动减少，近端较远端严重。膈肌是否受累取决于 SMA 类型。不伴有认知障碍。

诊断 基因检测，EMG（自发肌电活动，纤颤电位，残余运动单位电位可有潜伏期延长和波幅增高），肌肉活检（目前不属常规检查，可提示小群和大群肌萎缩），肌酸激酶（CK）位于正常值至 5 倍正常上限值。

治疗 对症治疗，旨在维持关节活动功能，避免挛缩。监测其他可能的并发症，包括吞咽困难、脊柱侧凸、限制性肺病和营养不良，并给予支持治疗。

其他脊髓性肌萎缩症

青少年节段性 SMA（Hirayama 病，平山病）

遗传学 主要为散发病例，可能与体位性颈髓压迫有关。

临床表现 临床表现多样化，往往出现单侧或双侧手与前臂肌肉不对称性的无力与萎缩。可出现上肢肌肉萎缩，伴或不伴延髓肌萎缩，伴锥体束征，呈缓慢进行性病程。

预后 病程进展 2 ～ 6 年后达稳定阶段。

肩胛神经病

遗传学 12 号染色体 q24.11 上的 *TRPV4* 基因（AD）。

临床表现 肩胛肌、腓骨肌及其远端肌肉进行性无力，可伴喉麻痹。

预后 进行性病程，病情在后代中更为严重（预期）。

儿童延髓 SMA（Fazio-Londe 型、Brown-Vialetto-Van Laere 型）

遗传学 20 号染色体 p13 上 *C20* 或 *f54* 基因（AR）。

临床表现 延髓麻痹；Brown-Vialetto-Van Laere 型可伴感音神经性听力丧失（sensorineural hearing loss，SNHL），Fazio-Londe 型可出现显著面肌无力和眼肌麻痹。

预后 20 岁前发病，病情进展速度不一。

获得性运动神经元病

急性脊髓灰质炎

定义 高度传染性，传播途径为口–口途径、粪–口途径。在疫区，野生型脊髓灰质炎病毒可感染全人类。

发病率 获得性前角细胞疾病的最常见病因。美国现已根除，但在发展中国家仍然流行。柯萨奇病毒及其他埃可病毒所致的类脊髓灰质炎样疾病也有相关报道。

临床表现 病情严重程度不一，可无症状，症状轻微（病毒感染后 1～5 天；发热、全身乏力、喉咙疼痛、胃肠道症状），或症状严重（病毒感染后 4～10 天；无菌性脑膜炎、高热、疼痛）。病情严重患者出现症状 2～5 天后 50% 可出现肢体瘫痪。查体可发现局部肌束颤动，强烈肌痛，感觉过敏；症状呈局灶性或不对称性，症状累及下肢＞上肢＞延髓。可伴急性自主神经功能紊乱。

诊断 脑脊液细胞增多，脊髓灰质炎病毒特异性 IgM 抗体阳性，发病 20 天 90% 便常规阳性；病程 7～10 天 EMG/NCS 示运动神经元/轴突选择性缺失。

治疗 部分病例肢体瘫痪呈短暂性，可恢复正常。其余为永久性肢体瘫痪，需给予对症支持治疗。

西尼罗河脑脊髓炎

定义 蜱传播的黄病毒属，主要引起脑膜脑炎，也可导致脊髓灰质炎样疾病。

临床表现 发热，脑膜刺激征阳性，脑脊液细胞增多；数天后出现局部不对称性迟缓性瘫痪。

诊断 脑脊液细胞增多，西尼罗河病毒特异性 IgM 抗体阳性；EMG/NCS 示在发病 7 ～ 10 天时运动神经元 / 轴突选择性缺失；MRI T2 像提示前角细胞高信号。

治疗 支持治疗。抗逆转录病毒治疗尚在研究当中。

周围神经病

遗传性运动感觉性神经病（HMSN）[2]

儿童慢性周围神经病中 HMSN 大约占 40%。病理变化包括髓鞘变性、轴突病变，导致肢体远端麻痹性肌萎缩，下肢较上肢严重，反射消失。在此组疾病中，神经病变是主要症状，而不仅仅是疾病的部分症状[3]。

Charcot-Marie-Tooth 病（CMT）[4]

流行病学 最常见的遗传性神经病，患病率约为 1/2500。

遗传学 已知 40 余种基因异常可导致 CMT，主要为常染色体显性遗传（AD），X 连锁遗传与常染色体隐性遗传（AR）也有相关报道。详见 www.genetests.org。

临床表现 发病年龄（典型病例 10 ～ 20 岁发病）与病情进展速度各异。典型临床表现为跨阈步态、弓形足、手套（袜套）型感觉障碍、倒香槟酒瓶样下肢、手部肌肉萎缩（均为对称性）。深部腱反射减弱或消失，本体感觉受损，伴或不伴神经痛。不同遗传表型各有其特点：视神经萎缩（CMT2A），声带与呼吸道受累（CMT2C，4A），显著手部肌无力（CMT2D），面部 / 延髓症状（CMT4B1），脊柱侧凸（CMT4C），感觉性共济失调（CMT4F），上运动神经元样改变（CMT4J）。

诊断 根据神经传导检查可分为脱髓鞘型、轴突型及中间型。

HMSN 伴中枢神经系统代谢性与变性疾病

无 β 脂蛋白血症、肾上腺脊髓神经病、淀粉样变性、共济失调－毛细血管扩张症、碳水化合物缺乏型糖蛋白综合征、脑腱黄瘤病、Cockayne 综合征、Chédiak-Higashi 病、Fabry 病、Farber 脂肪肉芽肿病、GM2 神经节苷酯沉积症、Krabbe 病、异染性脑白质营养不良、线粒体病（Leigh、NARP、MNGIE）、神经轴突营养不良、Niemann-Pick 病、卟啉病、Refsum 病、Tangier 病、酪氨酸血症、维生素 E 和 B_{12} 缺乏症。

遗传性感觉和自主神经性神经病（HSAN）[5]

定义 HSAN 是一组累及外周神经系统的、感觉与自主神经元进行性变性的遗传性疾病。根据起病年龄、遗传类型和主要临床特点分为 I～V 型。

遗传学 迄今为止已发现 12 个相关基因（www.genetests.org）。AD 型（HSAN I）为青少年-成人起病，AR 型（HSAN II～V，及 HSAN 伴痉挛性截瘫）起病年龄较早（如先天性或儿童阶段起病）。

临床表现 痛觉与温度觉缺失为最常见的症状，可致手足感觉缺失、慢性溃疡。易引发广泛的软组织感染或骨髓炎，可导致患侧截肢。

诊断 EMG/NCS 示感觉神经元轴突损伤，也可伴有脱髓鞘改变。

免疫介导性 / 炎症性神经病

急性炎症性脱髓鞘性多发性神经病（AIDP），或吉兰-巴雷综合征（GBS）[6-7]

定义 由于免疫耐受性缺失，自身反应性 T 淋巴细胞及特异性抗体、补体损害有髓周围神经的一组自身免疫性神经肌肉疾病。

发病率 发病率（0.6～4）/100 000，男性＞女性，并随年龄增长而发病率升高。本病在婴幼儿中不常见，但有极少数新生儿病例的报道。

临床表现 2/3 的患者在发病前 6 周有疫苗接种史或前驱感染史（如 EB 病毒、肺炎支原体、空肠弯曲菌、巨细胞病毒）。主要表现为进行性对称性肌无力，深部腱反射减弱或消失。50%～80% 患者主诉背部、臀部、四肢疼痛，拒绝行走，以幼儿多见。症状由下肢向上肢进展（但并非所有病例都如此）；面部肌肉无力占 50%；肌无力在症状起始 2～4 周后达到高峰，随后进入恢复期。监测呼吸衰竭（约 17%），自主神经功能紊乱（心律失常、高血压、低血压、肠梗阻、尿潴留、体温调节异常，占 20%～40%）。Miller-Fisher 变异型（相当少见）表现为三大特点：眼外肌麻痹（可能为不对称性）、共济失调、反射消失；也可出现上睑下垂、瞳孔散大、面肌和口咽部肌肉麻痹、肌痛、感觉异常。

辅助检查 ①脑脊液：约 80% 患者脑脊液蛋白升高（发病第

1 周可正常），细胞数不增加，即蛋白 - 细胞分离现象。② EMG/NCS：运动单位电位波幅正常或下降，神经传导速度减慢（病程早期可不出现）。③头 MRI（钆增强）可出现脑神经强化，脊柱 MRI 可出现脊神经根强化。④抗体检查：Miller-Fisher 变异型常伴神经节苷酯 GQ1b、GT1b 特异性抗体 IgG 阳性。

治疗 通过肺功能检查（肺活量）密切监测呼吸功能，床旁负压呼吸支持，连续心电监测。发病 4 周内静脉注射免疫球蛋白（IVIG）或血浆置换。口服糖皮质激素无效，部分报道静脉注射糖皮质激素联合 IVIG 可促进恢复。康复治疗在恢复期十分重要。

预后 病程 2～4 周达到高峰，大部分患儿进入恢复期，10%～20% 患儿遗留不同程度的运动功能障碍，小部分患儿死于并发症。不良预后指征：病程中需机械通气，起病急骤，前驱感染空肠弯曲菌或巨细胞病毒，神经电生理检查提示轴突损伤。

慢性炎症性脱髓鞘性多发性神经病（CIDP）[6]

定义 区别于 GBS 的是，本病病程缓慢。

临床表现 渐进性或者复发性感觉运动性多发性神经病或多发性神经根病，病程至少 2 月。多数起病隐匿。

诊断 脊柱 MRI 示弥漫性神经根增厚，钆造影示信号增强（也可见于 CMT 患儿）。脑脊液检查示蛋白增多（也可见于 CMT 患儿）。EMG/NCS 示运动单位电位波幅正常或减低，神经传导速度减慢，偶有传导阻滞。

治疗 IVIG，血浆置换，糖皮质激素，硫唑嘌呤（避免类固醇使用），理疗。

急性运动轴索性神经病

定义 急性运动轴索性神经病（AMAN）与急性运动感觉轴索性神经病（AMSAN）被认为与针对 GM1、GD1a 的特异性抗体破坏郎飞结有关。

发病率 常见于日本、中国、墨西哥，以及第三世界国家；儿童发病率高于成人，男女发病率无明显差别，存在季节性发病高峰。

临床表现 前驱症状包括胃肠道腹泻（最常见于空肠弯曲菌感染）、上呼吸道感染（如流感病毒感染）或者免疫性疾病。AMAN：上升性、对称性肢体瘫痪，深部腱反射消失，可累及延髓、呼吸肌、眼肌或者面肌，无感觉异常。AMSAN：上述症状合并感觉症状。

辅助检查 ①脑脊液：（AMAN）蛋白增多。②EMG/NCS：（AMAN）感觉检查正常，运动检查异常（可见于病程初期 2 周）；（AMSAN）神经传导速度稍减慢，伴运动、感觉动作电位波幅显著降低。③血清：（AMAN）GM1、GD1a 和 GD1b 特异性 IgG 抗体阳性，GQ1b 特异性抗体阴性。

治疗 IVIG，血浆置换，不建议使用糖皮质激素。AMAN 病程较 GBS 短。

血管炎性神经病

系统性红斑狼疮（SLE）、类风湿关节炎（RA）、结节性多动脉炎（PAN）所致的血管炎患者需要考虑。

感染相关性神经病

麻风病

麻风分枝杆菌感染所致；HLA 连锁基因控制其易感性；易于侵犯浅表神经（可见神经增粗）、皮肤、眼前 1/3、上呼吸道和睾丸。病程起初仅表现为纯感觉性多发性神经炎，主要累及身体体温较低部位，最终进展为瘫痪。皮肤活检以及血清学试验有助于诊断。治疗见最新 WHO 指南[8]。

莱姆病

急性传播性疾病，患者表现为神经系统症状和体征，包括远端感觉运动性神经病或腕管综合征。EMG/NCS 示轴索损伤。神经活检示血管周围炎。脑脊液检查示单核细胞增多，蛋白中度增多。使用 Western blot 验证血清 ELISA 结果。如出现神经系统症状，患者需静脉应用 2～4 周头孢曲松钠治疗（参照最新指南）[9]。

HIV

多表现为感觉性神经病（多于运动性神经病），病毒载量增高则发病概率增加。症状表现为疼痛、感觉异常，主要累及脚。EMG/NCS 示远端轴索损伤，伴或不伴脱髓鞘改变。多数病例还可出现自主神经功能紊乱、多发性单神经病、多发性单神经炎。脑脊液检查示细胞增多，糖减少，蛋白增高。

中毒性神经病

下述可致中毒性神经病：胺碘酮，阿米替林，两性霉素，含砷类药物，一氧化碳，苯丁酸氮芥，鱼肉毒顺铂，氰酸盐，白喉毒素，乙胺丁醇，乙硫异烟胺，羟基喹啉，异烟肼，铅，锂，汞，甲硝唑，正己烷呋喃妥因，有机磷酸盐的有机化学物质，苯妥英，沙利度胺，铊，三甲酚磷酸酯，长春新碱。

局灶性周围神经病

臂丛神经麻痹

定义　病因可为产伤性（最常见为因产力牵拉臂丛神经超出其承受范围）、家族先天性、宫内适应不良或产妇子宫畸形、先天性水痘综合征、累及肱骨近端或颈椎椎体的骨髓炎、第一肋骨外生骨疣、臂丛周围的肿瘤或血管瘤。

发病率　存活新生儿中为（0.5 ~ 1.9）/1000。

临床表现　**Erb 麻痹**是最常见的临床表现（累及 C5 和 C6 神经根的上臂丛），可见不对称的 Moro 反射（拥抱反射），肩关节外旋和外展无力，屈肘无力，腕关节旋后无力，指关节伸展无力（又名"侍者小费手"）。**Klumpke 麻痹**较少见（累及 C7、C8 和 T1 神经根），表现为手内在肌无力，腕和指屈肌无力（又名"爪形手"）。体检发现前臂旋后，抓握反射消失。累及 T1 神经根可造成同侧 Horner 综合征。膈神经（源自 C3、C4 和 C5）受累导致同侧膈肌瘫痪。

诊断　视诊上肢肌无力分布情况。胸部、锁骨、肱骨的 X 线检查。臂丛神经 MRI 检查。EMG 评估失神经损伤征象。

治疗　可能需要手术治疗。积极物理治疗和夹板疗法。66% 患者可自愈。9% 患者遗留中度肌无力，14% 患者遗留重度肌无力。

神经肌肉接头疾病

重症肌无力

青少年重症肌无力[10]

定义　为自身免疫性疾病，特异性抗体攻击神经肌肉接头突触后膜，导致不同程度的肌无力和易疲劳现象。

发病率 较常见于亚洲人，其中多达50%的重症肌无力患者病情在5～10岁达到高峰。而白种人更多是在成年发病，只有不到10%患者在青春期前发病。发病率无明显性别差异。重症肌无力可伴发其他疾病，如风湿性关节炎、青少年皮肌炎、甲状腺疾病或者恶性肿瘤。

临床表现 可隐匿起病，也可在急性发热后迅速起病。多数表现为眼部症状，如单侧或不对称性眼肌麻痹、斜视、眼睑痉挛伴向上凝视。也可能出现延髓肌和四肢肌的广泛性肌无力、无痛性易疲劳，发音困难和吞咽困难。肌无力呈波动性，表现为晨起较轻，随时间推移，下午或黄昏肌无力加重，休息后缓解。偶累及呼吸肌，则需呼吸支持，这种状态称为"肌无力危象"。骨骼肌特异性酪氨酸激酶（MuSK）抗体阳性患者病情更为严重。

辅助检查 ①腾喜龙（依酚氯铵）试验：静脉注射腾喜龙抑制乙酰胆碱（ACh）的分解，从而增加ACh在神经肌肉接头处的浓度，观察肌无力、上睑下垂、发音困难等症状短时间内的好转程度（行腾喜龙试验时，注意观察类胆碱效应，如心动过缓、恶心、唾液分泌过多）。② **NCS & EMG**：重复电刺激示波幅下降＞10%，也可行单纤维EMG。③**血清特异性抗体**：可发现抗烟碱型AChR（结合、阻断、调节；不常见于青春期前患者）、MuSK（0%～49%，女性多见）、低密度脂蛋白受体相关蛋白4（LRP4）抗体。④ **MRI**：尽管胸腺瘤极其少见，一旦重症肌无力诊断明确，仍需行胸腺MRI检查。

治疗 ①乙酰胆碱酯酶抑制剂（首选）缓解症状（如溴吡斯的明，但需注意MuSK抗体阳性儿童，这些儿童具有乙酰胆碱超敏反应的风险）；②胸腺切除术切除胸腺生发中心，破坏抗体多样性（MuSK抗体阳性儿童不推荐）。③免疫抑制治疗：糖皮质激素（监测不良反应，如生长迟缓、严重感染易感性、延迟接种活疫苗），硫唑嘌呤（为一种嘌呤类似物，抑制B和T淋巴细胞增殖，但需数月见效），霉酚酸酯（选择性抑制活化T和B淋巴细胞增殖以阻断嘌呤合成，需使用1年见效）；④血浆置换/静脉注射免疫球蛋白（IVIG）（短暂缓解症状4～10周）。

预后 儿童表现出较高的缓解率（自发缓解或者通过治疗）。

短暂性新生儿肌无力

定义 每5例患活动性重症肌无力母亲所生的新生儿中会有

1 例罹患此病；因母体 AChR 特异性抗体通过胎盘进入胎儿，导致新生儿神经肌肉传递障碍。

临床表现　出生 24 h 内发病；通常出生时正常，继而表现出肌张力减低、哭声无力、吮吸无力、活动减少、上睑下垂、面肌无力，偶致呼吸衰竭。

诊断　临床诊断。并非所有的母亲都可检测出 AChR 抗体；即使母亲 AChR 抗体阳性，在新生儿中可能检测不到。

治疗　短程抗胆碱酯酶抑制剂治疗常有效。即使不给予特殊治疗，病程也常 < 5 周；IVIG 无效。

先天性重症肌无力[11]

定义　一组神经肌肉传递障碍的异质性遗传疾病，常误诊为先天性肌营养不良症。

遗传学　除了慢通道综合征（也称"慢通道先天性肌无力综合征"）为 AD，其余为 AR。慢通道综合征（*CHRNA1*，*CHRNB1*，*CHRND*，*CHRNE*），快通道综合征（*CHRNA1*，*CHRND*，*CHRNE*），乙酰胆碱受体缺陷（*CHRNE*），突触后膜受体缔合蛋白缺陷（*RAPSN*），胆碱乙酰转移酶缺陷（*CHAT*），终板乙酰胆碱酯酶缺陷（*COLQ*），MuSK 缺陷（*MUSK*），家族性肢带肌无力伴管状聚合物（*GFPT1*），聚合蛋白缺陷（*AGRN*），β2 核纤层蛋白缺陷（*LAMB2*），Ia1 型（*unk* 基因），钠通道肌无力（*SCN4A*），Escobar 综合征（*CHRNG*），网蛋白缺陷（*PLEC1*）。

临床表现　出生时即有症状；表现为延髓症状与呼吸困难，伴或不伴肌张力减低、广泛肌无力、关节挛缩、运动系统发育延迟；上述这些并不是先天性肌无力综合征的特有症状。也可出现易疲劳、上睑下垂和眼肌麻痹。

诊断　EMG/NCS 示重复神经电刺激呈波幅递减反应；肌肉活检示非特异性肌病改变；DNA 检测。

治疗　溴吡斯的明可能有效，也可能加重病情；可尝试沙丁胺醇、麻黄碱、3,4- 二氨基吡啶治疗。

Lambert-Eaton 肌无力综合征

定义　一种罕见的神经肌肉接头相关的自身免疫性疾病，可伴发不同类型的肿瘤。儿童占 5%，往往不伴发肿瘤。

临床表现 与重症肌无力不同，本病肌无力（主要分布在肢带肌）晨起醒来较重，日间较轻。脑神经与呼吸系统受累相比重症肌无力少见。深部腱反射减弱或消失，但反复叩击肌腱可能出现。

诊断 ①**腾喜龙试验**：腾喜龙可轻度改善肌力，但不足以区分 Lambert-Eaton 综合征与重症肌无力。②**血清学检查**：电压门控钙通道抗体可为阳性。③ **EMG/NCS**：高频电刺激（50 Hz）、肌肉持续收缩（约 10 s）可出现波幅增高，或者冷却后波幅增加。

治疗 3,4- 二氨基吡啶、血浆置换、IVIG、泼尼松或者溴吡斯的明可改善临床症状。

肉毒中毒[12]

定义 误食肉毒杆菌孢子（婴幼儿常见，最常见于犹他州、宾夕法尼亚州、加利福尼亚州）或肉毒毒素（罐装食物、蜂蜜），毒素结合神经肌肉接头突触前神经末端，抑制乙酰胆碱释放。每年约有 110 例肉毒中毒患者，72% 为婴幼儿。

临床表现 下行性麻痹，首先累及脑神经（上睑下垂、眼肌麻痹、瞳孔放大、吮吸无力、吐奶减少、哭声微弱），逐渐进展累及肢体（对称性，近端重于远端，肌张力减低），深部腱反射减弱。临床起始症状为便秘与脑神经麻痹，之后进展为全身肌无力，偶尔出现呼吸衰竭。

诊断 EMG/NCS：快速重复神经电刺激显示 50% ～ 60% 患者波幅增高。运动动作电位较小，感觉电位正常；EMG 示失神经支配、纤颤电位、正相尖波。粪便培养和分析查找毒素。

治疗 怀疑肉毒中毒，应立即行肉毒毒素免疫球蛋白注射（BIG-IV）；配以支持治疗（营养支持，补液，人工通气），密切监测以防呼吸衰竭。

肌病

先天性肌病[13]（表 6.2）

肌小管 / 中央核肌病

遗传学 多数为 X 连锁隐性遗传；90% 患者 X 染色体 p28 上肌微管素基因（*MTM1*）突变；AD 型发病较晚，症状较轻（动

表 6.2 先天性肌病

疾病	基因	遗传	蛋白质	起病	肌无力	心脏	呼吸系统	面神经	动眼神经	预后
肌小管 / 中央核肌病										
严重型	MTM1	XL	肌微管素	产前，先天性	+++	-	++	+++	+++	婴儿期死亡，少数活至成年
经典型	?		?	婴儿晚期至儿童早期	+	-	++	++	++	青春期前可行走
成人型	DNM2	AD	动力蛋白 2	婴儿期，儿童期，20～30 岁	+	-	-	+	+/-	进展缓慢
	BIN1	AR	双载蛋白							
	RYR1	AD/AR	Ryanodine 受体							
杆状体肌病										
先天重症型	ACTA1	AD/AR	α - 肌动蛋白	出生	+++	-	++	+++	-	新生儿阶段死亡
	NEB	AR	伴肌动蛋白							
	TPM3	AD	原肌球蛋白 3							
	TNNT1	AR	肌钙蛋白 T1 型							
先天典型性	ACTA1	AD/AR	α - 肌动蛋白	1 岁	++	+/-	+	+++	-	多数活至成年
	NEB	AR	伴肌动蛋白							
	TPM3	AD	原肌球蛋白 3							
	TPM2	AD	原肌球蛋白 2							
	CFL2	AR	丝切蛋白 2							

表 6.2 先天性肌病（续表）

疾病	基因	遗传	蛋白质	起病	肌无力	心脏	呼吸系统	面神经	动眼神经	预后
轻度，儿童型	ACTA1	AD	α-肌动蛋白	青春期前	+	-	-	-	-	多数存活至成年
	NEB	AR	伴肌动蛋白							
	TPM3	AD	原肌球蛋白3							
	KBTB13	AD	BTB/Kelch 蛋白家族							
成人型	ACTA1		α-肌动蛋白	30～60 岁	+	+	+/-	++	-	成年
	NEB		伴肌动蛋白							
中央轴空病，经典型	RYR1	AD/AR	Ryanodine 受体	婴儿期至儿童早期	+	R	-	+	-	成年？
多微小轴心病	SEPN1	AR	硒蛋白 N1	婴儿期至儿童早期	++	R	++	++	R	预后不一
	RYR1	散发	Ryanodine 受体							
先天性肌病，致命性心肌病	TTN	AD	肌联蛋白	婴儿期至儿童期	+	+++	?	-	-	?
先天性肌纤维类型不均	ACTA1	AD	α-肌动蛋白	1 岁	+～+++	R	+～+++（30%）	+	+/-	预后不一
	SEPN1	AR	硒蛋白 N1							
	TPM3	AD	原肌球蛋白							
	RYR1	AR	Ryanodine 受体							

XL，X 连锁遗传；AD，常染色体显性遗传；AR，常染色体隐性遗传；R，罕见；+++，严重；++，中度；+，轻度；+/-，轻度或无；-，目前为止未报道

力蛋白 2；*DNM2* 突变）；部分在婴幼儿或儿童期发病。

诊断 肌酸激酶（CK）可正常；DNA 检测；肌肉活检示肌纤维内众多中央型分布的细胞核，类似于肌管（未成熟阶段的肌纤维），包绕着核周光晕。Ⅰ型纤维为主。

临床表现 先天性肌病中最严重的类型。肢带肌和颈部肌肉无力呈缓慢进行性加重，症状可出现急性波动，同时出现呼吸系统疾病的症状波动。大部分患者出现上睑下垂与眼外肌无力。也可出现面肌无力与构音障碍。

治疗 支持治疗。若发展至呼吸衰竭，则在 1 年内死亡。母亲若为携带者，表现为轻度肌无力伴继发性脊柱后凸侧弯畸形，肌肉活检示轻微改变。应进行遗传咨询。

杆状体肌病

遗传学 6 个基因与此肌病相关（AD/AR），外显率不同；每个基因均编码细肌丝相关的蛋白。

分型 ①先天重症型：通常为致死性，临床表现为肌张力减退、肌无力、呼吸系统受累；可伴有肌挛缩、先天性骨折。曾有胎儿运动不能的相关病例报道，与宫内胎儿发病有关。②先天轻度型：出生时可呼吸、活动，但儿童早期进展为近端肌无力，尤其以颈屈肌无力为著；伴面肌、延髓肌、呼吸肌无力。早期可出现肌挛缩。③儿童轻度型：无面肌无力。畸形外貌，可出现腭、脊柱、足畸形。④成年发病型：良性病程，但有时进展迅速；可伴有心肌病。此型为散发型，与儿童时期的其他两种遗传型无关。

诊断 肌肉活检 / 病理学显示大多数肌纤维中胞质内细丝状、杆状聚合物。还可见先天性肌纤维类型失衡，特别是在婴儿中。

临床表现 严重肌病表现为出生时无自主运动、无自主呼吸。高弓腭、心肌病、眼肌麻痹可见于所有类型。

治疗 据报道，L- 酪氨酸可改善杆状体肌病患者某些临床症状。酪氨酸治疗可减少流口水、增加食欲、提高活动能力。

中央轴空病

遗传学 AD ＞ AR，19q12 ～ p13.1，Ryanodine 受体连锁基因（*RYR1*）。这些基因突变也可导致恶性高热。

诊断 CK 正常；DNA 检测；肌肉活检示Ⅰ型纤维占优势，

呈现特征性的中央轴空结构；在这些纤维内，氧化酶活性缺失。

临床表现 主要表现为婴幼儿或者儿童早期轻度的稳定或缓慢进展的近端或广泛性肌无力（包括面部肌肉），伴发育迟缓（多数可以行走）、肌张力减低、膝关节和髋关节周围肌肉挛缩伴不同程度骨骼缺陷，包括先天性髋关节和髌骨脱位、脊柱后凸侧弯，高弓足。心脏畸形的发生率高，且所有患儿都易发生恶性高热。

治疗 支持治疗。确保患儿及其家人掌握恶性高热预防措施。

多微小轴空病

遗传学 AR，硒蛋白 -N 基因（*SEPN1*）与 Ryanodine 受体基因（*RYR1*）突变；也可为散发。

分型 ①经典型：新生儿肌张力严重减低，主要表现为躯干肌无力，尤其是颈屈肌无力，运动发育迟缓，严重的脊柱侧凸，呼吸功能严重受损。部分病例可表现为肢体关节过度弛缓和近视。②眼肌麻痹型：上述典型征象伴不同程度眼肌麻痹和严重的面肌无力。

诊断 CK 正常；DAN 检测；MRI 示肌肉特殊征象，肌肉活检示肌纤维内多轴空，轴空部位组织化学酶活性减低；EMG 提示肌源性改变。

临床表现 出生至 18 月龄起病，呈良性非进行性广泛肌张力减低。脊柱侧弯程度不一，很大一部分进展为脊柱强直。可伴辅助呼吸肌无力、肥厚型心肌病、内分泌病、严重的二尖瓣反流。

治疗 支持治疗和预防，监测脊柱侧弯，密切监测呼吸功能及继发性心肌损伤。

先天性肌纤维类型不均

遗传学 可能与下列某个基因的突变相关：原肌球蛋白 3（*TPM3*）、α 肌动蛋白（*ACTA1*）、硒蛋白 N1（*SEPN1*）、Ryanodine 受体（*RYR1*）。

诊断 CK 正常；DNA 检测；EMG 示轻微的非特异性肌病表现；肌肉活检示 Ⅰ 型肌纤维（80% 或以上）与 Ⅱ 型肌纤维比例失衡（Ⅰ 型肌纤维呈均一性，细于正常肌纤维；而 Ⅱ 型为正常直径或代偿性的轻度肥大；无肌纤维变性或再生）。

临床表现　稳定的近端肌、肢带肌无力，伴肌病面容、长颅畸形、高弓腭、偶发脊柱侧弯，发育停滞（FTT）也常见。上述症状可视为一组综合征，或者其他疾病的部分症状（Krabbe 病、杆状体肌病、先天性强直性肌营养不良、多硫酸酯酶缺乏症、先天性甲状腺功能低下、胎儿乙醇综合征、脊柱强直综合征、微小轴空病、眼脑肾综合征）。

治疗　支持治疗。25% 呈急性病程，儿童时期死于呼吸衰竭。

肌营养不良 [14-16]

先天性肌营养不良（CMD）[17]

一组遗传、临床异质性肌病，表现为出生时或 1 岁内肌无力（表 6.3）。典型表现为"松软儿"：肌张力低下、自发活动减少、运动系统发育迟缓或停滞、关节 / 脊柱强直。肌无力可随时间进展，或无变化，或改善；但最终，大部分患儿肌无力加重、肌肉挛缩、脊柱（后）侧凸畸形、呼吸系统受累。部分患儿中枢神经系统严重受累。预期寿命缩短。

营养不良性疾病

（1）Duchenne 型肌营养不良（DMD）

遗传学　Xp21.2；X 连锁隐性遗传。大多数患儿抗肌萎缩蛋白（肌营养不良蛋白）基因缺失。男性新生儿发病率为 1/3300；女性可表现为 X 染色体失活偏移（skewed X-inactivation）（存在部分症状）。

诊断　肌酸激酶（CK）是正常值的 10 ～ 30 000 倍。基因检测（抗肌萎缩蛋白免疫组化检测极少应用）。肌肉活检（由于基因检测的应用，几乎不需要活检）示肌纤维大小改变。随时间推移，肌纤维变性超过再生，肌肉组织被脂肪组织与结缔组织取代；心肌与平滑肌均受累，出现心肌变性伴脂肪浸润和心肌纤维化。可见继发于染色体缺失的邻接基因综合征，包括色素性视网膜炎、McLeod 神经性棘红细胞增多症、甘油激酶缺乏症、肾上腺发育不良。这些缺失可通过染色体微阵列芯片检测出来。

临床表现　通常 2 ～ 5 岁起病。对称性肌肉受累，累及骨盆肌，表现为活动困难（如爬行、站立困难）；可存在髋关节旋前并伴逐渐加重的腰椎前凸、蹒跚步态。病程早期髌骨腱反射消失。假性肌肥大（小腿肌肉重于三角肌、冈下肌）。腘绳肌腱和

表 6.3 先天性肌营养不良

疾病名称	基因	蛋白质	亚型名称或其他表型	遗传	临床特征	中枢神经系统受累
结构蛋白缺失						
层粘连蛋白-α2缺失（MDC1A）	LAMA2	层粘连蛋白-α2	分区蛋白-（Merosin）缺失型 CMD, MDC1A	AR	如果完全缺失，最多可在辅助下坐和站立；周围神经病，癫痫（30%），心肌病，智力发育正常	MRI T2白质信号异常，枕叶斑片状或无脑回畸形（5%），脑桥小脑萎缩（罕见）
VI型胶原缺乏型 CMD	COL6A1	VI型胶原	Ullrich型 CMD (UCMD) / Bethlem肌病	AD	Ullrich型（UCMD）结局严重不良，Bethlem肌病呈轻度，其他居中。表现为肌肉病变（运动功能损害不一，严重者无法行走）与结缔组织病（远端关节过度伸展，近端关节挛缩，手掌皮肤柔软）	无
	COL6A2	VI型胶原	(UCMD)	AR		
	COL6A3	VI型胶原				
糖基化缺失						
抗肌萎缩相关糖蛋白病	POMT1	蛋白-O-甘露糖基转移酶1	WWS, LGMD2K	AR	Walker-Warburg综合征（WWS）非常严重，常由于严重的中枢神经系统受累而在生后几年内死亡	WWS: 无脑回畸形II型，巨脑回，脑积水，脑干发育不良，小脑异常，眼畸形
	POMT2	蛋白-O-甘露糖基转移酶2	WWS, LGMD2N	AR	肌肉-眼-脑（MEB）综合征，表现为严重肌	

表 6.3 先天性肌营养不良（续表）

疾病名称	基因	蛋白质	亚型名称或其他表型	遗传	临床特征	中枢神经系统受累
	FKTN	Fukutin	WWS, MEB 样 CMD, FCMD, LGMD2M	AR	无力，智力障碍，先天性畸形（巨颅畸形，前额突出，中部颜面扁平，严重恶化性强直状态。累及眼（严重近视、视网膜发育不良）	MEB: 无脑回畸形 II 型，巨脑回，脑干和小脑异常，眼畸形
	FKRP	Fukutin 相关蛋白	WWS, MEB 样 CMD, MDC1C, LGMD2I	AR	Fukuyama 型 CMD（FCMD）常见于日本人。常表现为行走不能、智力障碍、癫痫。与 MEB 有部分重叠。MDC1C（Fukutin 相关蛋白病），表现类似于 WWS	FCMD: 无脑回畸形 II 型，巨脑回，脑干发育不良，小脑异常。MDC1C: 畸形程度不一，从正常到严重畸形
	LARGE	Large	WWS, MDC1D	AR	MDC1A，但是严重程度介于 LGMD 与重度 CMD 和 WWS 之间。MDC1D（LARGE 相关蛋白病）极其罕见，CMD 表现为严重智力障碍，严重程度类似于 WWS 和 MEB	MDC1D: T2 白质信号异常，脑干发育不良，轻度巨脑回
	POMGNT1	O-连接甘露糖 β 1,2-N-乙酰葡糖氨基转移酶	MEB, LGMD	AR	肢带型肌营养不良（LGMD），见表 6.4	

表 6.3 先天性肌营养不良（续表）

疾病名称	基因	蛋白质	亚型名称或其他表型	遗传	临床特征	中枢神经系统受累
内质网蛋白缺失						
SEPN1 相关肌病	SEPN1	硒蛋白 N	脊柱强直综合征（RSMD1）	AR	行走延迟，躯干肌肉显著无力，伴早期脊柱强直，限制性呼吸综合征	无
核膜蛋白缺失						
LMNA 相关 CMD（L-CMD）	LMNA	核纤层蛋白 A/C	头颈下垂综合征	AR	起病很早，表现为运动系统发育停滞，生后几年内出现头颈下垂综合征。选择性躯干肌无力，伴颈部肌肉萎缩。主要是上肢近端与下肢近端。早期发生足畸形伴脊柱强直，胸椎前凸。后期下肢近端肌肉挛缩，不累及肘部。呼吸机依赖常见，可发生心律失常	无

Data derived from Genetest.org（Sparks S, Quijano-Roy S, Harper A, et al. Congenital Muscular Dystrophy Overview. Jan. 22, 2001 [updated May 24, 2012]. In: Pagon RA, Bird TD, Dolan CR, et al., eds. GeneReviews™ [Internet]. Seattle, WA: University of Washington; 1993. Available from: http://www.ncbi.nlm.nih.gov/books/NBK1291) and from Schessl J, Zou Y, Bönnemann CG. Congenital muscular dystrophies and the extracellular matrix. *Semin Pediatr Neurol*. 2006; 13: 80-89.

跟腱挛缩。

治疗 糖皮质激素是唯一可稳定或改善 DMD 患儿肌力的药物。除注射肺炎球菌疫苗、每年注射流感疫苗外，每年应复查肺功能，以及保证良好的肺部卫生状况。避免高强度活动。禁用或慎用抗胆碱能药物、神经节传导阻断剂以防恶性高热。基因替代、成肌细胞移植、抗肌萎缩蛋白被其他抗肌萎缩蛋白相关蛋白替代等尚在研究当中。

预后 积极药物治疗与康复训练可稳定或改善病情。如不治疗，12 ～ 13 岁时即无法行走；应用糖皮质激素治疗可延缓病情 3 ～ 5 年。青少年期死亡常见，也可死于远期并发症如心源性（心肌病、持续性心动过速、心电图异常）、平滑肌变性（胃动力减退、腹痛 / 腹胀、腹泻 / 便秘、吸收不良）、脊柱后凸侧弯、呼吸系统疾病（继发于肋间肌、膈肌无力和黏液纤毛清除能力受损导致肺炎的风险增高）、睡眠呼吸障碍、抑郁症、认知缺损（语言性＞非语言性）。

（2）Becker 型肌营养不良（BMD）

遗传学 X 连锁隐性遗传，Xp21.2 突变。

诊断 实验室检查，CK 2000 ～ 20 000；DNA 检测；肌肉活检病理示营养不良性改变。

临床表现 儿童期发病，一般在 8 岁后，但可持续数十年无症状。假性肥大（较 DMD 少见），近端髋关节无力导致 Gower 征；可有运动后小腿疼痛与肌肉挛缩。踝反射常消失。60% 可见弓形足。智力正常。

治疗 严重者应用泼尼松治疗。16 岁前几乎不需要轮椅，大多数存活至成年。

其他肌营养不良

（1）Emery-Dreiffus 型肌营养不良（EDMD）

遗传学 X 连锁隐性遗传（大部分），Xq28 位点编码 Emerin 蛋白；常染色体显性遗传（1q12 位点编码核纤层蛋白 A/C），也发现常染色体隐性遗传（1q11 ～ q23 位点编码核纤层蛋白 A/C）；无症状女性携带者可有心律失常。

诊断 实验室检查，CK 中度升高。Emerin、核纤层蛋白 A/C 基因突变分析。

临床表现 症状起始年龄为 5～15 岁，表现为上肢近端肌肉弥漫性或初始即达到高峰的肌无力、早期肌肉挛缩（肘部最为严重，挛缩程度与肌无力不成比例，挛缩是造成功能损害的主要原因）、肱腓骨肌肉萎缩无力（轻度、缓慢进展性）、心脏病（心肌病，严重或潜在致命性的心律失常）。鉴于起病年龄和进展速度不同，存在多种表现型。

治疗 密切关注心脏并发症，因为患者和部分携带者易出现并发症。此外需治疗挛缩。

（2）面肩肱型肌营养不良（FSHD）

遗传学 常染色体显性遗传，4q35 位点 *D4Z4* 重复序列压缩；患病率 1/2 万（男性＞女性）。肌细胞中双同源盒基因（*DUX4*）表达异常。

诊断 血清 CK 正常或轻度升高。基因检测示 1～10 个 *D4Z4* 重复序列（正常为 11～150 个重复序列）。

临床表现 50% 发病早于 14 岁，另外 50% 表现为非对称性缓慢进展的面肌无力（苦笑面容）、肩胛固定肌无力（翼状肩胛）、踝关节背屈肌无力。病情严重程度不一。支持诊断包括：非对称性的运动功能缺失，不累及三角肌、颈屈肌、小腿后肌群、眼肌、延髓肌；累及腕伸肌及腹肌。可出现高频感音神经性耳聋（SNHL）（特别是小于 10 岁的儿童）、视网膜血管病变（外层渗出性视网膜病变）。先天型（极少见）可合并智力迟钝（MR）和癫痫。不累及心肌，无挛缩。

治疗 无明确治疗。糖皮质激素无效，沙丁胺醇可轻微改善病情。肩胛骨固定整形可能获益。生活能够自理。20% 的患者最终需要轮椅。寿命与一般人无异。

（3）肢带型肌营养不良（LGMD）[18]

典型 LGMD 只累及骨骼肌，表现为四肢肌无力和肌萎缩，近端较远端更严重（表 6.4）。肌肉活检可见肌纤维变性和再生。经典型不累及延髓肌，但有些亚型可累及延髓肌。依据发病年龄、进展速度、肌无力和萎缩的分布有多种不同表型。

（4）强直性肌营养不良

一种常染色体显性遗传病，表现为肌强直（随意肌收缩后无法放松；对机械性刺激、电刺激呈缓慢性、强直性反应；重复活

表6.4 肢带型肌营养不良（LGMD）

分型	遗传	基因	CK	临床表现
LGMD1A	AD	5q31；肌收缩蛋白（myotilin）	正常～+	一些病例可有构音障碍；远端或近端肌无力，心脏和呼吸系统并发症可能更常见于非肌动蛋白原纤维肌病
LGMD1B	AD	1q11～21；核纤层蛋白 A/C	正常～+	表现为散发或家族性的脊柱强直和肌肉挛缩、心律失常（需植入除颤器）、心肌病、呼吸衰竭
LGMD1C	AD	3p25；calveolin 3	+～++	波纹病病；叩诊诱发的重复性肌肉收缩
LGMD2A	AR	15q15.1；calpain 3	++	翼状肩，早发肌挛缩，呼吸功能尚可
LGMD2B	AR	2p13；dysferlin	+++	典型起病年龄 17～25 岁；脚趾站立困难；常误诊为对类固醇无反应的炎症性肌病
LGMD2C-F	AR	13q12, 17q21, 4q12, 5q33（分别是 γ、α、β、δ 肌糖）	++～+++	翼状肩较抗肌萎缩蛋白病更为常见，小腿以及其他部位的肌肉肥大。伴发心肌病与呼吸功能损害
LGMD2l	AR	19q；FKRP	++～+++	小腿以及其他部位的肌肉肥大

AD，常染色体显性遗传；AR，常染色体隐性遗传；CK，肌酸激酶；FKRP，fukutin 相关蛋白；+，中度升高；++，很高；+++，极高。

Adapted from Bushby K. Diagnosis and management of the limb-girdle muscular dystrophies. *Pract Neurol.* 2009；9：314-323, with permission.

动后减轻，遇冷加重）、特定区域肌萎缩（咬肌与颞肌；表情肌与骨盆带肌无法放松）、认知障碍、ECG 异常（约 86% 患儿出现 PR 间期延长＞心房扑动等心律失常）、后皮质性白内障、内分泌异常（额部脱发、体毛减少、睾丸萎缩，部分青春期前可有不常见的胰岛素抵抗型糖尿病）、日间嗜睡症。DM1 与 DM2 型均可发生在青春期后期或成年早期，但 DM1 型也可表现为青少年期发病或先天性（占 20%）。

a. 强直性肌营养不良（DM1）

遗传学　丝氨酸 / 苏氨酸蛋白激酶基因（*DMPK*）中 CTG 三核苷酸扩增（19q13.3）。在连续几代的遗传中，发病年龄提前并且病情严重程度增加（遗传早现）。

诊断　目前主要是基因检测。肌肉活检（有特异性，但非诊断性）显示过多肌纤维核内移，选择性 I 型肌纤维萎缩（同 Emery-Dreiffus 型肌营养不良）。较粗的有髓纤维减少。CK 通常正常。EMG/NCS：电极插入后或者活动时，单根肌纤维或者肌群放电，呈高频放电串；放大后，声音像潜水炸弹。一些病例中头 MRI 示脑室扩大，胼胝体发育不良和髓鞘形成异常。

临床表现　通常出现在青春期晚期或成年早期。先天发病的患儿表现为吮吸无力、说话延迟、运动系统发育迟缓、广泛肌张力减低。87% 患儿双侧面肌麻痹，68% 患儿智力低下。母亲羊水过多，患儿出生时关节挛缩。肌强直的临床表现在 1 岁后出现。

预后　临床病程表现为渐进性衰弱，伴呼吸功能不全、吞咽困难、误吸、胃肠蠕动功能不良。心脏受累表现为传导阻滞，最后发生充血性心力衰竭或者心律失常性猝死。

b. 近端肌强直性肌病（DM2）

遗传学　与 CCTG 重复扩增（3q21.3）相关（扩增数目不一）。在北欧家族中盛行。重复扩增长度与疾病严重性相关，但具体相关性不清。

诊断　CK 通常正常；肌肉活检示选择性 II 型肌纤维萎缩，区别于 DM1 型肌强直性营养不良中的 I 型肌纤维萎缩。EMG/NCS：电极插入后或者活动时，单根肌纤维或者肌群放电，呈高频放电串。放大后，声音像潜水炸弹。

临床表现　症状在 10 岁前出现，表现为近端肌无力（下肢较上肢严重）、远端肌无力（手指屈曲），伴有肌强直、白内障、糖尿病、心脏传导阻滞。DM2 起初累及下肢近端，而 DM1 更常表现为严重远端肌肉萎缩和症状性指屈无力。肌痛以及肌肉挛缩可为主要特征。

治疗 支持治疗；对症治疗心脏传导异常、白内障、胰岛素抵抗、睡眠障碍。

代谢性肌病[19]

代谢性肌病是由于糖代谢、脂代谢或线粒体功能异常累及肌肉的一组疾病。肌无力可作为唯一的或主要的症状，也可能是多系统综合征的部分症状。这类肌病可能表现为进行性加重的持续性肌无力，也可能表现为间歇性发作的、多为运动或其他原因诱发的肌痛、横纹肌溶解和肌红蛋白尿。图 6.3 示儿童 CK 增高以及疑似代谢性肌病的临床诊断路径。代谢性肌病总结见表 6.5。

先天性肌强直[20]

遗传学 编码氯离子通道的 *CLCN1* 基因通过序列分析检测到突变率＞95%，呈常染色体隐性遗传和常染色体显性遗传。

临床表现 发病年龄不同（AD 通常较早，而 AR 病情更严重），主要表现为肌肉僵直与肥大，累及所有骨骼肌群，包括眼外肌、面肌、舌肌。男性症状较女性重。反复肌肉收缩可缓解肌肉僵直（"热身"现象）。AR 型可出现局限于远端逐渐加重的肌

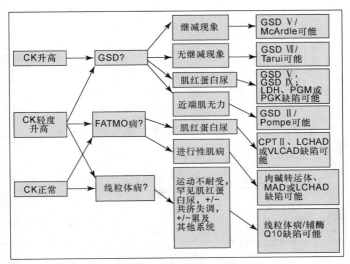

图 6.3 CK 升高和疑似代谢性肌病的临床诊断路径。（From Smith EC，et al. Metabolic myopathies：clinical features and diagnostic approach. *Rheum Dis Clin N Am.* 2011；37（2）：201-217，with permission.）

表 6.5 代谢性肌病：概述

疾病	临床表现	诱因	实验室检查	确诊检查	治疗	鉴别诊断	遗传
McArdle病（GSD V）	急性横纹肌溶解，继减现象	剧烈运动	前臂缺血性测试异常，±CK增高，肌糖原含量增加	肌磷酸化酶基因突变，磷酸化酶活性	运动前口服蔗糖	PK缺陷	AR
肉碱棕榈酰转移酶 II（CPT II）缺陷	延迟性横纹肌溶解	节食，长时间运动	应激状态下，酯酰肉碱异常；CK正常	CPT II基因突变，成纤维细胞与肌纤维中CPT活性	运动前服用糖类±中链甘油三酯，避免节食	长链脂肪酸β-氧化相关疾病	AR
磷酸果糖激酶（PFK）缺陷（GSD VII/Tarui）	运动不耐受，疼痛，肌痛	压力，疾病，运动	±CK增高，±肌糖原含量增加	PFK基因突变，肌纤维PFK活性	高蛋白饮食，有氧运动	线粒体病	AR
磷酸化酶b激酶（PK）缺陷（GSD IXd）[16]	急性横纹肌溶解	剧烈运动	±CK增高，肌糖原含量增加	PK基因突变，肌纤维PK活性	高蛋白饮食	McArdle病	AR或X连锁隐性遗传
线粒体肌病（线粒体氧化磷酸化缺陷）	运动不耐受	压力，疾病，运动	尿有机酸异常，CK正常或轻度增高，血清乳酸、丙酮酸	肌肉电子传递链检测，肌纤维辅酶Q10	辅酶Q10/一水肌酸/α-硫辛酸	PFK缺陷	AR，母系遗传（线粒体DNA突变）
酸性麦芽糖酶缺陷（GSD II）/Pompe病	近端肢体肌无力	无	尿糖增高，CK增高，肌糖原含量增加	酸性α-葡萄苷酶（GAA）基因突变，血液、成纤维细胞、肌纤维GAA活性。基因检测	人类重组GAA酶替代治疗	肢带肌营养不良	AR

From Smith EC., et al. Metabolic myopathies: clinical features and diagnostic approach. *Rheum Dis Clin N Am.* 2011; 37 (2)：201-217, with permission.

无力，肌肉放松后再次收缩会诱发短暂性肌无力。

诊断　临床诊断：肌强直始于儿童早期，"热身"后可缓解僵直程度，叩击肌肉诱发肌紧张挛缩。EMG 示肌强直电位、血清 CK 增高、家族史均有助于诊断。

治疗　支持治疗。美西律、妥卡尼、普鲁卡因胺、奎宁、苯妥英有助于减轻肌肉僵直。

遗传咨询　鉴于该病麻醉相关不良事件的风险增高，家族中年轻人员进行基因检测尤为必要。禁用或慎用去极化肌松药、肾上腺素、β - 肾上腺素能激动药、普萘洛尔、秋水仙碱。

参考文献

1. Kolb SJ, Kissel JT. Spinal muscular atrophy: a timely review. *Arch Neurol*. 2011; 68:979–984.
2. Wilmshurst JM, Ouvrier R. Hereditary peripheral neuropathies of childhood: an overview for clinicians. *Neuromuscul Disord*. 2011;21:763–775.
3. Siskind CE, Shy ME. Genetics of neuropathies. *Semin Neurol*. 2011;31:494–505.
4. Yiu EM, Geevasinga N, Nicholson GA, et al. A retrospective review of X-linked Charcot-Marie-Tooth disease in childhood. *Neurology*. 2011;76:461–466.
5. Rotthier A, Baets J, Timmerman V, et al. Mechanisms of disease in hereditary sensory and autonomic neuropathies. *Nat Rev Neurol*. 2012;8:73–85.
6. McMillan HJ, Darras BT, Kang PB. Autoimmune neuromuscular disorders in childhood. *Curr Treat Options Neurol*. 2011;13:590–607.
7. Vucic S, Kiernan MC, Cornblath DR. Guillain-Barre syndrome: an update. *J Clin Neurosci*. 2009;16:733–741.
8. WHO. Leprosy - Treatment. Vol. 2012, 2006.
9. Wormser GP, Dattwyler RJ, Shapiro ED, et al. The clinical assessment, treatment, and prevention of lyme disease, human granulocytic anaplasmosis, and babesiosis: clinical practice guidelines by the Infectious Diseases Society of America. *Clin Infect Dis*. 2006;43:1089–1134.
10. Finnis MF, Jayawant S. Juvenile myasthenia gravis: a paediatric perspective. *Autoimmune Dis*. 2011:404101.
11. Kinali M, Beeson D, Pitt MC, et al. Congenital myasthenic syndromes in childhood: diagnostic and management challenges. *J Neuroimmunol*. 2008; 201–202:6–12.
12. Underwood K, Rubin S, Deakers T, et al. Infant botulism: a 30-year experience spanning the introduction of botulism immune globulin intravenous in the intensive care unit at Childrens Hospital Los Angeles. *Pediatrics*. 2007; 120:e1380–e1385.
13. Wang CH, Dowling JJ, North K, et al. Consensus statement on standard of care for congenital myopathies. *J Child Neurol*. 2012;27:363–382.
14. Bonnemann CG, Rutkowski A, Mercuri E, et al. 173rd ENMC International Workshop: congenital muscular dystrophy outcome measures 5–7 March 2010, Naarden, The Netherlands. *Neuromuscul Disord*. 2011;21:513–522.
15. Kirschner J, Bonnemann CG. The congenital and limb-girdle muscular dystrophies: sharpening the focus, blurring the boundaries. *Arch Neurol*. 2004; 61:189–199.
16. Schessl J, Zou Y, Bonnemann CG. Congenital muscular dystrophies and the extracellular matrix. *Semin Pediatr Neurol*. 2006;13:80–89.
17. Collins J, Bonnemann CG. Congenital muscular dystrophies: toward molecular therapeutic interventions. *Curr Neurol Neurosci Rep*. 10:83–91.
18. Bushby K. Diagnosis and management of the limb girdle muscular dystrophies. *Pract Neurol*. 2009;9:314–323.
19. Smith EC, El-Gharbawy A, Koeberl DD. Metabolic myopathies: clinical features and diagnostic approach. *Rheum Dis Clin North Am*. 2011;37:201–217.

20. Duno M, Colding-Jorgensen E. Myotonia Congenita. *GeneReviews*™ [Internet] 2005. Available from: http://www.ncbi.nlm.nih.gov/books/NBK1355/.

在线资源

http://neuromuscular.wustl.edu/ – Outstanding site for education and reference

http://health.nih.gov/topic/neuromusculardisorders – For families and patients, limited topics

http://genetests.org –Extensive disease coverage and genetic information, diagnostic testing algorithms for multiple disease

http://library.med.utah.edu/pedineurologicexam/html/home_exam.html – For health care professionals on the neurological examination and developmental assessment of the pediatric patient

http://musclegenetable.fr/ – A genetic database for neuromuscular diseases

代谢障碍性疾病

Patricia L. Musolino, Katherine B. Sims

王晓飞 译 刘献增 高智玉 校

伴有神经系统受累的遗传代谢性疾病

本章旨在让读者快速了解婴儿期或儿童期主要的代谢障碍性疾病及其神经系统症状和体征。首先介绍了诊断规则，随后介绍了关于特定疾病的详细信息。针对每种疾病的最新专家综述参考了 NCBI/NIH GeneReviews 章节，其中还提供了他们最新的联系信息。有关诊断性检查的详细指导可以通过 www.genereviews.org 找到（见表 7.1 ～表 7.4，图 7.1 ～图 7.3）。

代谢性急症的管理

当怀疑代谢紊乱或未知来源的代谢性酸中毒、高氨血症或昏迷时，在明确诊断之前即启动治疗。

1. 停用蛋白质、脂肪、半乳糖和果糖。
2. 咨询代谢专家。
3. 去除代谢产物
   - 高氨血症：对于昏迷、呼吸机依赖或脑水肿体征，立即血液透析（hemodialysis，HD）。
   - 酸中毒：给予碳酸氢盐并频繁分析动脉血气（ABG），严重酸中毒→血液透析。
   - 有机酸血症：维生素 B_{12}（1 mg）肌注，用于 B_{12} 反应性甲基丙二酸血症。生物素（10 mg）口服或经鼻胃管肠内喂养，用于生物素反应性羧化酶缺乏症。如果昏迷，可能需要血液透析或腹膜透析。
   - 尿素循环缺陷：在 90 min 内静脉注射 6 ml/kg 的 10% 盐酸精氨酸。
4. 防止分解代谢
   - 静脉注射葡萄糖 D10（保持血糖正常所需的热量）150 ml/（kg·d），并补充电解质。

表7.1 不同年龄段神经代谢性疾病的最常见表现

年龄	1~28天新生儿	1~12个月大婴儿	儿童	青少年/成人
神经系统症状及体征	嗜睡、喂食困难、肌张力低下、易激惹、癫痫发作	嗜睡或昏迷、伴非局灶性神经系统检查异常、禁食	精神障碍、共济失调、运动障碍、反复发作的昏迷、截瘫、癫痫发作、视觉障碍	运动障碍、精神障碍、共济失调、周围神经病、癫痫发作、反复发作的意识错乱
其他系统表现	呕吐、呼吸异常、代谢性酸中毒、尿枫糖味、汗足(异戊酸血症)、皮肤症(皮二酸尿症Ⅱ型)	反复呕吐、肝功能异常、代谢性酸中毒	呕吐、骨畸形、面部粗糙、肝脾大	反复性横纹肌溶解、肌红蛋白尿、心肌病
鉴别诊断	UCD、OTC缺乏症、MSUD、有机酸尿症、脂肪酸氧化障碍、中链酰基辅酶A脱氢酶(MCAD)缺陷	同新生儿，另加如下项目：过氧化物酶体和溶酶体病、Niemann-Pick病、I-细胞病、MPS Ⅶ、α₁-抗胰蛋白酶、血色素沉着症	溶酶体病：Gaucher Ⅲ、NCL、Niemann-Pick病、RCD	运动障碍疾病：金属代谢障碍疾病、RCD、神经递质紊乱、介质代谢障碍疾病；周围神经病：卟啉病、Refsum病、PDH缺乏症、CTX、Wilson病、Fabry病、ALD、RCD；痉挛性下肢轻瘫：UCD、同型半胱氨酸再甲基化缺陷、生物素酶缺乏、PKU、NKH、DRD、脑叶酸缺乏、CTX、ALD、溶酶体病、Sjögren-Larsson病；反复性意识障碍：UCD、卟啉症、同型半胱氨酸再甲基化障碍、CTX；慢性精神症状：同型半胱氨酸尿症、Wilson病、溶酶体病、NCL、NKH、MPS Ⅲ

ALD，肾上腺脑白质营养不良；CTX，脑腱黄瘤病；DRD，多巴反应性张力障碍病；MPS，黏多糖沉积病；MSUD，枫糖尿病；NCL，神经元蜡样脂褐质沉积症；NKH，非酮症性高甘氨酸血症；OTC，鸟氨酸转氨甲酰酶；PDH，丙酮酸脱氢酶；PKU，苯丙酮尿症；RCD，呼吸链缺陷；UCD，尿素循环障碍。(Adapted from Paritosh P. Pocket Pediatrics. Philadelphia, PA: Lippincott Williams & Wilkins; 2009.)

表 7.2　疑似代谢障碍性疾病的基本初步检查

试验 / 检查	异常项目
尿液：将每一新鲜样本分别收集在干净的容器内，并于 4℃（短期）储存。在 −20℃ 冷冻保存。比较治疗前、后采集的样品	气味（特殊气味）、外观（特殊颜色） 丙酮 还原性物质 酮酸（DNPH） pH 亚硫酸盐 亚硫酸氧化酶 电解质（Na^+、K^+、磷） 尿酸（是否尿内尿酸过多） 有机酸（定量）
血液：5 ml 血浆（肝素化）放于 −20℃，10 ml 全血放入 EDTA（用于分子 DNA 研究），血液放在滤纸上（Guthrie 试验）	血细胞计数 电解质（检查阴离子间隙、葡萄糖、钙） 血气（pH、PCO_2、HCO_3^-、PO_2） 尿酸 凝血酶原时间 转氨酶（和其他肝功能测试） 血浆氨（置于冰上） 乳酸（置于冰上；立即处理） 丙酮酸（需要特殊的脱蛋白管） 3-OH- 丁酸、乙酰乙酸盐（酮） 游离脂肪酸 血清氨基酸（定量）
脑脊液：神经递质（收集在特殊管内，干冰运输）；收集 2 ml 立即（置于冰上）用于生化和乳酸检测	开始和结束时压力 细胞计数、蛋白质、葡萄糖（同时获得血清葡萄糖） 乳酸（置于冰上） 丙酮酸 神经递质、新蝶呤、生物蝶呤、MTHF
超声心动图 / 心电图（ECHO/EKG）	心肌病（沉积病伴发）
胸 / 腹部 X 线片（CXR/KUB）	器官巨大症 肾钙质沉着症

MTHF，5- 甲基四氢叶酸盐。[Adapted from Saudubray JM，Charpentier C. Chapter 66. In：Scriver CR，et al.（eds）. The Metabolic and Molecular Bases of Inherited Diseases. 8th ed. New York，NY：McGraw-Hill；2000，with permission.]

表 7.3　疑似代谢障碍性疾病的进一步检查

检查	异常项目
脑 MRI/MRS	T1、T2 像异常；乳酸、N-乙酰天冬氨酸（NAA）、肌酸峰值分析
皮肤活检（成纤维细胞培养）	培养成纤维细胞的酶分析（FAO、PDH/PC） 脂类、糖原、胆固醇、脂肪酸染色 NP-C（胆固醇酯化、Filipin 染色） DNA 分析 电镜检查贮积包涵体（溶酶体、线粒体）
肌肉活检	光学/电子显微镜、免疫组化、三色染色检测破碎红纤维（RRF；线粒体病）、脂肪贮积 肌病中不同模式的肌小管组织
肝、肌肉活检（新鲜并冷冻在−70℃）	电子传递链（ETC）活性、辅酶 Q10、酰基肉碱和肉碱（游离、总量、酯化） 染色检测脂类、糖原、胆固醇、脂肪酸的积累；免疫组织化学
肌电图/躯体感觉诱发电位（EMG/SSEP）	下运动神经元疾病 神经病变 肌病
脑超声（新生儿）	脑白质病变 脑室扩大 脑室内出血（IVH） 新生儿卒中

FAO，脂肪酸氧化酶；PDH，丙酮酸脱氢酶；PC，丙酮酸羧化酶；NP-C，Niemann-Pick 病 C 型

表 7.4　乳酸酸中毒的鉴别诊断

假阳性	采集技术差（使用止血带、血流缓慢）、样品处理差（未放置在冰上或处理延迟）、生理性、无氧运动
系统性疾病	缺氧、低血压、休克、败血症、肾衰竭、心力衰竭/心肌病、短肠综合征（D-乳酸）
脑病（可导致 CSF 乳酸水平升高）	持续性癫痫发作、脑膜炎/脑炎、脑缺血、恶性肿瘤、其他代谢紊乱
代谢性疾病	氨基酸代谢障碍、有机酸尿症、尿素循环缺陷、丙酮酸代谢障碍、Kreb 循环缺陷、线粒体氧化磷酸化障碍、脂肪酸氧化障碍、肝糖原代谢障碍、肝糖异生异常、生物素酶缺乏
其他	硫胺素缺乏症、毒物暴露（一氧化碳、甲醇）

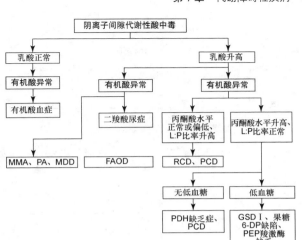

图 7.1 代谢性急症：阴离子间隙代谢性酸中毒。DP，二磷酸；FAOD，脂肪酸氧化障碍；GSD，糖原沉积病；L：P，乳酸/丙酮酸；MDD，多脱羧酶缺乏症；MMA，甲基丙二酸血症；PA，丙酸血症；PCD，丙酮酸羧化酶缺乏症；PDH，丙酮酸脱氢酶；PEP，磷酸烯醇丙酮酸；RCD，呼吸链缺陷。［Adapted from Saudubray JM，Charpentier C. In：Scriver CR，et al.（eds）. The Metabolic and Molecular Bases of Inherited Diseases. 8th ed. New York，NY：McGraw-Hill；2000 and Fenichel GM. Clinical Pediatric Neurology. 6th ed. Philadelphia，PA：Saunders，Elsevier；2009. ］

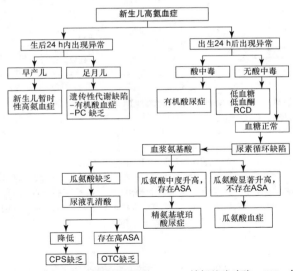

图 7.2 代谢性急症：新生儿高氨血症。ASA，精氨基琥珀酸；CPS，氨甲酰基磷酸合成酶；OTC，鸟氨酸转氨甲酰酶；PC，丙酮酸羧化酶；RCD，呼吸链缺陷。［Adapted from Saudubray JM，Charpentier C. In：Scriver CR，et al.（eds）. The Metabolic and Molecular Bases of Inherited Diseases. 8th ed. New York，NY：McGraw-Hill；2000 and Fenichel GM. Clinical Pediatric Neurology. 6th ed. Philadephia，PA：Saunders，Elsevier；2009. ］

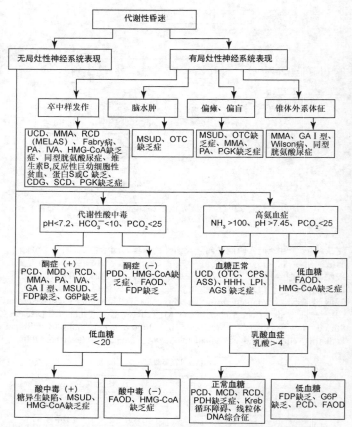

图 7.3 代谢性急症：代谢性昏迷。 AGS，乙酰谷氨酸合成酶；ASS，精氨基琥珀酸合成酶；CDG，先天性糖基化障碍；CPS，氨甲酰基磷酸合成酶；FAOD，脂肪酸氧化障碍；FDP，果糖-1,6-二磷酸；G6P，葡萄糖-6-磷酸；GA，戊二酸血症；HHH，高鸟氨酸血症-高氨血症-同型瓜氨酸尿；HMG-CoA，3-羟-3-甲基戊二酰辅酶 A；IVA，异戊酸血症；LPI，赖氨酸尿性蛋白不耐症；MCD，多羧化酶缺乏症；MDD，多脱羧酶缺乏症；MELAS，线粒体脑肌病伴乳酸酸中毒及卒中样发作；MMA，甲基丙二酸血症；MSUD，枫糖尿病；OTC，鸟氨酸转氨甲酰酶；PA，丙酸血症；PCD，丙酮酸羧化酶缺乏症；PDD，广泛性发育障碍；PDH，丙酮酸脱氢酶；PGK，磷酸甘油酸激酶；RCD，呼吸链缺陷；SCD，镰状细胞病；UCD，尿素循环障碍。[Adapted from Saudubray JM，Charpentier C. In：Scriver CR，et al.（eds）. The Metabolic and Molecular Bases of Inherited Diseases. 8th ed. New York，NY：McGraw-Hill；2000 and Fenichel GM. Clinical Pediatric Neurology. 6th ed. Philadelphia，PA：Saunders，Elsevier；2009.]

- 停用蛋白质（24 ～ 48 h 后重新启动必需氨基酸），对于尿素循环缺陷的患者应给予静脉滴注脂肪乳。

依据主要症状的诊断规则

进行性痉挛性截瘫（见图 7.4）

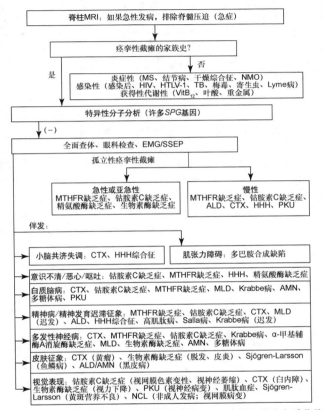

图 7.4 与代谢障碍相关的进行性痉挛性截瘫。ALD，肾上腺脑白质营养不良；AMN，肾上腺脊髓神经病；CTX，脑腱黄瘤病；EMG，肌电图；HHH，高鸟氨酸血症-高氨血症-同型瓜氨酸尿；HIV，人类免疫缺陷病毒；HTLV，人类嗜 T 淋巴细胞病毒；MLD，异染性脑白质营养不良；MS，多发性硬化；MTHFR，5,10- 亚甲基四氢叶酸还原酶；NCL，神经元蜡样脂褐质沉积症；NMO，视神经脊髓炎；PKU，苯丙酮尿症；SSEP，躯体感觉诱发电位；TB，结核病。[Adapted from Sedel F, Fontaine B, Saudubray JM, et al. Hereditary spastic paraparesis in adults associated with inborn errors of metabolism: a diagnostic approach. J Inherit Metab Dis. 2007; 30（6）: 855-864, with permission.]

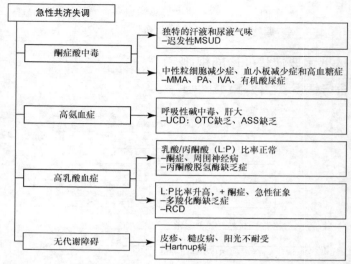

图 7.5　与代谢障碍相关的急性共济失调。ASS，精氨基琥珀酸合成酶；IVA，异戊酸血症；MMA，甲基丙二酸血症；MSUD，枫糖尿病；OTC，鸟氨酸转氨甲酰酶；PA，丙酸血症；RCD，呼吸链缺陷；UCD，尿素循环障碍。［Adapted from Saudubray JM，Charpentier C. In：Scriver CR，et al.（eds）. The Metabolic and Molecular Bases of Inherited Diseases. 8th ed. New York，NY：McGraw-Hill；2000，with permission.］

共济失调

见图 7.5 和图 7.6。

伴有代谢障碍的癫痫

见图 7.7 和表 7.5。

运动障碍和锥体外系体征

见图 7.8 和图 7.9。

继发于先天性代谢障碍的周围神经病

见图 7.10。

先天性代谢障碍的眼部表现

见表 7.6。

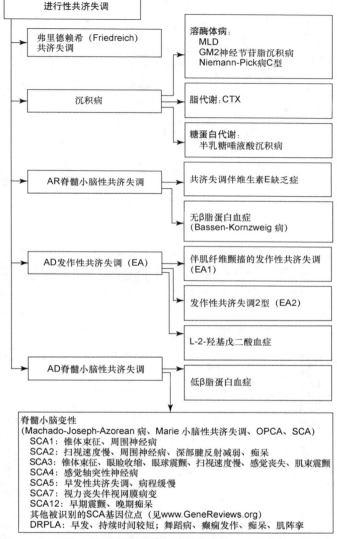

图 7.6　与代谢障碍相关的进行性共济失调。AD，常染色体显性遗传；AR，常染色体隐性遗传；CTX，脑腱黄瘤病；DRPLA，齿状核-红核-苍白球-丘脑下核萎缩；MLD，异染性脑白质营养不良；OPCA，橄榄-脑桥-小脑萎缩；SCA，脊髓小脑性共济失调。［Adapted from Saudubray JM，Charpentier C. In：Scriver CR，et al.（eds）. The Metabolic and Molecular Bases of Inherited Diseases. 8th ed. New York，NY：McGraw-Hill；2000，with permission.］

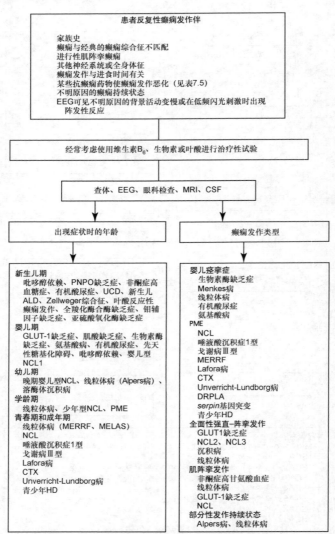

图 7.7　与代谢障碍相关的癫痫。ALD，肾上腺脑白质营养不良；CTX，脑腱黄瘤病；DRPLA，齿状核-红核-苍白球-丘脑下核萎缩；GLUT-1，葡萄糖转运蛋白-1；HD，亨廷顿病；MELAS，线粒体脑肌病伴乳酸中毒及卒中样发作；MERRF，肌阵挛癫痫伴破碎红纤维；NCL，神经元蜡样脂褐质沉积症；PME，进行性肌阵挛癫痫；PNPO，磷酸吡哆醇氧化酶；UCD，尿素循环障碍。[Adapted from Sedel F, Fontaine B, Saudubray JM, et al. Hereditary spastic paraparesis in adults associated with inborn errors of metabolism: a diagnostic approach. J Inherit Metab Dis. 2007; 30 (6): 855-86450 and Wolf NC. Epilepsy in inborn errors of metabolism. Epileptic Disord. 2005; 7 (2): 67-81, with permission.[51]]

表 7.5 代谢障碍时应避免使用的抗惊厥药物

疾病	可能加剧癫痫或代谢障碍发作的药物
PME	苯妥英、卡马西平、加巴喷丁、氨己烯酸、噻加宾、拉莫三嗪
GLUT-1 缺乏症	地西泮、苯巴比妥、奥卡西平
卟啉症	丙戊酸钠、拉莫三嗪、奥卡西平、卡马西平、苯妥英、托吡酯
UCD	丙戊酸钠
线粒体病	丙戊酸钠

GLUT-1，葡萄糖转运蛋白 -1；PME，进行性肌阵挛癫痫；UCD，尿素循环障碍

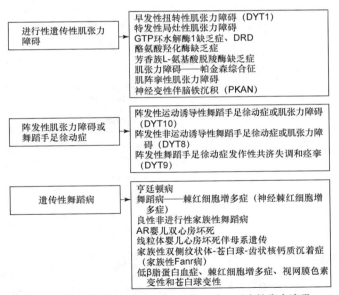

图 7.8 与代谢障碍相关的运动异常。DRD，多巴反应性张力障碍；AR，常染色体隐性遗传

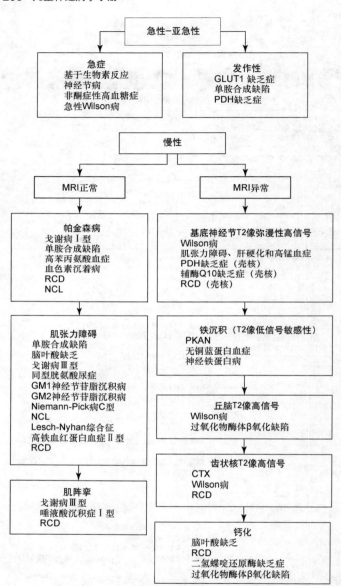

图 7.9 与代谢障碍相关的运动障碍，以发病类型和 MRI 表现为特征。 CTX，脑腱黄瘤病；GLUT-1，葡萄糖转运蛋白 -1；NCL，神经元蜡样脂褐质沉积症；PDH，丙酮酸脱氢酶；PKAN，泛酸激酶相关神经变性疾病；RCD，呼吸链缺陷。（Adapted from Sedel F，Saudubray JM，Roze E，et al. Movement disorders and inborn errors of metabolism in adults：a diagnostic approach. J Inherit Metab Dis. 2008；31（3）：308-318，with permission.[50]）

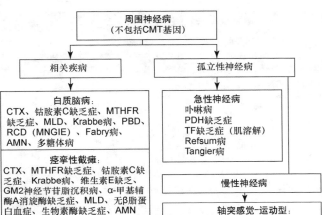

图 7.10　与代谢障碍相关的周围神经病。 AMN，肾上腺脊髓神经病；CDG，先天性糖基化障碍；CMT，Charcot-Marie-Tooth 病；CTX，脑腱黄瘤病；INAD，婴儿神经轴突营养不良；MLD，异染性脑白质营养不良；MNGIE，神经胃肠脑肌病；MTHFR，5,10- 亚甲基四氢叶酸还原酶；NARP，神经源性无力伴共济失调和色素性视网膜炎；PBD，过氧化物酶体生成障碍；PDH，丙酮酸脱氢酶；RCD，呼吸链缺陷；SANDO，感觉性共济失调性神经病伴构音障碍及眼肌麻痹；TF，三功能蛋白质。[Adapted from Sedel F, Baumann N, Turpin JC, et al. Psychiatric manifestations revealing inborn errors of metabolism in adolescents and adults. J Inherit Metab Dis. 2007；30（5）：631-641, with permission.]

表 7.6　与代谢障碍相关的眼部表现

	疾病
视神经胶质瘤	NF Ⅰ 型
色素性视网膜炎	过氧化物酶体病
	Sjögren-Larsson 综合征（鱼鳞病、痉挛性截瘫、精神发育迟滞）
	NCL 病
	Refsum 病
	Kearns-Sayre 综合征
	泛酸激酶缺乏症／婴儿神经轴突营养不良
	Bardet-Biedl 综合征（肥胖、多指／趾畸形、精神发育迟滞）
	Usher Ⅱ型（耳聋、严重精神发育迟滞）
	Joubert 综合征（精神发育迟滞、小脑蚓萎缩、通气过度）
	NARP
	MILS
	无 β 脂蛋白血症
	先天性糖基化缺陷
	RCD
	LCHAD
	黏多糖沉积病 Ⅰ、Ⅱ、Ⅲ、Ⅳ型
黄斑变性（樱桃红斑）	MLD
	Niemann-Pick 病
	Wolman 病
	半乳糖唾液酸沉积病
	GM1 神经节苷脂沉积病
	GM2 神经节苷脂沉积病
视神经萎缩或中心性失明	ALD
	MLD
	Krabbe 病
	Zellweger 谱系病
	Refsum 病
	MELAS
	LHON
	Canavan 病
	3- 甲基戊烯二酸尿症
	NCL
	同型胱氨酸尿症
晶状体脱位	亚硫酸盐氧化酶缺乏症
	钼辅因子缺乏症
	同型胱氨酸尿症
	Marfan 综合征
	Ehlers-Danlos 综合征

表 7.6 与代谢障碍相关的眼部表现（续表）

	疾病
新生儿白内障	半乳糖血症
	半乳糖激酶缺乏症
	酪氨酸血症 II 型
	过氧化酶体病
	葡萄糖 -6- 磷酸脱氢酶缺乏症
	山梨醇脱氢酶缺乏症
	Lowe 综合征
	Cockayne 综合征
	先天性感染（梅毒、风疹、腮腺炎）
婴儿白内障	RCD
	唾液酸沉积症
	α - 甘露糖苷沉积病
	甲羟戊酸尿症

ALD，肾上腺脑白质营养不良；LCHAD，长链羟酰脱氢酶缺乏症；LHON，Leber 遗传性视神经病；MELAS，线粒体脑肌病伴乳酸中毒及卒中样发作；MILS，母体遗传性亚急性坏死性脑病；MLD，异染性脑白质营养不良；NARP，神经源性无力伴共济失调和色素性视网膜炎；NF，神经纤维瘤病；NCL，神经元蜡样脂褐质沉积症；RCD，呼吸链缺陷。（Adapted from Saudubray JM, Charpentier C. In: Scriver CR, et al.（eds）. The Metabolic and Molecular Bases of Inherited Diseases. 8th ed. New York, NY: McGraw-Hill; 2000, with permission.）

影响代谢途径的疾病

金属代谢障碍性疾病

Wilson 病[1]

家族性肝豆状核变性。

缺陷 铜转运 ATP 酶 2（*ATP7B*）缺陷。

家族史 常染色体隐性遗传（AR），地中海后裔。

临床表现 典型临床表现为运动障碍（震颤、协调性差、精细运动消失、舞蹈手足徐动症）＋肝衰竭。肝衰竭主要见于年龄＜10 岁的儿童。如果在 10～20 岁发病，则可发生神经系统症状或体征，如步态或言语障碍，多年不变，之后进展为运动障碍（如构音障碍、肌张力障碍、轮替运动障碍、面-舌-咽部僵硬和步态困难）。其他症状或体征：休息和动作性震颤（红核震颤）± 舞蹈病和帕金森症。在 20% 的患者中，精神症状 / 体征先于运动障碍出现。

其他症状和体征 肝衰竭 / 肝硬化、角膜 Kayser-Fleischer 环（100%

的病例有中枢神经系统受累）和指甲蓝色月牙。Fanconi 综合征。

预后 差异较大。如果早期治疗可有正常寿命。

诊断 **影像学**：MRI 可见脑萎缩，苍白球 T2 像低信号，尾状核、壳核、丘脑、齿状核和脑桥 T2 像高信号。**实验室检查**：低血清铜和铜蓝蛋白。肝功能检查（LFT）升高，尿铜增多。**肝活检**：肝中铜含量升高，用光谱法测定铜含量（铜含量 > 250 μg/g 肝干重）。**确诊依据**：神经眼科裂隙灯检查显示角膜 Kayser-Fleischer 环，突变分析（ATP7B），筛查兄弟姐妹。

治疗 终身服药；铜螯合剂：D- 青霉胺、曲恩汀、四硫钼酸盐；锌、抗氧化剂、限制食用含铜量很高的食物。肝移植有争议。

血浆铜蓝蛋白缺乏症 [2]

缺陷 血浆铜蓝蛋白基因（CP）突变，位于 3q25 染色体上。在肝、胰、脑和视网膜中有铁的沉积。

家族史 常染色体隐性遗传。

临床表现 较少见，表现为进行性神经变性而导致的肌张力障碍或舞蹈病、痴呆、视网膜变性和小脑性共济失调。

其他症状 / 体征 小红细胞性贫血、糖尿病。

诊断 **影像学**：MRI 显示在壳核、尾状核、丘脑、齿状核有铁沉积（T2 像低信号）。**实验室检查**：血浆铜蓝蛋白检测不到，铁↓、铜↓、铁蛋白↑，小红细胞性贫血。肝功能检查正常。**活检**：肝铁沉积于肝细胞和网状内皮（RE）系统中。**确诊依据**：DNA 突变分析（CP）。

治疗 铁螯合剂（如去铁胺、新鲜冷冻血浆），抗氧化剂。避免补充铁剂。

血色素沉着病 [3]

流行性 高携带率（1：250），但儿童的发病率（表现型）很低。

缺陷 经典 I 型：C282Y 基因。青少年 II 型：AR 铁调素调节蛋白（hemojuvelin）基因（HFE2）和铁调素抗菌肽基因（HAMP）。III 型：AR 转铁蛋白受体 -2 基因（TFR2）。IV 型：AD 膜铁转运蛋白（ferroportin）基因（FPN1）。

家族史 除 IV 型外均为常染色体隐性遗传，IV 型为常染色体显性遗传。

临床表现　更常见于成人，但早在 2 岁就可以看到（儿童：心肌病和性腺衰竭）。神经系统征象包括：帕金森症、小脑性共济失调、痴呆、肌阵挛、动作性震颤、颈部肌张力障碍。

其他症状和体征　肝硬化和原发性肝细胞癌、关节炎、糖尿病、皮肤色素沉着。

预后　取决于治疗前的疾病进展，儿童常死于心脏病。

诊断　**影像学**：MRI 正常（可见脑萎缩）。**实验室检查**：血清铁升高，转铁蛋白、铁蛋白饱和。**活检**：肝铁是临床前疾病最敏感的指标，通过肝铁指数评分 > 1.9 或者肝铁 > 80 μmol/g 肝干重或 Perls 染色 3 级或 4 级确诊。**确诊依据**：肝活检和基因检测。

治疗　不论有无临床症状，对男性铁蛋白 > 300 μg/L 或女性铁蛋白 > 200 μg/L，行静脉切开术。

伴脑铁沉积的神经变性疾病（NBIA）[4]

婴儿神经轴突营养不良（INAD；Seitelberger 病）

家族史　常染色体隐性遗传；*PLA2G6* 基因突变。

临床表现　中枢神经系统（CNS）和周围神经系统（PNS）进行性退行性变。婴儿期肌张力低下，随后出现痉挛、角弓反张姿势、视神经萎缩。一般在 5 岁死亡。

病理学　皮肤或神经活检可见轴突球。

诊断　MRI：小脑弥漫性萎缩和高信号，伴或不伴基底神经节内铁沉积。EMG：前角细胞功能障碍，失神经支配。神经传导速度（NCV），正常；视网膜电图（electroretinogram，ERG），正常。

治疗　对症治疗。

泛酸激酶相关神经变性疾病（PKAN）

缺陷　泛酸激酶缺乏，*PANK2* 基因突变。

家族史　常染色体隐性遗传。

临床表现　7 ～ 10 岁开始出现肌张力障碍、吞咽困难、帕金森症、舞蹈手足徐动症和色素性视网膜炎，以及认知障碍和精神疾病，随后出现痉挛。

预后　痉挛性四肢瘫痪，5 ～ 10 岁死亡。

诊断 **影像学**：T2 像显示苍白球内侧高信号伴周围低信号（虎眼症）。**确诊依据**：*PANK2* 突变分析。

治疗 对症处理，脑深部电刺激（deep brain stimulation，DBS）治疗肌张力障碍。

Menkes 病：毛发多处营养不良 [5]

缺陷 肠内铜转运缺陷，*ATP7A* 基因突变。

家族史 X- 连锁隐性遗传。

临床表现 继发性铜依赖酶（细胞色素 C 氧化酶、多巴胺 -β- 羟化酶、赖氨酸氧化酶等）缺乏引起的症状，最显著的是神经退行性变和结缔组织异常。婴幼儿通常是肌张力低下，逐渐进展为痉挛性四肢瘫痪。新生儿可出现自主神经功能障碍、体温不稳定和低血糖症。

其他症状和体征 毛发稀疏、发黄、卷曲（扭结的头发），成骨不全，高腭穹，小颌畸形，面颊丰满，枕角。

预后 逐渐进展的脑病使患儿在 1 岁左右出现植物状态，通常在 1.5～2 岁死亡，无治疗方法。也有报道存活 20 年的病例。

诊断 **实验室检查**：血浆铜蓝蛋白下降；头发显微镜检查发现铜（卷曲发见于携带者）。**活检**：皮肤培养成纤维细胞的酶检测。**确诊依据**：*ATP7A* 基因突变分析。产前测试。

治疗 出生后 10 天内皮下注射组氨酸铜或氯化铜可使其发育正常。

过氧化物酶体病 [6]

Refsum 病（植烷酸氧化酶缺乏症）

缺陷 植烷酸辅酶 A 羟化酶缺乏（*PAHX* 或 *PHYH* 基因）。

家族史 常染色体隐性遗传。在斯堪的纳维亚、英国、德国和法国更常见。

临床表现 在 10～30 岁期间隐匿性起病，伴有夜盲症（色素性视网膜炎）、复发性或慢性多发性神经病（常呈对称性，主要累及远端，振动觉＞痛觉和温度觉）、可触及神经（反映神经增粗）、小脑性共济失调、辨距困难、构音障碍。当婴儿出现症状时，可有严重的肌张力低下伴深部腱反射消失。禁食可使症状加重。其他症状和体征：感音神经性耳聋、心肌病、鱼鳞病、高弓足。

预后　差异大，进行性加重，可有稳定期和急性加重期。可死于突发性心脏病。

诊断　**影像学**：MRI T2 像可见累及皮质脊髓束、小脑齿状核和胼胝体（仅见于婴儿时期）的对称性高信号。**实验室检查**：血浆支链脂肪酸升高（主要是植烷酸），脑脊液蛋白质升高（1～7 g/L）。**活检**：皮肤培养成纤维细胞酶测定。**确诊依据**：*PAHX* 或 *PHYH* 基因突变分析。

治疗　改变饮食以避免植烷酸摄入，必要时血浆置换。

X- 连锁肾上腺脑白质营养不良（XALD）

见第 9 章。

Zellweger 谱系疾病

见第 9 章。

溶酶体疾病

GM1 神经节苷脂沉积病[7]（Ⅰ型：婴幼儿；Ⅱ型：学龄前 / 青少年；Ⅲ型：成人）

缺陷　β - 半乳糖苷酶缺乏，*GLB1* 基因突变。

家族史　常染色体隐性遗传。

临床表现　Ⅰ型（婴幼儿期起病）：喂养困难，发育迟缓，肌张力低下。Ⅱ型（学龄前或青少年期起病）：最初出现共济失调、斜视和构音困难，随后出现癫痫发作、精神发育迟滞和痉挛状态。

其他症状和体征　Ⅰ型：肝脾大、耳聋、精神发育迟滞、脊柱后凸侧弯、脊柱和髋关节发育不良 [类似 Hurler 病，但是伴或不伴角膜混浊，伴黄斑樱桃红斑（50%）]、肾病、扩张型和（或）肥厚型心肌病。Ⅱ型：没有内脏增大，只有轻微的骨骼异常。

预后　婴儿期发病的患儿通常在 1 岁内死亡。晚发者可存活至 10 岁或 20 岁。

诊断　**影像学**：壳核后部 T2 像高信号。**实验室检查**：白细胞中 β - 半乳糖苷酶活性减低。**活检**：肝、心、肾、成纤维细胞可见神经节苷脂沉积。**确诊依据**：白细胞 β - 半乳糖苷酶活性和 *GLB1* 分子检测。

治疗 对症治疗，或麦格司他（葡萄糖神经酰胺合成酶抑制剂）治疗。

GM2 神经节苷脂沉积病，Ⅰ型[8]：Tay-Sachs 病（婴幼儿、青少年 / 慢性成年型）

缺陷 己糖胺酶 A 缺乏；*HEXA* 基因突变。

家族史 常染色体隐性遗传。德系犹太人携带率高。

临床表现 婴幼儿型（最常见）：对声音呈持续惊吓反应，发育退化，随后是瘫痪、痴呆和失明。青少年发病（晚发型，儿童晚期至成年起病）：儿童期动作笨拙或不协调，可见精神症状；相关表现包括近端肌无力（典型者下肢首发）、共济失调、构音困难、震颤、眼球异常跳动。下运动神经元（LMN）病。

其他症状和体征 典型的黄斑樱桃红斑。无器官增大（与 GM1 不同）。慢性成年起病：进行性肌张力障碍、脊髓小脑变性、伴有肌无力和肌束震颤的运动神经元病和（或）精神病。

预后 婴幼儿在 1 岁时可出现严重的发育迟滞和痉挛，2～5 岁死亡。青少年 / 成年型预后不定。

诊断 *影像学*：MRI 显示明显的小脑萎缩。*实验室检查*：CPK 升高，泡沫样白细胞，白细胞酶活性缺乏。*活检*：肝或直肠有红细胞糖苷脂和 GM2 神经节苷脂沉积。*EMG*：肌束震颤。*确诊依据*：血清或白细胞中己糖胺酶 A 活性缺乏或很弱，而 β- 己糖胺酶 B 同工酶活性正常或升高。分子遗传学检测（*HEXA*）。产前羊膜腔穿刺检测（N- 乙酰氨基葡萄糖低聚糖测定；*HEXA* 基因突变分析）。

治疗 最新临床试验，请访问 ClinicalTrials.gov。

GM2 神经节苷脂沉积病，Ⅱ型[9]：Sandhoff 病

缺陷 己糖胺酶 B 缺乏；*HEXB* 突变。

家族史 常染色体隐性遗传。

临床表现 婴幼儿期的发病与 Tay-Sachs 病非常相似，出生的前 6 个月出现虚弱、惊恐发作、早期失明、进行性精神和运动功能恶化、玩偶脸、樱桃红斑和巨颅畸形。晚发者表现为学习困难、情绪不稳定、间歇性精神病发作或意识错乱。肌萎缩、肌束震颤、核上性凝视麻痹、腱反射亢进、跖伸肌反射（在儿童，肌张力障碍和锥体外系症状较少出现）。

其他症状和体征　黄斑樱桃红斑，中度肝脾大。

预后　常常 3 岁之前死亡。

诊断　**影像**：常见小脑和皮质萎缩。**实验室检查**：测定滤纸上干燥的血或白细胞中的酶活性。**活检**：肝或直肠有红细胞糖苷脂和 GM2 神经节苷脂沉积，骨髓内发现泡沫样组织细胞，皮肤可做成纤维细胞培养。**确诊依据**：β- 己糖胺酶亚单位 B 活性低下（血清、白细胞和培养成纤维细胞）。*HEXB* 突变分析。产前羊膜腔穿刺检测（N- 乙酰氨基葡萄糖低聚糖测定；*HEXB* 突变分析）

鉴别诊断　临床上与 Tay-Sachs 病（怀疑在非犹太人中多发）难以区分。

治疗　支持治疗。了解以往的试验 / 基因疗法，可搜索 ClinicalTrials.gov。

Niemann-Pick 病[10]（A 型：新生儿；C 型：青少年）

缺陷　鞘磷脂酶缺乏。A 型：*SMPD1* 基因；[B 型：非神经系统疾病]；C 型：*NPC1* 或 *NPC2* 基因。

家族史　常染色体隐性遗传。德系犹太人更易出现 A 型。

临床表现　A 型：新生儿急性起病，出现喂养困难、发育不良、肝大，随后出现精神运动功能减退、肌张力下降和失明。C 型：早期发病者，可出现新生儿肌张力低下、发育迟滞、笨拙、学习困难、共济失调、吞咽困难、垂直凝视麻痹。青少年期起病者，可在 2 ～ 8 岁出现缓慢起病的小脑性共济失调、癫痫发作、核上性眼肌麻痹伴垂直凝视麻痹、痉挛，随后进行性精神退化。

其他症状和体征　A 型：50% 有黄斑樱桃红斑，随着疾病进展出现黄疸、脾大。C 型：黄斑樱桃红斑（大部分为早发型），中度肝脾大。

预后　A 型：1 岁之前死亡。C 型：早发型在 3 ～ 5 岁死亡，青少年期起病在 15 岁之前死亡。

诊断　**实验室检查**：A 型为鞘磷脂酶活性降低。C 型为低密度胆固醇酯降低和异常 Filipin 染色（成纤维细胞）。**活检**：非强制性。骨髓中可见泡沫样和海蓝色组织细胞。**确诊依据**：白细胞和培养的成纤维细胞中鞘磷脂酶活性下降。*SMD1* 基因突变分析。

治疗　对症支持治疗。A 型造血细胞移植可以预防躯体症状，但不能逆转神经系统表现。一项针对成人 Niemann-Pick 病 B 型患者的 I 期酶替代治疗试验正在进行中，期待不久即将完成。搜索 ClinicalTrials.gov。

唾液酸沉积病 I 型[11]

缺陷　α-神经氨酸酶缺乏，*NEU1* 基因突变。

家族史　常染色体隐性遗传。

临床表现　严重者出现胎儿水肿，活动和刺激敏感性肌阵挛、强直-阵挛发作和小脑性共济失调。

其他症状和体征　黄斑樱桃红斑，晶状体点状浑浊。

诊断　*影像学*：大脑和小脑萎缩。*实验室检查*：尿中唾液寡糖异常排泄，白细胞和成纤维细胞中酶活性降低。*活检*：培养皮肤成纤维细胞酶测定。*确诊依据*：培养成纤维细胞酶学分析或 *NEU1* 基因突变分析。

治疗　对症支持治疗。

戈谢病[12]（I 型：非神经病理性；II 型：婴幼儿期神经病型；III 型：起病多变，躯体和神经病学特征）

缺陷　β-葡萄糖苷酶（葡萄糖脑苷脂酶）缺乏，*GBA* 基因突变。

家族史　常染色体隐性遗传。德系犹太人。

临床表现　I 型：骨病（骨质减少，局部溶解或硬化性病变，骨坏死），肝脾大，贫血和血小板减少，肺部疾病；除了有晚期出现帕金森症的风险外，没有中枢神经系统症状。II 型：出生时正常，随后在 6 个月前迅速出现发育减退、脑神经病、肌张力低下，并逐渐发展为痉挛。在生后几个月内出现角弓反张、吞咽困难和喘鸣，伴或不伴癫痫发作。III 型：儿童到成年期发病，缓慢进展的肌阵挛和强直-阵挛发作、脑神经病，最终出现痉挛、共济失调、眼肌麻痹和痴呆。

其他症状和体征　II 型：脾大＞肝大，发育迟缓，鱼鳞病样皮肤改变。III 型：显著的肝脾大。

预后　I 型：寿命接近正常人，但出现帕金森病（Parkinson disease，PD）的风险较正常人群高。II 型：1～2 岁内死亡，重型水肿。Ⅲ型：预后多变，部分患儿可存活至成年。

诊断　**实验室检查**：血小板减少、贫血、白细胞减少，白细胞及成纤维细胞 β- 葡萄糖苷酶活性减低。**活检**：培养的皮肤成纤维细胞酶活性测定。**骨髓检查**：可见吞噬脂质的巨噬细胞（"戈谢细胞"）。**确诊依据**：白细胞或培养的成纤维细胞酶活性测定（正常人的 1% ～ 15%）。绒毛膜绒毛细胞培养可用于产前诊断。*GBA* 基因突变分析。

治疗　慢性神经系统受累（Ⅲ型）患者可从骨髓移植治疗中获益。酶替代治疗（伊米苷酶或维拉西酶 α）和减少底物治疗［如麦格司他（糖基神经酰胺合成酶抑制剂）］可以很好地改善非神经系统症状。

Fabry 病 [13]

缺陷　α- 半乳糖苷酶 A 缺乏造成神经鞘糖脂尤其是神经酰胺三己糖苷（Gb3）蓄积。*GLA* 基因突变。部分基因突变可诱导，可作为分子伴侣（小分子）治疗剂的靶点。

家族史　X- 连锁遗传（但女性也可患病，而不仅是携带者）。发病率：1∶4000。

临床表现　多发生于四肢末端（肢端感觉异常）和腹部（自主神经功能紊乱）的疼痛，少汗（怕热、反复发热）。蛋白尿性肾衰竭、肥厚型心肌病、早发卒中、耳聋、抑郁症在男性很常见，在女性患者中也较多见。

其他症状和体征　腹泻，血管角质瘤（呈脐周、"泳衣"样分布），角膜涡状营养不良（裂隙灯检查），耳鸣。

预后　可存活至老年，但通常死于卒中、肾衰竭或心脏并发症。

诊断　**影像学**：MRI T1 像可见丘脑枕呈高信号，T2 像脑室周围白质呈高信号。CT 血管造影（CTA）可见椎-基底动脉扩张延长。卒中影像学表现（通常是缺血性，也可表现为出血性）。**超声心动图**：左心室肥厚（LVH）（肥厚型心肌病），舒张功能不全。**实验室检查**：血浆 Gb3 增多。尿中三己糖苷测定及微量白蛋白尿。**活检**：皮肤培养成纤维细胞 α- 半乳糖苷酶 A 活性测定。**确诊依据**：α- 半乳糖苷酶 A 活性测定和 *GLA* 基因检测。女性（杂合子）酶活性测定可能正常，确诊依赖于 DNA 突变检测。该检查尚未纳入新生儿筛查项目。羊膜穿刺取羊水进行 *GLA* 基因检测用于产前诊断。

治疗 研究表明酶替代治疗（enzyme replacement therapy，ERT）可稳定心肌病，改善肾功能。早期治疗可预防继发性纤维化改变。实验性体外造血干细胞/祖细胞基因治疗。苯妥英钠、卡马西平或加巴喷丁可减轻肢体疼痛（肢端感觉异常），ACEI 类药物可减少蛋白尿，血液透析和（或）肾移植用于终末期肾病的治疗。

Farber 脂肪肉芽肿病 [14-15]

缺陷 酸性神经酰胺酶缺乏，*ASAH1* 基因突变。

家族史 常染色体隐性遗传。

临床表现 病程晚期精神发育迟滞。

其他症状和体征 皮下结节、关节炎、喉部受累表现和肝脾大，眼底黄斑樱桃红斑。

预后 2 岁左右死于肺部疾病。

诊断 **实验室检查**：尿中神经酰胺升高。**活检**：皮肤培养成纤维细胞酶活性测定。**确诊依据**：外周血白细胞或培养成纤维细胞中酸性神经酰胺酶活性减低，*ASAH1* 基因突变分析。

治疗 对症治疗。

黏多糖沉积病（MPS）（仅描述那些累及神经系统的疾病）

Hurler 综合征（MPS I）[16]

缺陷 α-L-艾杜糖醛酸酶缺乏引起黏多糖蓄积，*IDUA* 基因突变。

家族史 常染色体隐性遗传。

临床表现 出生时正常，从 2 岁开始发育退化（认知和运动）。可能软脑膜增厚导致脑积水。轻型大约于 10 岁起出现症状，通常智力发育正常，寿命不受影响。

其他症状和体征 面容粗陋（早期典型表现）、角膜浑浊（必有的特征）、耳聋、疝气、多发性成骨不全伴 3 岁时生长停止（侏儒症）、心肌病（室壁僵硬、主动脉瓣反流）、冠心病（CAD）和肝脾大。

预后　未经治疗情况下，通常于 10 岁死亡。

诊断　**影像学**：MRI 可见血管周围间隙呈 T1 低信号、T2 高信号的囊性损害（血管周围间隙的泡沫细胞内黏多糖大量蓄积）。长骨 X 线提示多发性骨发育不全。**实验室检查**：尿黏多糖排泄增多。**活检**：皮肤培养成纤维细胞的酶活性测定。**确诊依据**：外周血白细胞或培养成纤维细胞内 α-L-艾杜糖醛酸酶活性减低。*IDUA* 基因突变。羊膜腔穿刺产前诊断。

治疗　骨髓移植可减缓疾病进程。酶替代疗法。通过构建一种携带 *IDUA* 基因的逆转录病毒载体，转导至自体骨髓细胞中，进行基因治疗。

Hunter 综合征[17]（MPS Ⅱ A 型和 MPS Ⅱ B 型）

缺陷　由于艾杜糖醛酸硫酸酯酶缺乏，导致硫酸软骨素 B 和硫酸类肝素蓄积，*IDS* 基因突变。

家族史　X-连锁隐性遗传，伴不同细胞系镶嵌现象。

临床表现　临床表现与 Hurler 综合征相似。MPS Ⅱ A：重型，伴逐渐加重的精神发育迟滞；MPS Ⅱ B：轻型，伴认知功能减退。

其他症状和体征　与 Hurler 综合征相似，但不伴有角膜浑浊。

预后　MPS Ⅱ A：通常在 15 岁前死亡。MPS Ⅱ B：进展缓慢，可存活至成年早期。

诊断　**影像学**：MRI 可见血管周围间隙呈 T1 低信号、T2 高信号的囊性损害（血管周围间隙的泡沫细胞内黏多糖大量蓄积）。**实验室检查**：尿中可见大量硫酸软骨素 B 和硫酸类肝素。**活检**：皮肤培养成纤维细胞中艾杜糖醛酸硫酸酯酶活性测定。**确诊依据**：外周血白细胞或培养成纤维细胞中酶活性减低。*IDS* 基因突变分析。羊膜腔穿刺产前诊断。

治疗　酶替代治疗和早期骨髓移植可能减缓疾病进展。

Sanfilippo 病（MPS Ⅲ）[18]

缺陷　分为 4 型。Ⅲ A 型：N-磺基葡糖胺磺基水解酶（SGSH）缺乏。Ⅲ B 型：N-α-乙酰氨基葡糖苷酶（NAGLU）缺乏。Ⅲ C 型：肝素乙酰辅酶 A：α-氨基葡糖苷 N-乙酰转移酶（HGSNAT）

缺乏。Ⅲ D 型：N- 乙酰葡糖胺 -6- 硫酸酯酶（GNS）缺乏。

家族史 常染色体隐性遗传。

临床表现 2 ～ 5 岁起病，精神运动发育迟滞，睡眠障碍，多动症，随后痴呆。

其他症状和体征 与其他 MPS 疾病患者相比，具有中重度爪形手和内脏增大，角膜混浊或骨骼发育不全少见或没有。

预后 严重的精神发育迟滞（IQ < 50）和青少年期死亡。

诊断 **影像学**：MRI 可见 T1 低信号、T2 高信号表现的囊性血管周围病变（血管周围间隙的泡沫细胞内黏多糖聚集）。X 线可见持续性椎体向两侧突出和颅骨增厚。**实验室检查**：尿中有大量硫酸类肝素，但缺乏硫酸皮肤素。**活检**：将皮肤成纤维细胞进行培养，测定酶活性。**确诊依据**：皮肤成纤维细胞培养酶活性降低。遗传突变分析（*SGSH*、*NAGLU*、*HGSNAT*、*GNS*）。羊膜腔穿刺术行产前诊断。

治疗 对症治疗。脑室腹腔分流可改善对治疗无反应的严重行为症状。试验性骨髓移植。

Sly 病（MPS Ⅶ）[19]

缺陷 β - 葡糖醛酸糖苷酶缺乏，*GUSB* 基因。

家族史 常染色体隐性遗传。

临床表现 起病年龄多变，通常 1 ～ 3 岁起病，精神发育倒退。也可在青少年期或出生时起病。痉挛性四肢瘫痪，由于颈髓损伤导致的深部腱反射活跃及巴宾斯基征阳性常见。

其他症状和体征 肝大，骨骼畸形，面容粗糙，角膜浑浊（Hurler 样）。

预后 预后各异，可从胎儿水肿到存活至成年，但有明显的精神发育缺陷。

诊断 **影像学**：颈部 MRI 和 CT 扫描显示高密度假性关节，伴齿状突发育异常、寰枢椎弓发育不全。**实验室检查**：尿液中黏多糖（皮肤素、软骨素和硫酸类肝素）增多。**活检**：培养皮肤成纤维细胞，并测定酶活性。**确诊依据**：培养的成纤维细胞酶活性降低。*GUSB* 基因突变。羊膜腔穿刺术行产前诊断。

治疗 试验性异基因骨髓移植改善中枢神经系统以外症状。

中间代谢障碍：有机酸血症

丙酸血症[20]（婴儿型和成年型）

缺陷 丙酰辅酶 A 羧化酶缺乏，*PCCA* 和 *PCCB* 基因。

家族史 常染色体隐性遗传。

临床表现 婴儿型：出生时正常，肌张力低下，喂养困难，脱水，反复出现代谢性酸中毒——昏迷伴酮症，大量颅内出血（ICH），舞蹈症，基底节坏死。**成年型**：舞蹈症，痴呆，精神发育迟滞，急性意识错乱发作——昏迷伴酮症。

其他症状和体征 酮症性高甘氨酸血症伴高氨血症，急性发作性恶心和出血倾向。28% 的婴儿型有肝大。

诊断 影像学：一些患者 MRI 可见基底节（苍白球）对称性 T2 像高信号，脑脊液（CSF）空间扩大。婴儿型可有髓鞘形成延迟。**实验室检查**：尿有机酸（3-羟基丙酸、丙酰甘氨酸、柠檬酸甲酯、甲基巴豆酰甘氨酸）升高。血浆丙酰肉碱升高，乙酰肉碱/肉碱的比值升高。白细胞和成纤维细胞的酶活性降低。**活检**：皮肤成纤维细胞培养，酶活性测定。**确诊依据**：新生儿筛查，培养成纤维细胞的酶分析。*PCCA* 和 *PCCB* 基因突变分析。

治疗 低支链氨基酸饮食。代谢危象：静脉补液，碳酸氢盐，葡萄糖，透析，氨清除剂（苯甲酸钠、苯乙酸钠）。

丙二酸尿症 I 型（婴儿型[21]及成年起病[22]）

缺陷 戊二酰-辅酶 A 脱氢酶缺乏，*GCDH* 基因。

家族史 常染色体隐性遗传。

临床表现 婴儿型：巨头畸形、口面部运动障碍、头痛、核上性眼肌麻痹和癫痫。如果基底节坏死，会出现舞蹈手足徐动症及肌张力障碍。**成年起病**：巨头畸形、口面部运动障碍、头痛、痴呆、痫性发作、肌张力障碍、共济失调及核上性眼肌麻痹。

其他症状和体征 视网膜出血。

预后 多种多样，严重残疾常见，与急性起病及死亡率相关。许多患者死于儿童期，但也有一些人活到成年早期。

诊断　**影像学**：颞极萎缩，双侧基底节受累，伴豆状核 T2 像高信号（坏死——"蝙蝠翼征"）± 硬膜下血肿（婴儿）。**实验室检查**：尿 3- 羟基戊二酸和葡萄糖酸盐升高。**活检**：皮肤培养成纤维细胞的酶活性测定。**确诊依据**：新生儿筛查，培养成纤维细胞酶分析，*GCDH* 基因突变分析。

治疗　左旋肉碱和核黄素（B$_2$），饮食限制赖氨酸摄入，苯海索用于局灶性肌张力障碍。

戊二酸尿症 Ⅱ 型（GA Ⅱ）[23]（起病年龄不定）

缺陷　多种酰基辅酶 A 脱氢酶缺乏引起电子传递链（electron transport chain，ETC）核黄素复合体缺乏。至少由三种不同的基因突变引起：*ETFA*（GA Ⅱ A）、*ETFB*（GA Ⅱ B）和 *ETFDH*（GA Ⅱ C）。

家族史　常染色体隐性遗传。

临床表现　任何患有脂质沉积性肌病的儿童都应怀疑此病。发病年龄不定，表现为间歇性呕吐、反复发作的肌无力、低血糖昏迷及发热性疾病。进行性痉挛性共济失调。

其他症状和体征　反复发作的严重低血糖，肝、肌肉和心脏有脂肪浸润。先天性双侧多囊肾，胸腺萎缩。

预后　如果及早改变饮食习惯，预后良好。

诊断　**影像学**：脑白质营养不良伴双侧颞叶萎缩。**实验室检查**：尿中戊二酸、乳酸、乙基丙二酸、丁酸、异丁酸、2- 甲基丁酸和异戊酸升高。**活检**：皮肤培养成纤维细胞的酶活性测定，尸检脂肪酸成分分析。**确诊依据**：新生儿筛查，培养成纤维细胞的酶分析，基因分析（*ETFA*、*ETFB*、*ETFDH*）。

治疗　核黄素（维生素 B$_2$），色氨酸；低脂肪饮食可减少肌无力的发作。

甲基丙二酸血症[24]

缺陷　一种钴胺（cbl，维生素 B$_{12}$）代谢障碍的异质性疾病，由甲基丙二酰辅酶 A 变位酶（MUT）缺乏、其辅因子腺苷钴胺（cblA、cblB、cblD）的转运或合成缺陷、甲基丙二酰辅酶 A 差向异构酶（MCEE）缺乏引起。

家族史　常染色体隐性遗传。

临床表现　间歇性呕吐、嗜睡、脑病及复发性卒中。

其他症状和体征　慢性代谢性酸中毒，慢性肾衰竭。

预后　取决于突变。cblA 缺陷预后良好，可存活至成年。

诊断　**影像学**：脑白质软化，既往卒中或急性卒中的后遗症，颅内和颅外血管明显的钙化性动脉粥样硬化。**实验室检查**：尿甲基丙二酸和柠檬酸甲酯升高，伴或不伴尿和血浆同型半胱氨酸升高；血浆甲硫氨酸降低。**活检**：皮肤培养成纤维细胞的酶活性测定。**确诊依据**：培养成纤维细胞的突变分析和酶活性测定。

治疗　应在所有受累个体中确定体内对维生素 B_{12}（钴胺）的反应性。急性期：恢复血容量和酸碱平衡，减少蛋白质摄入，增加葡萄糖，抑制分解代谢。慢性期管理：高热量、低丙酸前体饮食；注射维生素 B_{12}，补充肉碱。

异戊酸血症 [25]

缺陷　异戊酰辅酶 A 脱氢酶缺陷；*IVD* 基因突变。

家族史　常染色体隐性遗传。

临床表现　急性新生儿型：大量代谢性酸中毒、呕吐、嗜睡和死亡。慢性型：严重酮症酸中毒发作，伴精神运动发育迟缓。

其他症状和体征　一种类似汗脚的特殊气味，厌恶食物中的蛋白质，致命的呕吐。

预后　随发病年龄、酶缺乏严重程度和治疗延迟而变化。范围从婴儿期死亡，至几乎无残疾并存活到成年晚期。

诊断　**实验室检查**：尿异戊酰赖氨酸增加。**活检**：皮肤培养成纤维细胞的酶活性测定。**确诊依据**：*IVD* 基因突变分析和培养成纤维细胞的酶活性测定。新生儿筛查。

治疗　限制亮氨酸的摄入，口服甘氨酸和补充左旋肉碱可能有效。

生物素酶缺乏症 [26]（迟发性生物素反应性多发性羧化酶缺乏症）

缺陷　生物素酶缺乏，生物素吸收不足；*BTD* 突变。

家族史　常染色体隐性遗传。

临床表现　出生后数天至 3 个月出现癫痫发作和肌张力低

下，随后出现共济失调和精神发育迟滞。

其他症状和体征 皮炎，脱发，反复性感染，感音神经性耳聋。

预后 昏迷，然后死亡，但取决于治疗开始的时间和依从性。

诊断 **实验室检查**：3-羟基异戊酸和3-羟基丙酸升高。酮症酸中毒和高氨血症。**确诊依据**：血清生物素酶活性＜10%。

治疗 早期生物素替代可以逆转大多数症状，并可预防精神发育迟滞。

中间代谢障碍：氨基酸病和神经递质疾病

同型胱氨酸尿症[27]

缺陷 胱硫醚 β 合酶缺乏；CBS 基因突变。

家族史 常染色体隐性遗传。

临床表现 表现不一，精神发育迟滞、精神障碍、癫痫、卒中、静脉窦血栓形成及伴随的身体特征。

其他症状和体征 晶状体脱位 ± 瞳孔阻滞、青光眼、Marfan样综合征、色素减退、血栓栓塞性事件、急性胰腺炎。

预后 取决于治疗的时机。患者常因反复性血栓栓塞而致残或死亡。

诊断 **影像学**：先前卒中的白质软化后遗症，颅内和颅外血管明显的钙化性动脉粥样硬化。**实验室检查**：高同型半胱氨酸血症（＞100 mmol/L），高甲硫氨酸血症。尿同型半胱氨酸和甲硫氨酸升高。在给予负荷剂量的甲硫氨酸后，全尿同型半胱氨酸是最敏感的筛查试验。**确诊依据**：新生儿筛查，CBS 突变分析。

治疗 维生素 B_6，限制蛋白质饮食，维生素 C，改善内皮功能障碍。

甘氨酸脑病[28][非酮症性高甘氨酸血症（NKH）]

缺陷 线粒体甘氨酸分解系统。70% ～ 75% 甘氨酸脱氢酶（GLDC；9q24.1）突变，约 20% 氨甲基转移酶（AMT；3q21.31）突变，＜ 1% 甘氨酸裂解体系 H 蛋白（GCSH）突变。

家族史 常染色体隐性遗传。

临床表现　多数出现在新生儿期（85% 为重度，15% 为轻度）。**急性症状**：发作性运动障碍、难治性癫痫发作、脑病、核上性凝视麻痹。**慢性症状**：癫痫发作、精神发育迟滞、痴呆、小脑性共济失调、运动神经病、视神经萎缩。

预后　婴儿死亡常见。存活者通常有严重的精神发育迟滞。

诊断　**实验室检查**：血浆、尿液和脑脊液甘氨酸升高。脑脊液 / 血浆甘氨酸比值升高（ > 0.08）。**活检**：肝组织甘氨酸裂解酶分析。**EEG**：爆发-抑制波型进展为多灶性棘波，之后到 3 个月时为高度失律。**确诊依据**：肝活检和综合突变分析（$GLDC$、AMT、$GCSH$）。

治疗　苯甲酸钠、右美沙芬、氯胺酮。抗癫痫药物（丙戊酸盐除外，会增加脑脊液甘氨酸）。补充左旋肉碱。

苯丙酮尿症和高苯丙氨酸血症 [29]

缺陷　苯丙氨酸羟化酶缺乏，PAH 基因。

家族史　常染色体隐性遗传。

临床表现　出生时正常，开始喂养 48 ～ 72 h 后出现高苯丙氨酸血症，发育迟缓，25% 癫痫发作。儿童精神发育迟滞，具有攻击性和多动性。

其他症状和体征　尿液有霉烂味，金发，皮肤苍白，因色素缺乏出现蓝眼症，湿疹。

预后　视病情严重程度及治疗的延误程度而定。

诊断　**影像学**：基底神经节进行性钙化。**实验室检查**：血浆苯丙氨酸和酪氨酸水平升高（如果尿液中的含量 > 15 g/dl，在加入氯化铁溶液后尿液会变成绿色）。**确诊依据**：新生儿筛查，酶分析，绒毛膜绒毛活检或羊膜腔穿刺术的产前 DNA 分析。

治疗　如果血浆苯丙氨酸 > 20 mg/dl，应限制苯丙氨酸饮食。控制目标为 4 ～ 6 mg/dl，以防止认知功能下降。对四氢生物蝶呤（BH4）缺乏者，补充四氢生物蝶呤。

枫糖尿病（MSUD）[30]

缺陷　支链 α - 酮酸脱氢酶复合蛋白缺陷。45% 支链酮酸脱氢酶 A（BCKDHA）（MSUD 1A 型，19 q13.2）突变，35% 支链酮酸脱氢酶 B（BCKDHB)（MSUD 1B 型，6q14.1）突变，20% 二氢脂酰胺支链转酰基酶（DBT)（MSUD 2 型，1 p21.2）突变。

家族史 常染色体隐性遗传。

临床表现 出生时正常，从 5 个月到 2 岁，应激因素（感染、手术、高蛋白饮食等）会触发共济失调、易怒和进行性嗜睡。可导致严重的代谢性酸中毒。幸存者的精神运动发育接近正常。

其他症状和体征 发作时尿液有枫糖浆味。

预后 变化较大。在轻微病例中，只有中度的发育迟滞。严重时，婴儿期死亡。

诊断 **实验室检查**：血浆和尿液中支链氨基酸（亮氨酸、异亮氨酸、缬氨酸；别构异亮氨酸）含量升高和酮尿症，但只在发作时出现。**活检**：皮肤培养成纤维细胞的酶活性测定。**确诊依据**：培养成纤维细胞、淋巴母细胞的酶活性测定。

治疗 发作期：逆转酮症酸中毒（危及生命的酸中毒可行腹膜透析）。限制蛋白质饮食。发作期维生素 B_1 服用量为 1 g/d，之后是 100 mg/d。

GTPHC 1 缺陷[31]（Segawa 病）

缺陷 GTP- 环水解酶 1 缺乏，*GCH1* 基因突变。

家族史 常染色体显性遗传（AD）。

临床表现 起病形式不一，有肌张力障碍、帕金森症、假性痉挛性轻截瘫（肌张力障碍）并具昼夜波动性、精神发育迟滞和抑郁。

其他症状和体征 睡眠障碍、嗜睡和饮食过多。

预后 变化较大，其特点是对 L- 多巴有显著的反应。

诊断 **实验室检查**：脑脊液检测生物蝶呤、新蝶呤、高香草酸（HVA）和 5- 羟基吲哚乙酸（5-HIAA）含量下降或正常。苯丙氨酸负荷试验异常。**确诊依据**：*GTPCH1* 基因突变。

治疗 左旋多巴、抗胆碱能药物、多巴胺激动剂。

酪氨酸羟化酶缺乏症[32]

缺陷 酪氨酸羟化酶（TH）缺乏；*TH* 基因突变。

家族史 常染色体隐性遗传。

临床表现 肌张力障碍、帕金森症、假性痉挛性轻截瘫、锥体束征、精神发育迟滞和进行性脑病。

预后 脑病对左旋多巴没有反应，常进展为昏迷和死亡。

诊断 实验室检验：脑脊液中 HVA 含量低，而生物蝶呤、新蝶呤和 5-HIAA 含量正常。**确诊依据**：基因检测（*TH*）和 TH 酶活性分析。

治疗 左旋多巴（用于肌张力障碍和帕金森症），抗胆碱能药物，多巴胺激动剂。

葡萄糖转运蛋白 -1（GLUT-1）缺乏综合征[33]

缺陷 GLUT-1 缺乏；*SLC2A1*（溶质运载蛋白家族 2，促葡萄糖转运蛋白成员 1）突变。包括 DYT 18 和 DYT 19。

家族史 常染色体显性遗传和散发。

临床表现 典型病例：在出生后的最初几个月发生药物难治性癫痫（非典型性儿童失神发作 / 肌阵挛癫痫），随后发育迟缓，获得性小头畸形。其他临床特征：间歇性共济失调、舞蹈手足徐动症、肌张力障碍和交替性偏瘫。禁食可引起症状。也有患者症状轻微。

预后 根据疾病表型的严重程度而有所不同。

诊断 实验室检查：脑脊液糖含量下降，脑脊液 / 血液葡萄糖比值 < 0.4（正常 > 0.6）。**EEG**：2.5 ～ 4 Hz 棘-慢波，进食后可改善。**确诊依据**：*SLC2A1* 突变分析。

治疗 生酮饮食，避免禁食。

生物素反应性基底神经节疾病[34]

缺陷 生物素跨血脑屏障（blood-brain barrier，BBB）转运蛋白缺陷；*SLC19A3* 基因突变。

家族史 常染色体隐性遗传。

临床表现 儿童期发病，伴有脑病、昏迷、癫痫、僵直等急性症状，有时伴有慢性肌张力障碍。

预后 非常好，患者在治疗后几天内恢复到基线状态。

诊断　影像学：两侧尾状核头部和壳核 T2 像高信号。**确诊依据**：*SLC19A3* 突变分析。

治疗　生物素 5 ～ 10 mg/（kg·d）。

脑叶酸缺乏[35]

缺陷　未知的、可能的叶酸受体自身抗体，可能是先天性。

家族史　仅散发病例。

临床表现　正常发育到 4 个月，然后头部发育迟缓，继而肌张力低下、运动障碍、小脑性共济失调、耳聋、脊髓性肌萎缩，最后是痉挛。

预后　严重残疾伴痉挛性四肢瘫痪。

诊断　影像学：进行性基底神经节及其他皮质下钙化。**实验室检查**：脑脊液 5- 甲基四氢叶酸含量低，血液叶酸含量正常。**确诊依据**：脑脊液 5- 甲基四氢叶酸含量低，补充叶酸后正常。

治疗　叶酸（进入脑脊液）。

生物蝶呤代谢障碍[36]

对于有运动障碍和精神运动性退化，以及尽管给予低苯丙氨酸饮食，但血苯丙氨酸水平仍持续升高的患者，要怀疑本病（"非典型 PKU"）。

墨蝶呤还原酶缺乏症[37]

缺陷　墨蝶呤还原酶缺乏，四氢生物蝶呤（BH4）合成途径的组成部分、严重的多巴胺和 5- 羟色胺（5-HT）缺乏；*SPR* 基因突变。

家族史　常染色体隐性遗传。

临床表现　进行性精神运动发育迟滞，多巴反应性肌张力障碍（昼夜波动），嗜睡。

诊断　实验室检查：脑脊液中生物蝶呤（生物蝶呤、二氢蝶呤）升高，HVA 下降，5-HIAA 下降，不伴高苯丙氨酸血症。**确诊依据**：*SPR* 突变分析。

治疗　低苯丙氨酸饮食。左旋多巴、5- 羟色氨酸（5-HTP）。

四氢生物蝶呤（BH4）合成酶缺乏症 [38]

缺陷　BH4 是多种酶的辅助因子：苯丙氨酸羟化酶（PAH）、酪氨酸羟化酶（TH）、色氨酸羟化酶（TPH1）。高苯丙氨酸血症（HPA）。最常见的形式是 HPABH$_4$A——6- 丙酮酰四氢生物蝶呤合成酶（PTS）缺乏，*PTS* 基因突变。其他包括：HPABH$_4$B——GTP 环水解酶缺乏，*GCH1* 基因突变；HPABH$_4$C——二氢蝶啶还原酶（DHPR）缺乏，*QDPR* 基因突变；HPABH$_4$D——蝶呤 -4- α - 甲醇胺脱水酶（PCBD）缺乏，*PCBD* 基因突变。

家族史　常染色体隐性遗传。

临床表现　肌张力障碍（全身性或阵发性；昼夜波动）。精神运动发育迟滞，锥体外系体征。

其他症状和体征　躯干肌肌张力低下，躯干不稳定，舞蹈症，眼动危象。

预后　取决于治疗的延迟程度。进行性精神运动恶化和吞咽困难可导致死亡。

诊断　**影像学**：脑干海绵状空泡形成，弥漫性脱髓鞘，进行性基底神经节和其他皮质下钙化。**实验室检查**：高苯丙氨酸血症；脑脊液中生物蝶呤、5-HIAA 和 HVA 含量低，新蝶呤含量升高；尿液中蝶呤含量低。**确诊依据**：苯丙氨酸负荷试验和肝中 GTP 环水解酶 I 活性测定。

治疗　低苯丙氨酸饮食、BH4、左旋多巴、5-HTP。

二氢蝶啶还原酶（DHPR）缺乏症 [39]

缺陷　二氢蝶啶还原酶（BH4 补救途径中的酶）缺乏，*QDPR* 基因突变。

家族史　常染色体隐性遗传。

临床表现　波动性和进行性脑病伴精神发育迟滞，癫痫；锥体外系（肌张力障碍）、锥体和小脑体征。

诊断　**影像学**：脑干海绵状空泡形成，弥漫性脱髓鞘，进行性基底神经节和其他皮质下钙化（如果叶酸没有被取代）。**实验室检查**：高苯丙氨酸血症；脑脊液中高生物蝶呤，低 HVA，低 5-HIAA。**确诊依据**：*QDPR* 基因突变，产前诊断。

治疗　低苯丙氨酸饮食；左旋多巴，5-HTP。

氨基酸转运障碍

Hartnup 病[40]

缺陷 肾和肠道氨基酸转运失败，*SLC6A19* 基因突变。与 PKU 发病率相同，但由于高蛋白饮食，在美国很少见到。

家族史 常染色体隐性遗传。

临床表现 出生时正常，然后小脑性共济失调间断性发作，伴眼球震颤，由压力引起的情绪不稳定至精神状态改变。

其他症状和体征 糙皮病样光敏感皮疹，肝硬化，氨基酸尿症。

预后 治疗则预后良好。患者经常可达到平均寿命。

诊断 **实验室检查**：单胺基—元羧酸尿症，单胺基—元羧酸肠道吸收缺陷，由口服负荷量确定。**确诊依据**：*SLC6A19* 突变分析。

治疗 每日口服烟酰胺（50 ～ 300 mg/d）可逆转皮肤和神经系统并发症，高蛋白饮食。

Lowe 病（眼脑肾综合征）[41]

缺陷 氨基酸转运体（多磷酸肌醇 -5- 磷酸酶）缺乏，在眼睛、肾和大脑中表达，*OCRL* 基因突变。

家族史 X- 连锁隐性遗传（如果 X 染色体失活偏移，女性可能受累）。

临床表现 新生儿肌张力低下伴反射低下及双侧白内障，继而出现 Fanconi 样肾病（蛋白尿、全身性氨基酸尿、肉碱消耗、磷酸盐尿）和精神发育迟滞。轻度行为障碍（脾气暴躁、固执、刻板）可存活至成年。

其他症状和体征 眼积水，维生素 D 抵抗性佝偻病，氨基酸尿症。

预后 大多数婴儿期死亡。存活者大多数有中度 / 重度精神发育迟滞，有些智商接近正常。

诊断 **影像学**：MRI 可见白质弥漫性 T2 像高信号。**实验室检查**：肾小管酸中毒。**确诊依据**：临床三联征。突变分析仅限于已知 *OCRL* 突变的家族。

治疗 碱化疗法，补充钾、磷酸盐、钙和左旋肉碱。

尿素循环障碍[42]

尿素合成中酶和辅助因子的多重缺陷引起的高氨血症：最常见的先天性代谢障碍，1：8000。

缺陷 5 种催化酶缺乏：氨甲酰磷酸酯合成酶 1（CPS1）、鸟氨酸转羧酶（OTC）、精氨酸酶（ARG）、精氨基琥珀酸裂解酶（ASL）、精氨基琥珀酸合成酶（ASS）。辅助因子：N- 乙酰谷氨酸合成酶（NAGS）缺乏。

家族史 除 OTC（X- 连锁遗传）外，所有均为常染色体隐性遗传。

临床表现 **新生儿**：从生命的第 1 天（甚至在蛋白质喂养之前）开始逐渐嗜睡、呕吐（血浆 $NH_3 > 200$ μg/dl）和肌张力低下，可导致昏迷（$NH_3 > 300$ μg/dl）和癫痫发作（$NH_3 > 500$ μg/dl）。**婴儿 / 儿童**：发育停滞、喂养问题、呕吐、嗜睡、共济失调和癫痫发作。**成年**：慢性精神性症状，精神状态改变，嗜睡，精神病。

预后 根据发病情况而变化。

诊断 **影像学**：脑水肿的超声、CT 或 MRI 检查。**实验室检查**：高氨血症 > 150 μg/dl ＋无酸中毒＋阴离子间隙正常＋葡萄糖正常。血浆氨基酸升高。**活检**：肝酶分析。**确诊依据**：培养肝细胞的酶分析，新生儿筛查（串联质谱分析），遗传分析（多基因检测）。

治疗 限制必需氨基酸的氮摄入量为 $1.2 \sim 2$ g/（kg·d）。苯甲酸钠和苯乙酸（替代 NH_3 途径），通过来自碳水化合物和脂肪的热量减少分解代谢，补充精氨酸（精氨酸酶缺乏的情况除外）（参见高氨血症诊治规则，图 7.2）。

糖类代谢障碍

半乳糖血症[43]

缺陷 半乳糖 -1- 磷酸尿苷酰基转移酶缺乏，*GALT* 基因突变；半乳糖差向异构酶缺乏，*GALE* 基因突变。

家族史 常染色体隐性遗传。

临床表现 新生儿可有白内障、呕吐、腹泻（第一次喂养后）、发育停滞。新生儿由于大肠埃希菌败血症死亡较为常见。颅内压（ICP）升高的征象。

其他症状和体征 白内障、肝大、黄疸。

预后 进行性躯干共济失调伴有四肢的粗大静止性震颤。如果不治疗，也可能导致严重的精神发育迟滞。

诊断 **影像学**：颅骨超声显示脑水肿。**实验室检查**：喂养后尿还原性物质升高，糖尿，蛋白尿。裂隙灯检查见点状白内障。**确诊依据**：新生儿筛查，红细胞半乳糖-1-磷酸尿苷酰基转移酶减低。携带者 *GALT* 突变分析。

治疗 立即更换无乳糖配方奶粉。尽管早期给予看似适当的治疗，许多患儿的智商（IQ）仍很低。

糖原沉积病（GSD）[44]

缺陷 糖原合成或分解代谢的缺陷导致表型谱系：从严重低血糖症（新生儿）、肝大、乳酸酸中毒、低血糖性发作（婴儿），到青少年/成年运动不耐受和骨骼肌不适（痛性痉挛、力弱）。

GSD Ⅰa——VonGierke：葡萄糖-6-磷酸酶缺乏（80%病例）（*G6PC*）

GSD Ⅰb——葡萄糖-6-磷酸转位酶缺陷（20%病例）（*SLC37A4*）

GSD Ⅱ——Pompe：酸 α-1,4-葡萄糖苷酶缺乏（*GAA*）

GSD Ⅲ——Cori：糖原脱支酶缺乏（*AGL*）

GSD Ⅳ——Andersen：糖原分支酶缺乏（*GBE1*）

GSD Ⅴ——McArdle：肌磷酸化酶缺乏（*PYGM*）

GSD Ⅵ——Hers：肝磷酸化酶缺乏（*PYGL*）

GSD Ⅶ——Tauri：肌磷酸果糖激酶缺乏（*PFKM*）

GSD Ⅸa——磷酸化酶激酶 α 亚单位缺乏（*PHKA2*）

GSD Ⅸb——磷酸化酶激酶 β 亚单位缺乏（*PHKB*）

GSD Ⅸc——磷酸化酶激酶缺乏（*PHKG2*）

GSD Ⅸd——肌磷酸化酶激酶缺乏（*PHKA1*）

GSD Ⅹ——磷酸甘油酸变位酶缺乏（*PGAM2*）

GSD Ⅺ——乳酸脱氢酶 A 缺乏（*LDHA*）

GSD ⅩⅢ——β-烯醇化酶缺乏（*ENO3*）

GSD ⅩⅣ——葡糖磷酸变位酶 1 缺乏（*PGM1*）

家族史 常染色体隐性遗传。

临床表现　骨骼肌病，肌痛，心肌病（Ⅰ型），呼吸功能损害。Ⅴ型（运动后）（Ⅺ、ⅩⅢ型）通常只存在肌无力。

其他症状和体征　生长迟缓，身材矮小，肝大（肝腺瘤Ⅰ型），心脏扩大（Ⅱ型婴儿），黄瘤和痛风（Ⅰ型）。晚发型 Pompe 无心脏受累，但在仰卧位可能出现呼吸功能损害（做卧位和坐位肺功能试验）。

预后　预后多样。Ⅰ型、Ⅱ型（少年型或迟发型）、Ⅲ型和Ⅴ型可存活至成年。

诊断　**实验室检查**：肌酸磷酸激酶（creatine phosphokinase，CPK）↑，尿酸（Ⅰ型）↑，肌红蛋白尿。**EMG**：肌病改变或正常。**活检**：肝和肌肉活检。**确诊依据**：红细胞、肝细胞或肌肉中的酶活性。突变分析（基因测试）。

治疗　高蛋白饮食，补充肌酸，适量运动。一些人可以使用酶替代疗法。实验性骨髓移植（BMT）。

脂代谢障碍

脑腱黄瘤病（CTX）[45]

缺陷　固醇 27 羟化酶缺乏（*CYP27A1*）。

家族史　常染色体隐性遗传。

临床表现　婴儿期腹泻，儿童期白内障，青少年至青年期肌腱黄瘤（首先发生于跟腱）；成年：痴呆、精神障碍、进行性共济失调和痉挛、吞咽困难和构音困难。

其他症状和体征　非典型帕金森病、肌张力障碍、周围神经病、癫痫发作、过早动脉粥样硬化引起的心肌梗死。

预后　若不治疗会有重度残疾。

诊断　**影像学**：脑和（或）小脑萎缩。MRI 可发现显著存在于小脑中的局灶性高信号病变（黄瘤，胆固烷醇贮积），但在大脑、脑干或基底核中也可见到；异常的白质信号。**实验室检查**：血浆和组织中胆固烷醇升高，胆固醇降低或正常，尿胆汁酸升高，胆汁中缺乏鹅去氧胆酸。**神经传导速度（NCV）**：传导速度下降（脱髓鞘模式）。**活检**：肌腱黄瘤（几乎每个组织都有胆固烷醇的蓄积），皮肤培养成纤维细胞的酶分析。**确诊依据**：*CYP27A1* 突变分析。培养成纤维细胞的酶活性分析。

治疗　鹅去氧胆酸 750 mg/d，HMG-CoA 还原酶抑制剂（可能导致肌肉损伤）。

神经元蜡样脂褐质沉积病（NCL）[46]

一组神经退行性疾病（Batten 病；通常发生于儿童早期），以癫痫发作、视觉障碍 / 失明、痴呆 / 发育障碍和运动障碍的不同组合为特征，这些不同组合与溶酶体 / 自噬通路中至少 14 种蛋白质的缺乏 / 功能障碍有关，并以溶酶体的包涵体为特征（表7.7）。青少年–成年发病型无明显视力减退。

发病率　作为一组疾病，是儿童最常见的神经退行性疾病；（1～2.5）/10 万，在一些人群（如斯堪的纳维亚人）中更多见。

家族史　常染色体隐性遗传，除外一些成年发病类型为常染色体显性遗传。

诊断　电镜下可见病理性包涵体（颗粒状、指纹状、曲线状）。**确诊依据**：酶检测（PPT1/CLN1；TPP1/CLN2）或者通过分子测试（基因检测）。

治疗　对包括癫痫发作、行为困难、脑病伴失明、痉挛、不能经口进食等症状进行处理；当前正在进行的基因治疗试验（CLN2；颅内注射）；酶替代治疗试验（CLN2）；免疫调节疗法（CellCept；CLN3）。过去的干细胞治疗试验（脑内注射）并不成功。

胆固醇沉积病：Smith-Lemli-Opitz 病 [47]

缺陷　7- 脱氢胆固醇还原酶（DHCR7）缺乏。

家族史　常染色体隐性遗传。

临床表现　产前和产后生长迟缓，小头畸形，中至重度认知功能障碍和躯体畸形。

其他症状和体征　特征性面部表现：颞部变窄、内眦赘皮褶皱、上睑下垂、鼻梁宽阔、鼻根短、鼻孔前倾、腭裂（40%～50%）、耳位常低并且耳后旋、小颌畸形。多指（趾）畸形，2～3趾并趾，外阴性别不明或尿道下裂（男性），严重先天性心脏缺陷；行为问题（易怒、多动症、自残行为）；孤独症谱系疾病（45%～55%）；睡眠减少。

预后　大多数患儿不能存活过婴儿期；部分病例较轻，面部特征可不明显，肌张力低下，并指（趾）畸形，轻微发育迟缓。

表 7.7 神经元蜡样脂褐质沉积病

疾病	以前的名称	OMIM 编号	遗传方式	变异基因	发病年龄	临床类型	早期症状和体征	通常生存时间	电镜包涵体
CLN1	INCL	256730	AR	PPT1	6～24 月龄 2～4 岁 4～6 岁	典型婴儿型 晚期婴儿型 青少年型	发育障碍、癫痫发作、肌阵挛、视觉障碍 发育退化、癫痫发作、视觉障碍 视觉障碍、癫痫发作、行为异常、痴呆	2～6 岁 5～12+岁 10～20 岁	GROD GROD GROD
CLN2	cLINCL	204500	AR	TPP1	2～4 岁	典型晚期婴儿型（青少年型）	恶性癫痫发作、肌阵挛、发育和视觉障碍	6～12+岁	CL
CLN3	JNCL	204200	AR	CLN3	3～8 岁	典型青少年型	视觉障碍、痴呆、行为和运动困难、迟发性癫痫发作	20～40 岁	淋巴空泡、FP
CLN4	Kufs（Parry 型）	162350	AD	DNAJC5	青少年至 30+岁	青少年至成年型	痴呆、癫痫发作、肌阵挛、无视力丧失	5～20 岁	GROD
CLN5	fLINCL	256731	AR	CLN5	3～7 岁	变异晚期婴儿型（青少年、成年）	行为异常、认知功能下降、视觉障碍、肌阵挛、运动困难	十几岁以上	CL, FP, RL
CLN6	vLINCL	601780	AR	CLN6	1.5～8 岁	变异晚期婴儿型	视觉障碍、认知功能下降、肌阵挛	十几岁以上	FP, CL
	Kufs（A 型）		AR		16～51 岁	成年起病	进行性肌阵挛癫痫		FP, GROD
CLN7	vLINCL	610951	AR	MFSD8	1.5～6 岁	变异晚期婴儿型（青少年、成年）	视觉障碍、癫痫发作、肌阵挛	十几岁以上	RL, FP

230 儿童神经病学手册

表 7.7 神经元蜡样脂褐质沉积病（续表）

疾病	以前的名称	OMIM编号	遗传方式	突变基因	发病年龄	临床表型	早期症状和体征	通常生存时间	电镜包涵体
CLN8	vLINCL	600143	AR	CLN8	1.5～7岁	变异晚期婴儿型	肌阵挛发作，视觉障碍，共济失调，认知功能下降	十几岁以上	GROD, CL (FP)
	EPMR	610003	AR	CLN8	5～10岁	北部癫痫	癫痫发作，缓慢进展的痴呆，无视力丧失	40岁以上	GROD, CL
CLN10	CNCL	610127	AR	CTSD	新生儿	先天性（婴儿晚期，成年型）	癫痫性脑病，小头畸形	＜1岁	GROD
CLN11		614706	AR	GRN	20～30岁早期	成年型	视觉障碍，肌阵挛发作，共济失调，痴呆	30岁以上	FP
	FTLD-GRN	607485	AD		35～65岁	成年型	肌阵挛发作，共济失调，认知功能下降	50十岁	TDP-43
CLN12	Kufor-Rakeb	606693	AR	ATP13A2	8～12岁	青少年型	帕金森症，共济失调，痴呆	30十岁	FP
CLN13	Kufs（B型）		AR	CTSF	20～30岁	成年型	运动障碍（共济失调，震颤）和痴呆，少见癫痫发作		FP（脑）
CLN14	EPM3	611726	AR	KCTD7	8～9月龄	婴儿型	癫痫发作，运动和言语功能退化，视觉障碍，没有视力丧失	十几岁	FP（GROD）
			AR		10月龄～3岁	晚期婴儿型			无

OMIM，在线人类孟德尔遗传数据库；AR，常染色体隐性遗传；AD，常染色体显性遗传

诊断　**实验室检查**：低胆固醇水平（正常水平的 15% ～ 27%）和很高水平的 7- 脱氢胆固醇。**活检**：皮肤活检用于酶测定。**确诊依据**：常规的生化和胆固醇谱检测。培养皮肤成纤维细胞的酶学分析。*DHCR7* 突变分析，产前诊断。

治疗　外源性胆固醇［20 ～ 40 mg/（kg·d）］。

其他代谢性神经疾病

Lesch-Nyhan 综合征[48]

缺陷　次黄嘌呤鸟嘌呤磷酸核糖转移酶缺乏（*HPRT1*）。

家族史　X 染色体隐性遗传。

临床表现　出生时肌张力低，随后发育迟缓，最初几个月头部控制障碍，随后 1 年内出现渐进性躯干肌张力障碍，在第 2 年出现舞蹈病、投掷运动、痉挛状态，并在 2 岁以后逐渐进展为痴呆、强迫行为和自残。

其他症状和体征　强迫性自残（咬伤舌头、嘴唇、手指，或刺伤手臂和腿等），痛风或肾结石。

预后　多在儿童期死亡。

诊断　**实验室检查**：血浆和尿中尿酸水平升高。**活检**：皮肤活检用于培养成纤维细胞酶学测定。**确诊依据**：妊娠 10 周左右绒毛膜绒毛 HPRT 超微量分析，成纤维细胞或白细胞的 HPRT 酶活性 < 正常的 1.5%。

治疗　对症治疗，别嘌呤醇（痛风），苯二氮䓬类药物，卡马西平，选择性 5- 羟色胺再摄取抑制剂（selective serotonin reuptake inhibitor, SSRI）（行为），左旋多巴和深部脑刺激（肌张力障碍），牙齿固定或拔除。

Cockayne 综合征（CS）[49]

缺陷　DNA 剪切修复系统缺陷；CSA——*ERCC8*（35% 的病例），CSB——*ERCC6*（65% 的病例）；各自基因的突变，分别为 *ERCC8* 或 *ERCC6*。

家族史　常染色体隐性遗传。

临床表现　全面的生长发育迟缓；早熟，快速病理性衰老和神经退行性变。

其他症状和体征　皮肤光敏性，眼部异常（白内障，进行性色素沉积性视网膜病变，泪液减少，瞳孔缩小），感音神经性耳聋，龋齿，外观呈恶病质性的矮小。

预后　儿童晚期死亡。

诊断　**实验室检查**：核型正常。**影像学**：白质营养不良和（或）基底神经节钙化。**活检**：检测培养成纤维细胞——紫外线照射后 RNA 合成恢复延迟。**确诊依据**：*ERCC6* 或 *ERCC8* 突变分析。如果分子检测阴性，则考虑为 XP 互补组 B、D、G 突变。

治疗　对症治疗，避免晒太阳或使用防晒系数在 50 ～ 100 之间的防晒霜。避免将丙戊酸用于癫痫发作的治疗。

参考文献

1. Cox DW, Roberts E. (Updated January 2006). Wilson disease. In: *GeneReviews at GeneTests Medical Genetics Information Resource*. Seattle, WA: University of Washington; 1997–2013. Available at http://www.genetests.org. Accessed March 2013.
2. Dusek P, Jankovic J, Le W. Iron dysregulation in movement disorders. *Neurobiol Dis*. 2012;46(1):1–18.
3. Roy CN, Andrews NC. Recent advances in disorders of iron metabolism: mutations, mechanisms, and modifiers. *Hum Mol Genet*. 2001;10(20):2181–2186.
4. Schneider SA, Hardy J, Bhatia KP. Syndromes of neurodegeneration with brain iron accumulation (NBIA): an update on clinical presentations, histological and genetic underpinnings and treatment considerations. *Mov Disord*. 2012;27(1):42–53.
5. Kodama H, Fujisawa C, Bhadhprasit W. Pathology, clinical features, and treatment of congenital copper metabolic disorders—focus on neurologic aspects. *Brain Dev*. 2011;33(3):243–251.
6. Jansen GA, Waterham HR, Wanders RJ. Molecular basis of Refsum disease: sequence variations in phytanoyl-CoA hydroxylase (PHYH) and the PTS2 receptor (PEX7). *Hum Mutat*. 2004;23(3):209–218.
7. Online Mendelian Inheritance in Man, OMIM. Johns Hopkins University, Baltimore, MD. MIM:611458:05/07/2011. World Wide Web URL:http://omim.org.
8. Kaback MM, Desnick RJ. Hexosaminidase A deficiency. (Updated August 2011). In: *GeneReviews at GeneTests Medical Genetics Information Resource*. Seattle, WA: University of Washington; 1997–2013. Available at http://www.genetests.org. Accessed March 2013.
9. Online Mendelian Inheritance in Man, OMIM. Johns Hopkins University, Baltimore, MD. MIM:268800:11/04/2009. World Wide Web URL:http://omim.org.
10. McGovern MM, Schuchmann EH. (Updated June 2009). Acid sphingomyelinase deficiency. In: *GeneReviews at GeneTests Medical Genetics Information Resource. Copyright*. Seattle, WA: University of Washington; 1997–2013. Available at http://www.genetests.org. Accessed March 2013.
11. Online Mendelian Inheritance in Man, OMIM. Johns Hopkins University, Baltimore, MD. MIM:256550:09/10/2008. World Wide Web URL:http://omim.org.
12. Pastores GM, Hughes DA. (updated July 2011). Gaucher disease. In: *GeneReviews at GeneTests Medical Genetics Information Resource*. Seattle, WA: University of Washington; 1997–2013. Available at http://www.genetests.org. Accessed March 2013.
13. Mehta A, Hughes DA. (Updated March 2011). Fabry disease. In: *GeneReviews at GeneTests Medical Genetics Information Resource*. Seattle, WA: University of Washington; 1997–2013. Available at http://www.genetests.org. Accessed March 2013.
14. Ferlinz K, Kopal G, Bernardo K, et al. Human acid ceramidase: processing, glycosylation, and lysosomal targeting. *J Biol Chem*. 2001;276(38):35352–35360.

15. Muenzer J, Wraith JE, Clarke LA; International Consensus Panel of Management and Treatment of Mucopolysaccharidosis I. Mucopolysaccharidosis I: management and treatment guidelines. *Pediatrics*. 2009;123(1):19–29.

16. Kakkis ED, Muenzer J, Tiller GE, et al. Enzyme-replacement therapy in mucopolysaccharidosis I. *N Engl J Med*. 2001;344(3):182–188.

17. Wraith JE, Scarpa M, Beck M, et al. Mucopolysaccharidosis II (Hunter syndrome): a clinical review and recommendations for treatment in the era of enzyme replacement therapy. *Eur J Pediatr*. 2008;167(3):267–277.

18. Valstar MJ, ruijter GJ, van Diggelen OP, et al. Sanfilippo syndrome: a mini-review. *J Inherit Metab Dis*. 2008;31(2):240–252.

19. Valayannopoulos V, Nicely H, Harmatz P, et al. Mucopolysaccharidosis VI. *Orphanet J Rare Dis*. 2010;5:5 doi.10.1186/1750-1172-5-5.

20. Schreiber J, Chapman KA, Summar ML, et al. Neurologic considerations in propionic acidemia. *Mol Genet Metab*. 2012;105(1):10–15.

21. Mühlhausen C, Hoffmann GF, Strauss KA, et al. Maintenance treatment of glutaryl-CoA dehydrogenase deficiency. *J Inherit Metab Dis*. 2004;27(6):885–892.

22. Külkens S, Harting I, Sauer S, et al. Late-onset neurological disease in glutaryl-CoA dehydrogenase deficiency. *Neurology*. 2005;64(12):2142–2144.

23. Gordon N. Glutaric aciduria types I and II. *Brain Dev*. 2006;28(3):136–140.

24. Suormala T, Baumgartner MR, Coelho D, et al. The cblD defect causes either isolated or combined deficiency of methylcobalamin and adenosylcobalamin synthesis. *J Biol Chem*. 2004;279(41):42742–42749.

25. Kuerr I, Weinhold N, Vockley J, et al. Advances and challenges in the treatment of branched-chain amino/keto acid metabolic defects. *J Inherit Metab Dis*. 2012;35(1):29–40.

26. Wolf B. The neurology of biotinidase deficiency. *Mol Genet Metab*. 2011;104(1–2):27–34.

27. McCully KS. Homocysteine, vitamins, and vascular disease prevention. *Am J Clin Nutr*. 2007;86(5):S1563–S1568.

28. Applegarth DA, Toone JR. Glycine encephalopathy (nonketotic hypergycinaemia): review and update. *J Inherit Metab Dis*. 2004;27(3):417–422.

29. Blau N, van Spronsen FJ, Levy HL. Phenylketonuria. *Lancet*. 2012;376(9750):1417–1427.

30. Morton DH, Strauss KA, Robinson DL, et al. Diagnosis and treatment of Maple syrup disease: a study of 36 patients. *Pediatrics*. 2002;109(6):999–1008.

31. Segawa M. Hereditary progressive dystonia with marked diurnal fluctuation. *Brain Dev*. 2011;33(3):195–201.

32. Schiller A, Wevers RA, Steenbergen GC, et al. Long-term course of L-dopa-responsive dystonia caused by tyrosine hydroxylase deficiency. *Neurology*. 2004;63(8):1524–1526.

33. Wang D, Pascual JM, Yang H, et al. Glut-1 deficiency syndrome: clinical, genetic, and therapeutic aspects. *Ann Neurol*. 2005;57(1):111–118.

34. Tabarki B, Al-Shafi S, Al-Shahwan S, et al. Biotin-responsive basal ganglia disease revisited: clinical, radiologic, and genetic findings. *Neurology*. 2013;80(3):261–267.

35. Hyland K, Shoffner J, Heales SJ. Cerebral folate deficiency. *J Inherit Metab Dis*. 2010;33(5):563–570.

36. Longo N. Disorders of biopterin metabolism. *J Inherit Metab Dis*. 2009;32(3):333–342.

37. Friedman J, Roze E, Abdenur JE, et al. Sepiapterin reductase deficiency: a treatable mimic of cerebral palsy. *Ann Neurol*. 2012;71(4):520–530.

38. Blau N, Hennermann JB, Langenbeck U, et al. Diagnosis, classification, and genetics of phenylketonuria and tetrahydrobiopterin (BH4) deficiencies. *Mol Genet Metab*. 2011;104(suppl):S2–S9.

39. Hirano M, Ueno S. Mutant GTP cyclohydrolase I in autosomal dominant dystonia and recessive hyperphenylalaninemia. *Neurology*. 1999;52(1):182–184.

40. Kleta R, Romeo E, Risti Z, et al. Mutations in *LC6A19*, encoding B0AT1, cause Hartnup disorder. *Nat Genet*. 2004;36(9):999–1002.

41. Loi M. Lowe syndrome. *Orphanet J Rare Dis*. 2006;1:16.

42. Lanpher BC, Gropman A, Chapman KA, et al. Urea Cycle Disorders Consortium, Summar ML. (Updated September 2011). Urea cycle disorders overview. In: *GeneReviews at GeneTests Medical Genetics Information Resource*. Seattle, WA: University of Washington; 1997–2013. Available at http://www.genetests. org. Accessed March 2013.

43. Ridel KR, Leslie ND, Gilbert DL. An updated review of the long-term neurological effects of galactosemia. *Pediatr Neurol*. 2005;33(3):153–161.

44. van Adel BA, Tarnopolsky MA. Metabolic myopathies: update 2009. *J Clin Neuromuscul Dis.* 2009;10(3):97–121.

45. Keren Z, Falik-Zaccai TC. Cerebrotendinous xanthomatosis (CTX): a treatable lipid storage disease. *Pediatr Endocrinol Rev.* 2009;7(1):6–11.

46. Mole SE, Goebel HH (Eds.). *The Neuronal Ceroid Lipofuscinosis (Batten disease).* 2nd ed. Oxford: Oxford University Press; 2011:361–365.

47. Nowaczyk MJ, Irons MB. Smith-Lemli-Optiz syndrome: phenotype, natural history, and epidemiology. *Am J Med Genet C Semin Med Genet.* 2012;160C(4): 250–262.

48. Sampat R, Fu R, Larovere LE, et al. Mechanisms for phenotypic variation in Lesch-Nyhan disease and its variants . *Hum Genet.* 2011;129(1):71–78.

49. Jeppesen DK, Bohr VA, Stevnsner T. DNA repair deficiency in neurodegeneration. *Prog Neurobiol.* 2011;94(2):166–200.

50. Sedel F, Fontaine B, Saudubray JM, et al. Hereditary spastic paraparesis in adults associated with inborn errors of metabolism: a diagnostic approach. *J Inherit Metab Dis.* 2007;30(6):855–864.

51. Wolf NC. Epilepsy in inborn errors of metabolism. *Epileptic Disord.* 7(2):67–81.

8 线粒体能量代谢障碍

Patricia L. Musolino and Katherine B. Sims

陈玉珍 译 禚志红 王艳淑 校

引言

线粒体氧化磷酸化疾病是一组临床异质性疾病，主要是由于线粒体呼吸链［电子传递链（ETC）］的功能障碍导致，可以出现在任何年龄段。线粒体内膜上有超过 70 种不同的多肽相互作用形成呼吸链。绝大多数的亚基由核 DNA（nDNA）转录在胞质内合成，但13 种必需亚基由 16.5 kb 的线粒体 DNA（mtDNA）编码（图 8.1）。

临床表现

因为在不同的细胞和组织中存在线粒体异质性（不同数量的突变线粒体），一些线粒体疾病可能会影响单一器官，但更常见的是累及多个器官系统。许多疾病表现为显著的神经（中枢、周围和自主神经）和肌病特征。此外，不同的 mtDNA 与 nDNA 的突变可以表现为相同的临床综合征，或单一的突变可导致症状和体征的不同组合。线粒体疾病的常见临床特征包括脑病、癫痫发作、

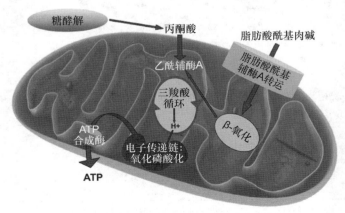

图 8.1　线粒体疾病中受累的简化能量代谢途径

痴呆、偏头痛、卒中样发作、共济失调、痉挛、上睑下垂、眼外肌麻痹、肌病（通常是运动不耐受）、感音神经性听力丧失（SNHL）/耳聋、视神经萎缩/色素性视网膜病和非神经系统症状（包括心肌病、发育障碍、肝衰竭、肾小管性酸中毒、糖尿病和其他内分泌疾病、骨髓衰竭和免疫功能改变）（表 8.1）。高发的中、晚期流产是一种常见现象，但经常被忽视。表 8.2 总结了应促使初级医疗保健团队行线粒体疾病诊断性检查的"警示"临床症状和体征。

表 8.1	提示线粒体疾病的体征与症状
神经系统	非血管分布的脑卒中样病变
	基底节功能障碍或钙化
	脑病：反复发作，或伴有低/中剂量的丙戊酸钠
	神经退行性疾病
	部分性癫痫持续状态（EPC）、全面性或肌阵挛发作
	肌阵挛
	共济失调
	MRI 表现与 Leigh 病一致
	特征性 MRS 峰（乳酸峰值在 1.3 ppm，TE = 35 和 135；琥珀酸峰值在 2.4 ppm）
心血管系统	肥厚型心肌病伴心律失常
	儿童不明原因心脏传导阻滞
	心肌病伴乳酸酸中毒
	扩张型心肌病伴肌无力
	Wolff-Parkinson-White 型心律失常（预激综合征）
眼科系统	视网膜变性伴夜盲症、色盲、视力下降或视网膜色素变性
	眼肌麻痹/瘫痪
	眼球运动不稳定，共轭失调
	上睑下垂
	突发或隐匿性起病的视神经病变/萎缩
消化系统	原因不明或丙戊酸钠诱导的肝衰竭
	严重的运动障碍
	假性梗阻性发作
其他	新生儿、婴儿或幼儿伴随不明原因的肌张力低下、无力、发育停滞和代谢性酸中毒（尤其是乳酸酸中毒）
	运动不耐受与身体力弱不成比例
	对全身麻醉过敏
	急性横纹肌溶解发作
	身材矮小
	自主神经功能障碍/体位直立性心动过速综合征（POTS）

Adapted from Haas RH, et al. Mitochondrial disease: a practical approach for primary care physicians. Pediatrics. 2007; 120: 1326-1333.[10]

表 8.2　线粒体疾病的临床综合征

疾病	主要特征	其他特征
核 DNA（nDNA）突变		
Alpers-Huttenlocher综合征	肌张力低下 癫痫发作 肝衰竭	肾小管病
Leigh 综合征（LS）	亚急性复发性脑病 小脑、脑干体征 婴儿期发病	基底节低密度病变 有神经系统疾病、Leigh综合征或自然流产增加的母系遗传史
婴儿肌病和乳酸酸中毒（致命型和非致命型）	在出生后第 1 年肌张力低下 喂养和呼吸困难	致命型可能与心肌病和（或）de Toni-Fanconi-Debre 综合征有关
线粒体 DNA（mtDNA）突变		
进行性眼外肌麻痹（PEO）（adPEO 和 arPEO）	眼外肌麻痹 双侧上睑下垂	轻度的近端肌病 终身存在
Kearns-Sayre 综合征（KSS）	PEO 发病年龄＜ 20 岁 视网膜色素变性 下列之一： 　脑脊液蛋白＞ 1 g/L 　小脑性共济失调 　心脏传导阻滞	双侧耳聋 肌病 吞咽困难 糖尿病 甲状旁腺功能减退 痴呆
神经源性无力伴共济失调和色素性视网膜炎（NARP）	儿童晚期或成年发病的周围神经病 共济失调 视网膜色素变性	基底节低密度病变 视网膜电图（ERG）异常 感觉运动性神经病
肌阵挛癫痫伴破碎红纤维（MERRF）	肌阵挛 癫痫发作 小脑性共济失调 肌病	痴呆 视神经萎缩 双侧耳聋 周围神经病 痉挛 全身脂肪过多症
Leber 遗传性视神经病（LHON）	亚急性无痛性单侧 / 双侧视力障碍 男：女＝ 4：1 发病的中位年龄为 24 岁	肌张力障碍 心脏预激综合征

表 8.2　线粒体疾病的临床综合征（续表）

疾病	主要特征	其他特征
线粒体脑肌病伴乳酸酸中毒及卒中样发作（MELAS）	卒中样发作年龄＜40岁 癫痫发作和（或）痴呆 破碎红纤维和（或）乳酸酸中毒	糖尿病 心肌病（最初为肥厚型，后为扩张型） 双侧耳聋 视网膜色素变性 小脑性共济失调
Pearson 综合征	儿童铁粒幼细胞性贫血 全血细胞减少 胰腺分泌功能衰竭	肾小管缺陷
肌阵挛癫痫-肌病-感觉性共济失调（MEMSA）	肌病 癫痫发作 小脑性共济失调	痴呆 周围神经病 痉挛
辅酶 Q10 缺乏症	脑病、肌病、癫痫发作、小脑性共济失调、心肌病、肾衰竭	发育迟缓 婴儿早期 Leigh 综合征（严重型） 迟发：肌病、共济失调、癫痫发作、轻微脑病

Modified from genereviews.org. Chinnery PF. Mitochondrial Disorders Overview. 2000 Jun 8 [Updated 2010 Sep 16]. In: Pagon RA, Adam MP, Bird TD, et al., editors. GeneReviews.™ [Internet]. Seattle (WA): University of Washington, Seattle; 1993-2013. Available from: http: //www.ncbi.nlm.nih.gov/books/NBK1224/

诊断方法

在某些个体中，其临床表现具有特定的线粒体综合征的特征 [如 Leber 遗传性视神经病（LHON）、神经源性无力伴共济失调和色素性视网膜炎（NARP）；见表 8.2]，并可通过从血液中提取 DNA 行分子遗传学检测来确诊。在许多个体中，情况不是这样，需要更完善的方法：家族史，血、尿及脑脊液代谢筛查，神经影像，心脏评估和肌肉（或其他组织）活检组织学、组织化学，线粒体疾病的电子显微镜证据，以及 ETC 分析或 ATP 产生检测（仅限于新鲜冷冻的活检标本）。mtDNA 和 nDNA 突变的分子遗传学检测最好在组织中进行，诊断标准已经被制订[1-2]（表 8.3）。虽然排除诊断的能力有限，但表 8.4 总结了用于初步诊断性检查的推荐方法。在基因检查方面，该策略基于临床症候群、mtDNA 突变的可能性（临床综合征、母系遗传）、可用组织（肌

表 8.3　线粒体疾病诊断标准

| | 临床症状和体征（最大 4 分） | | | |
肌肉表现（最大 2 分）	中枢神经系统表现（最大 2 分）	多系统疾病（最大 3 分）	代谢和影像学检查（最大 4 分）	病理学（最大 4 分）
眼肌麻痹 [1]	发育延迟	血液学	乳酸升高 [1]	破碎红 / 蓝纤维 [2]
面肌病	技能丧失	胃肠道	乳酸 / 丙酮酸（L/P）升高 [2]	COX 阴性纤维 [2]
运动不耐受	类卒中	内分泌 / 发育	丙氨酸升高 [1]	COX 染色变浅 [2]
肌无力	偏头痛	心脏	脑脊液乳酸升高 [1]	SDH 染色变浅
横纹肌溶解症	癫痫发作	肾	尿三羧酸排泄 [1]	SDH 阳性血管 [1]
肌电图异常	肌阵挛	视力	乙基丙二酸尿症	异常线粒体 / 电镜（EM）[1]
	皮质盲	听力	卒中样影像 /MRI	
	锥体束征	神经病	Leigh 综合征 /MRI [1]	
	锥体外系体征	复发 / 家族性	乳酸升高 /MRS	
	脑干受累			

1 分：线粒体疾病可能性不大；2～4 分：可能线粒体疾病；5～7 分：线粒体疾病可能性大；8～12 分：明确的线粒体疾病

[1] 评分 2 分

[2] 如果是较高的百分比，评分 4 分

Modified from Morava E, et al. Mitochondrial disease criteria: diagnostic applications in children. Neurology. 2006; 67: 1823-1826, with permission.

表 8.4	疑似线粒体疾病患者的筛查方法
所有患者	**家族史和谱系** **血液** 　常规生化检查 　全血细胞计数（CBC）、肌酸磷酸激酶（CPK） 　肝功能、血氨 　血乳酸、丙酮酸（乳酸／丙酮酸比值）、辅酶 Q10 　　（白细胞、组织） 　血浆氨基酸定量检测 　血浆肉碱（游离的、总的和酯化的）和酰基肉碱 **尿液** 　尿有机酸定量检测 **超声心动图 & 心电图** **眼科检查** **听力测试**
如果存在神经系 统症状，所有 以上，加：	**脑部 MRI/MRS** **脑脊液** • 乳酸和丙酮酸 • 氨基酸、神经递质和生物蝶呤定量检测 • 常规化验，包括细胞计数、葡萄糖和蛋白质 **遗传咨询** **儿童神经内科会诊**
如果存在发育迟 缓，所有以上， 加：	**血液** • 核型 • 脆性 X 综合征的分子检测
如果存在肌病或 多器官功能障 碍，或者诊断 标准都符合	**肌电图检查**（如果存在肌萎缩或严重肌无力，可以 　跳过） **肌肉活检** • 常规光镜＋电子显微镜，组织化学染色，包括 　SDH、COX • ETC 酶分析（需用干冰冷冻新鲜标本） • ETC 酶和 ATP 产生检测（需分离和检测新鲜的线 　粒体） • 分子研究（mtDNA 和 nDNA）（需用干冰冷冻新 　鲜标本） • 辅酶 Q10 测定 • 肉碱和酰基肉碱 **皮肤活检行电子显微镜检查和成纤维细胞培养**（同 　时收集肌肉行活检）

Adapted from Haas RH, et al. Mitochondrial disease: a practical approach for primary care physicians. Pediatrics. 2007; 120: 1326-1333.[10]

肉、肝）损耗分析以及生化测试得到的证据。

遗传咨询

　　由核 DNA（nDNA）缺陷导致线粒体疾病的遗传方式有常染色体隐性遗传（AR）、常染色体显性遗传（AD）或 X 连锁遗传。mtDNA 缺陷通过母系遗传来传递。mtDNA 缺失通常是新发的，因此引起疾病多为散发型，不会对其他家庭成员造成重大风险。mtDNA 点突变和重复拷贝可能通过母系遗传。因此，男性和女性都可能受到 mtDNA 病理损伤的影响，但男性不会把 mtDNA 的突变传给他的后代。存在异质性 mtDNA 点突变的女性可将一定数量的突变的 mtDNA 遗传给后代（异质性），造成家族内和家族间相当大的临床变异。因为 mtDNA 的异质性，产前基因检测以及对 mtDNA 疾病检查结果的解释具有一定难度，应该向遗传学咨询师或线粒体专家咨询。由 nDNA 编码的线粒体疾病也越来越多地被认识。目前，临床研究正在筛选多达 1200 个 nDNA，这些基因可能与广泛的线粒体功能障碍有关。迄今发现的大多数与 nDNA 相关的疾病都具有婴儿脑病的特征。然而，晚发型表现正逐渐被认识（肌病、共济失调、PEO）。

常见症状的治疗

- 感音神经性听力丧失（SNHL）已通过耳蜗植入术被成功治疗[3-4]（常规筛查是合适的）。
- 上睑下垂可从眼睑"支撑"、眼睑成形术或额肌-眼睑悬吊术获益。
- 进行性眼外肌麻痹（PEO）和视网膜病变：无治疗方法。
- 运动不耐受 / 耐力差：低氧运动和保健操对 MELAS 及其他类型线粒体病有帮助[5]。卒中后应实施物理治疗。
- 癫痫发作对传统的抗惊厥治疗反应不一。丙戊酸对肉碱代谢有一定影响，因此禁用丙戊酸作为预防用药。
- 偏头痛可用标准的止痛药治疗。要警惕卒中先兆。
- 心脏症状可能从标准药物治疗中获益。应定期检查超声心动图（ECHO）和心电图（ECG）；有心律失常病史的患者要行动态心电图监测。自主神经检查可辅助临床诊断（体位性低血压、晕厥、温度调节差 / 冷或热不耐受、胃肠道动力障碍）。

- **糖尿病**常可通过单独的饮食调整来控制，尤其是对瘦人，或口服降糖药，但通常需胰岛素治疗。

- **代谢性卒中**：静脉快速注射 L- 精氨酸，有希望治疗 MELAS 的卒中样发作，尽管这一点至今尚未被证实[6]。每天预防性应用 L- 精氨酸的作用尚不清楚。

- **辅助因子**：维生素、抗氧化剂和矿物质的不同组合以基于体重的剂量使用（特定的疾病，请参阅下面的治疗部分）。

- **研究中的治疗方法**：在 ClinicalTrials.gov 上搜索临床研究的信息。很少有研究显示出显著的效果。辅酶 Q10 的研究最具前瞻性。

呼吸电子传递链障碍

缺陷 mtDNA 或 nDNA 突变影响不同的结构蛋白，以及那些在线粒体呼吸链复合物的组装、稳定或复制中有重要作用的蛋白质。mtDNA 编码 13 个结构蛋白［复合物 I（7）、III（1）、IV（3）、V（2）］。据估计，可能有超过 1400 个核基因参与了可能导致人类疾病的线粒体结构或功能。

临床表现及综合征 大部分有一定程度的肌病或运动不耐受。其他显著的神经系统症状，包括肌阵挛癫痫伴破碎红纤维（MERRF）、帕金森综合征相关异常［POLG 及 DNA 解旋酶闪烁基因突变、Leber 遗传性视神经病（LHON）、MERRF］或肌张力障碍［Leigh 综合征（复合物 I、IV、V 缺陷）、LHON 突变、MELAS、Kearns-Sayre 综合征（KSS）］。其他障碍：视症状而定（眼外肌麻痹、多发性神经病、内分泌病、视网膜色素变性、多器官衰竭、听觉和视觉障碍，以及累及 CNS、PNS 或自主神经系统的症状）。综合征的命名法代表早期识别的表型，但扩展的临床特征现已明确确定。

线粒体脑病伴乳酸酸中毒及卒中样发作（MELAS）

缺陷 几个 mtDNA 基因的突变，包括 *MT-TL1*（含核苷酸 3243A > G，最常见的形式）、*MT-TQ*、*MT-TH*、*MT-TK*、*MT-TS1*、*MT-ND1*、*MT-ND5*、*MT-ND6* 和 *MT-TS2*。

家族史 只通过母系遗传。

临床表现 青少年或成年早期发病（幼儿期罕见），伴类似卒中的突发局灶的神经症状（偏瘫、偏盲、皮质盲、失语）。通常有进行性感音神经性听力丧失（早期不被认为是代谢性疾病的先兆）、偏头痛样头痛、癫痫发作、智力减退、进行性眼外肌麻痹（PEO；10%），常身材矮小。表型的表达取决于种族背景。mtDNA 突变（m.3243A > G）的亚洲人有糖尿病及感音神经性听力丧失作为限制性表型。

预后　多变。通常情况下，卒中样发作短暂，但也可呈长久性，导致进行性痴呆与脑病。感音神经性听力丧失（SNHL）是进展性的。早期死亡。

诊断
- 影像学：顶枕叶皮质和皮质下及基底节（伴钙化）区域连续交替性破坏，常不累及白质（独特特征）。MRI 急性期 DWI 高信号，与血管供血区域不一定对应（ADC 不一定变黑）。磁共振波谱（MRS）常伴有高乳酸峰（双峰），但 MRS 正常也不能排除诊断。
- 实验室检查：CSF 和血液中的乳酸升高，尿有机酸异常，血浆丙氨酸升高。
- 肌肉活检：破碎红纤维（但临床上运动不耐受罕见）。
- 明确诊断：血液或组织测序 /mtDNA 的第二代测序 m.3243A > G（少数有其他核苷酸的突变，包括 m.3271 或 m.3291）。

治疗　急性静脉注射 L- 精氨酸表明对治疗卒中样发作有效。辅酶 Q10（泛醌、艾地苯醌）也显示一些效果。艾地苯醌，一种辅酶 Q10 类似物，可更有效地通过血-脑屏障，也报道有效[7]。

参考：http：//www.ncbi.nlm.nih.gov/books/NBK1233/

Leigh 综合征

缺陷　nDNA 或 mtDNA 突变。最常见影响复合体Ⅰ、Ⅳ（COX）、丙酮酸脱氢酶（PDH）或复合体Ⅴ（m.8993；高度突变负荷）。

临床表现　75% 为 3 ～ 12 月龄发病，25% 为成年人发病。发育迟滞、生长发育不达标、肌张力低下、痉挛、舞蹈病、耳聋、共济失调、肌张力障碍和周围神经病。代偿失调：乳酸酸中毒、退化。其他：肥厚型心肌病。

家族史　常染色体隐性遗传、X 连锁遗传，如果有 mtDNA 突变时为母系遗传。

诊断

- 影像学：双侧脑干和基底节 T2 高信号伴有小血管增生，严重时伴有空洞性坏死。
- 实验室检查：血丙酮酸和乳酸升高，但 L/P 比值正常。餐后葡萄糖负荷会加重生化异常。
- 活检：肌肉活检可能存在破碎红纤维（RRF）（罕见）。脑病理检查显示小血管增生（基底节、顶盖），有时可见坏死性病变。
- 明确诊断：mtDNA 突变分析。

治疗 限制碳水化合物饮食。如果发生酸中毒，可给予高剂量的硫胺素、辅酶 Q10、碳酸氢钠或二氯乙酸（DCA）。

参考：http://www.ncbi.nlm.nih.gov/books/NBK1173/

神经源性无力伴共济失调和色素性视网膜炎（NARP）

缺陷 mtDNA 突变（*MT-ATP6*；50%NARP 患者发现 m.8993T > G，C）。

临床表现 童年晚期或成年期发病的周围神经病、共济失调、色素性视网膜炎、癫痫发作、学习困难和痴呆。其他症状和体征：身材矮小、感音神经性听力丧失、进行性眼外肌麻痹、心脏传导缺陷（心脏传导阻滞）。*MT-ATP6* 高度突变在婴儿期表现为 Leigh 综合征。

家族史 母系遗传。

诊断

- 影像学：大脑和小脑萎缩。
- 肌电图 / 神经传导速度检查（EMG/NCS）：感觉或感觉运动轴突性多神经病。
- 实验室检查：脑脊液和血中乳酸有时升高。血浆氨基酸可能显示丙氨酸浓度升高。尿液：乳酸性酸尿、二羧酸排泄。
- 活检 / 尸检：肌肉活检可能存在 RRF（罕见）。基底节、丘脑、脑干、齿状核和视神经可有坏死病灶。
- 明确诊断：mtDNA 突变分析。

治疗 酸中毒急性加重时，给予碳酸氢钠或枸橼酸钠、高剂量的硫胺素、辅酶 Q10。避免使用丙戊酸、巴比妥类、麻醉剂和二氯乙酸。

参考：http://www.ncbi.nlm.nih.gov/books/NBK1173/

辅酶 Q10 缺乏症

缺陷　编码线粒体对羟基苯甲酸聚异戊二烯基转移酶的核基因突变。与原发性辅酶 Q10 缺乏相关的核基因包括 *APTX*、*CABC1*、*COQ2*、*COQ9*、*PDSS1*、*PDSS2*。

家族史　常染色体隐性遗传。

临床表现　主要有 5 种表型：①脑肌病伴癫痫发作和共济失调；②伴脑病、心肌病和肾衰竭的多系统病变的婴儿型；③主要以小脑病变为主，伴共济失调和小脑萎缩；④ Leigh 综合征伴发育迟缓；⑤孤立的肌病型。

预后　多变。

诊断

- 影像学：双侧脑干及基底节 T2 高信号。
- 实验室检查：肌肉活检可见辅酶 Q10（泛醌）减少，淋巴细胞和成纤维细胞中低活性（可为继发性缺乏）。测量辅酶 Q10 缺乏在肌肉中检测效果最好（血液检查可能正常）。
- 活检：电镜下可见肌肉 RRF、异常线粒体。成纤维细胞可能缺乏。
- 明确诊断：在肌肉或成纤维细胞中辅酶 Q10 定量测定。mtDNA 关于核苷酸变化、删除 / 重复或缺失的突变分析。

治疗　辅酶 Q10（泛醌），达 20 mg/（kg·d）[8]。对症治疗。

Kearns-Sayre 综合征

缺陷　mtDNA 缺失。

家族史　主要是散发性，母系遗传罕见。

临床表现　20 岁前发病，伴进行性眼外肌麻痹和视网膜色素变性。还会出现面部、咽、躯干、四肢肌肉无力及耳聋。其他症状和体征：糖尿病、心肌病、环咽肌失弛缓性吞咽困难和身材矮小。

预后　进行性残疾，常死于心力衰竭。

诊断

- 影像学：基底节钙化或正常。
- 实验室检查：高血浆乳酸和丙酮酸。CSF 中蛋白质明显增加。

- 活检：RRF 在骨骼肌中很常见。
- 明确诊断：mtDNA 缺失分析（组织）。目前的分析对检测低异质水平缺失很敏感，因此可用血液检测分析。

治疗　线粒体"鸡尾酒"疗法（包括叶酸、左旋肉碱、辅酶Q10、抗氧化剂、肌酸）。如有心脏传导阻滞，可植入心脏起搏器。扩张上食管括约肌以减轻环咽肌失弛缓症。

参考：http：//www.ncbi.nlm.nih.gov/books/NBK1203/

Leber 遗传性视神经病（LHON）（也见第 12 章）

缺陷　mtDNA 的许多等位基因变异。原发性 LHON 突变包括 m.11778G＞A（*MT-ND4*）、m.3460G＞A（*MT-ND1*）和 m.14484T＞C（*MT-ND6*），这些突变存在于至少 90% 的家族。继发性 LHON 突变单独出现时不与临床表型相关。在体外肌肉测定时复合体 I 活性仍可能正常。

家族史　只通过母系遗传。

临床表现　双侧、无痛性、亚急性中心视力缺失导致中央暗点和失明，平均年龄在 27 ～ 34 岁。单侧急性发作，通常在数周内第 2 只眼睛视力丧失。携带原发突变的女性约有 10% 疾病表达的危险，男性则约为 55%。可能会出现多巴反应性帕金森综合征、肌张力障碍或肌阵挛（LHON[+]）。

预后　正常寿命。

诊断

- 影像学：正常。有必要排除肿物压迫视神经。
- 眼底评估：急性期，可见视盘肿胀、视盘周围神经纤维层水肿、视网膜毛细血管扩张、迂曲的血管增加；慢性期，可见视神经萎缩。
- 明确诊断：mtDNA 突变分析。

治疗　线粒体鸡尾酒疗法，辅酶 Q10。小样本试验表明，艾地苯醌对早期患者有益。姿势性震颤可给予左旋多巴。

参考：http：//www.ncbi.nlm.nih.gov/books/NBK1174/

肌阵挛癫痫伴破碎红纤维（MERRF）

缺陷　由 mtDNA 突变产生，包括 *MTTK*、*MTTL1*、*MTTH*、*MTTS1*、*MTTS2*、*MTTF*。四种 *MT-TK* 基因突变（m.8344A＞G、m.8356T＞C、m.8363G＞A 及 m.8361G＞A；见表 8.1 和表 8.3），

约占 MERRF 患者突变的 90%。

家族史 只通过母系遗传。

临床表现 在儿童早期或成年期发病，伴肌阵挛性癫痫，其次是其他类型癫痫、进行性共济失调与认知功能障碍。有些表现为无癫痫的肌阵挛。其他症状与体征：运动不耐受，听力丧失，身材矮小，糖尿病，视神经萎缩，心肌病伴预激综合征（WPW）。罕见情况下，发生全身脂肪过多症。

预后 大多数患者都会进展为致残性共济失调和认知功能障碍。

诊断
- 影像学：脑萎缩和基底节钙化。
- 实验室检查：血清和脑脊液中丙酮酸和乳酸水平升高。
- 脑电图（EEG）：背景慢波伴广泛尖波发放。
- 活检：骨骼肌常出现 RRF。通常呼吸链复合物活性降低，尤其是细胞色素 C 氧化酶（COX）缺乏。
- 明确诊断：mtDNA 突变分析。

治疗 线粒体"鸡尾酒"疗法（维生素和辅因子，包括辅酶 Q10）。

参考：http://www.ncbi.nlm.nih.gov/books/NBK1520/

POLG 相关疾病

Alpers-Huttenlocher 综合征（AHS）、常染色体显性遗传的 PEO（adPEO）、常染色体隐性遗传的 PEO（arPEO）、儿童肌脑肝病谱系（myocerebrohepatopathy spectrum，MCHS）疾病、肌阵挛癫痫-肌病-感觉性共济失调（MEMSA）、POLG 相关共济失调性神经病谱系（ANS）疾病。

缺陷 由 nDNA 编码的聚合酶 - γ 基因（*POLG*）纯合或复合杂合突变引起，可影响 mtDNA 的稳定性，从而导致 mtDNA 缺失或删除。70% 的患者有 3 种 *POLG* 突变之一（p.Ala467Thr、p.Trp748Ser 和 p.Gly848Ser），但是，要在患有这种常染色体隐性遗传病的个体中检测出 2 个突变等位基因，通常需要对 *POLG* 基因进行全序列分析。罕见的常染色体显性遗传病例已被报道。

家族史 除了 adPEO（常染色体显性遗传型），大多数为常染色体隐性遗传。

临床表现 连续重叠的表型体现了从一个单一基因突变引起

的多样性。发病从儿童早期开始：**AHS**（见下文）和 **MCHS**，在生后最初数月到 3 岁出现发育迟缓或痴呆、乳酸酸中毒和肌病、**FFT**、肝衰竭、肾小管性酸中毒（**RTA**）、胰腺炎和听力丧失、及 **MEMSA**。儿童晚期或成年期发病：**adPEO**，通常伴有感音神经性听力丧失、轴突性神经病、共济失调、抑郁症、帕金森综合征、性腺功能减退和白内障；**arPEO**；**ANS**，包括先前被称为线粒体隐性共济失调综合征（**MIRAS**）和感觉性共济失调性神经病伴构音障碍及眼肌麻痹（**SANDO**）的表型。

诊断

- 活检：肌肉中可发现 RRF（偶尔），在受影响的组织中可见呼吸链缺陷和（或）mtDNA 缺陷（单个或多个缺失）。
- 明确诊断：*POLG* 基因的直接测序或有针对性的突变分析。

治疗 若出现帕金森综合征的症状，给予左旋多巴治疗；线粒体"鸡尾酒"疗法（维生素和辅因子，包括辅酶 Q10）。

参考：http：//www.ncbi.nlm.nih.gov/books/NBK26471/

Alpers-Huttenlocher 病

缺陷 编码 mtDNA 聚合酶 - γ（*POLG*）的核基因发生突变，导致 mtDNA 缺失 / 删除。

家族史 常染色体隐性遗传。

临床表现 婴儿期或儿童期发病，伴发育迟滞，其次是难治性部分性癫痫发作（有时为部分性癫痫持续状态）和继发全身性强直–阵挛发作、精神运动发育迟滞，甚至失明。其他症状与体征：肝衰竭。

预后 伴有进行性神经功能恶化的患者预后差。出现症状后预期寿命为几个月到 10 年。

诊断

- 影像学检查：MRI 显示脑干 T2 高信号。可以见到皮质（枕叶）和皮质下白质、丘脑、基底神经节和小脑病变。
- EEG：高振幅慢波活动伴较小的多棘波或间歇性持续棘波活动。
- 明确诊断：*POLG* 基因的直接测序或有针对性的突变分析。大脑和肝尸检。

治疗 低碳水化合物饮食，尽管还没有被证明有效。

参考：http://www.ncbi.nlm.nih.gov/books/NBK26471/

神经胃肠脑肌病（MNGIE）

缺陷　编码胸苷磷酸化酶（*TYMP* 基因）的核基因突变，位于 22q13.32-qter。

家族史　常染色体隐性遗传。

临床表现　在 20 ～ 50 岁之间发病，伴有进行性胃肠动力障碍和恶病质、上睑下垂、PEO、听力丧失，及表现为感觉异常、对称性远端无力和肌病的脱髓鞘性周围神经病变。

预后　大多数患者在 40 岁前死亡。

诊断
- 影像学：脑 MRI 示脑白质病变征象。
- 实验室检查：血浆脱氧尿苷（5 μmol/L）、胸苷（> 3 μmol/L）升高。白细胞内胸苷磷酸化酶的酶活性 < 对照平均值的 10%。
- 活检：骨骼肌中可见破碎红纤维。
- 明确诊断：血浆脱氧尿苷（5 μmol/L）和胸苷（> 3 μmol/L）升高，即可诊断为 MNGIE。基因突变分析。

治疗　线粒体鸡尾酒疗法（维生素和辅因子，包括辅酶 Q10）。

参考：http://www.ncbi.nlm.nih.gov/books/NBK1179/

丙酮酸脱氢酶（PDH）缺乏症 [9]

缺陷　PDH（E1 酶）由 4 个亚基组成（2α 和 2β）。E1-α 亚基突变，*PDHA1*（Xp22.2 ～ p22.1），约占病例的 80%。

家族史　X 连锁显性遗传。

临床表现　新生儿和儿童原发性乳酸酸中毒最常见的病因之一。典型发病在新生儿期表现为 Leigh 综合征，发作性 / 急性发作＋慢性神经退行性病变。急性：共济失调、肌张力障碍、肢体无力及脑病。慢性：轴突性多神经病、肌张力障碍、舞蹈病及帕金森综合征。

预后　新生儿或婴儿期死于代谢衰竭。

诊断
- 影像学：壳核或顶盖坏死（T2 高信号）。
- 实验室检查：血和脑脊液中高乳酸和丙酮酸，乳酸 / 丙酮酸比值低或正常。

- 活检：成纤维细胞或组织的酶分析。
- 明确诊断：在皮肤成纤维细胞和白细胞中 PDH 活性低，可用于产前检查。

治疗 维生素 B_1（有一些硫胺素反应形式的疾病）及生酮饮食。

脂肪酸氧化代谢

肉碱棕榈酰转移酶 II（CPT II）缺乏症

缺陷 CPT II 缺乏（*CPT2*），位于染色体 1p32。进入线粒体的肉碱运输系统，供长链脂肪酸 β - 氧化及产生 ACoA 和酮。

家族史 常染色体隐性遗传。

临床表现 三种临床表型：①致命的新生儿型；②严重的婴儿肝心肌型，其特征为肝衰竭伴低酮性低血糖症、心肌病和癫痫发作；③肌病型，从婴儿期到成年期发病，反复发作的横纹肌溶解症会导致运动 / 空腹诱导的肌肉疼痛和肌无力。

预后 从儿童早期死亡，到肌病型的寿命正常伴或不伴残疾。

诊断

- 实验室检查：复发性肌红蛋白尿和发作时血清 CK 升高。串联质谱法测定血清酰基肉碱（棕榈酰肉碱和油酰肉碱升高，酰基肉碱正常）。
- 活检：皮肤成纤维细胞的酶分析。
- 明确诊断：培养皮肤成纤维细胞的脂肪酸代谢（β - 氧化途径）酶活性分析。

治疗 口服或静脉左旋肉碱补充饮食［加速有毒长链脂肪酸（LCFA）向酰基肉碱的转化］，大部分的热量是碳水化合物，1/3 的热量由不依赖 CPT 代谢的中链甘油三酯（MCT）提供。在横纹肌溶解危象时避免长时间锻炼和肾衰竭的发生。苯扎贝特通过刺激突变基因的表达，恢复了轻度 CPT II 缺乏症患者肌细胞中正常脂肪酸氧化的能力。

参考：http://www.ncbi.nlm.nih.gov/books/NBK1253/

原发性肉碱缺乏症

缺陷 钠离子依赖的肉碱转运体缺乏（*OCTN2*）导致骨骼和心肌内脂肪酸氧化受损。染色体 5q31.1。

家族史 常染色体隐性遗传。

临床表现　儿童期或青少年期发病，缓慢进行性近端（和通常延髓）无力伴突发的急性加重。在全身性疾病，发作性无力与反复发作的肝和脑功能障碍（昏睡、嗜睡）相对应。其他症状与体征：低酮性低血糖症、肝大、扩张型心肌病、肌肉发育不全。

预后　取决于疾病的严重程度（肌肉特异性或全身状况）。

诊断

- 实验室检查：在血浆、肌肉和肝中肉碱减少（< 5%），无肌红蛋白尿。
- 活检：皮肤成纤维细胞的转运体检测。
- 明确诊断：新生儿筛查，皮肤成纤维细胞肉碱摄取功能受损。

治疗　如果在不可逆的器官损害发生前开始口服 100 ～ 400 mg/（kg·d）左旋肉碱，代谢失调以及骨骼肌和心肌功能可得到改善。

参考：http：//www.ncbi.nlm.nih.gov/books/NBK84551/

中链酰基辅酶 A 脱氢酶（MCAD）缺乏症

缺点　*ACADM* 基因突变，染色体 1p31。

家族史　常染色体隐性遗传。

临床表现　典型的发病年龄在 3 ～ 24 月龄，由一种常见疾病或健康儿童长期饥饿引起低酮性低血糖症、呕吐和昏睡。可能会出现癫痫发作。其他症状与体征：急性发作期肝大和肝病。

预后　取决于疾病的严重程度，晚发型预后较好。

诊断

- 实验室检查：血清中 C6 ～ C10 酰基肉碱积累，伴有明显的辛酰基肉碱、空腹后低血糖症。尿：中链二羧酸升高，而酮不适当地降低。
- 活检：皮肤活检测定培养成纤维细胞的 MCAD 酶活性。
- 明确诊断：新生儿筛查和突变分析。

治疗　经常喂食少量碳水化合物，限制饮食中的脂肪（< 30% 热量摄入）。补充肉碱可降低发作频率。

参考：http：//www.ncbi.nlm.nih.gov/books/NBK1424/

极长链酰基辅酶 A 脱氢酶（VLCAD）缺乏症

缺陷 *ACADVL* 基因突变或缺失，染色体 17p13。

家族史 常染色体隐性遗传。

临床表现 分为三种表型：①严重的早发性肥厚型或扩张型心肌病、肌张力低下、肝大及在出生后 1 个月内间歇性低血糖症；②儿童早期肝病（肝大）或低酮性低血糖症；③晚发性发作性肌病，伴有横纹肌溶解、肌肉痉挛和（或）运动不耐受。

预后 取决于疾病的严重程度。晚发型预后较好。

诊断

- 实验室检查：在发作期 C14：1、C14：2、C14 和 C12：1 酰基肉碱升高（如果给患者喂食或静脉注射葡萄糖，则不存在）。发作期复发性肌红蛋白尿和 CK 升高。白细胞中 VLCAD 酶活性。

- 活检：在培养的皮肤成纤维细胞中进行脂肪酸 β 氧化研究。肌肉示脂质储存在 I 型纤维中。

- 明确诊断：新生儿筛查和 *ACADVL* 基因测序。

治疗 经常喂食少量碳水化合物，限制饮食中的脂肪（只含 MCT），补充肉碱可减少发作频率。在急性失代偿期间静脉注射葡萄糖，治疗心律失常，发生横纹肌溶解时给予水化 / 透析。

参考：http：//www.ncbi.nlm.nih.gov/books/NBK6816/

参考文献

1. Morava E, van den Heuvel L, Hol F, et al. Mitochondrial disease criteria: diagnostic applications in children. *Neurology*. 2006;67:1823–1826.
2. Skladal D, Sudmeier C, Konstantopoulou V, et al. The clinical spectrum of mitochondrial disease in 75 pediatric patients. *Clin Pediatr*. 2003;42:703–710 .
3. Sue CM, Lipsett LJ, Crimmins DS, et al. Cochlear origin of hearing loss in MELAS syndrome. *Ann Neurol*. 1998;4:350–359.
4. Sinnathuray AR, Raut V, Awa A, et al. A review of cochlear implantation in mitochondrial sensorineural hearing loss. *Otol Neurotol*. 2003;24:418–426.
5. Taivassalo T, Haller RG. Implications of exercise training in mtDNA defects--use it or lose it? *Biochim Biophys Acta*. 2004;1659:221–231.
6. Koga Y, Povalko N, Nishioka J, et al. MELAS and L-arginine therapy: pathophysiology of stroke-like episodes. *Ann N Y Acad Sci*. 2010;1201:104–110.
7. Napolitano A, Salvetti S, Vista M, et al. Long-term treatment with idebenone and riboflavin in a patient with MELAS. *Neurol Sci*. 2000;21:S981–S982.
8. Quinzii CM, Hirano M. Primary and secondary CoQ(10) deficiencies in humans. *Biofactors*. 2011;37(5):361–365.
9. Head RA, Brown RM, Zolkipli Z, et al. Clinical and genetic spectrum of pyruvate dehydrogenase deficiency: dihydrolipoamide acetyltransferase (E2) deficiency. *Ann Neurol*. 2005;58:234–241.
10. Haas RH, Parikh S, Falk MJ, et al. Mitochondrial disease: a practical approach for primary care physicians. *Pediatrics*. 2007;120:1326–1333.

9 脑白质营养不良

Patricia L. Musolino and Florian Eichler

额日登娜希　译

王旭　赵丹华　校

概述

　　脑白质营养不良是一类累及中枢神经系统（CNS）白质的遗传性疾病，伴或不伴周围神经受累。脑白质营养不良是儿童进行性神经功能障碍的重要原因。各种原因的脑白质营养不良均有胶质细胞或髓鞘受累。头 MRI 是重要的诊断手段。脑白质受累模式可具有一定的特异性（图 9.1）。明确诊断对于可能有益的姑息治疗或试验性治疗、生育咨询和目前尚无症状的家庭成员筛查非常重要。由于有限的治疗手段仅在疾病早期更为有效，尽早将患

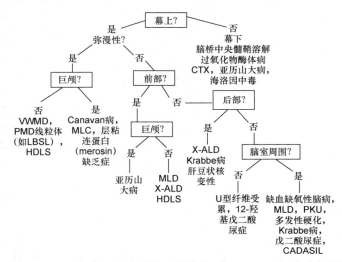

图 9.1　根据 MRI 受累模式来鉴别白质病变的流程图。VWMD，白质消融性白质脑病；PMD，佩-梅病；HDLS，遗传性弥漫性脑白质病伴球形体；MLC，伴囊肿的巨脑性脑白质营养不良；MLD，异染性脑白质营养不良；ALD，肾上腺脑白质营养不良；PKU，苯丙酮尿症；CADASIL，伴皮质下梗死和白质脑病的常染色体显性遗传性脑动脉病；CTX，脑腱黄瘤病。（Reproduced with permission from Costello DJ，Eichler AF，Eichler FS. Leukodystrophies：classification，diagnosis，and treatment. Neurologist. 2009；15：319-328.）

者转诊给有脑白质病变诊疗经验的专家至关重要。[1]。

临床表现

发病年龄

通常首先表现为神经系统症状，而且除个别患者外，多数患儿既往体健。大多数的脑白质营养不良在特定年龄段发病，从婴儿早期到成年晚期均可。对于某一类型的脑白质营养不良，其临床表型不一，往往发病年龄越早临床表型越严重。症状常常缓慢进展，还可能有停滞期。临床表型与突变的严重程度密切相关。通过患者的发病年龄，有助于对某些脑白质营养不良进行诊断分型（表 9.1 和表 9.2）。

表 9.1　最常见的脑白质营养不良（根据发病年龄区分）

患者的发病年龄	脑白质营养不良（按照概率顺序）
婴儿期（1 岁）	球形细胞脑白质营养不良 佩-梅病 Canavan 病（海绵状脑白质营养不良） 白质消融性白质脑病 伴囊肿的巨脑性脑白质营养不良 Aicardi-Goutières 综合征 伴基底节及小脑萎缩的髓鞘发育不良
婴儿晚期（1～5 岁）	异染性脑白质营养不良 亚历山大病 白质消融性白质脑病 伴囊肿的巨脑性脑白质营养不良 伴基底节及小脑萎缩的髓鞘发育不良 伴脑干和脊髓受累及乳酸升高的白质脑病 巨轴索神经病 I 型
少年	X- 连锁肾上腺脑白质营养不良 异染性脑白质营养不良 白质消融性白质脑病 伴囊肿的巨脑性脑白质营养不良 亚历山大病 伴脑干和脊髓受累及乳酸升高的白质脑病
青春期，年轻成人	异染性脑白质营养不良 白质消融性白质脑病 伴脑干和脊髓受累及乳酸升高的白质脑病

Adapted from Kohlschutter A, Eichler F. Childhood leukodystrophies: a clinical perspective. Expert Rev Neurother. 2011; 11: 1485-1496.

表 9.2 脑白质营养不良的鉴别诊断（按照发病年龄）

儿童发病
原发性 CNS 炎性疾病（ADEM、MS）
原发性 CNS 感染（脑炎）
CNS 肿瘤（神经胶质瘤、淋巴瘤）
中毒性白质脑病（放疗、化疗、生物疗法）
围生期损伤（缺血缺氧性脑病、脑室周围白质软化）

成年发病
浸润性肿瘤（神经胶质瘤、大脑神经胶质瘤病、原发性 CNS 淋巴瘤）
中毒性白质脑病（放疗、化疗、有机溶剂、生物疗法、药物滥用）
代谢性白质脑病（缺氧、一氧化碳、线粒体）
感染（脑炎、HIV 脑病、进行性多灶性白质脑病）
创伤（弥漫性轴索损伤）
血管病（缺血、炎症、CADASIL）
中枢神经系统炎性病变（MS、ADEM、CNS 受累的系统性疾病）

CNS，中枢神经系统；ADEM，急性播散性脑脊髓炎；MS，多发性硬化；CADASIL，伴皮质下梗死和白质脑病的常染色体显性遗传性脑动脉病
Adapted from Costello DJ, Eichler AF, Eichler FS. Leukodystrophies：classification, diagnosis, and treatment. Neurologist. 2009；15：319-328.

神经影像

头 MRI 是最重要的辅助检查。标准的检查包括 T1、T2 加权成像和液体衰减反转恢复（FLAIR）序列。脑白质的异常分布（图 9.1）和特定的受累模式（表 9.3）有助于鉴别不同类型的脑白质营养不良。系统评估病变的部位、是否有髓鞘形成不良、囊变、钙化、造影剂强化和质子磁共振波谱（metachromatic leukodystrophy，MRS）异常十分重要。根据脑白质营养不良的神经影像学表现可对其进行简单分类，如表 9.3 所示[1-2]。

体格检查和神经系统查体

大多数脑白质营养不良患者无异常体征。部分有巨颅（亚历山大病、Canavan 病、伴囊肿的巨脑性脑白质营养不良及白质消融性白质脑病）。极少数情况下，可有与黏多糖贮积症［岩藻糖苷贮积症和异染性脑白质营养不良（metachromatic leukodystrophy，MLD）伴多种硫酸酯酶缺乏］相似的畸形特征和骨骼异常。牙齿异常见于髓鞘形成不良的某些类型，如髓鞘发育不良、牙齿发育不全、低促性腺激素性腺功能减退（4H 综合征）[1]。

表 9.3　儿童脑白质营养不良（根据主要的神经影像学模式）

MRI 上有融合病灶的疾病

亚历山大病 [1]

Canavan 病

球形细胞脑白质营养不良

伴干骺端软骨发育不良的白质脑病

异染性脑白质营养不良

异染性脑白质营养不良伴多种硫酸酯酶缺乏

线粒体病

X- 连锁肾上腺脑白质营养不良

MRI 上有囊变的疾病

不伴巨脑的囊性白质脑病

甘氨酸白质脑病

伴钙化和囊肿的白质脑病

伴囊肿的巨脑性脑白质营养不良

进行性空泡性白质脑病

伴髓鞘发育不良的疾病

岩藻糖苷贮积症

叶酸受体缺陷

伴基底节及小脑萎缩的髓鞘发育不良

髓鞘发育不良和先天性白内障

髓鞘发育不良、牙齿发育不全、低促性腺激素性腺功能减退症

髓鞘发育不良伴单羧酸转运蛋白 -8 缺乏

佩-梅病

佩-梅样病

唾液酸贮积症

震颤性共济失调伴中央性髓鞘形成不良

伴钙化的疾病

Aicardi-Goutières 综合征

脑腱黄瘤病

伴钙化和囊肿的白质脑病

[1] 儿童型

Adapted from Kohlschutter A，Eichler F. Childhood leukodystrophies：a clinical perspective. Expert Rev Neurother. 2011；11：1485-1496.

最常见的脑白质营养不良（表 9.4）

X- 连锁肾上腺脑白质营养不良（XALD）

缺陷　*ABCD1* 基因突变导致过氧化酶体 β 氧化缺陷和极长链脂肪酸（very long chain fatty acid，VLCFA）沉积。基因定位于 Xq28。

表 9.4 最常见的脑白质营养不良的临床表现、影像学和病理生理学特征

疾病	遗传方式	临床表现	影像学特征	诊断性试验	病理生理学
肾上腺脑白质营养不良	X 连锁隐性遗传	脑型：行为改变，运动倒退，急性进展；AMN：慢性进行性痉挛性截瘫	脑型：主要累及后部脑室周围区域，可强化；AMN：皮质脊髓束受累	血浆极长链脂肪酸；ABCD1 突变	脑型：脑部炎细胞浸润；AMN：氧化应激？
异染性脑白质营养不良	常染色体隐性遗传	行为改变，锥体束征，共济失调	弥漫性白质异常，U 型纤维不受累	白细胞中的芳基硫酸酯酶 A；尿中硫苷脂排出增多	脂质膜内硫苷脂沉积
球形细胞脑白质营养不良（Krabbe 病）	常染色体隐性遗传	发育倒退，痉挛状态，角弓反张，晚发型的表型较轻	主要累及后部的脑室周围区域，病灶无强化	白细胞内的半乳糖神经酰胺 β 半乳糖苷酶	鞘氨醇半乳糖苷对少突胶质细胞有毒性作用？
白质消融性白质脑病	常染色体隐性遗传，外显率具有年龄依赖性	共济失调，痉挛状态，轻微的头部外伤和发热性疾病可导致疾病加重	白质逐渐稀疏和囊变	eIF2B α，β，γ，δ 或 ε 突变	异常的折叠蛋白质反应？
亚历山大病	大部分为新发突变	巨脑，精神运动退化，共济失调和癫痫发作；成人有延髓症状	弥漫的白质异常，常以前部为主	GFAP 基因突变	GFAP 的错误聚积
Canavan 病	常染色体隐性遗传	巨脑，肌张力减低，精神运动退化	弥漫性皮质下信号异常；MRS 上 NAA 峰增高	天冬氨酸酰基转移酶基因突变	知之甚少

表 9.4 最常见的脑白质营养不良的临床表现、影像学和病理生理学特征（续表）

疾病	遗传方式	临床表现	影像学特征	诊断性试验	病理生理学
脑白质营养不良伴神经轴索球样变	不明，多为散发，也有家族遗传的报道	成人发病时可被误诊为多发性硬化或痴呆	对称的融合病灶或多灶性白质信号异常	神经轴索呈球样变，脑活检示神经胶质色素沉着	知之甚少
佩－梅样病	X 连锁隐性遗传	多为婴儿发病，眼球震颤，视力障碍，共济失调，痉挛性发作	对称的融合脑白质信号异常	PLP1 基因突变	髓鞘形成不良
佩－梅样病	不明，很可能是常染色体隐性遗传	难以与 PMD 区分	对称的融合性病变	有些是 GJA12 基因突变	知之甚少
伴皮质下囊肿的巨脑性白质脑病	不明，很可能是常染色体隐性遗传	巨脑，缓慢进展的共济失调和痉挛状态，痫性发作	颞极和额顶叶可见皮质下囊肿	MCL1 基因突变	知之甚少
伴脑干和脊髓受累及白质乳酸升高的白质脑病	常染色体隐性遗传	成年早期出现小脑性共济失调，痉挛状态和认知障碍	脑干和脊髓受累，MRS 可见乳酸升高	DARS2 基因突变	知之甚少
Aicardi-Goutiéres 综合征	主要为常染色体隐性遗传，但 5 型例外，为常染色体显性遗传	新生儿型表现为小头畸形，痉挛状态，发育迟缓和倒退，晚发型表型较轻	广泛钙化，脑发育不良，脑白质信号异常	TREX1 和 RNASEH2A-C 基因突变	DNA 修复障碍?

AMN，肾上腺脊髓神经病；eIF，真核细胞翻译起始因子；GFAP，神经胶质纤维酸性蛋白；MRS，磁共振波谱；NAA，N-乙酰天冬氨酸；PMD，佩－梅病

临床表现 **脑型 ALD**（只见于男性）：4 ～ 8 岁发病，85% 的患者首先出现神经系统症状。常常以性格改变（类似 ADHD）和学习成绩下降为首发症状，随后出现共济失调、痉挛状态以及视力和听力丧失。痴呆和癫痫出现在病程的晚期。常在起病 2 年之内丧失所有生活能力。**肾上腺脊髓神经病**（**adrenomyeloneuropathy，AMN**）**或成人型**（男性和部分女性）：20 岁之后出现痉挛性截瘫、感觉性周围神经病、大小便障碍和阳痿。

其他症状 / 体征 肾上腺功能不全（平均起病年龄 7.5 岁，可单独出现）。

预后 脑型 ALD，发病 3 年内，逐渐进展成植物状态并死亡（成人脑型 ALD 发展较缓慢）。

家族史 X 连锁，脑型只有男性发病，高达 20% 的女性携带者将发展成 AMN。

诊断：

■ 影像学检查：脑型，融合病灶呈 T2 高信号，自胼胝体压部延伸至后部的侧脑室周围白质和皮质脊髓束，病灶周围呈花边样强化（图 9.2）。成人型，MRI 正常或脊髓侧索呈 T2 高信号，无强化。

■ 实验室检查：男性患者的血浆 VLCFA（C26：0、C24：0/ C22：0 比值和 C26：0/C22：0 比值）水平升高，具有诊断意义（20% 女性患者 VLCFA 正常）。促肾上腺皮质激素（ACTH）兴奋试验呈低反应或无反应。晚期患者血浆皮质醇水平降低。

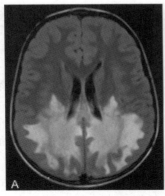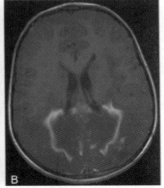

图 9.2 7 岁脑型 X- 连锁肾上腺脑白质营养不良男性患儿的头 MRI，表现为典型的后部融合病灶，FLAIR 像上呈 T2 高信号（**A**），T1 加权像上有强化（**B**）

- 活检：在培养的皮肤成纤维细胞中测定酶活性。
- 确诊：基因测序进行突变分析（95% 以上的病例，5% ～ 6% 的病例为缺失 / 重复突变）。新生儿筛查（即将实行）。

治疗 糖皮质激素替代治疗可挽救生命。脑型 ALD 一旦头颅 MRI 显示病灶强化，造血骨髓移植同样能挽救生命。对于有癫痫发作的患者应用抗癫痫药物（AED）[3-5]。

Zellweger 谱系疾病

脑肝肾综合征（婴儿）

缺陷 参与过氧化物酶合成的基因突变。

家族史 常染色体隐性遗传。

临床表现 3 个连续表型：Zellweger 综合征（ZS），最严重；新生儿 ALD（NALD）；婴儿型 Refsum 病（IRD），最轻。新生儿期常表现为严重的肌张力低下、喂养困难和癫痫发作，伴头面部畸形、肝及骨骼异常。年龄较大的患儿有视网膜发育不良、感音神经性耳聋、发育迟缓伴肌张力减低和肝功能不全。

其他症状 / 体征 胆汁淤积性肝硬化，关节挛缩（伸指受限，膝、踝关节屈曲畸形），头面部畸形（梨形头：小颌畸形、脸颊饱满、眼距过宽、高额头），多囊肾（PKD），视网膜变性，髌骨和长骨的软骨发育不良。

预后 新生儿型 1 岁内死亡，年龄较大的患儿可能病情进展缓慢。

诊断

- 影像学检查：MRI 可见小脑回 / 巨脑回、异位、下橄榄核发育不良、脱髓鞘病变。四肢 X 线检查示点状软骨发育不良（图 9.3）。肾超声：多囊肾。
- 实验室检查：血浆 VLCFA（C26∶0 和 C26∶1，以及 C24/C22 和 C26/C22 比值）水平升高。血浆哌啶酸、植烷酸或降植烷酸水平升高。C16 和 C18 缩醛磷脂的浓度极低。肝衰竭后直接胆红素升高、肝功能异常和部分凝血活酶时间（PTT）延长。
- 活检：生化分析证实皮肤成纤维细胞中存在过氧物酶体生物合成障碍。
- 确诊：基因测序分析有助于确诊，目前与临床相关的基因有 12

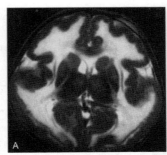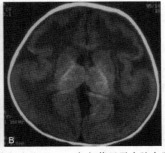

图 9.3　5 个月大的女性 Zellweger 综合征患儿。A. T2 加权像显示大脑白质弥漫性高信号，病变广泛。脑回增宽，脑沟变浅，皮质下白质减少，提示巨脑回存在移行异常。**B.** 在 T1 加权像上，白质异常表现为低信号

个：*PEX1*（68% 的患者）、*PXMP3*（*PEX2*）、*PEX3*、*PEX5*、*PEX6*、*PEX10*、*PEX12*、*PEX13*、*PEX14*、*PEX16*、*PEX19* 和 *PEX26*。

治疗　对症治疗：胃造瘘以保证足够的热量摄入，安装助听器，在婴儿期行白内障手术，戴眼镜，补充维生素（为了预防出血性疾病，补充维生素 K 很重要），治疗原发性胆汁酸淤积，给予抗癫痫药物，以及在条件允许的情况下监测高草酸尿[6]。

异染性脑白质营养不良（晚婴型、青少年型和成人型）

缺陷　芳基硫酸酯酶 A 缺乏，基因定位于 22q13.31-qter。也可由鞘脂激活蛋白（saposin）B 缺乏导致（硫酸酯酶活性正常），基因定位于 10q22.1。

家族史　常染色体隐性遗传。

临床表现　晚婴型：2 岁前发育正常，最初表现为步态异常、周围神经病。自下肢远端至近端进行性肢体无力伴腱反射消失、共济失调、构音障碍、痉挛、失明、智力障碍和痴呆。**青少年型**：4 ～ 12 岁发病。行为异常 / 精神症状伴随步态异常。进行性躯干和四肢共济失调、痉挛、精神发育迟滞、癫痫发作和痴呆。**成人型**：15 岁后发病，有精神症状 / 精神分裂症表现。随后出现精神发育迟滞、癫痫发作和缓慢进展的痴呆。可有慢性脱髓鞘性多神经病。

其他症状 / 体征　视神经萎缩。

预后　晚婴型：植物状态，儿童后期死亡。**青少年 / 成人型**：植物状态，在 10 年以内死亡。**成人型**：植物状态，在 20 年内死亡。

诊断

- 影像学检查：MRI 显示皮质下白质呈条纹样 T2 高信号，U 型纤维不受累，后部白质受累为主。评分系统用于评估疾病阶段、进展和调整治疗干预措施[7]（图 9.4）。
- 实验室检查：白细胞内芳基硫酸酯酶 A 的酶活性低于正常对照的 10%（若活性在 5% ~ 20% 间，则不能与假性缺乏区分）。尿液：硫苷脂浓度升高。
- 神经传导检查：运动传导速度减慢（仅见于青少年 / 成人型的晚期）。
- 活检：检测培养的皮肤成纤维细胞的酶活性（适用于晚发型病例）。神经系统内可见异染性脂质沉积。
- 确诊：外周血白细胞或培养的成纤维细胞酶活性降低。新生儿筛查（尚未推广）。羊膜腔穿刺术进行产前诊断。

治疗 在临床早期阶段行骨髓移植或无关供者脐血移植[8]。应用抗癫痫药。成人出现烦躁和幻觉时给予抗精神病药物。

Krabbe 病：球形细胞脑白质营养不良（婴儿型和晚发型）

缺陷 由于 β - 半乳糖苷酶缺乏导致半乳糖神经酰胺沉积。基因定位于 14q31。

家族史 常染色体隐性遗传。

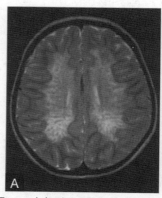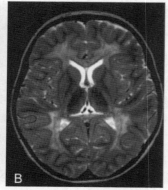

图 9.4 少年型异染性脑白质营养不良的 MRI 表现。A. 中央白质呈高信号及条纹样改变，而皮质下 U 型纤维不受累。**B.** 胼胝体和内囊后肢受累。（Reproduced with permission from Kohlschutter A, Eichler F. Childhood leuko-dystrophies: a clinical perspective. Expert Rev Neurother. 2011; 11: 1485-1496.）

临床表现　典型婴儿型：4 个月发病（1～7 个月均可），伴随易激惹和惊吓性肌阵挛，随后出现发育停滞、肌张力增高，→角弓反张、终末期肌张力低下。常见周围神经病和癫痫发作。**晚发型**：发病年龄 2～20 岁。渐进性痉挛性截瘫、痴呆和皮质盲。

其他症状 / 体征　婴儿型黄斑处出现樱桃红斑。晚发型出现视神经萎缩。

预后　婴儿型：通常在 1 年内死亡。**晚发型**：不一，缓慢或迅速进展至残疾和死亡。

诊断

- 影像学检查：MRI 显示弥漫性白质脱髓鞘，呈 T2 高信号，伴早期顶枕叶皮质受累（图 9.5）。评分系统用于评估疾病阶段、进展和调整治疗干预措施[9]。
- 实验室检查：脑脊液（CSF）检查示蛋白升高。神经传导检查示运动传导速度减低。
- 活检：皮肤成纤维细胞培养检测酶活性。
- 确诊：外周血白细胞或培养的成纤维细胞酶活性低。新生儿筛查（目前只在纽约开展）[10]。通过羊膜腔穿刺进行产前诊断。

治疗　在婴儿发病前行骨髓或异体脐带血造血干细胞移植，可能会逆转和减缓病情[11]。

白质消融性白质脑病（VWMD）

缺陷　由真核起始因子 2B（eIF2B）基因突变所致。

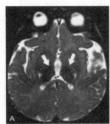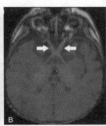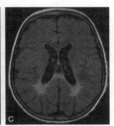

图 9.5　Krabbe 病婴儿型的 MRI 表现。A. T2 加权像示双侧丘脑信号异常；**B.** 视神经增粗；**C.** 白质后部呈 FLAIR 高信号。（Reproduced with permission from Krishnamoorthy KS, Eichler FS, Goyal NA, et al. Case records of the Massachusetts General Hospital.）Case 3-2010. A 5-month-old boy with developmental delay and irritability. N Engl J Med. 2010；362：346-356. doi：10.1056/NEJMcpc0907806.

家族史 常染色体隐性遗传，外显率具有年龄依赖的特点。

临床表现 产前/先天型（发病年龄＜1岁）的特点是严重的脑病。在晚发型（儿童早期，发病年龄1～5岁，或儿童后期5～15岁），最初发育正常，随后出现共济失调、痉挛和癫痫发作，呈慢性进展病程或亚急性病程。发热、头外伤或大手术后，或急性心理应激（如极端恐惧），可使病情急剧恶化，导致慢性进行性加重的病程进展加速。成人 VWMD 罕有报道，典型的表现包括认知功能减退、假性延髓麻痹和进行性痉挛性截瘫。

其他症状/体征 也有卵巢功能衰退导致原发性或继发性闭经的报道（卵巢性脑白质营养不良）。

预后 即使携带同样的 eIF2B 亚基突变，病程仍各不相同，但发病后患者通常只能存活几年。

诊断：

- 影像学检查：在 T1 加权、T2 加权和 FLAIR 像上可见弥漫对称的白质病变，与脑脊液的信号相近（图 9.6）。
- 实验室检查：常规实验室和脑脊液检查正常。
- 确诊：基因分析可见编码 eIF2B 的 5 个亚单位的基因之一

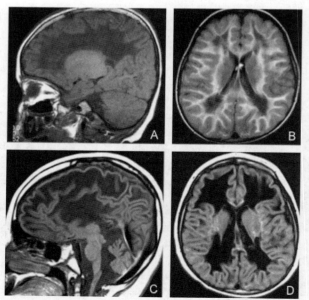

图 9.6 白质消融性白质脑病患儿 3 岁时的 T1 加权 MRI 显示额顶枕叶白质异常信号（**A** 和 **B**），4 岁后进展为典型的空洞，脑室保留（**C** 和 **D**）

（*EIF2B1*，*EIF2B2*，*EIF2B3*，*EIF2B4*，*EIF2B5*）存在突变。如果未检测到，则应进行缺失 / 重复突变分析。

治疗　对症治疗，包括物理治疗，佩戴踝足矫形器，应用抗癫痫药物治疗癫痫发作及行为和情绪异常。

亚历山大病

缺陷　*GFAP* 突变，编码神经胶质纤维酸性蛋白。

家族史　常染色体显性遗传或新发突变。

临床表现　白质病变主要累及婴幼儿和儿童，通常发病后 10 年内死亡。大多数亚历山大病患者表现为非特异性的神经系统症状和体征。通常分为三种类型：婴儿型、青少年型和成人型。有学者建议，将婴儿型中新生儿（即出生后 30 天内）发病的亚型独立出来，称为新生儿型。常见的表现有：进行性精神运动发育迟滞，伴发育里程碑消失，巨颅，癫痫发作，反射亢进和锥体束征，共济失调，继发于导水管狭窄的脑积水。

其他症状 / 体征　婴儿型的早期征象有巨颅和前额突出。成人型可出现延髓 / 假性延髓麻痹体征（包括言语异常）和吞咽困难。

预后　大多数进行性加重，但可以有停滞期。晚发型患者中也有病程相对稳定的个例报道。

诊断

- 影像学检查：以额叶受累为主的广泛性脑白质异常，脑室周缘在 T2 加权像上呈低信号，T1 加权像上呈高信号。基底节、丘脑、脑干异常信号。以下一处或多处强化：脑室内膜、脑室周缘、额叶白质、视交叉、穹窿、基底节、丘脑、齿状核、脑干（图 9.7）。
- 实验室检查：*GFAP* 基因测序分析。
- 活检：早于分子遗传学检测，可见大量 Rosenthal 纤维。
- 确诊：*GFAP* 基因序列分析。

治疗　对症治疗，包括物理治疗、佩戴踝足矫形器、应用抗癫痫药物（AED）治疗癫痫发作及行为和情绪异常。

Canavan 病

缺陷　天冬氨酸酰基转移酶（ASPA）缺乏。基因定位于 17pter-p13。

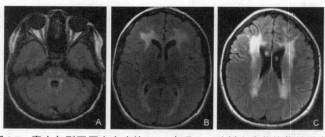

图 9.7 青少年型亚历山大病的 MRI 表现。A. 脑桥和齿状核信号异常；**B.** 前部和后部脑室周围白质异常；**C.** 脑室壁上奇特的花环状结构

家族史 常染色体隐性遗传，德系犹太人。

临床表现 婴儿早期出现颈部肌肉无张力、肌张力减低、下肢过伸和上肢屈曲、失明、严重的发育迟滞和巨颅。2 岁后出现其他症状，伴智力低下和锥体外系性脑瘫。病程后期出现癫痫发作[12]。

预后 通常 18 个月内死亡。

诊断

- 影像学检查：MRI 显示基底节对称性 T2 高信号，随后出现弥漫性脑白质营养不良（图 9.8）。MRS 可见巨大的 N-乙酰天冬氨酸（NAA）峰。
- 实验室检查：尿液、血浆及脑脊液中的 NAA 水平显著升高。

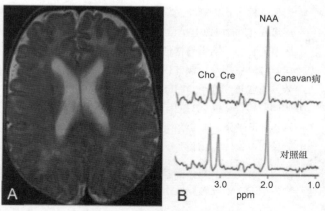

图 9.8 Canavan 病的 MRI 表现。A. 巨脑伴随弥漫性的白质 T2 加权高信号；**B.** MRS 显示与对照组相比，Canavan 病出现巨大 NAA 峰。（Adapted from Costello DJ，Eichler AF，Eichler FS. Leukodystrophies：classification，diagnosis，and treatment. Neurologist. 2009；15：319-328.）

- 活检：检测培养的皮肤成纤维细胞的酶活性。尸检证实脑星形细胞海绵状变性，神经元正常。
- 确诊：针对已知 *ASPA* 基因突变进行分析（98% 的病例是由 2 个突变引起）。如果结果为阴性，就进行 *ASPA* 基因测序。如果仍未检测到突变，则进行缺失 / 重复突变分析。通过羊膜腔穿刺术可进行产前诊断[13]。

治疗 对症治疗，合理供给营养和充足的水分十分必要，治疗感染性疾病，保护气道。物理治疗尽量减轻挛缩。使用 AED 治疗癫痫发作。出现吞咽困难时，可能需要 G 管以保证足够的营养摄入和水分。乙酰唑胺似乎可以降低颅内压。注射肉毒素可以减轻痉挛。

佩-梅病

缺陷 *PLP1* 基因。

家族史 X 连锁或新发突变。

临床表现 表型从佩-梅病（PMD）到痉挛性截瘫 2 型（SPG2）。PMD 常常在婴儿期或儿童早期出现眼球震颤、肌张力减低、认知功能障碍，其后出现严重的痉挛及共济失调。

预后 寿命受损。SPG2 常常寿命正常。

诊断 *PLP1* 相关疾病的临床诊断主要依赖于典型的神经系统体征、X 连锁遗传方式，以及 MRI 上弥漫的髓鞘异常。针对 *PLP1* 基因的分子遗传学检测。

- 影像学检查：大脑半球、小脑和脑干的中央白质弥漫性高信号；有可能直到 1 ～ 2 岁时才会确诊。
- 实验室检查：*PLP1* 的分子遗传学检测。
- 确诊：*PLP1* 的分子遗传学检测。

治疗 重度吞咽困难的患者行胃造口术；抗癫痫药物用于控制癫痫发作；痉挛的常规治疗，包括物理疗法、运动、药物（巴氯芬、地西泮、替扎尼定、肉毒杆菌毒素）、矫形器，以及手术治疗关节挛缩。

参考文献

1. Kohlschutter A, Eichler F. Childhood leukodystrophies: a clinical perspective. *Expert Rev Neurother*. 2011;11:1485–1496.
2. Costello DJ, Eichler AF, Eichler FS. Leukodystrophies: classification, diagnosis, and

treatment. *Neurologist.* 2009;15:319–328.

3. Eichler F, Mahmood A, Loes D, et al. Magnetic resonance imaging detection of lesion progression in adult patients with X-linked adrenoleukodystrophy. *Arch Neurol.* 2007;64:659–664.

4. Mahmood A, Raymond GV, Dubey P, et al. Survival analysis of haematopoietic cell transplantation for childhood cerebral X-linked adrenoleukodystrophy: a comparison study. *Lancet Neurol.* 2007;6:687–692.

5. Moser HW, Mahmood A, Raymond GV. X-linked adrenoleukodystrophy. Nature Clinical Practice. *Neurology.* 2007;3:140–151.

6. Moser HW. Genotype-phenotype correlations in disorders of peroxisome biogenesis. *Mol Genets Metab.* 1999;68:316–327.

7. Eichler F, Grodd W, Grant E, et al. Metachromatic leukodystrophy: a scoring system for brain MR imaging observations. *AJNR.* 2009;30:1893–1897.

8. Cable C, Finkel RS, Lehky TJ, et al. Unrelated umbilical cord blood transplant for juvenile metachromatic leukodystrophy: a 5-year follow-up in three affected siblings. *Mol Genet Metab.* 2011;102:207–209.

9. Escolar ML, Poe MD, Martin HR, et al. A staging system for infantile Krabbe disease to predict outcome after unrelated umbilical cord blood transplantation. *Pediatrics.* 2006;118:879–889.

10. Duffner PK, Caggana M, Orsini JJ, et al. Newborn screening for Krabbe disease: the New York State model. *Pediatr Neurol.* 2009;40:245–252.

11. Duffner PK, Caviness VS, Erbe RW, et al. The long-term outcomes of presymptomatic infants transplanted for Krabbe disease: report of the workshop held on July 11 and 12, 2008, Holiday Valley, New York. *Genet Med.* 2009;11:450–454.

12. Matalon R, & Michals-Matalon K. Canavan disease. In: Pagon RA, et al. (eds). *GeneReviews.* Seattle, WA: University of Washington; 1993.

13. Matalon R, Michals-Matalon K. Prenatal diagnosis of Canavan disease. *Prenat Diagn.* 1999;19:669–670.

10 常见的神经遗传综合征

Anna L. Pinto and Jurriaan M. Peters

徐燕 译 王旭 杨团峰 校

遗传学已经成为神经病学中一个有前途的、活跃的研究和临床领域。这门新的学科应用分子遗传学技术来研究经典的神经系统疾病及其症状。对于儿童无法解释的全面性发育延迟和智力发育缺陷，新的遗传和代谢检测增加了提供病因学诊断的能力。在所有表现为发育延迟、孤独症谱系疾病（autism spectrum disorders，ASD）、癫痫、头颅大小和形状异常、运动障碍以及一些畸形特征的患儿中，应怀疑是否有遗传因素的参与。由于遗传学检测技术复杂、成本较高，临床医师应该有目的地选择初筛试验诊断率高的合理方法，以做出准确的病因学诊断。

遗传学模式

单基因遗传（孟德尔遗传）

常染色体遗传

常染色体遗传的致病基因位于非性染色体。

常染色体显性遗传（AD） 单基因常染色体显性遗传性疾病通过非性染色体上单拷贝缺陷基因而发病。单一缺陷基因拷贝足以掩盖正常的功能基因拷贝，导致蛋白质功能或表达的异常。

常染色体隐性遗传（AR） 单基因常染色体隐性遗传性疾病通过来自父母双方的缺陷基因的拷贝而发病。

X- 连锁遗传

缺陷基因位于 X 性染色体上。

X- 连锁显性遗传（XD） 比隐性遗传少见，男女均可发病。确切的遗传模式各不相同，取决于父亲或母亲是否携带致病基因（遗传性状）。患病父亲的所有女儿也将患病，但其儿子将不患病；一个患病的儿子其母亲也会是患者。

X-连锁隐性遗传（XR） 一条 X 染色体上有某个基因突变的女性为疾病携带者。总的来讲，其子代男孩遗传致病基因并发病的概率为 50%，女孩遗传致病基因并成为携带者的概率为 50%。

非孟德尔遗传

多基因遗传 大于一个遗传因素影响特定性状（疾病表现）的形成，环境（表观遗传）因素也参与疾病的发生。

线粒体遗传 线粒体含有自身的线粒体 DNA（mtDNA），不同于细胞核（染色体）DNA。线粒体 DNA 突变仅能通过母亲遗传给其男性或女性后代。不是所有的线粒体疾病都源于 mtDNA 突变。编码线粒体蛋白的细胞核基因突变也可能以常染色体显性、常染色体隐性或 X-连锁的方式遗传。

混杂遗传 **基因组印记**（genomic imprinting）为两个等位基因中发生单个等位基因的差异表达，取决于基因源于父亲或母亲。因为印记等位基因表达沉默（不表达），因此不是双亲基因组共同作用。基因表达沉默是通过 DNA 甲基化（见下文）或组蛋白修饰引起。**单亲二倍体**（uniparental disomy，UPD）出现在两个配对染色体均来自父母中的一方。**DNA 甲基化**导致在没有改变 DNA 序列的情况下对基因表达调控进行修饰。**体细胞嵌合**（somatic mosaicism）是由于受精卵初次或之后的有丝分裂出现错误，导致不同的基因型来自一个受精卵细胞。

诊断工具

细胞遗传学异常的检测方法 在结构和分子水平可以测定染色体数目和重排。**染色体核型**（或染色体）分析能够观察某一时期所有染色体的结构，但仅能检测到非整倍体和主要结构的重排。**荧光原位杂交（FISH）**是一种利用在全基因组中间隔分布的特定位点标记探针的分子技术，与染色体分析方法相比有较高的敏感性、特异性和分辨率，但可能会漏检小的突变和单亲二倍体。**染色体芯片分析技术**（chromosomal microarray analysis，CMA），也称比较基因组杂交（comparative genomic hybridization，CGH）或微阵列比较基因组杂交（array CGH，aCGH），日益成为一线的基因筛查方法，可以用在靶向目标或用于识别全基因组拷贝数的变异（copy number variation，CNV），包括基因缺失/复制，但可能会漏检较稳定的结构重排和少量嵌合体。**甲基化研究**检测 DNA 甲基化。

基因突变的检测方法 采用有针对性的检测方法或基于表型而设计的基因检测组套，因此通常限于一个预先选择的预设的序列数量变化。**聚合酶链反应**（polymerase chain reaction，PCR）是绝大多数 DNA 分析的第一步。**扩增阻滞突变系统**（amplification refractory mutation system，ARMS）是一种改进的 PCR 技术，需要多重 PCR 反应。**单核苷酸多态性**（single nucleotide polymorphism，SNP）阵列可以检测人群中最常见的遗传变异类型，也能够预测个体对特定药物的反应（遗传药理学）、对环境因素（如毒素）的敏感性以及罹患某些特定疾病的风险。**多重连接探针扩增技术**（multiplex ligation-dependent probe amplification，MLPA）已经成为一项用于检测外显子缺失的迅速发展的技术。**全外显子组测序**是一项非常先进的技术，用于识别致病的或与患者身体状况相关的 DNA 变化。利用新一代测序技术可以同时分析成千上万个基因的外显子或编码区域。理解检测结果需要一定的专业知识，绘制出人类全部基因组的功能是一项正在进展的工作。

常见的特异性细胞遗传学综合征

21 三体综合征[1]

流行病学 又称唐氏综合征（Down syndrome，DS），是最常见的由染色体异常所致的疾病，也是导致精神发育迟滞最常见的单一病因。新生儿的发病率约为 1/1000，与高龄产妇（≥ 35 岁）密切相关。

遗传学 21 三体综合征最为常见。非相互易位（nonreciprocal translocation）（常见的是由 21 号染色体易位到 14 号染色体，约占 10%）有相同的临床表型。嵌合体型（2% ～ 3%）智力发育较好。**染色体核型分析**可以发现所有或一定比例的体细胞中存在额外的一条 21 号染色体。真正的三体综合征在同胞中再次发生或同胞间的遗传模式很罕见（＜ 1%），而染色体易位的再发很常见（5% ～ 15%）。

病理生理学 研究认为部分与 21q22 区带的过度表达有关，该区带包含一个 DS 细胞黏附分子（DSCAM，在神经元迁移、轴突导向、神经连接中发挥作用）和一个蛋白激酶（DYRK1，在胚胎后期的神经元细胞增殖中发挥作用）。

临床表现 常见畸变的不常见组合：**面部畸形**（短头畸形，鼻梁扁平，眼外侧上斜及睑裂狭小，有内眦赘皮，简单的C型外耳伴软骨缺失及外耳道狭窄，裂纹舌伸出口外，后发际较低）；**身体状态**（身材矮小，短颈，颈后部皮肤冗余，肥胖，肌张力低下伴关节松弛，手掌宽大伴有通贯掌纹，手指短，小指侧弯，第1、2足趾间隙较宽）；**精神发育迟滞**（IQ 25～49，平均为43），相对于智商水平，社交技能比预期要好。需要注意的是，成年唐氏综合征患者被认为有能力做出医疗决定，除非其另有声明。**多系统受累**的表现见表 10.1。

表 10.1 唐氏综合征常见的异常表现及处理措施

	新生儿-儿童	大龄儿童-成人	处理措施
心脏疾病	先天性心脏病：房室间隔缺损（45%），室间隔缺损（35%），房间隔缺损，动脉导管未闭（10%），其他	二尖瓣脱垂（57%），主动脉瓣关闭不全，获得性心脏瓣膜疾病	常规心脏听诊，超声心动图，根据需要进行心脏病学相关咨询
胃肠道疾病	十二指肠或肛门闭锁，巨结肠，先天性巨结肠	乳糜泻	监测生长（身高、体重）、腹泻、腹部不适的情况
神经系统疾病	精神发育迟滞：10岁之前智力下降明显，青春期处于平稳状态，有学习和语言障碍（须接受特殊教育），孤独症（7%）；婴儿痉挛或痫性发作（全面性强直-阵挛发作和肌阵挛发作，占8%）；肌张力降低	早老性痴呆：60岁以上患者占75%；痫性发作（单纯部分性发作或复杂部分性发作，其他）	临床需要警惕的情况：痫性发作，技能丧失，淡漠，人格改变，局灶性神经功能缺损，精神类疾病；无特殊处理
眼科疾病	先天性白内障和青光眼，屈光不正，斜视，眼球震颤	白内障，屈光不正，圆锥角膜	每年进行眼科相关咨询

表 10.1 唐氏综合征常见的异常表现及处理措施（续表）

	新生儿-儿童	大龄儿童-成人	处理措施
耳鼻喉疾病	传导性听力丧失＞感音神经性/混合性听力丧失（70%）复发性急性和慢性中耳炎，中耳积液，内淋巴积水	听力丧失，阻塞性睡眠呼吸暂停综合征（50%）牙周疾病	6～12个月时进行综合听力测评。每2年行听力测试。治疗复发性中耳炎，手术干预（瘘管、腺样体切除）；言语治疗，加强沟通能力，使用助听器；需要警惕一些临床症状，手术干预，持续气道正压通气；按时刷牙，每隔6个月看一次牙医
内分泌系统疾病	甲状腺功能减退症，原发性性腺功能障碍	甲状腺功能亢进症或甲状腺功能减退症，糖尿病，肥胖，性腺功能障碍伴有生育能力低下	甲状腺功能检查（第1次后间隔6个月查一次，之后每年查一次）；需要警惕一些临床症状，没有常规检查；唐氏综合征生长曲线图，对于日常饮食、钙/维生素D摄取、行为干预、体力和社会活动，无特殊处理
肌肉骨骼系统疾病	肌张力降低，青少年类风湿关节炎伴获得性髋关节脱位	寰枢关节半脱位（15%～40%）和颈椎压迫性脊髓病	临床需要警惕的情况：颈痛，步态（异常），直肠和膀胱控制功能，锥体

表 10.1 唐氏综合征常见的异常表现及处理措施（续表）

	新生儿–儿童	大龄儿童–成人	处理措施
			束征，斜颈，无力
			侧面中立位、屈/伸位 X 线片，及高级影像技术
心理疾病	抑郁，强迫症，攻击行为，品行障碍，注意力缺陷多动障碍（ADHD）（6%～100%），孤独症（7%），性虐待或躯体虐待	同新生儿和儿童	精神类药物，针对唐氏综合征无特殊干预措施
血液系统疾病	真性红细胞增多症，大红细胞症，一过性骨髓增殖性疾病（新生儿）；急性髓细胞性白血病（1∶300）和急性淋巴细胞性白血病（1∶300）		需警惕一些临床症状，针对唐氏综合征无特殊干预措施
其他	干皮病；皮肤过度角化，苔藓样变；其他皮肤病变	睾丸癌，生殖和性功能障碍，骨科疾病/足部疾病	每年定期临床体检，妇科检查，心理社会评估，如有需要进行相关咨询

早老性痴呆 患病率随着年龄的增长而增加（20～30 岁，10%；30～40 岁，10%～25%；40～50 岁，28%～55%；50～60 岁，30%～75%）。早期的症状和体征包括言语和步态退化，之后出现成年起病的痫性发作和肌阵挛、淡漠、行为和人格异常、精神疾病、局灶性神经体征、尿便失禁、睡眠障碍、认知和记忆受损。病理生理学改变与阿尔兹海默病（AD）的病损程度相似，为 21q21 区的淀粉样前体蛋白 β 的过表达。性别（男性）、雌激素缺乏、淀粉样前体蛋白 β 位点裂解酶表达增加、朊蛋白基因中缬氨酸多态性以及载脂蛋白 E4 等位基因的携带者都可能加速智能的下降。影像学可能出现过早老化、基底节钙化以及小脑萎

缩；年龄相关的脑萎缩与 AD 早期脑萎缩的表现形式相似。针对唐氏综合征无特殊的诊断标准和处理措施。

预后　多种因素可以影响疾病转归，包括伴随疾病。寿命大约为 55 岁。很多患者可以与异性建立有意义的关系并最终结婚。

Klinefelter 综合征[2]

流行病学　男性发病率为 1/1000 ～ 1/500，女性不发病。

遗传学　80% ～ 90% 的患者为（47，XXY）变异型，约 10% 的患者为嵌合型。核型包括：① 46,XY/47,XXY；② 46,XY/48,XXXY；③ 47,XXY/48,XXXY。

病理生理学　涉及额外数目 X 染色体的基因在体内很多系统中发挥作用，包括睾丸功能、大脑发育和生长发育。随着 X 染色体数目的增加，躯体和认知发育更易受累。这种综合征伴发的残疾与激素异常或 X 染色体连锁基因功能异常是否相关尚不清楚。对于 X 染色体数目异常疾病，除了细胞遗传学分析，雄激素受体基因定量实时 PCR 也是一种可靠的筛查方法。疾病复发风险较一般人群并无明显增加。

临床表现　与睾酮不足相关的表现有睾丸小、男性乳腺发育、面部和身体毛发减少和不育。此外，患者会表现为身材高大、肩膀窄、臀部宽大、骨质疏松、静脉曲张、血栓栓塞性疾病或糖尿病。患者也可出现神经系统病变，如癫痫、学习障碍以及言语和语言发育障碍。

处理措施　多学科合作的方法应解决该病的三个主要问题：性腺功能减退、男性乳腺发育及心理社会和发育方面的问题（包括言语障碍、学习困难以及行为异常）。**监测和健康管理**：内分泌方面有睾酮替代疗法，常规骨密度筛查骨量减少和骨质疏松症的风险。由于患者深静脉血栓形成和肺栓塞的风险增加，需筛查高凝状态。成年男性患乳腺癌和免疫系统疾病如系统性红斑狼疮的风险增加。

预后　通常预后较好；患者有发生上述合并症的风险。

22q11.2 微缺失综合征（DiGeorge 综合征和腭心面综合征[3]及 Phelan/McDermid 综合征[5]）

流行病学　腭心面（velocardiofacial，VCF）综合征患病率约为 1/5000，DiGeorge 综合征患病率为 1/4000 ～ 1/2000。

遗传学 最常见的 22q11.2 微缺失。高分辨率染色体分析，荧光原位杂交（FISH）检测染色体 22q11 区缺失。复发取决于双亲的身体状况。约 10% 的父母为携带者。大多数患者携带新发突变。如果疑诊为 DiGeorge 综合征，但检测结果为阴性，则考虑 *TBX1* 基因测序和咨询临床遗传学专家。

病理生理学 染色体的微缺失包括部分影响神经嵴细胞迁移和鳃弓早期发育的基因。

临床表现 腭部异常（69%，明显的或黏膜下的腭裂，伴有开放性鼻音的腭咽闭合不良），**心脏畸形**（圆锥动脉干缺陷，包括法洛四联症、室间隔缺损、主动脉弓断离，以及永存动脉干），**面部畸形**（鼻尖突出如气球样，鼻根低凹，眼距过宽，小颌畸形），甲状旁腺激素缺乏伴低钙血症（20%）。免疫缺陷（77%），喂养困难（30%），肾功能异常（37%），传导性和感音神经性听力丧失，喉气管食管异常，生长激素缺乏，自身免疫性疾病，痫性发作（不伴低钙血症），以及骨骼畸形。**神经系统方面**，学习困难或者轻度精神发育迟滞（70% ～ 90%）。伴有大脑外侧裂区和额叶的多小脑回以及癫痫。伴有各种精神疾病，包括精神分裂症。**DiGeorge 综合征**[4] 在出生时常有胸腺发育不良和低钙血症，临床可见患儿喂养困难（吸吮无力和吞咽障碍）。T 细胞免疫缺陷。面部特征包括低位耳、宽眼距和窄上唇。神经系统表现包括全面性发育迟缓、学习障碍和肌张力低下。**监测和健康管理**包括外周血淋巴细胞绝对值，钙离子和甲状旁腺激素水平。精神健康护理，针对注意力缺陷多动障碍、抑郁症及其他行为障碍。

处理措施 对新生儿和有 VCF 综合征的任何年龄患者，均要检测血清钙，并监测痫性发作。行免疫学检查，包括 T 细胞标志物检查。评估心脏。预后取决于心脏病变的严重程度（表 10.2）。

Smith-Magenis 综合征[6]

流行病学 新生儿发病率约为 1/15 000。

遗传学 位于染色体 17p11.2 的 *RAI1* 基因突变和缺失。通过细胞遗传学分析、FISH 或染色体芯片分析技术可以诊断。实际上，几乎所有都是新发突变。

病理生理学 不清楚，*RAI1* 单倍剂量不足可能影响了基因 / 蛋白质功能。

表 10.2　22q11.2 微缺失综合征：常见问题和处理措施

系统，疾病	监测 / 干预
心血管：法洛四联症，主动脉弓中断，室间隔缺损和永存动脉干	参考相应心脏病治疗；非特异性治疗
消化道：喂养困难	进食时调整喂勺的位置，抑酸剂治疗胃食管反流，促胃肠动力药，姿势治疗
免疫：感染	强化治疗
淋巴细胞缺乏	避免接种活疫苗。少见情况：预防性使用抗生素，静脉注射免疫球蛋白治疗，胸腺移植
其他：低钙	补钙，内分泌功能评估
上腭畸形	颅面专业医师治疗
颈内动脉异位	上腭修复术前行 MRA
发育迟滞	早期干预，行言语治疗、物理治疗和职业治疗
肾异常	肾超声
脊柱异常	胸部 X 线

MRA，磁共振血管造影

Adapted from 22q11.2 Del syndrome. In：Gene Reviews. Available at www.ncbi.nlm.nih.gov/bookshelf.

临床表现　骨骼短小［短头、指（趾）过短及身材矮小］，特征性颅面（天使样面容伴前额凸出、面中部发育不全、凸颌、内眦赘皮、睑裂上斜、一字眉），声音嘶哑，肥胖。神经系统表现包括婴儿肌张力过低，满足感和昏睡。之后出现伴或不伴听力丧失的言语迟缓，精神运动和生长发育迟滞，伴有宽步基摇摆步态，及行为障碍。

处理措施　见表 10.3。

16p11 缺失 / 重复[7]

流行病学　新生儿发病率约为 3/10 000

遗传学　病理生理学机制不清楚。荧光原位杂交（FISH）、多重连接探针扩增技术（MLPA）和定量 PCR（qPCR）可用作基因缺失的初始检测和比较基因组杂交（CGH）阳性结果的确认。

表 10.3 Smith-Magenis 综合征：常见问题和处理措施

	新生儿–儿童	青少年–成人	处理措施
语言和听力	言语迟缓，听力丧失（传导和/或感音神经性），复发性中耳炎	非常稳定，沟通交流和行为较佳	早期干预，听力评估，增强交流训练
行为	刻板，自责行为	易冲动，攻击性，愤怒爆发，自残行为，寻求被注意，情绪不稳定，违抗	除外医源性行为异常；药物（经验性），多药治疗：兴奋剂，锂剂，非典型精神安定药，丙戊酸，SSRI，β 受体阻滞剂，褪黑激素。总之，治疗为非特异性
神经系统疾病	癫痫；睡眠紊乱：短睡眠周期，早醒，夜间常觉醒，白天打盹，打鼾，遗尿；周围神经病（痛觉减退，反射减低，非进展性）	睡眠障碍转变为慢性	非特异性治疗，褪黑激素（经验性）
其他	高胆固醇血症，肥胖，平底足/高弓足，异常甲状腺功能检测	脊柱侧凸，肥胖	非特异性治疗，避免增加食欲的药物

SSRI，选择性 5-羟色胺再摄取抑制剂

Adapted from Gropman AL, Duncan WC, Smith AC. Neurologic and developmental features of the Smith-Magenis syndrome（del 17p11.2）. Ped Neurol. 2006；34（5）：337-350.

CGH 和 qPCR 可明确微缺失的大小及对先证者的亲属进行已知基因缺失的检测。遗传模式为 AD，但也发现典型的新发突变。

临床表现 常见肥胖和身材高大。白内障、心脏畸形、肥胖、特殊畸形如凸出的前额。精神分裂症与**染色体微重复**有关。神经系统问题可以表现为精神发育迟滞、癫痫、智力障碍和孤独症谱系疾病。语言表达比语言的理解更易受累。

处理措施 密切监测身高和体重。超声心动图评估心脏。在超重患者中筛查高血压和糖尿病。评估认知和行为障碍，治疗 ASD。

1q21.1 缺失综合征[8]

流行病学 约 0.2% 患者伴有发育迟滞和智力障碍。

遗传学　染色体 1q21.1 微缺失，外显率低但存在表现度差异。

病理生理学　基因型 - 表型关联性低，基因缺失患者可以表型正常，表型异常者之间的表型也存在较大差异。与 1q21.1 微缺失综合征相关的 1 个或多个缺失基因的单倍剂量不足，很可能是影响临床表型的原因。遗传模式为 AD，18% ～ 50% 为新的缺失。

临床表现　面部畸形（轻度）和小头、眼睛异常、心脏缺陷、泌尿生殖道异常及骨骼畸形。神经系统方面可表现为 ASD、精神分裂症、睡眠障碍、癫痫、ADHD、发育迟滞和学习困难。

处理措施　对症治疗，没有特异性治疗措施。注意发育筛查和常规儿科检查。

Beckwith-Wiedemann 综合征（BWS）[9]

流行病学　新生儿发病率约为 1/13700。

遗传学　*CDKN1C* 基因突变。1% 患者在染色体 11p15 发现细胞遗传学异常。父源 UPD（20%）、位于印记中心 1（IC1）的高甲基化（5%）和位于印记中心 2（IC2）的去甲基化（50%）可致染色体 11p15.5 上基因转录调节异常。最后，对 *CDKN1C* 进行测序分析可确定 40% 有家族史和 5% ～ 10% 没有家族史患者的突变。患儿同胞的患病风险取决于 BWS 先证者的遗传基础。

临床表现　异常生长，导致巨大儿、巨舌、内脏肥大、胚胎性肿瘤（如肾母细胞瘤、肝母细胞瘤、神经母细胞瘤及横纹肌肉瘤），脐膨出，新生儿低血糖症，耳垂皱褶 / 耳凹畸形，肾上腺皮质巨细胞症和肾畸形。除了低氧血症和低血糖症的并发症之外，患儿通常生长发育正常。此外，孤独症也有报道。

处理措施　密切监测低血糖，尤其在新生儿阶段。脐膨出行腹壁修补。巨舌者可以采用气管内插管（急性气道阻塞）、鼻饲、外科手术缩小舌体及言语疗法。8 岁以前每 3 个月腹部超声筛查胚胎性肿瘤。4 岁以内每 2 ～ 3 个月监测血清 α - 甲胎蛋白（AFP）以早期发现肝母细胞瘤。每年肾超声检查有无肾钙质沉着症和其他肾病变。肢体或面部明显生长不对称可能需要整形或颅面外科手术治疗。早期死亡原因包括早产并发症、低血糖、心肌病、巨舌或肿瘤。儿童期后，患者预后会逐渐改善。

Charge 综合征[10]

流行病学 新生儿发病率约为 1/10 000。

遗传学 由于 *CHD7* 基因突变，导致眼组织缺损、心脏缺陷、鼻后孔闭锁、生长发育迟滞、外生殖器畸形和耳畸形。该基因源自染色质域解旋酶 DNA 结合家族（CHD 家族），其产物形成含有不同蛋白质的复合物，是神经嵴基因表达和细胞移行的基础。*CHD* 7 基因的测序分析可以确定 60% ～ 70% 病例的突变。AD 遗传伴个体间表现度存在差异，因此，如父母有症状，先证者同胞的患病风险为 50%。如果父母均无症状，先证者同胞的经验性患病风险为 1% ～ 2%。

临床表现 单眼或双眼虹膜缺损、视网膜-脉络膜和（或）视盘缺损，伴或不伴小眼畸形；单侧或双侧鼻后孔闭锁或狭窄；外耳异常，听小骨畸形，耳蜗异常，半规管缺如或发育不全；在男性可有隐睾，男性与女性均可出现促性腺激素分泌不足所致性腺功能减退；心血管畸形，生长迟缓，唇腭裂和气管食管漏。婴儿 CHARGE 综合征通常存在多种威胁生命的疾病，喂养困难在所有年龄组都是主要原因。神经系统表现包括（严重的）发育迟缓和多组脑神经异常，导致嗅觉减退或消失、面神经麻痹、听力受损和吞咽困难。

处理措施 新生儿需要立刻评估气道、喂养、心脏和听力。治疗包括气道造口术，根据病情需要，还需采用外科手术纠正鼻后孔闭锁；多学科干预来改善患儿喂养，包括言语治疗、职业疗法、营养治疗或行胃造口术；常规处理心脏病变；一旦明确听力缺失，要尽早佩戴助听器和进行听力康复。精神 / 入学评估应该由专业团队完成，包括当患者出现双重感官受损表现时，有诊疗盲聋的专业医师参与患者的评估。常规眼科和听力评估。如果青春期没有在 13 ～ 14 岁时出现，检测是否有促性腺激素分泌不足所致的性腺功能减退。

脆性 X 综合征[11]

流行病学 男性发病率为 1/3600 ～ 1/2000，女性为 1/8000，携带者数量为发病者的 10 倍，更加常见。

遗传学 X 连锁遗传。位于脆性 X 基因（*FMR1*）上的三核苷酸重复序列（CGG）大量扩增：正常情况下，5 ～ 44 次重复；"灰区"，45 ～ 54 次重复；前突变，54 ～ 200 次重复；全突变，> 200 次重复。异常脆性 X 精神发育迟滞蛋白（FMRP）导致神经元发育过程中异常树突棘形态和突触形成的细胞骨架组织控制受损。染色体 Xq27.3 上"脆性"位点细胞遗传学分析在约 20% 的患者中为假阴性，故标准的检验方法是染色体核型和 DNA 分析（PCR 或 Southern 印迹）。*FMR1* 基因上其他位点突变可产生相同表型。复杂多代遗传、多变的表型提示其他家族成员会受到影响。女性前突变携带者的后代为全突变的风险很高，因为与精子发生相比，CGG 重复扩增更容易出现于卵子发生中。男性前突变携带者的女儿将仍为携带者。

临床表现　青春期后症状最明显：面部形态发生微妙的畸形变化，伴长脸、前额和下颌突出、大耳、方下巴、大睾丸症、皮肤和关节过度伸展。神经系统表现包括中重度智力障碍、肌张力减低、正常头围或巨头（macrocephaly）、孤独症（30% ～ 70%）、癫痫（15%，最常见于幼儿）、多动和行为问题。男性患者 IQ 随着年龄增大而降低。**携带者：** 女性——卵巢功能障碍（FSH 升高），20% 患者卵巢早衰（40 岁前即停经）；男性——更加轻微的表型伴有行为问题（注意力障碍、多动、焦虑、孤独症谱系疾病）和学习障碍。**镶嵌体**（少量和大量扩增共同存在）与表型轻有关。**震颤 / 共济失调综合征（FX-TAS）：** 晚发（> 50 岁）的神经变性疾病，见于高达 40% 的男性脆性 X 携带者中。临床表现包括意向性震颤、小脑性步态和肢体共济失调、帕金森样症状、认知功能衰退（痴呆、去抑制状态、执行功能下降、信息加工速度下降、工作记忆下降）、神经症状和精神症状（焦虑与抑郁），在 MRI 的 T2/FLAIR 序列上可见小脑中脚的高信号。CGG 重复序列的扩增程度越高而且年龄越大的患者，出现上述症状的风险越高。

处理措施　筛查脊柱侧凸。常见异常还包括胃食管反流性疾病、鼻窦炎和中耳炎。需注意小儿的髋关节脱位、疝和肌张力减低。总体寿命不会受到影响，除非出现显著的临床并发症。

Williams（-Beuren）综合征[12]

流行病学　新生儿发病率为 1/20 000 ～ 1/7500。

遗传学　是位于 7q11.23 上编码弹性蛋白的 *ELN* 基因微缺失所致。常染色体显性遗传，但绝大多数病例为散发病例，新发突变致病。FISH 和靶突变分析可以诊断 99% 的患者。

临床表现　可有多系统损害。①**特征性畸形**表现为异常却均匀一致的小精灵面容：内侧眉毛张开，星状虹膜，双颞狭窄，鼻梁低伴内眦赘皮，鼻尖饱满伴上翘，耳垂突出，阔嘴伴厚唇和面颊饱满。成人可以过早地出现白发和皮肤松弛。②**结缔组织**（关节过伸）和**心血管受累**以高血压和主动脉瓣上狭窄、弹性蛋白动脉病和周围肺动脉狭窄为主。③**内分泌异常**为不能解释的高钙血症和尿钙（导致泌尿系统结石）、甲状腺功能减退和青春期早熟。④**神经系统问题**包括肌张力低下与早期喂养困难和生长迟缓，特定的认知障碍伴独特的个性特征：轻到中度精神发育迟滞，言语能力好于非言语能力，社交过度倾向，可以有特殊的音乐才能或兴趣。如果患者只伴有轻度智力受损、神经心理障碍、结肠憩室病、二尖瓣脱垂和高血压等不典型表现，有时到成年才能确诊。

处理措施 针对突出的和复杂的医疗需求，需要对潜在的临床情况进行综合的专业化治疗，而非碎片式地处理某一特定情况。患者常不能工作或仅能从事非竞争性职业，生活不能独立（见表10.4）。

Angelman 和 Prader-Willi 综合征

Prader-Willi 综合征（PWS）和 Angelman 综合征（AS）是基因组印记的结果。这可能是由于基因缺失、UPD 或由于印记中心突变造成的甲基化异常，导致父系拷贝 15q11 ～ q13（Prader-

表 10.4　Williams 综合征：成人诊疗监测

系统，疾病	监测 / 检查
心血管：主动脉或肺动脉瓣上狭窄，外周肺动脉狭窄，二尖瓣脱垂，腹主动脉瘤，高血压	心脏病咨询，每 3 ～ 5 年 1 次 临床检查，每年 1 次 如有高血压，检查肾、瓣膜和血管狭窄，及血钙
内分泌：高血钙（15%），肾钙质沉着症，钙动脉病，高钙尿症；糖耐量受损和糖尿病（75%）；（亚临床）甲状腺功能减退	血钙，尿素氮，肌酐，尿液分析，随机尿 Ca^{2+}/肌酐比，每 0.5 ～ 1 年 1 次；肾和膀胱超声，每 10 年 1 次 口服糖耐量试验，每 5 年 1 次，HbA1C 敏感性差 甲状腺功能检查，每 3 年 1 次
神经：卒中，神经精神疾病（焦虑，抑郁，其他），肌张力高和挛缩，Chiari Ⅰ型伴急性脑积水或慢性颅后窝受压和进行性颈脊髓病	临床检查 神经科咨询 如有指征行神经影像检查（没有基础疾病或常规需要）

Adapted and abbreviated from Pober BR, Morris CA. Diagnosis and management of medical problems in adults with Williams-Beuren syndrome. Am J Med Genet C Semin Med Genet. 2007；145C（3）：280-290.

Willi）或母系拷贝 15q11 ～ q13（Angelman）缺失所致。

Prader-Willi 综合征（PWS）[13]

流行病学　新生儿发病率为 1/30 000 ～ 1/10 000。

遗传学　95% 患者是由于父系 15 号染色体（15q11 ～ q13）发生部分或完全缺失所引起，其他患者是印记基因突变所致。在 > 95% 的 PWS 患者中，仅通过甲基化分析即可发现母系基因甲基化模式是导致此病的分子异常机制：基因组印迹突变、UPD 和缺失。而 UPD 分析和 FISH/qPCR（缺失）比较低效。对印记区域的序列分析很少使用。在同胞中进行遗传咨询被推荐用于评估风险。过度饮食的代谢机制依旧需要被阐明，尽管胃饥饿素（ghrelin）和肥胖抑制素（obestatin）也可能有作用，二者是在饥饿状态下有反调节作用的相互拮抗的激素。

临床表现　长脸、窄额、杏仁形眼、手脚短小。在婴儿期有出生时臀先露、低体温和喂养困难。后期身材矮小、性腺功能低下、斜视。食欲旺盛、肥胖、嗜睡和白天肺换气不足均很常见。神经系统相关表现为明显的新生儿期肌张力低下、中重度认知功能受损和癫痫发作（15% ～ 20%）。

处理措施　需要多学科治疗。生长激素治疗可以促进身高生长和改善代谢状况（减缓肥胖），可以改善认知功能。严格饮食控制和锻炼，补钙和监测骨骼发育。隐睾可以自发缓解。评价睡眠障碍疾病［阻塞性睡眠呼吸暂停综合征（obstructive sleep apnea syndrome，OSAS）］、言语和学习障碍、行为和精神异常、斜视和脊柱侧凸。与其他智能障碍疾病相比，PWS 患者的肥胖及其相关共病（糖尿病和血栓性静脉炎）是导致高死亡率的主要原因。

Angelman 综合征（AS）[14]

流行病学　新生儿发病率为 1/20 000 ～ 1/12 000。

遗传学　75% 为母系 15q11 ～ q13 基因缺失，2% 为父系单亲二倍体，5% 为印记中心突变，8% 为编码泛素蛋白连接酶的 *UBE3A* 基因突变，其余原因不明。发病机制为母系 *UBE3A* 基因不表达或功能缺失。与 PWS 一样，DNA 甲基化分析是诊断流程所必需的。在 20% 的患者中 DNA 甲基化分析是正常的，下一步需要进行 *UBE3A* 基因测序。两者结合能够确诊 90% 的患者。导致 *UBE3A* 功能缺失的遗传学机制不同，同胞和母系旁系亲属的患病风险亦不同。

临床特征 曾经被命名为"快乐玩偶"，临床表现为明显的易兴奋性、步态不稳、震颤，以及特征性的三角脸、凸颌、宽口、牙间隙宽、喜吐舌等症状。多系统受累，表现为肌张力低下、流涎、婴儿期吸吮/吞咽和喂食困难、脊柱侧凸、小手、便秘等。神经系统受累表现为严重智能发育迟缓、小头畸形伴枕部平坦和典型的枕沟、木偶样急动举止（非共济失调型）、发作性无诱因的大笑。其他表现包括与认知功能不成比例的言语表达发育延迟、孤独症谱系疾病、对水有高度的迷恋。任一形式的早发性痫性发作，其中肌阵挛、全面性强直-阵挛、单侧肌阵挛和不典型失神发作更加常见，婴儿痉挛则罕见。典型的 EEG 表现为以双侧额区为主的高波幅、有切迹的尖-慢波（鱼鳍征），频率为 2 ~ 3 Hz，睡眠期和闭眼增强。使用抗癫痫药物后 EEG 无变化。

处理措施 伴发的运动异常容易被误诊为痫性发作，增加了不适当使用抗癫痫药物的风险。即使癫痫发作得到控制，EEG 仍持续异常。精神安定类药物亦可能导致不良反应。饮食和运动有助于控制脊柱侧凸和肥胖。一些抗惊厥药，包括卡马西平、氨烯己酸、噻加宾，可能导致癫痫发作恶化和非惊厥性癫痫持续状态（NCSE）。大多数患者生活在医疗护理机构或家庭监管之下。预期寿命正常，但相应研究数据较少。

Rett 综合征[15]

流行病学 女性患病率 1/20 000，是女性精神发育迟滞的第二常见病因。

遗传学 大部分为散发病例（99.5%），70% ~ 80% 为位于父系 Xq28 上的 *MECP2* 基因突变。因为女性具有 X 染色体随机失活特征，因此可以存活（男性在胎儿期死亡），并具有不同的表型。尽管少见，*CDKL5* 和 *FOXG1* 基因突变也能产生 Rett 综合征样表现。*MECP2* 基因包含翻译抑制域，但具体的病理生理机制不明。在 X-连锁精神发育迟滞、男性嵌合型、女性孤独症及其他精神发育异常中亦可以发现 *MECP2* 突变。通过基因测序分析和基因缺失分析可以诊断 *MECP2* 相关疾病。若 *MECP2* 基因检测阴性，则需要进一步检测 *CDKL5* 基因和 *FOXG1* 基因。

临床表现 关于经典型和变异型 Rett 综合征诊断和分子评估的临床标准和指南已经发表[15]。Rett 综合征是一种具有遗传性退行性变特征的神经发育性疾病：最初发育正常（可能较为安静或有轻微肌张力低下），2 ～ 5 个月时因早期头部生长减慢而出现退化，12 ～ 18 个月时隐匿或快速出现智力减退、言语丧失和手部失用及刻板的手部运动。后期会有癫痫发作、伴有孤独特征的精神发育迟滞、伴共济失调的粗大运动倒退、呼吸异常、血管舒缩异常等表现。MRI 表现为非特异的脑容积减小和萎缩。其他表现包括胃肠道运动异常、功能性巨结肠和胆囊功能障碍。脊柱侧凸和骨质减少亦常见。用于跟踪和预期临床病程的**疾病分期**如下：

1 期：6 ～ 18 个月时发育停止，表现为粗大运动延迟、头部发育减退、眼睛接触减少、对玩耍和拥抱无兴趣。

2 期：1 ～ 4 岁时快速或隐匿的发育倒退。智力低下、言语丧失以及手部失用（12 ～ 18 个月），周期性惨叫。刻板性手部运动包括洗手、搓手、舔手、抓头发、抓衣服等。亦有癫痫发作、精神发育迟滞伴孤独症特征、伴共济失调的粗大运动倒退、睡眠和觉醒时的呼吸异常以及睡眠模式紊乱。

3 期：2 ～ 20 岁时病情进入假性稳定期，可持续数年。行为、非言语沟通和社会交往、手部运用、步态和癫痫发作有某种程度的改善。

4 期：晚期运动衰退在 10 岁以上。可能需要轮椅。

处理措施　见表 10.5。患者一般可存活至成年，但是不明原因的猝死发生率明显高于正常人群。

Cornelia de Lange 综合征（CdLS）[16]

流行病学　新生儿发病率为 1/50 000。

遗传学　染色体 5p13.3 的 *NIPBL* 基因突变。*NIPBL* 基因是 *Nipped-B* 的人类同源基因，*Nipped-B* 为果蝇的一个基因，参与 notch 信号转导、调节细胞增殖和神经元重塑。99% 的病例为散发，但遵循 AD 表型相对较轻的父母其后代再患病概率为 50%，而不是 0.5% ～ 1.5% 的人群发病率。*SMC1A* 基因突变则是一个比较罕见的病因。

临床表现　多种先天异常综合征，特征为独特的面部外观、产前及产后的生长缺陷、喂养困难、精神运动发育延迟、行为异常，以及主要累及上肢的相关畸形。临床特点包括：出生时明显的生长迟滞伴有持续的发育迟滞，肌张力低下，小头和短头畸形，严重的精神发育迟滞（有些患儿伴有孤独症特征和刻板行为），喂养困难，音调低沉咆哮，畸形（前额发际低，眉毛浓密连在一起，睫毛较长呈卷曲状，上颌前突伴长人中，似"鲤鱼嘴"），多毛，以及手

表 10.5　Rett 综合征：临床监测

系统，疾病	监测 / 干预
生长发育和营养状况 头部生长速度减慢，体重轻、个头矮，手和足偏小	积极营养支持
便秘，进食障碍	评估胃食管反流性疾病，是否需要胃造口术喂养
骨质缺乏	行骨密度测定，尖叫发作可能提示有隐匿性骨折或胃食管反流性疾病 可考虑补充维生素 D、钙和二磷酸盐
心血管系统 自主神经不稳定所致的突发、难以预测的死亡	回顾家族史，做心电图。每年查心电图随访 QT 间期变化 避免延长 QT 间期的药物，考虑 β 受体阻滞剂
自主神经功能紊乱：心动过速，手脚发凉，外周血管舒缩障碍，流涎	如有不适，随诊
神经系统 癫痫：复杂部分性发作，强直-阵挛发作，强直发作，肌阵挛发作；70% ～ 80% 可预防（过度报道？），1/2 为难治性，＞ 1/3 为癫痫持续状态	可能需要进行视频脑电监测来鉴别非癫痫性重复行为：屏气，刻板动作，过度换气，与行为不适当的尖叫、大笑，运动及眼动异常（震颤、疲劳、颤搐、急动、滑动、瞳孔扩大）以及其他
运动功能障碍：强直，肌张力减低，动作减少和动作迟缓，四肢瘫	癫痫发作的管理无特异性 物理及职业治疗，沟通交流，支持治疗，矫形器
神经遗传性脊柱侧凸 宽基、共济失调-失用步态，伴踌躇、冻结和后退步态	束缚或夹板固定可减少影响，减少激动和自伤行为
手部刻板动作	连续随访脊柱侧凸，早期进行外科干预
夜间磨牙症，肌阵挛，间歇性斜视，眼部异常运动	避免对非癫痫行为（见上文）的过度治疗
呼吸：发作性的过度通气（低碳酸血症）与 20 ～ 120 s 的通气不足或呼吸暂停（低氧血症）相交替	缺氧性发作仅发生于呼吸暂停，而非单独呼吸节律失常或血氧下降。纳曲酮、柠檬酸镁、托吡酯可能改善呼吸
睡眠障碍：80% 存在睡眠问题伴睡眠时间不规律，周期性觉醒伴破坏性行为，总体夜间睡眠减少伴白天嗜睡。睡眠期间通常很少出现呼吸异常	考虑胃食管反流性疾病、痫性发作、OSAS 的影响。行为干预，避免光线刺激、咖啡因、锻炼。短效非苯二氮䓬类受体激动剂和褪黑素有部分效用

和足的各种畸形（短肢畸形，近端拇指缺失，第 5 指先天性弯曲，第 2、3 脚趾并趾畸形）。其他相关的表现包括：男性外生殖器发

育不良，隐睾，阴唇小，痫性发作（23%），听力丧失，胃肠道疾病（包括胃食管反流，各种梗阻性疾病包括肠扭转）。婴儿期的膈疝、吸入性肺炎、先天性心脏病，以及窒息都是常见的死因。

处理措施 见表 10.6。面颈部的解剖结构异常可能给插管造

表 10.6 Cornelia de Lange 综合征：各系统的临床表现及成年期的干预措施

	儿童期	成年期	处理措施
心脏	先天性心脏病	心功能相对稳定	如果没有检查过，可以行超声心动图
胃肠道	幽门狭窄需要手术 GERD（随着时间的推移可能恶化） 可能存在肠扭转不良	便秘 Barrett 食管 有患肠扭转、肠穿孔的风险	食疗，如有需要可服用药物 消化科定期随访 Barrett 食管诊断后每 1～3 年行活检 所有患者需警惕上消化道部分肠扭转的指征（如胆汁性呕吐）
神经系统	癫痫发作	周围神经病	无特殊处理
眼部	泪道畸形	近视，视网膜脱落	眼科定期就诊，如有需要手术治疗
耳鼻喉	取出残留的乳牙 恒牙萌出延迟 鼻窦炎和（或）鼻息肉可以引起症状 腭裂——需修复	舌面龋齿伴胃食管反流性疾病 同儿童期	口部 X 线片（儿科）每 4～6 个月牙科就诊 如有需要耳鼻喉科就诊，可以考虑行鼻息肉切除术 如有需要颅面专科就诊
肾	肾畸形 膀胱输尿管反流	同儿童期	所有患者均行肾超声，如有临床指征可行排泄性膀胱尿道造影
骨骼	髋关节脱位	双腿长度不同，脊柱侧凸，脚趾囊肿	如有需要骨科就诊
心理健康	行为问题（自伤行为，焦虑，攻击行为）	同儿童期	精神类药物，针对 CdLS 无特殊干预，如有需要求助于精神科医生或心理学家

成困难，另有报道在 CdLS 患儿麻醉后出现恶性高热。如无并发症，寿命可正常。

Wolf-Hirschhorn 综合征（WHS）[17]

流行病学 1/50 000 ～ 1/20 000，女性的发病率是男性的2倍。也称 4 号染色体短臂末端亚端粒缺失综合征（4p 综合征），单倍体 4p 综合征，包括 Pitt-Rogers-Danks 综合征。

遗传学 邻近基因综合征伴染色体 4p 部分缺失（4p16.3 区带是该综合征的关键区域）。WHS 的关键区域涉及 *WHSC1*（与正常生长及早期发育有关），并且邻近 *LETM1*（与痫性发作相关）和 *FGFRL1*（与颅面畸形有关）。细胞遗传学分析对 WHS 基因缺失的检出率约为 50%，荧光原位杂交法（FISH）的检出率可达 95%。

临床表现 希腊战士头盔样脸部外观伴前额隆起，眉间突起，鼻部较宽且呈钩形鼻，前额发际线高，眼距过宽伴凸眼和内眦赘皮，嘴部突出伴嘴角下垂，小颌畸形。常见唇腭裂、先天性心脏病、尿路畸形和生殖器畸形、生长发育迟滞、骨骼畸形（马蹄内翻足、分裂手）、牙齿发育异常，以及由复发性中耳炎和感音神经性原因导致的听力丧失。神经系统表现包括中枢神经系统结构缺陷，如伴胼胝体发育不良的小头畸形，以及伴肌张力减低的下肢萎缩、重度（或中度）精神发育迟滞。

处理措施 监测心脏病变。行为、社会和运动功能随着年龄增长会有所改善，也可以进行（早期）干预。对于骨骼畸形、眼部异常、先天性心脏病和听力丧失推荐标准化治疗。加强对（难治性）癫痫的管理，一部分癫痫在幼儿后期和儿童期更容易控制。

参考文献

1. Bull MJ. Health supervision for children with Down syndrome. *Pediatrics*. 2011;128:393–406.
2. Savic I. Advances in research on the neurological and neuropsychiatric phenotype of Klinefelter syndrome. *Curr Opin Neurol*. 2012;25:138–143.
3. Furniss F, Biswas AB, Gumber R, et al. Cognitive phenotype of velocardiofacial syndrome: a review. *Res Dev Disabil*. 2011;32:2206–2213.
4. McDonald-McGinn DM, Sullivan KE. Chromosome 22q11.2 deletion syndrome (DiGeorge syndrome/velocardiofacial syndrome). *Medicine (Baltimore)*. 2011;90:1–18.
5. Bonaglia MC, Giorda R, Beri S, et al. Molecular mechanisms generating and stabilizing terminal 22q13 deletions in 44 subjects with Phelan/McDermid syndrome. *PLoS Genet*. 2011;7:e1002173.
6. Elsea SH, Girirajan S. Smith-Magenis syndrome. *Eur J Hum Genet*. 2008;16:412–421.
7. Rosenfeld JA, Coppinger J, Bejjani BA, et al. Speech delays and behavioral problems are the predominant features in individuals with developmental delays and

16p11.2 microdeletions and microduplications. *J Neurodev Disord*. 2010;2:26–38.

8. Rosenfeld JA, Traylor RN, Schaefer GB, et al. Proximal microdeletions and micro-duplications of 1q21.1 contribute to variable abnormal phenotypes. *Eur J Hum Genet*. 2012;20(7):754–61.

9. Choufani S, Shuman C, Weksberg R. Beckwith-Wiedemann syndrome. *Am J Med Genet C Semin Med Genet*. 2010;154C:343–354.

10. Bergman JE, Janssen N, Hoefsloot LH, et al. CHD7 mutations and CHARGE syndrome: the clinical implications of an expanding phenotype. *J Med Genet*. 2011;48:334–342.

11. McLennan Y, Polussa J, Tassone F, et al. Fragile x syndrome. *Curr Genomics*. 2011;12:216–224.

12. Atkinson J, Braddick O. From genes to brain development to phenotypic behavior: "dorsal-stream vulnerability" in relation to spatial cognition, attention, and plan-ning of actions in Williams syndrome (WS) and other developmental disorders. *Prog Brain Res*. 2011;189:261–283.

13. Jin DK. Systematic review of the clinical and genetic aspects of Prader-Willi syn-drome. *Korean J Pediatr*. 2011;54:55–63.

14. Mabb AM, Judson MC, Zylka MJ, et al. Angelman syndrome: insights into ge-nomic imprinting and neurodevelopmental phenotypes. *Trends Neurosci*. 2011;34:293–303.

15. Neul JL, Kaufmann WE, Glaze DG, et al. Rett syndrome: revised diagnostic criteria and nomenclature. *Ann Neurol*. 2010;68:944–950.

16. Schrier SA, Sherer I, Deardorff MA, et al. Causes of death and autopsy findings in a large study cohort of individuals with Cornelia de Lange syndrome and review of the literature. *Am J Med Genet A*. 2011;155A:3007–3024.

17. Sifakis S, Manolakos E, Vetro A, et al. Prenatal diagnosis of Wolf-Hirschhorn syn-drome confirmed by comparative genomic hybridization array: report of two cases and review of the literature. *Mol Cytogenet*. 2012;5:12.

在线资源

特殊疾病

GeneTests – www.genetests.org – provides information on genetic testing and its use in diagnosis, management, genetic counseling, and promotes the appropriate use of genetic services in patient care (Note GeneTest.org is migrating into NCBI and URL may change).

Gene Reviews – via www.genetests.org, click on GeneReviews - online col-lection of peer-reviewed articles that describe specific gene-related diseases.

OMIM – www.ncbi.nlm.nih.gov/omim – Online Mendelian Inheritance in Man is a compendium of human genes and genetic phenotypes that is freely available and updated daily with focus on the relationship between pheno-type and genotype.

基因组数据

Ensemble Genome browser – www.ensembl.org – genome databases for vertebrates and other eukaryotic species, and makes this information freely available online.

Human genome project – www.ornl.gov/sci/techresources/human_genome/home.shtml – the sequence of the human DNA is stored in databases available to anyone on the Internet.

NCBI gene – http://www.ncbi.nlm.nih.gov/gene – database provides highly summarized information about genes for all species where it is available.

UCSC genome browser – www.genome.ucsc.edu the site contains the reference sequence and working draft assemblies for a large collection of genomes.

神经遗传学数据库

NCBI SNP database– www.ncbi.nlm.nih.gov/projects/SNP – database of Single Nucleotide Polymorphism.

DECIPHER (Database of Chromosomal Imbalance and Phenotype in Humans Using Ensemble Resources) is an interactive web-based database which incorporates a suite of tools designed to aid the interpretation of submicroscopic chromosomal imbalance.

11 脑发育障碍

Jeffrey Bolton, Jurriaan M. Peters,
Annapurna Poduri

任仙 译 范存刚 卢葭 校

神经胚形成障碍

概述 在胎儿时期，胚胎神经管闭合异常所导致的一系列疾病称为神经管缺陷。具体症状主要取决于未完全闭合的部位。神经管头侧闭合障碍可导致无脑畸形或脑膨出，神经管尾侧闭合障碍可导致脊柱裂或类似疾患。

无脑畸形

定义 先天性双侧大脑半球缺如伴颅盖骨缺失。患儿的一团柔软的血管瘤样神经组织仅由皮肤覆盖，缺乏颅骨保护。前脑和脑干上部均裸露在外。

病理生理 神经管前端闭合障碍发生在妊娠期 21 ～ 26 天。发病的确切机制尚不清楚，可能与母体的低叶酸水平有关。另外，也与孕妇高热、感染、低社会经济地位、染色体异常及极高或极低的产龄有关。

诊断 产前超声检查，产前 MRI 检查，甲胎蛋白（alpha-fetoprotein，AFP）增高。

处理 产前补充叶酸可降低高危人群中的无脑儿发病率。自然流产或死胎很常见（75%），即使分娩成功，一般也会在出生后不久死亡。

脑膨出

定义 颅内容物通过颅骨中线缺损处向外膨出的疾病。根据膨出部位可分为三类：前顶部（眼眶、鼻或前额）、颅底或枕部（最常见的形式）。约 50% 的病例伴有脑积水，许多伴有胼胝体发育不全。

病理生理 病因很大程度上是未知的，可能是多致病因素。可能与孕 20 ～ 28 天时的高热有关。少数病例与已知的遗传综合征（如 Meckle 综合征和 Walker-Warburg 综合征）有关。

诊断 产前超声检查，胎儿 MRI 检查，AFP 增高

治疗/预后 在新生儿期可通过外科手术来修复缺损。颅底型需要内分泌评估。如果有脑积水，可能还需要手术干预。多数儿童有一定程度的神经功能缺损，其中许多神经功能缺损相当严重。前额型脑膨出往往比枕型脑膨出的神经功能预后好。其预后也与遗传因素相关。

脊髓脊膜膨出（MMC）

定义 每 1000 名活产儿中有 0.5 ～ 2.5 名患脊髓脊膜膨出。脊神经管缺损伴脊柱裂，使脊髓和脊膜外露，可能有薄膜覆盖。高达 80% 的病例累及腰骶部。大部分病例伴随脑积水，尤以胸腰部脊髓脊膜膨出者多见。

病理生理 本病的病理生理类似于脑膨出，只是神经管缺陷发生于神经管末端闭合时。一般认为，母体的低叶酸水平是病因之一。其他致病因素包括染色体异常、致畸剂（丙戊酸、沙利度胺）、产妇高热和肥胖。

诊断 产前超声检查，胎儿 MRI 检查，AFP 增高。预防采用孕期补充叶酸。

处理 近年来在胎儿手术方面的巨大进步推动了产前手术修复的发展，术后效果良好。分娩应通过有计划的剖宫产，并密切注意预防感染，随后进行早期产后闭合手术。应密切随访患儿有无脑积水，并需要长期多学科（如神经内科、神经外科、肾内科和矫形外科）的后续治疗。很多患者都会有病理步态和肠道 / 膀胱功能损害，大多数患者有正常的认知。

隐性闭合不全

定义 由于神经管与覆盖于其表面的外胚层未分离，导致神经管尾部形成的微小异常，伴随明显的表皮及椎体异常。神经损伤主要来自于脊髓栓系和固定，前者即脊柱和脊髓生长速度不同而导致的牵拉伤，后者导致低位脊髓活动受限和由于躯干屈伸带来的损伤。更多详情参见表 11.1。

前脑发育障碍

概述 神经管尾侧闭合后，前脑囊泡形成，后者是大脑半球

表 11.1 神经胚形成障碍

疾病的发生机制与时间	解剖学和病理学	危险因素、遗传学、关联	处理 / 预后
全颅脊裂 妊娠期第 20～22 天，神经胚形成完全失败	无脑畸形和脊髓裂	可能与平面细胞的极性通路有关[1]	诊断：常规超声检查；流产，胎死宫内
无脑畸形 妊娠期第 24 天，神经管前端闭合障碍	软的血管瘤样神经组织，表面没有颅骨，仅为皮肤覆盖。前脑和脑干上部存在	阳性家族史，SES↓，白种人，女性，孕妇的年龄过低 / 过高	诊断：孕中期常规超声检查，AFP 水平增加；75% 胎死宫内，25% 在新生儿期死亡；怀孕前使用叶酸预防
脊髓裂 妊娠期第 24 天，神经管后端闭合障碍	神经板样脊髓呈现平坦，柔软的结构，没有椎体或真皮覆盖	与更为局限的神经管缺陷重叠，如脊髓脊膜膨出	诊断：孕中期常规超声检查，AFP 水平增加；大多数是死胎
脑膨出 妊娠期第 26 天，局限性神经胚形成障碍，累及神经管前端闭合后期闭合障碍没有神经胚形成分支累，称为脑（脊）膜膨出	典型表现为枕部膨出的肿物内含脑皮质及白质 3 种类型：前顶部型（额筛型）、顶底型枕部型 脑积水 ±50%； Chiari 畸形 III 型：低位枕部脑膨出加 Chiari 畸形 II 型（见下文），小脑异常，土胼胝体发育不全 (2/3)，异常静脉回流 (1/2)	常染色体隐性遗传，妊娠期第 20～28 天孕妇高热； 室管膜下结节性异位； Meckel 综合征：脑膨出，小头畸形，小眼畸形，唇裂 / 腭裂，多指（趾）畸形，多囊肾，外阴部性别不明确； Walker-Warburg 综合征（见下文）	诊断：孕中期常规超声检查，在适当的时候进行外科手术，神经系统预后不确定，前顶部型预后较好

表 11.1 神经胚形成障碍（续表）

疾病的发生机制与时间	解剖学和病理学	危险因素、遗传学、关联	处理／预后
脊髓脊膜膨出（MMC） 妊娠期第 26 天，局限性神经胚形成障碍，累及后神经管闭合（每 1000 例活产儿中 0.5～2.5 例）	向背侧移位的神经板或神经管状结构，导致背部囊状突起中轴骨及表皮缺损；80% 累及腰椎（腰椎，胸椎，腰骶椎），伴腰椎受累，少数其他部位受累。病因：Chiari 畸形 II 型；四脑室或脑后窝流出道阻塞 > 中脑导水管狭窄	遗传学与环境病因；参见无脑畸形部分。加孕妇糖尿病、肥胖、高热、低维生素 B_{12}、叶酸水平； 其他原因：①多基因遗传；②单一突变基因（如 Meckel 综合征，常染色体隐性遗传）；③染色体异常，包括三倍体和双倍体；④传递方式不确定的特殊罕见综合征；⑤致畸剂（丙戊酸钠、卡马西平和沙利度胺）；⑥不确定病因的特征表型（如泄殖腔外翻和脊髓囊状突出）；	诊断：常规超声检查，AFP 水平增高；在怀孕前服用叶酸预防；子宫内手术修复更常见，效果很好；通过剖宫产分娩；产后 24～72 h 内早期封闭缺损和应用广谱抗生素（感染、预后都存在争议）；脑积水（迟发、隐匿），常在 2～3 周出现，80% 在 6 周需要进行一系列超声检查随访；早期进行脑室-腹腔分流术；脑干功能异常：支持治疗；矫形外科和泌尿系统并发症：专业护理
Chiari 畸形 II 型	Chiari 畸形 II 型：①延髓及第四脑室向下移位进入上颈椎孔；②小脑通过枕骨大孔疝出；③延髓上部和脑桥下部拉长，形成胚胎期成角并变薄；④枕骨大孔、枕部、上颈椎的多种畸形改变；⑤脊髓脊膜膨出。Chiari 畸形 II 型中，92% 合并脑发育不良（40% 多小脑回，44% 神经异位，8% 其他）	脑干功能障碍：耳鸣、中枢性或阻塞呼吸暂停、缺氧发作、误咽、喂养困难；认知障碍，癫痫 20%～25%；脊柱侧弯；泌尿道并发症（尿潴留，尿失禁，反复尿路感染）	

表 11.1 神经胚形成障碍(续表)

疾病的发生机制与时间	解剖学和病理学	危险因素、遗传学、关联	处理/预后
隐性闭合不全 神经管尾部形成的细微异常，伴随明显的表皮和椎体异常，由于神经管与其被覆的外胚层未分离所致	脊髓囊膨出——神经管尾部的中央囊性扩张，伴有泄殖腔外翻、脐突出、肛门闭锁、严重的椎管缺损及其他 脊髓纵裂——脊髓分叉 脑(脊)膜膨出－脂性脑(脊)膜膨出——形成一个孤立的罕见病变，并非神经胚形成障碍，常伴有皮下脂肪瘤相延续的纤维脂肪组织 脂肪瘤、畸胎瘤、其他——肿瘤起源于尾部生殖组织 皮窦土(表)皮样囊肿——腰骶部皮肤陷窝伴有窦道土囊肿，可引起感染、栓系或受压迫 脊髓栓系(单发)——脊髓圆锥拉长，脂性终丝和纤维带固定脊髓尾部	椎管缺损 > 85%(椎板和骶骨缺损、椎管扩大) 皮肤异常 80%(簇毛、皮下肿块、皮肤陷窝或窦道、表面皮肤血管瘤、皮赘、色素沉着斑) 后颅:步态障碍、括约肌功能异常、弓形足和马蹄内翻足、疼痛、运动和感觉障碍、脊柱侧凸、复发性脑膜炎(罕见)	脊柱 X 线不敏感; 如果没有神经系统异常、超声检查即可; 如果临床疑似或超声结果模棱两可，应行 MRI 检查(优选); 早期显微外科手术修复，需同时进行术中脊髓功能电生理监测，以防出现神经系统恶化; 突然恶化:考虑血管损害

及其深部核团的前体。很多错误可能会发生在孕 4 ~ 20 周的前脑发育过程中。其中包括前脑形成障碍（孕 4 ~ 5 周）、前脑分裂异常（孕 5 ~ 6 周）、前脑中线发育异常（孕 7 ~ 12 周）、胼胝体发育异常（孕 9 ~ 20 周）。这些疾病往往伴随明显的颜面或中线结构异常（见表 11.2）。

前脑无裂畸形（HPE）

定义　在活产儿中的发病率约为 1/10 000，其特征是前脑分裂失败，可分为 3 种亚型。①**无叶型 HPE** 特征性表现为单个球状脑结构伴原始脑室，丘脑与基底节融合，第三脑室膜性顶盖向后呈囊性延伸，胼胝体发育不全（agenesis of the corpus callosum，ACC），嗅觉系统缺失，视神经发育不全或单侧视神经。皮质结构边缘化特征和上边缘皮质缺乏。常伴有神经元移行障碍。②**半叶型 HPE** 的特点是前端融合，后部存在部分分裂，深部核团较少融合，以及胼胝体发育不全。③**大叶型 HPE** 是最轻的类型，其特征是大脑半球近乎或完全分离，仅最头端和腹侧融合。胼胝体除了膝部以外，其余部分均已形成。

病理生理　超过 60% 的 HPE 病例是由于潜在的染色体 / 基因异常所致。母体因素也发挥了作用，包括母亲酗酒、维 A 酸暴露或产妇患有糖尿病。常见的染色体异常包括 13 号和 18 号染色体三倍体。目前已公认，单基因遗传综合征如 Smith-Lemli-Opitz 综合征、Pallister-Hall 综合征和非综合征性单基因突变，如 *SHH*（7q36）、*PTCH*（9q22）和 *TGIF*（18p11）基因突变会导致 HPE。

诊断　产前超声可以检测无叶型 HPE，但不适用于轻症 HPE。如果超声提示 HPE，可进行胎儿 MRI 扫描以更好地观察畸形情况。产前基因检测可用于曾有过 HPE 患儿的家庭。患儿出生后，临床怀疑有轻症 HPE 者可进行 MRI 扫描确诊。

处理　大部分有严重的神经系统损害以及癫痫。患儿可能有内分泌异常，需要密切监测。由于这些患者病情的复杂性，建议进行多学科联合治疗。许多患儿需要长期的支持治疗，如胃造瘘管和家庭护理。

胼胝体发育不全（ACC）

定义　胼胝体发育障碍，按程度不同可分为完整或部分发育不全。部分发育不全可以指整个胼胝体变薄或部分缺如。常与

表 11.2 前脑发育障碍

发生机制、时间	解剖	病因、关联	处理
前脑缺如和脑发育不全 妊娠期第 4～5 周，前脑形成完全失败，缺乏间脑和端脑	眉弓上方额盖骨小，几乎没有颅腔，但有完整的颅骨和皮肤被覆 • 面部异常，包括独眼畸形或双眼缺如 • 四肢和生殖器异常	病因不明，可能由于神经发育后期脑损害事件造成	致命性畸形，很少能进入新生儿期
前脑无裂畸形（HPE）和端脑无裂畸形 妊娠期第 5～6 周，前脑分裂失败伴有明显的（间脑和）端脑异常 病因： • 染色体异常 60%（染色体 13 ＞ 18 ＞ 2, 3, 7, 21） • 单基因综合征 25%（Smith-Lemli-Opitz 综合征，13 号染色体假三体，Pallister-Hall 综合征，Meckel 综合征，腭心面综合征） • 单基因同综合征 15%～20%（*SHH, PTCH, GLI2, TGIF, TDGF, FAST1, ZIC2*)	• **无叶型**：单个球状脑结构伴原始脑室，基底节区和丘脑融合，第三脑室顶盖向后呈囊性延伸，胼胝体缺如，嗅觉系统缺如。单侧视神经或视神经发育不全。皮质结构边缘化特征和上边缘皮质缺乏。常有神经元移行障碍。 • **半叶型**：前端融合，后部存在部分分裂，深部核团较少融合，胼胝体前部缺如 • **大叶型**：近乎或完全分离的大脑半球和深部核团，胼胝体前部较小 • **共脑型**：大脑额叶后部和顶叶	• **无叶型**：丘脑融合与导水管狭窄导致脑积水，第三脑室背侧的囊肿 • **半叶型与大叶型**：小头畸形 • **面部异常**：鼻缺如，退化或畸形，眼缺如，单眼或眼眶距过小，无人中的唇裂，腭裂。严重的面部异常提示严重的前脑无裂畸形，而严重前脑无裂畸形可以有正常的面部结构 • **其他异常**：心脏，骨骼，胃肠道，泌尿生殖系统 • **神经系统**：广泛认知缺陷，下丘脑内分泌异常（包括肌张力障碍，运动功能异常，癫痫，新生儿呼吸暂停和敏感的强直性经挛，轻微病例较晚被发现）	• 对癫痫发作，运动功能能异常常进行神经系统治疗，但发育障碍无特异性治疗 • 多个系统（神经，心脏，骨骼，泌尿生殖，胃肠道，内分泌系统）受累，临床治疗需多方协作

表11.2 前脑发育障碍（续表）

发生机制、时间	解剖	病因、关联	处理
• 致畸因素：母体糖尿病，其他尚有争议的因素 • 散发性		• 病因：查看左栏。详细检查父母和亲属是否有眼距过小、眼缺损、单切牙、小头畸形和轻度认知缺陷；可能提示常染色体显性遗传	• 作为一条规则；伴发神经元正迁移时，应怀疑疾病发生 • MRI优于CT和超声 • 对癫痫发作和运动异常予以神经科治疗，发育异常尚无特异性治疗 • 多个系统受累（神经、心脏、骨骼、胃肠道、内分泌、泌尿生殖系统），临床治疗多方协作
胼胝体发育不全（ACC），妊娠期第9～20周 透明隔发育不全（ASP），妊娠期第20周 透明隔－视神经发育不全（SOD） 透明隔－视神经－下丘脑发育不全（SOHD） 中线结构紊乱： 前脑发育障碍导致连合，视交叉及下丘脑结构发育不全	• ACC：扣带回外翻，Probst束行于新月形侧脑室内。典型的部分胼胝体发育不全多发生于后段（除了前脑无裂畸形，见上文）。神经影像学可见第三脑室上移位、空洞脑，纵向Probst束、脑回呈放射样排列（"日光束样"） ASP：几乎从不单独出现。子宫内脑损伤事件导致HPE、ACC、SOD、脑积水、Chiari畸形II型、脑穿通畸形/积水性无脑畸形、脑裂畸形（见右栏）、颅底脑膨出 SOD/SOHD：经常伴发下丘脑－垂体系统内分泌疾病	• ACC：伴发Chiari畸形II型、小脑蚓部发育不全、脑膨出、神经元移行障碍（25%～45%） Aicardi综合征（女性伴ACC、脑室周围结节性异位、多小脑回和脉络膜视网膜皱襞（回）、智力低下、婴儿痉挛、其他类型癫痫病发作、X连锁遗传 ASP：透明隔发育不全综合征或在原裂水平脑裂畸形（单侧＞双侧脑裂或前原裂水平脑裂畸小），异位、脑回异常（偏瘫或四肢轻瘫、癫痫发作、精神发育迟滞 透明隔同腔±轻度认知障碍（可疑，通常偶然发现） SOD/SOHD：72%伴有下丘脑－垂体系统内分泌疾病（尿崩症、性腺功能减退症、新生儿低血糖、癫痫发作，认知障碍±神经运动行障碍	

Chiari 畸形 Ⅱ 型相伴发，但可出现广泛而多样的遗传和代谢综合征。

病理生理 研究认为是在孕 10 ～ 20 周时前脑分化中断所引起。

诊断 产前超声（应该在 20 周后可观察到），胎儿 MRI 检查；如为部分胼胝体发育不全，也可以在出生以后通过 MRI 诊断。

处理 单纯胼胝体发育不全，尤其是部分胼胝体发育不全，可能会无临床症状。当伴有特定的代谢或遗传综合征时，预后主要取决于潜在的疾病状况。

透明隔-视神经发育不全（SOD）

定义 以视神经发育不全、下丘脑和垂体发育不全，以及中线和前脑发育异常（ACC、透明隔缺如）为特征。SOD 常伴有其他类型的皮质畸形。

病理生理 由前脑分节的中断引起；大多数情况下都是散发病例，虽然也有与 *HESX* 基因相关的描述。

诊断 MRI 检查，扩瞳后眼科检查，实验室筛查内分泌功能。

处理 监测并处理任何内分泌异常。可能需要适应视觉障碍。许多伴有其他皮质畸形的患者有轻至中度的认知障碍和癫痫发作。

神经细胞增殖性疾病

概述 在神经管形成和前脑发育后，紧接着神经元增殖、迁移、排列，最后髓鞘形成（从妊娠第 2 个月开始至成年后结束）。在妊娠的第 3 和第 4 个月时脑室下区（发育中的脑室管膜下）神经元祖细胞增殖，并通过早期的对称分裂，以及后来的不对称分裂（皮质神经元、星形胶质细胞、少突胶质细胞）增殖。任何异常的增殖过盛或减少均可发生神经细胞发育障碍（见表 11.3）。

先天性小头畸形

定义 其特征为枕额头围（occipitofrontal head circumference，OFC）低于患者同年龄段儿童枕额头围平均值 2 个标准差（SD）以上。

表 11.3 神经元增殖异常

异常	解剖	危险因素、遗传学与伴发疾病	处理
原发性小头畸形[1] 家族性 AR：真性小头畸形（MV），名间微脑（RB） AD：罕见 X连锁遗传或不明确，伴眼部异常 致畸性（T） 综合征性（Sy） 散发性（Sp）	**MV：** 脑体积小，脑回简单，低于平均值的 −4 到 −12 标准差 **RB：** 非常罕见，脑板其小（<50 g；正常值 350 g），大脑形成接近正常 **T：** 放射、高苯丙氨酸血症、乙醇和可卡因，巨细胞病毒、风疹 **Sy：** 多系统，异常染色体。单基因。散发突变 **Sp：** 非综合征性，真性小头畸形最常见的原因	**MV：** 微小脑功能缺陷，通常没有癫痫发作 **MV 基因突变：** microcephalin, CDK5RAP2, ASPM（最常见），CEP152, WDR62, CENPJ 和 STIL；如果小脑体积也小，则与 CASK 有关	**RB：** 0 ～ 30 天死亡 其他：处理精神运动症状，无特异性治疗
巨脑[2] 孤立性 家族性 AD AD 或 AR 散发 生长障碍 软骨发育不全 Sotos 综合征[3]	**AD 散发：** 巨脑（伴有显著的轴外脑脊液间隙，称为良性脑外积水）通常有轻微的或无神经功能障碍，>50% 正常发育，10% 智力迟钝 **AR：** 更多的智力迟钝、癫痫、运动功能障碍 **神经纤维瘤病：** 由于神经胶质增生、神经胶质肿瘤导致脑白质体积增加，伴有神经元迁移障碍	临床表现从正常到轻微、到严重的智力迟钝，伴有难治性癫痫发作，有些伴有生长障碍和神经皮肤疾患 **家族性：** 父母头围偏大 **神经纤维瘤病：** AD，17 号染色体上 NF1 突变，有 5 个以上（>5 mm）的咖啡斑（40%），巨脑症（>40%），视神经胶质瘤，眼睑丛状神经瘤	在大多数情况下，对精神运动发育和癫痫无特异性治疗 **结节性硬化症、Sturge-Weber 综合征、神经纤维瘤病**——见第 12 章 **半侧巨脑症：** 早期大脑半球切除术优于晚期手术，预后与健侧半球的功能有关

表 11.3　神经元增殖异常（续表）

异常	解剖	危险因素、遗传学与伴发疾病	处理
神经皮肤疾病 一些疾病伴有血管瘤病、脂肪瘤病、淋巴管瘤、假性乳头状瘤、不对称性肥大、静脉曲张、毛细血管扩张病变、面部火焰样痣[3] 神经纤维瘤病（NF） 结节性硬化症（TSC） Sturge-Weber 综合征（SWS） 表皮痣综合征（ENS） **染色体病** 脆性 X 综合征、Klinefelter 综合征 （见神经遗传学章节） **半侧巨脑症（HMG）** **散发** 综合征（表皮痣综合征、Proteus 综合征、伊藤黑色素减少症）	**Sturge-Weber 综合征：** 在观察脑的软脑膜的血管疾病与皮质和白质变化、位置不典型的充血性静脉瘤的充血病、浅表皮质缺陷导致的脉络丛扩大时，MRI 优于 CT；在观察 6 个月时的钙化方面，CT 优于 MRI **结节性硬化症：** 神经元和胶质细胞的异常增殖、迁移和分化。MRI 可见皮质结节、室管膜下结节、放射状白质紊乱、室管膜下巨细胞星形细胞瘤（SEGA） **半侧巨脑症：** 异常增殖，迁移和组织化，一侧半球肥大、异常脑回、紊乱、增厚的皮质，异位皮质	**Sturge-Weber 综合征：** 葡萄酒色痣、青光眼、癫痫发作、认知障碍以双侧病变较单侧多见 **结节性硬化症：** 灰白色叶状色素减退皮肤斑、癫痫发作、心脏横纹肌瘤、肾血管平滑肌脂肪瘤、室管膜下结节、皮质结节。TSC1 基因（9 号染色体、编码错构瘤蛋白），TSC2 基因（16 号染色体，编码结节蛋白），常染色体显性遗传，但 80% 为散发。伴有 TSC2 突变的表型更加严重 **半侧巨脑症：** 严重的癫痫、有时会出现特征性脑电图（高幅三相复合波）、神经系统损害 **Proteus 综合征：** 中线性的线样状态、单侧＞双侧色素沉着、巨指征、足底异常皮肤增厚伴身体肥大、半侧巨脑症	

AR, 常染色体隐性遗传; AD, 常染色体显性遗传; MV, 真性小头畸形; RB, 径向微脑（radial microbrain）; T, 继发畸形（teratogenic）; Sy, 综合征性（syndromic）; Sp, 散发性（sporadic）

[1] 除外继发于破坏性损伤之后的先天性疾病的先天性小头畸形，如发生于增殖之后的感染或缺氧或缺血性损害

[2] 除外颅骨畸形成异常，脑积水、硬膜下积液，代谢性或神经退行性疾病（如 Canavan 病，Alexander 病）

[3] Full table, details in Volpe JJ. Neurology of the Newborn. 5th ed. Philadelphia, PA: WB Saunders; 2008: 59.

真性小头畸形（microcephaly vera，MV） 的定义是没有其他异常的先天性小头畸形（典型病例低于 3 个标准差以上）[2]。

病理生理 潜在的病因可能包括环境或遗传因素。环境因素包括感染（巨细胞病毒、单纯疱疹病毒、弓形虫病、风疹病毒等）、子宫内毒素 / 致畸物质暴露和产前缺氧-缺血。MV 是一种常染色体隐性遗传疾病，有数种基因参与其中（其中 *ASPM* 最常见）。与 MV 相关的各种基因在皮质发育早期的细胞周期和细胞分裂中起调节作用。先天性小头畸形还与已知的综合征相关，如 Smith-Lemli-Opitz 综合征、Pelizaues-Merzbacher 病和 Cornelia de Lange 综合征[3]。

诊断 枕额头围测量低于同年龄段平均值的 2～3 个标准差。MRI 检查以确定有无任何相关畸形。

处理 没有其他畸形的 MV 患者可有轻度认知功能障碍，甚至神经系统功能正常。症状性 / 遗传性小头畸形综合征往往预后较差，常伴有难治性癫痫。

半侧巨脑症（HMG）

定义 本病以单侧大脑半球增大为特征。异常半球也可伴发皮质发育畸形，如脑回异常、灰白质界限模糊、灰质异位等[4]。

病理生理 该病可以单发，或与神经皮肤综合征伴发，如与伊藤黑色素减少症、线状皮脂腺痣综合征或 Klippel-Trénaunay-Weber 综合征伴发。一般认为，该病是散发的、非遗传性疾病（尽管可能与组织嵌合体和 *AKT3* 及其他 mTOR 信号通路的基因突变有关）。

诊断 患者常表现为局灶性癫痫发作，且可通过 MRI 检查发现畸形。全面的皮肤检查可以排除相关的神经皮肤综合征。

治疗 / 预后 对于难治性癫痫，必要时可行大脑半球切除术。患者往往已经有了一定程度的基线偏瘫，认知功能障碍也较为常见。

巨脑症

定义 该病以异常增大的脑容积 / 重量为特征，即测量值大于同年龄段平均值的 2 个标准差（SD）或超过同年龄段脑容积 / 重量的 98%。可分为解剖型巨脑症和代谢型巨脑症。

病理生理　解剖型巨脑症是由于在脑发育过程中神经细胞过度增殖或细胞凋亡减少所致。本病可能是家族性的，但通常为散发病例且不伴发其他畸形。巨脑症也可以伴发神经皮肤综合征，如 Sturge-Weber 综合征、Ⅰ型神经纤维瘤病和结节性硬化症等。代谢型巨脑症是由于水肿或代谢产物积聚所致，而非先天性畸形。

诊断　枕额头围测量大于该年龄段平均值的 2 个标准差。建议用 MRI 评估其他伴发畸形。家长的枕额头围测量可能有助于诊断家族性巨脑症。细致的皮肤检查可排除神经皮肤综合征。

预后　在散发病例中，特别是在家族性病例中，巨脑症可能属于正常的神经发育。然而，大多数是有潜在的神经系统疾病，包括孤独症、癫痫和发育迟缓。当与神经皮肤综合征伴发时，预后主要与其特定综合征相关。

神经元迁移和排列疾病

概述　妊娠期第 3 ～ 5 个月是神经元迁移的高峰。在脑室下区神经祖细胞放射状地从后生发基质迁移到大脑皮质（投射神经元）和深部核团，或者切向地从前生发基质迁移到大脑皮质（GABA 能中间神经元）。妊娠期第 26 ～ 28 周是皮质旋转和排列的高峰期。皮质旋转是由于外侧皮质的表面区域的增加速度超过内侧皮质而产生褶皱，或是由于在皮质中形成白质轴突（"基于张力的形态发生"）。胼胝体异常也很常见，因为该时期同时出现前脑发育，使胼胝体变厚的皮质纤维也需要神经元向皮质迁移。

无脑回畸形Ⅰ型

定义　无脑回畸形（"平滑脑"）Ⅰ型的特点是异常增厚的大脑皮质表面光滑，未形成任何脑回和脑沟。整个皮质的细胞结构异常，最常见的仅含有 4 层原始细胞层。**巨脑回和皮质下带状灰质异位**（subcortical band heterotopia，SBH）也属于无脑回畸形。**巨脑回**是有一些粗大脑回的皮质形成异常。**皮质下带状灰质异位**也称"双皮质"，其特征是位于典型皮质下白质中的对称的环带状皮质。其外皮质区可正常或有浅的脑沟或巨脑回（见表 11.4）。

病因　无脑回畸形常与 *LIS1* 或 *DCX*（X 连锁）基因有关。由于 *LIS1* 基因缺失，可产生更广泛的表现，形成 **Miller-Dieker**

表 11.4 神经元迁移障碍，第一部分：脑裂畸形和无脑回畸形

异常	解剖	危险因素、遗传学、关联	临床表现
脑裂畸形	脑裂畸形：生发基质的一部分发育不全，部分脑壁发育不全，裂隙伴深部软脑膜与室管膜融合，裂隙壁覆有厚的片状软脑膜回或多微脑回的皮质。灰质异位，局灶性皮质发育不良。单侧多于双侧，常位于中央前回或外侧裂区。脑裂伴唇样分离（"分离唇型或开唇脑裂"），侧脑室扩张、脑积水。后期可有脑穿通畸形和积水性无脑畸形，严重病变时没有灰质和白质并于裂隙壁	脑裂畸形：不同的病因，包括巨细胞病毒（遗传异常和破坏性）。血管事件，遗传（家族病例报道，*EMX2*未经确认，如果存在小头畸形考患 *WDR62*）神经功能受累的程度和分布：MRI 双侧 100%，单侧 24%，额部和开唇样病变有运动功能损害。癫痫发作，脑积水 50%，透明隔发育不全 70%，透明隔一侧或双侧缺如（或）胼胝体发育不全约 25% 视神经发育不全和（或）视神经发育不全	脑裂畸形：早期发育延迟和弥漫性肌张力低下，后期痉挛型四肢瘫。癫痫发作 > 90%，婴儿痉挛症很常见
无脑回畸形 I 型、巨脑回和 SBH	无脑回畸形 I 型：脑回减少（巨脑回）与皮质增厚，脑表面平滑。异常皮质细胞结构，仅有 4 层原始细胞层 SBH：在皮质和侧脑室之间可见带状灰质分布于白质之间。上覆的皮质结构正常伴脑沟变浅，有时皮质结构正常伴脑沟缺失	无脑回畸形 I 型：17 号染色体 *LIS1* 基因；无脑回畸形 I 型 > SBH。如果是无脑回畸形 I 型，则后部较前部更常见。罕见病因：妊娠期 2 ~ 4 个月血管事件，胎儿巨细胞病毒感染，代谢性疾病（丙酮酸脱氢酶缺乏、Zellweger 综合征、非酮症性高甘氨酸血症） SBH：*DCX* 基因，X 连锁，SBH > 无脑回畸形 I 型。女性可能 MRI 正常，仅有轻微认知功能障碍伴优势 X 染色体失活 Miller-Dieker 综合征：*LIS1* 基因和连续的基因缺失	无脑回畸形 I 型：获得性小头畸形，早期发育迟缓、肌张力减退，后期痉挛型四肢瘫痪和智力迟钝，运动、运动缺乏和进食障碍。脑电图特征为高幅癫痫活动，爆发性尖慢波及周期性电抑制 XLAG：重度新生儿惊厥，GABA 能中间神经元受累，体温过低，隐睾症，小阴茎 Walker-Warburg 综合征：大头畸形，视网膜畸形，先天性肌营养不良，小脑畸形，无脑回畸

表 11.4　神经元迁移障碍，第一部分：脑裂畸形和无脑回畸形（续表）

异常	解剖	危险因素、遗传学、关联	临床表现
无脑回畸形 II 型 "鹅卵石样" 外观 伴先天性肌营养不良症（CMD）	伴巨脑回畸形 无脑回畸形 II 型：无脑回畸形伴随大脑表面的神经元穿起进入蛛网膜下腔，继发于放射状迁移的终止失败。在磁共振上振成像上呈现 "鹅卵石样" 外观。与连接呈现 "鹅卵石样" 外观。与 α-肌营养不良蛋白聚糖的糖基化缺陷有关	严重的无脑回畸形 I 型，后部 > 前部，先天性畸形和其他异常 XLAG（X 染色体上 ARX 基因）和 LCHb（无脑回畸形伴小脑发育不全，7 号染色体 Reelin 基因，出生时小头畸形，整个小脑严重发育不全，没有分叶）：罕见 无脑回畸形 II 型：Fukuyama 先天性肌营养不良（9q31，Fukutin），Walker-Warburg 综合征（9q34，POMT1），肌-眼-脑病（1p34，POMGnT1）	形 II 型，脑积水，Dandy-Walker 综合征，脑膨出。临床上与无脑回畸形 I 型类似，但肌酸激酶升高，肌张力减退，多于出生后 1 年内死亡

SBH，皮质下带状灰质异位；XLAG，X 连锁无脑回畸形伴有两性生殖器和胼胝体发育不全

综合征（Miller-Dieker syndrome，MDS）。MDS 包括无脑回畸形（后部较前部易受累）、小头畸形、面部异常（颞部狭窄、前额突出、眼距过宽、睑裂上斜、人中突出）、并指（趾）畸形和内脏畸形[5]。DCX 基因突变可以在男性产生弥漫性或以前部为主的无脑回畸形，或在女性产生 SBH[6]。

诊断 一般常规产前超声检查难以发现。产后如出现发育迟缓或癫痫发作，进行 MRI 检查会发现该畸形。然后根据临床表现考虑是否进行基因检测。脑电图可呈现高幅快波、爆发式尖波和周期性电压下降的特征性模式。

处理 多数无脑回畸形患者有癫痫，常于婴幼儿时期以婴儿痉挛为首发症状，通常为难治性癫痫。绝大多数患者有明显的神经功能损害。

无脑回畸形 II 型

定义 以无脑回畸形伴大脑表面的神经元突起进入蛛网膜下腔为特征，为神经祖细胞放射状迁移未能终止所致。白质交错在 MRI 上呈现"鹅卵石样"外观。

病因/遗传学 与 α-肌营养不良蛋白聚糖的糖基化缺陷有关。三个最常见的相关综合征分别为 Walker-Warburg 综合征、Fukuyama 先天性肌营养不良和肌-眼-脑病。这三种综合征均属于先天性肌营养不良的范畴，并有伴发的神经肌肉表现（见神经肌肉章节）。

- **Walker-Warburg 综合征**与 POMT1 基因突变有关，其特征为"鹅卵石"样皮质、脑干和小脑畸形，常伴有枕部脑膨出。
- **Fukuyama 先天性肌营养不良**与 FCMD 基因突变有关，其特征是较轻的鹅卵石样皮质，以及可能相当严重的先天性肌营养不良。
- **肌-眼-脑病**与 POMGnT1 基因突变相关，其特征为鹅卵石样皮质、复杂的眼部异常和先天性肌营养不良。

诊断 主要因为出现癫痫发作或严重的先天性肌营养不良后经 MRI 检查确诊。因为这些病症几乎都由常染色体隐性遗传基因突变引起，故应进行适当的遗传研究。

处理 与无脑回畸形 I 型相似，大部分患者将出现癫痫，常为严重癫痫。患者由于相关的先天性肌营养不良，运动系统发育可能非常有限。

脑裂畸形（SE）

定义　本病特征为有一从皮质表面深入脑室的裂隙。裂隙往往以多微脑回皮质为内衬。好发于单侧或双侧的大脑外侧裂。当裂隙壁的分隔较宽、其内由脑脊液填充时，称之为开唇脑裂畸形。分隔较窄的病变裂隙壁相接触，称为闭唇脑裂畸形。

病因　大多数病例可能是由于脑破坏性事件所致。生发基质的一部分发育不全导致大脑壁发育不全。血管事件，尤其是大脑中动脉相关事件，可能是一个主要促发因素。先天性巨细胞病毒（CMV）感染，也可导致发病。家族性病例也有描述，但并不常见。

诊断　严重的脑裂畸形病例在孕晚期超声检查中可能会被检出。最有可能是通过产后 MRI 检查发现畸形。

处理　神经功能的损害可能多种多样，取决于病变的程度。双侧的开唇脑裂畸形通常预后较差，常伴有癫痫和显著的发育迟缓。有开唇脑裂畸形的患儿也更容易发展为脑积水。

多微脑回畸形（PMG）

定义　以皮质表面多个微小的呈垂花样或腺状的折叠为特征，形成有很多脑回的畸形皮质结构。多微脑回畸形可按其发生部位进一步细分（见表 11.5）。

- **双侧额顶叶 PMG**（bilateral frontoparietal PMG，BFPP）的特点是在额叶和顶叶皮质均有多微脑回畸形，表现为发育迟缓、癫痫和锥体束征。BFPP 也可伴发脑干和小脑的发育不全。
- **先天性双侧外侧裂区 PMG**（congenital bilateral perisylvian PMG，CBPS）的特点是多微脑回畸形累及双侧外侧裂区。患者表现为吞咽困难、双侧面瘫、发育延迟和癫痫。
- **双侧广泛 PMG**（bilateral generalized PMG，BGP）有更加多样的模式，临床表现为认知和运动发育迟缓、癫痫。其他形式包括双侧额叶、双侧中央顶-枕叶、双侧枕叶PMG。

病因 / 遗传学　多数 PMG 呈散发性。已知该病与 22q11 染

表 11.5 神经元迁移障碍，第二部分：多微脑回、神经元异位和皮质发育不良

异常	解剖	危险因素、遗传学、关联	临床表现
多微脑回畸形（PMG）	**PMG：** 皮质表面形成多个微小的折叠，呈重叠花样或腺样。基于位置可细分为：双侧额叶型、双侧额顶叶型、双侧外侧裂型、枕叶型、中央顶—枕叶型	**PMG 伴 Zellweger 综合征：** 严重肌张力减退和无力、难治性癫痫、对刺激高度反应缺失、颅面先天畸形、肝大、肾囊肿、髌骨钙化症。也可伴有其他过氧化物酶体病及遗传异常综合征，如 Aicardi 综合征、Joubert 综合征 **散发 PMG：** 临床表现多样，缺乏定义 **双侧对称的 PMG 综合征：** 额叶（散发），额顶叶（*GPR56*），广泛区域（16q），枕叶（*LAMC3*）	**双侧对称外侧裂区 PMG：** 假性延髓麻痹伴喂养困难、面部肌无力以及早期癫痫发作 **单侧 PMG：** 先天性偏瘫 **PMG：** 在新生儿期 MRI 难以解释的灰白质分化不佳和髓鞘形成不良。严重的癫痫发作性疾病。经常只有 MRI 表现，在切除术（癫痫手术）时常发现神经元异常增殖、迁移和排列。临床症状取决于病变部位和严重程度；例如，枕叶——先天性偏盲，额叶——局灶性癫痫（阵挛、肌阵挛）和轻性偏瘫，左侧额颞叶——发育性阅读障碍，双边外侧裂区——双侧面瘫、构音障碍、吞咽障碍、智力迟钝

表 11.5 神经元迁移障碍，第二部分：多微脑回、神经元异位和皮质发育不良（续表）

异常	解剖	危险因素、遗传学、关联	临床表现
神经元异位 侧脑室旁神经元异位（PVH） 片状（皮质下带状）神经元异位（SBH） 结节性（局灶性/弥漫性）神经元异位	**灰质异常：**神经元在脑室周围或皮质下白质内聚集，在放射状迁移途中停止。疾病程度可以从尸检时偶然发现到严重的移行障碍疾患	**PVH：**X 连锁[1]（Xq28, *FLNA* 基因、细丝蛋白 A），常染色体隐性遗传（20q11, *ARFGE*）[8] **SBH：**见无脑回畸形 I 型 结节性灰质异位：伴有代谢性疾病、强直性肌营养不良、神经皮肤综合征、多发先天性畸形综合征、染色体异常、胎儿毒素暴露	
局灶性皮质发育不良（FCD）	**FCD：**局灶性脑回畸形±多微脑回和皮质下灰质异位——异常结构和皮质下灰质异位——异常结构和皮质下灰质位——异常分化、不可代表单个实体	**FCD：**局灶性皮质发育不全、异常皮质、异常下灰质 **FCD：**畸形大神经元、伴或不伴多能球状细胞，可能导致难治性癫痫[9]	

色体缺失有关。BFPP 可能与 *GPR56* 基因突变有关，外侧裂 PMG 与 Xq28 突变有关[10]。PMG 可伴有其他先天性综合征，如 Aicardi 综合征、Zellweger 综合征和先天性巨细胞病毒感染[11]。

诊断 这些畸形很难通过产前超声检查检出。对 1 岁内的患 儿进行 MRI 检查难以区分巨脑回和多微脑回畸形。

颅后窝异常[9]

Dandy-Walker 畸形

定义 / 特征 本病以小脑蚓部发育不全和第四脑室囊性扩张 导致的颅后窝容积增大为特征，伴有小脑幕抬高和脑积水。常伴 发其他中枢神经系统异常，如胼胝体发育不全、灰质异位和脑回 畸形（见表 11.6）。

诊断 / 治疗 畸形常可通过产前超声检查检出，产后可经 MRI 证实。目前已尝试了各种治疗脑积水的方法。最常见的干预方法 是脑室-腹腔分流术，但是近年来更多地使用第三脑室造口术和 脉络丛烧灼术[12]。其预后通常取决于伴发的畸形或综合征。

Joubert 综合征

定义 Joubert 综合征的特征是一个小的发育不良的小脑蚓部 与蝙蝠翼状的三角形第四脑室。经常伴有多种脑干和灰质核团异 常，以及锥体束、脑桥和小脑上脚交叉缺如。

诊断 / 临床特征 MRI 上后脑干"磨牙"样外观和脑桥中脑 交界处变薄。在临床上，患者可有认知功能障碍、肌张力低下、 眼球运动异常、共济失调及间断性呼吸浅慢。

先天性脑积水

病变发生在孕期，在胎儿期可通过产前超声技术诊断，在新 生儿期通过超声、CT、MRI 均可诊断。可能由于各种原因导致， 往往与大脑发育异常导致的脑脊液循环 / 流动异常有关。先天性 脑积水的常见病因包括中脑导水管狭窄、Chiari 畸形 II 型伴脊髓 脊膜膨出（MMC）、交通性脑积水及 Dandy-Walker 综合征（见 上文）（见表 11.7）。

表 11.6　小脑畸形和颅后窝积液

异常	解剖	危险因素、遗传学、关联	临床表现
小脑蚓部为主 Dandy-Walker 综合征（DW） Joubert 综合征（JS） 菱脑融合（罕见）	**DW：**①（部分）小脑蚓部发育不全；②第四脑室囊状扩张；③颅后窝体积增大，小脑幕和窦汇抬高（晚期）；④脑积水（晚期） **JS：**小的发育不良的小脑蚓部（"蝙蝠翼"状"三角形的第四脑室），多发的脑干和神经核团异常，锥体束，脑桥和小脑上脚交叉缺如（"臼齿"样处变薄） **菱脑融合：**小脑半球融合伴小脑蚓部缺如或发育不良。小脑齿状核和小脑上脚融合	**DW：**与 CNS 异常相关，70% 伴随胼胝体发育不全或缺失。脑灰质异位和脑回畸形，中脑导水管狭窄，灰质核团异常，枕部脑膨出。30%～40% 有其他系统异常（心脏、泌尿系统） **JS：**常染色体隐性遗传（"家族性小脑蚓部发育不全"，JBTS1-5 基因位点），认知障碍，肌张力减退，眼球运动异常，共济失调，阵发性呼吸浅慢 **菱脑融合：**临床表现多样化。从轻微的小脑体征到严重的发育延迟和脑瘫	**DW：**对导水管狭窄行侧脑室分流术，（后期）行颅后窝分流术[13] **JS：**处理精神运动症状，无特异措施；在第 1 个月内呼吸改善
大脑半球为主 早产（白质受损）、家族性、无脑回畸形（见上文）、先天性肌营养不良、代谢性疾病、巨细胞病毒感染			
颅后窝积液 第四脑室堵塞 枕大池扩大（ECM） 蛛网膜囊肿（AC）	**孤立性第四脑室：** **ECM：**第四脑室没有囊性扩张，没有脑质后囊或血肿后，脑积水 后窝增大，小脑蚓部存在。单独发病或与其他异常伴发 **AC：**不与蛛网膜下腔或第四脑室相通	**孤立性第四脑室：**脑室扩张及脑干功能障碍，颅内压升高 **ECM：**无症状，肌张力减低，震颤，非进行性巨颅 **AC：**颅后窝占位的症状和体征（婴儿、儿童、梗阻性脑积水	**孤立性第四脑室：**侧脑室分流和（或）第四脑室分流 **ECM：**不需要手术干预 **AC：**可能需要分流或造瘘

DW，Dandy-Walker 综合征；JS，Joubert 综合征；ECM，枕大池扩大；AC，蛛网膜囊肿

表 11.7 先天性脑积水

异常	解剖	危险因素、遗传学、关联	处理
新生儿 中脑导水管狭窄（AS），Dandy-Walker综合征，Chiari畸形II型，交通性脑积水	显著脑室扩大，可识别的大脑皮质减少或缺乏，基底神经节区受压，各种各样的囊性疝及其他伴发畸形。手术干预后可使大脑皮质扩大和部分恢复正常解剖结构	AS：非家族性＞X连锁（拇指内收，脑膜膨出，发育不良，智力低下），常染色体隐性遗传，可与VACTERL相关 新生儿：头颅增大，囟门饱满，骨缝扩大，眼睛、皮肤和形态学检查（四肢、预留、脊柱）	系列头部超声（胎儿）MRI观察大脑皮质情况，相关迁移异常，实质破坏的征象，梗阻的定位 早期手术干预，考虑胎儿手术（非常罕见，有争议）或终止妊娠 剖宫产
不常见病因：感染、肿瘤、出血，血管畸形	Dandy-Walker综合征（见上文）		
胎儿 前脑无裂畸形，脊髓脊膜膨出（见新生儿）	孤立的轻型胎儿脑室扩大 放射学诊断：侧脑室宽度在 10～15 mm 之间	胎儿：大多数（80%）伴有异常（CNS＞60%），神经系统之外＞40%，影响神经系统预后 孤立的轻型胎儿脑室扩大：10～35% 有轻度神经系统障碍，与神经系统异常有关	预后：与伴发异常（主要），感染（主要），大脑皮质情况，干预时间相关 神经系统方面处理癫痫，精神运动症状，无特异性治疗影像

AS，中脑导水管狭窄；VACTERL，椎体-肛门-心脏-气管-食管-肾-肢体缺陷综合征；CNS，中枢神经系统；MRI，磁共振成像

参考文献

1. Coskun A, Kiran G, Ozdemir O. Craniorachischisis totalis: a case report and review of the literature. *Fetal Diagn Ther*. 2009;25:21–25.
2. Opitz JM, Holt MC. Microcephaly: general considerations and aids to nosology. *J Craniofac Genet Dev Biol*. 1990;10(2):75–204.
3. Roberts E, Hampshire DJ, Pattison L, et al. Autosomal recessive primary microcephaly: an analysis of locus heterogeneity and phenotypic variation. *J Med Genet*. 2002;39(10):718–721.
4. Barkovich AJ, Chuang SH. Unilateral megalencephaly: correlation of MR imaging and pathologic characteristics. *AJNR Am J Neuroradiol*. 1990;11(3):523–531.
5. Reiner O, Carrozzo R, Shen Y, et al. Isolation of a Miller-Dieker lissencephaly gene containing G protein beta-subunit-like repeats. *Nature*. 1993;364(6439):717–721.
6. Gleeson JG, Allen KM, Fox JW, et al. Doublecortin, a brain-specific gene mutated in human X-linked lissencephaly and double cortex syndrome, encodes a putative signaling protein. *Cell*. 1998;92(1):63–72.
7. Fox JW, Lamperti ED, Ekşioğlu YZ, et al. Mutations in filamin 1 prevent migration of cerebral cortical neurons in human periventricular heterotopia. *Neuron*. 1998;21(6):1315–1325.
8. Sheen VL, Ganesh VS, Topcu M, et al. Mutations in ARFGEF2 implicate vesicle trafficking in neural progenitor proliferation and migration in the human cerebral cortex. *Nat Genet*. 2004;36(1):69–76.
9. Blumcke I, Thom M, Aronica E, et al. The clinicopathologic spectrum of focal cortical dysplasias: a consensus classification proposed by an ad hoc Task Force of the ILAE Diagnostic Methods Commission. *Epilepsia*. 2011;52(1):158–174.
10. Chang BS, Piao X, Bodell A, et al. Bilateral frontoparietal polymicrogyria: clinical and radiological features in 10 families with linkage to chromosome 16. *Ann Neurol*. 2003;3(5):596–606.
11. Volpe JJ, Adams RD. Cerebro-hepato-renal syndrome of Zellweger: an inherited disorder of neuronal migration. *Acta Neuropathol (Berl)*. 1972;20(3):175–198.
12. Garel C, Fallet-Bianco C, Guibaud L. The fetal cerebellum: development and common malformations. *J Child Neurol*. 2011;26(12):1483–1492.
13. Hu C, Fan H, Chang C, et al. Successful treatment of Dandy–Walker syndrome by endoscopic third ventriculostomy in a 6-month-old girl with progressive hydrocephalus: a case report and literature review. *Pediatr Neonatol*. 2011;52:42–45.

延伸阅读

Barkovich AJ. *Pediatric Neuroimaging*. 4th ed. Philadelphia, PA: Lippincott Williams and Wilkins; 2005.
Barkovich AJ, Kuzniecky RI, Jackson GD, et al. A developmental and genetic classification for malformations of cortical development. *Neurology*. 2005;65(12):1873–1887.
Swaiman KF. *Pediatric Neurology: Principles & Practice*. 4th ed. St. Louis, MO: Mosby; 2006.
Volpe JJ. *Neurology of the Newborn*. 5th ed. Philadelphia, PA: Saunders; 2008.

神经肿瘤学和神经皮肤综合征

Jahannaz Dastgir, Gabriel Dabscheck, Nicole J. Ullrich

肖丹青 译 范存刚 徐秦岚 校

神经肿瘤学

脑肿瘤

定义 脑肿瘤是一组中枢神经系统内不同类型细胞来源的原发性肿瘤。脑肿瘤的诊断、治疗与预后取决于肿瘤细胞的起源和生长方式。详见表 12.1.

流行病学 脑肿瘤占儿童恶性肿瘤的 20%～25%，是儿童最常见的实体瘤，也是 15 岁以下儿童最常见的肿瘤死亡原因[1]。儿童脑肿瘤多数是散发性的，但有 5% 与易患肿瘤的遗传综合征相关（表 12.2）。环境暴露因素如电离辐射与脑膜瘤、胶质瘤和神经鞘瘤相关。目前尚缺乏有力证据显示外伤、占位、饮食或电磁场与脑肿瘤发病有关。

临床表现 临床表现常因发病年龄、肿瘤部位（幕上肿瘤好发年龄 ≤ 3 岁或 > 10 岁，幕下肿瘤好发年龄 4～10 岁）、肿瘤组织学和生长速度而异。此外，症状出现的缓慢程度可能与肿瘤生物学和预后间接相关[2]。症状大体上分为与肿瘤部位直接相关的局灶性神经系统症状和体征，以及提示更广泛区域受累或颅内压（ICP）升高的弥漫性症状（表 12.3）。

头痛 是儿童脑肿瘤最常见的主诉。41% 的儿童在疾病初期就出现头痛，常因颅内压增高引起，随着病情进展 2/3 的患儿会出现头痛[2]。头痛的典型表现是使患者从睡梦中痛醒，多于清晨发作，或因咳嗽或 Valsalva 动作加重，常为双侧，呈压榨样疼痛。应评估患者是交通性还是非交通性 / 阻塞性脑积水，脑脊液重吸收障碍（继发于蛛网膜下腔出血、脑膜炎引起的蛋白质升高或恶性肿瘤细胞过多）或生成过多会引起脑脊液增多。儿童脑肿瘤引发头痛的间接原因包括手术（出血、血管损伤、围术期卒中、脑脊液漏）、化疗（维 A 酸、抗生素、细胞因子、脑白质病、

表 12.1　儿童神经肿瘤学

肿瘤类型	发生率	位置	诊断性特征	治疗	预后
星形细胞肿瘤					
I级/毛细胞型星形细胞瘤	占星形细胞瘤的20% 男性=女性 发病高峰为5～14岁 神经纤维瘤病1型居多	小脑（最多见）脑干 视觉通路 下丘脑	CT/MRI: 50%边界清楚 囊性部分有囊壁结节 对比增强 实性部分与脑实质相比呈低密度 病理: Rosenthal纤维	最大限度手术切除 ±化疗 ±放疗	手术全切的治愈率为95%～100% 可长期保持稳定
II级/弥漫性星形细胞瘤	占星形细胞瘤的15% 发病高峰为2～4岁或青春期早期	额叶和颞叶＞脑干和脊髓	MRI: 不均匀信号 CT: 实性部分为低密度 病理: 细胞密度增加, 弥漫性浸润周围脑组织	最大限度手术切除 ±化疗 ±放疗	手术全切者的生存率为80%～100% 部分切除者的生存率为50%～95% 中线肿瘤预后不良
高级别星形细胞瘤 III级/间变性星形细胞瘤	占儿童肿瘤的10% 发病高峰年龄为9～10岁	幕上多见	CT/MRI: 常有占位效应, 不同程度的对比增强, 坏死区（如为IV级）和弥散受限	最大限度手术切除 ±化疗 ±放疗	幕上病变患者的5年生存率为15%～30%, 脑桥病变患者＜10%

表 12.1 儿童神经肿瘤学（续表）

肿瘤类型	发生率	位置	诊断性特征	治疗	预后
IV 级 / 胶质母细胞瘤			MRS：低胆碱峰，高柠檬酸峰 病理：细胞密度增加，非典型性； IV 级可见血管增生和坏死		
多形性黄色星形细胞瘤	占所有星形细胞瘤的 <1%，通常在儿童与青少年期发生	皮质 / 优势半球，最常见起源于颞叶	MRI：半球外周部位的占位，伴有不均匀增强 实性部分信号强度与灰质相似	最大限度手术切除 控制癫痫发作	5 年无复发率为 72%，10 年无复发率为 61%
室管膜下巨细胞星形细胞瘤	几乎仅见于结节性硬化症患者 发病高峰年龄 0～10 岁	常见于侧脑室，近室间孔处	MRI：典型表现为位于侧脑室内的边界清楚、均匀强化的占位性病变	最大限度手术切除 控制癫痫发作 脑脊液分流术 mTOR 抑制剂	5 年生存率约为 95%
少突胶质细胞瘤 分化良好 WHO II 级 同变型 /WHO III 级	占儿童脑肿瘤的 1%	幕上	CT：出现密集结节样钙化时提示该诊断；常见所有骨内板骨质重塑，常发生钙化 MRI：主要以实性成分为主的占位性病变，位于大脑半球边缘 组织学：蜂窝样 / 磨玻璃样外观	最大限度手术切除 ±化疗和放疗（如有复发）	10 年生存率达到 80%

表 12.1　儿童神经肿瘤学（续表）

肿瘤类型	发生率	位置	诊断性特征	治疗	预后
室管膜瘤	占儿童脑肿瘤的 8%～10%　发病高峰年龄为 0～5 岁，其中 30% < 3 岁	颅后窝（60%）　幕上型好发于脑室周围　可在首发时（10%）或复发时出现种植转移	MRI: 常见沿脑室壁呈不均匀增强；多发生于小脑脑桥，向第四脑室出口延伸；常见钙化、坏死与出血，与灰质呈等信号　腰椎穿刺：检查有脑膜播散情况	最大限度手术切除 ± 放疗　化疗可延迟放疗时间	预后与切除范围、年龄和肿瘤位置有关
脉络丛乳头状瘤（CPP）脉络丛癌（CPC）	2%～4%　如果 <1 岁，10%～20%（80% 为 CPP，20% 为 CPC）　发病高峰年龄为 0～5 岁	侧脑室（50%），第四脑室（40%）　伴有 Li-Fraumeni 综合征	MRI: 显著分叶，常呈叶状、脑室内实性占位性病变　CPC 多为大均匀信号 ± 坏死和实质浸润 ± 脑脊液播散　二者均可在静脉注射造影剂后增强　MRS: CPP 示肌醇显著升高，CPC 示胆碱显著升高	最大限度手术切除　CPC 应多种药物化疗	CPP: 如果行全切术，10 年生存率 85%　CPC: 5 年生存率 26%（多数术后 7 个月内死亡）　如果伴有 Li-Fraumeni 综合征，可发生转移
神经元肿瘤与混合性神经元-胶质细胞肿瘤					
胚胎发育不良性神经上皮肿瘤（DNET）	总发病率约为 1‰　在一项研究中 18%～19% 因	常位于大脑皮质（颞叶 > 额叶）	CT: 位于轴外层，低密度占位　MRI: 位于大脑皮质，边界清晰的占位；累及皮质下白质	最大限度手术切除	全切术后有复发风险　癫痫发作不易控制

表 12.1 儿童神经肿瘤学（续表）

肿瘤类型	发生率	位置	诊断性特征	治疗	预后
	难治性癫痫行颞叶切除术的患者常表现为癫痫发作		的现象并不少见，且可见到向心性的锥形或楔形影；常见囊性成分（肥皂泡样表现） MRS：正常 病理：可有周边区域发育不良		
神经节胶质瘤	占大脑肿瘤的3%；占儿童全部幕上肿瘤的6% 好发于青少年 常表现为癫痫	大脑皮质，颞叶高发	CT：常见钙化 MRI：位于预内周边，轴内全实性或部分囊性	最大限度手术切除	全切术后有复发风险 癫痫发作不易控制
生殖细胞肿瘤 非生殖细胞瘤性生殖细胞肿瘤（NGGCT）	占儿童脑肿瘤的1%～2% 诊断时的平均年龄为10～12岁 男性：女性=2～3:1	女性好发于蝶鞍上区，男性多发生于松果体区 肿瘤可同时多发或序贯多发	MRI：实性成分为主的鞍上占位，信号特征接近灰质 如位于预上，常可见垂体高亮信号缺如 实验室检查：如为生殖细胞瘤，则标志物阴性；如为NGGCT，	如标志物阴性则应行诊断性活检 生殖细胞瘤行放疗 NGGCT 行放疗＋化疗 可能需要行脑脊液分流	生殖细胞瘤：多数局灶性生殖细胞瘤仅行放疗即可治愈，5年生存率为65%～95% NGGCT的5年生存率为40%～70%，复发

表 12.1　儿童神经肿瘤学（续表）

肿瘤类型	发生率	位置	诊断性特征	治疗	预后
畸胎瘤	松果体区第二高发的生殖细胞肿瘤 最常见的新生儿肿瘤	常位于松果体区	则甲胎蛋白和 β-HCG 升高 MRI: 良性型：信号明显不均，囊性，实性增强，脂肪和钙化成分共存 恶性型：实性、强化占位为主，不伴脂肪或钙化成分	如标志物阴性应行诊断性活检 可能要手术切除 可能需要脑脊液分流	时应考虑大剂量化疗和干细胞移植 生存率与肿瘤位置和患者对全切术的耐受能力相关
松果体的实质性肿瘤					
松果体母细胞瘤 松果体细胞瘤	二者各占松果体区全部肿瘤的 45% 好发于 0～10 岁（松果体细胞瘤最常见于 25～35 岁）	松果体区	MRI: 松果体母细胞瘤：注入造影剂后可见不均匀增强；可出现软脑膜播散，和（或）坏死与出血 松果体细胞瘤：部分囊性的占位，常伴钙化	诊断性活检，如可行应予以切除 可能需脑脊液分流 需检查标志物以排除 NGGCT 松果体母细胞瘤需化疗	手术并发症发生率高 松果体细胞瘤诊断时多已发生转移，预后差，5 年生存率为 86% 松果体母细胞瘤综合治疗后 5 年生存率为 58%

表 12.1 儿童神经肿瘤学（续表）

肿瘤类型	发生率	位置	诊断性特征	治疗	预后
			病理：松果体母细胞瘤（小圆细胞肿瘤，组织学与原始神经外胚层肿瘤相似）		
原始神经外胚层肿瘤（PNET）					
幕上型 PNET	占儿童所有幕上型肿瘤的 5% 好发于 0～5 岁	大脑半球	CT：钙化与骨质侵蚀 MRI：病灶大，信号不均匀，常伴坏死、囊性变性与出血；不均匀增强；与灰质等密度 MRS：显著上升的胆碱峰	最大限度手术切除 化疗 ± 放疗	预后取决于风险分类 幕上型 PNET 较髓母细胞瘤局部复发现象更显著
髓母细胞瘤	占 15%～20% 好发于 5～9 岁 男性：女性 = 2.4：1	颅后窝	MRI：不均匀增强的占位性病变；诊断时 30%～40% 发生转移 MRS：胆碱峰升高 腰椎穿刺：检查是否有软脑膜转移	最大限度手术切除 多药化疗 如患者大于 3 岁，可行脑脊髓放疗加局部加强放疗	一般风险者存活率为85%，高风险者存活率为 65% 婴儿和大细胞/间变型预后更差 分子分层将指导未来的治疗

表 12.1　儿童神经肿瘤学（续表）

肿瘤类型	发生率	位置	诊断性特征	治疗	预后
非典型畸胎样瘤/横纹肌样瘤	占儿童中枢神经系统肿瘤的 1.5%～2.1% 好发于 2 岁之前	颅后窝 也可为幕上型	MRI：信号强度与灰质相似，常伴坏死与出血而形成继发的不均匀信号 病理：免疫组化染色示 INI1 缺失	最大限度手术切除 多药（+鞘内注射）化疗 如患者大于 3 岁，可行脑脊髓放疗及局部加强放疗	5 年生存率 35%
脑膜肿瘤					
脑膜瘤（根据多种组织病理学表现将其分为 WHO I/II/III 级）	儿童与青少年中罕见； 可能与神经纤维瘤病 2 型（NF2）或放疗史相关	在儿童最常见于凸面和眼眶	CT/MRI：均匀强化伴脑膜尾征； 邻近骨质增生具有提示性意义	如有临床症状，应最大限度手术切除 控制癫痫发作	手术切除术后，WHO I 级复发率为 7%～20%； II 级为 29%～40%； III 级为 50%～78% 组织学恶性特征提示生存时间短暂
鞍区与鞍上肿瘤					
垂体腺瘤	伴随检测技术改善，发病率增加 占全部垂体肿瘤的	激素性瘤、活跃>不活跃 大腺瘤>1 cm，微腺瘤<1 cm	MRI：强化程度略低于周正常垂体腺组织 大部分大腺瘤有出血	激素治疗 如需手术治疗，可选经蝶入路	首次（治疗后）缓解率为 83%

表 12.1 儿童神经肿瘤学（续表）

肿瘤类型	发生率	位置	诊断性特征	治疗	预后
	17%（且只有少数是有症状的）最常见类型为泌乳素瘤				
颅咽管瘤（WHO I 级）	占全部儿童脑肿瘤的 7%～10%，好发于 10～20 岁和 30～50 岁	起源于鞍区或鞍上区	MRI：较大的多分叶囊实性不均质占位；可因高胆固醇或高蛋白成分呈现 T1 高信号 CT：可见钙化 病理：多为造釉细胞型	最大限度手术切除 如果术不完全切除或复发应放疗 化疗无效	术后常见全垂体功能减退 可能需要类固醇激素替代治疗 大型系列研究中 10 年无进展生存率为 60%～93%，最重要的与肿瘤复发相关的预后因素是手术切除程度
下丘脑错构瘤	罕见且大部分为偶发，也可能与结节性硬化症（TSC）或 Pallister-Hall 综合征相关（10%）	下丘脑	CT：表现为灰质密度的蝶鞍上占位 MRI：以灰结节为中心或有蒂与之相连的圆形或卵圆形占位，注射造影剂后无强化	如果可能，内镜切除控制癫痫发作	取决于癫痫发作（表现为多种形式，包括痴笑发作）的治疗效果；此外，还包括内分泌和行为方面的副作用

表 12.1　儿童神经肿瘤学（续表）

肿瘤类型	发生率	位置	诊断性特征	治疗	预后
脊髓肿瘤	占所有原发性中枢神经系统肿瘤的 2%～4%，其中 1/3 位于髓内	**硬膜外：** 转移瘤（神经母细胞瘤，肉瘤，髓母细胞瘤，室管膜瘤） **硬膜内－髓外：** 脑膜瘤，神经鞘肿瘤（神经鞘瘤，神经纤维瘤） **硬膜内－髓内：** 星形细胞瘤，室管膜瘤，黏液乳头状室管膜瘤	MRI：占位，影像学表现与肿瘤类型相关	以外科切除治疗为主；低分化肿瘤切除后密切随诊；最大限度切除和（或）放疗后，应全身治疗以防复发；根据组织学结果决定是否放疗；转移瘤会增加脊髓受压的风险	取决于肿瘤的组织学类型

CT，计算机断层扫描；MRI，磁共振成像；MRS，磁共振波谱；mTOR，哺乳动物雷帕霉素靶蛋白；CPC，脉络丛癌；CPP，脉络丛乳头状瘤；DNET，胚胎发育不良性神经上皮肿瘤；NGGCT，非生殖细胞瘤性生殖细胞肿瘤。

From Louis DN, Ohgaki H, Wiestler OD, et al. WHO Classification of Tumors of the Nervous System. Lyon, France: IARC; 2007 and Paldino, Faerber EN, Poussaint TY. Imaging tumors of the pediatric central nervous system. Radiol Clin North Am. 2011; 49: 589-616, with permission.

表 12.2　与儿童脑肿瘤相关的遗传性癌症综合征

癌症综合征	基因	分类	肿瘤
Li-Fraumeni 综合征	*TP53*	肿瘤抑制基因	软组织和骨肉瘤，白血病，乳腺癌，脑肿瘤，肾上腺皮质癌
家族性视网膜母细胞瘤	*Rb*	肿瘤抑制基因	视网膜母细胞癌，骨肉瘤，松果体肿瘤
Wilms 肿瘤综合征 WAGR 综合征 Denys-Drash 综合征 Frasier 综合征	*WT-1*	肿瘤抑制基因	Wilms 肿瘤
神经纤维瘤病 1 型	*NF1*	肿瘤抑制基因	神经纤维瘤，视神经通路肿瘤，其他脑肿瘤，白血病，恶性周围神经鞘肿瘤
神经纤维瘤病 2 型	*NF2*	肿瘤抑制基因	前庭神经鞘瘤，神经鞘瘤，脑膜瘤
Von-Hippel-Lindau 综合征	VHL	肿瘤抑制基因	肾细胞癌，血管肿瘤，视网膜和中枢神经系统血管母细胞瘤，嗜铬细胞瘤
结节性硬化	*TSC1*, *TSC2*	肿瘤抑制基因	室管膜下巨细胞星形细胞瘤，皮质结节，错构瘤，肾与肾外血管平滑肌脂肪瘤，肾细胞癌，心脏横纹肌瘤
家族性乳腺癌和卵巢癌综合征	*BRCA-1*	肿瘤抑制基因	乳腺癌，卵巢癌[1]
家族性乳腺癌综合征	*BRCA-2*	肿瘤抑制基因	乳腺癌，Fanconi 贫血，脑肿瘤[1]
家族性腺瘤性息肉病	*APC*	肿瘤抑制基因	结肠直肠癌，肝母细胞瘤，脑肿瘤（典型的是髓母细胞瘤）[1]
家族性黑色素瘤	*P16*	肿瘤抑制基因	黑色素瘤[1]
痣样基底细胞癌 / Gorlin 综合征	*PTCH*	肿瘤抑制基因	基底细胞癌，髓母细胞瘤，心脏和卵巢纤维瘤
Cowden 综合征	*PTEN1*	肿瘤抑制基因	乳腺癌，错构瘤

表 12.2　与儿童脑肿瘤相关的遗传性癌症综合征（续表）

癌症综合征	基因	分类	肿瘤
多发内分泌肿瘤 2 型（MEN）	*RET*	癌基因	甲状腺和甲状旁腺癌，嗜铬细胞瘤[1]
共济失调性毛细血管扩张症	*ATM*	DNA 修复基因	白血病，淋巴瘤
Nijmegen 断裂综合征	*NBS1*	DNA 修复基因	淋巴瘤，髓母细胞瘤，胶质瘤，横纹肌肉瘤
横纹肌样易感综合征	*SNF5*，*INI1*	生长停滞，DNA 修复	肾与脑的横纹肌样肿瘤，脉络丛肿瘤

[1] 未原发累及周围或中枢神经系统

表 12.3　儿童脑肿瘤：临床症状与体征

局灶性症状	弥漫性症状
癫痫发作	头痛
局灶性运动或感觉障碍	恶心 / 呕吐
脑神经功能	共济失调，步态变化
眼球震颤	嗜睡
脑神经麻痹	认知功能下降 / 记忆损害
Parinaud 综合征[1]	行为 / 人格改变
视敏度下降 / 视野缺损	**婴儿**
激素变化	发育不良
尿崩症	易激惹
青春期延迟或性早熟	巨头畸形 / 头围增加
生长发育异常	囟门膨隆
性功能减退	
疼痛	
背痛	
颈痛	

[1] 背侧中脑综合征：向上凝视受限而向下凝视保留，放松时向下凝视（落日征），眼睑退缩，伪阿–罗瞳孔（对光反射差，但会聚时瞳孔缩小），会聚–回缩性眼球震颤（快速向上凝视时，双眼会聚，眼球回缩）。请参照神经眼科学章节。

静脉窦血栓）、支持治疗（类固醇、抗组胺剂、止吐药）、放疗（急性水肿、放射性坏死、继发性肿瘤、血管变性）以及其他因素（梗死、发热、感染、腰椎穿刺后）[2]。

　　癫痫　15% ～ 25% 的儿童脑肿瘤患者有癫痫发作。易诱发癫痫发作的肿瘤包括低级别胶质瘤、少突胶质瘤、神经节胶质瘤、多形性黄色星形细胞瘤、胚胎发育不良性神经上皮肿瘤[3-4]。皮质的灰质受累时也将增加癫痫发作的风险[5]。推测癫痫发作的原因包括肿瘤本身、合并肿瘤周围的脑组织发育不良、局灶性皮质刺激、瘤周水肿、皮质过度兴奋、神经递质水平改变、血液中的代谢产物与瘢痕组织形成（胶质增生）[5]。在肿瘤切除术后的短期内癫痫发作率最高。

诊断性检查

影像学

现代神经影像学技术有助于明确肿瘤分类，评估肿瘤播散情况和制订手术切除计划[6-7]。对于某些类型的肿瘤，其在 MRI、磁共振波谱分析（MRS）或正电子发射断层扫描术（PET）的表现足以明确诊断，而无需活检。术后成像（理想情况是在术后48 h 内）也可提供残留肿瘤体积的信息，有助于肿瘤分期。

钆造影的 MRI 敏感度高，但怀疑钙化或出血时 CT 扫描对诊断有一定帮助。FLAIR 和 T2 像的异常信号提示局部血-脑屏障破坏，提示出现水肿和（或）浸润。肿瘤部位对于辨别肿瘤类型的诊断至关重要。低分化肿瘤常表现为浸润性病变而无占位现象。某些儿童脑肿瘤发现时已出现转移灶，包括生殖细胞肿瘤、室管膜瘤、髓母细胞瘤和原始神经外胚层肿瘤（PNET）。随访：在治疗阶段常连续行脑和脊髓 MRI 扫描。在随访阶段，应在第 1年每 3 个月复查一次，第 2 年每 6 个月复查一次；此后每年复查一次，观察有无肿瘤复发征象。

MRS 经常作为明确靶区域代谢成分的诊断工具。胆碱与胆碱-肌酐比值与细胞增殖程度有关，在胶质瘤和其他快速增殖的肿瘤中升高。胆碱、肌酐和 N- 乙酰天冬氨酸（NAA；神经元损伤标志物，在神经元破坏或减少时降低）水平的降低可提示肿瘤内部或放疗照射野的坏死区域。脂质信号峰的出现也可提示坏死。

功能 MRI（fMRI） 用于肿瘤累及语言皮质的患者，以便更好地进行术前皮质定位。

PET 评估局部血流量，高代谢活性的病变区可能血流量增加。

组织学

儿童脑肿瘤的分类和分期基于成人肿瘤分类。目前有许多种分类系统，通常以病理学、间变程度和肿瘤位置为依据。最常用的分类系统是世界卫生组织（WHO）分类方法[8]。细胞增殖程度的评估结合组织学资料，有助于预测肿瘤的生物学行为。例如，使用 MIB-1 对 Ki-67 核抗原进行免疫染色，后者在细胞周期的特定阶段表达。目前已发现低 MIB-1 染色与无进展生存期之间呈显著相关。

脑脊液细胞学分析 用以评估肿瘤转移，特别是髓母细胞瘤、PNET、室管膜瘤和生殖细胞肿瘤。儿童松果体肿瘤也应完善脑脊液和血清检验，筛查混合性生殖细胞肿瘤标志物（甲胎蛋白和 β - 绒毛膜促性腺激素）。

处理和治疗

原发性脑肿瘤的治疗可能涉及手术、化疗、放疗和移植的综合治疗；应针对儿童潜在的肿瘤类型和部位，个体化制订特定的肿瘤导向的治疗方案（见表 12.1）。具体治疗方法取决于肿瘤组织学、位置、患者年龄和基于肿瘤亚分类的特定风险因素[9]。

外科手术

手术通常是脑肿瘤治疗的第一步，不仅可实现肿瘤减容，还能明确肿瘤的病理性质。目前可用的辅助手段如神经导航技术（如术中 MRI）、fMRI 和神经生理学感觉运动通路监测，使得切除手术更加安全。但对于 MRI 提示诸如脑干等部位浸润性生长的肿瘤，可能无法进行手术切除。内镜手术可用于处理脑室内和脑实质深部病变，还可通过第三脑室造瘘术治疗脑积水[10]。

肿瘤复发的手术治疗 对尚未出现症状的影像学复发进行治疗是否能改善预后尚有争议，但对边界清晰的局部复发进行再次手术和积极的辅助治疗，往往能获得肿瘤的长期控制。

神经外科手术所致的功能障碍和长期影响 受多种因素影响，取决于肿瘤的部位、肿瘤切除的程度、患者的年龄和术前功能状态。手术切除的直接后果包括围术期卒中、偏瘫、偏身感觉障碍、癫痫发作和小脑性缄默症（颅后窝综合征）。术后 15% ～ 25% 的患者可发生小脑性缄默症，可延迟至术后 12 ～ 48 h 出现，其症状包括语言表达功能丧失、假性延髓麻痹、易激惹和共济失调[11]。此外，术后常可出现注意力不集中和目光注视障碍、呕吐、尿便失禁和情绪不稳。言语和神经认知功能恢复的时间从几天到数月不等[12]。

化疗

常用于多种肿瘤，且往往在临床试验的指导下进行，这种临床试验由多机构联盟（如儿童肿瘤学组）执行。当仅对肿瘤进行骨髓毁损剂量的化疗时，即可进行自体骨髓移植或外周血造血干细胞重组。

抗血管生成策略、单克隆抗体、基因疗法和免疫疗法（例如，单克隆抗体、疫苗疗法以及经过修饰的特异性识别肿瘤抗原的活化淋巴细胞直接融合）已被应用，试图提高通过血-脑屏障进入中枢神经系统的比例，且可以与化疗药同时应用[9,13-14]。

放疗

放疗仍然是儿童癌症治疗的重要组成部分。颅脊放疗用于易沿神经轴播散浸润的病灶。肿瘤治疗领域中的适形和分割技术取得重大进展，这些技术可以将照射野集中于肿瘤，因此最大程度减小了对肿瘤周围结构的照射[15-16]。放疗的实验研究包括生物修饰剂的开发，以增加辐射敏感性和降低辐射抵抗性。

放疗引起的损伤和长期影响　放疗的主要缺点包括急性毒性作用，如疲劳、红斑、脱皮、中耳炎和（或）局部脱发；迟发性毒性作用包括认知损害（一些研究显示使用 3600 cGy 辐射后患儿 IQ 值下降 20 ～ 30 分）[17]、生长发育的改变（由于生长激素不足或直接的脊髓照射所致）、腺体功能改变（甲状腺功能减退、肾上腺功能减退或直接的性腺损害）[18]、放射性血管病变（导致脑梗死、慢性脑缺血或烟雾病）[19]和继发恶性肿瘤的风险[20]。术前和术后应常规评估患者的激素功能。

基因治疗

未来的研究很可能会基于基因组数据改良治疗方案。对于具有特定通路变化的肿瘤，可用分子靶向药物进行治疗[9,14,21]。

预后 / 并发症

预后与肿瘤类型、切除范围以及肿瘤和（或）治疗相关的并发症有关。一般情况下，年龄小、功能状态好、病理分级低的患者预后良好。需要强调的是，在当前治疗条件下，脑肿瘤患儿 60% 以上有望长期存活；然而，存活下来的患儿并非没有严重的长期影响，许多患儿会出现严重的慢性内科并发症[20]。晚期效应可能会出现在各个环节，包括身体、医学、社会、情感、行为和神经认知功能。患儿应接受神经心理评估及学习障碍筛查。

脊髓肿瘤[22]

列于表 12.1 中。下文讨论急诊处置。

肿瘤的急诊处置[22-23]

神经系统急症可因多种原因引起，包括肿瘤本身带来的隐患（如颅内压升高、癫痫发作、脊髓压迫）、治疗相关并发症［如化疗导致的尿崩症或抗利尿激素分泌异常综合征（SIADH）］、全身功能紊乱导致的脑血管事件（如灌注不足、血小板减少症），以及免疫功能低下导致的中枢神经系统感染。

颅内压升高

中枢神经系统肿瘤可因梗阻性脑积水或肿瘤周围水肿导致颅内压（ICP）升高。颅内压升高的临床表现为头痛、呕吐、视盘水肿和（或）意识水平下降。血压升高、心动过缓和呼吸抑制的 Cushing 三联征是颅内压升高的晚期和终末期前表现。

梗阻性脑积水若有脑疝风险，常行肿瘤切除、脑室分流、内镜脑室造口引流术等手术治疗。皮质类固醇药物地塞米松是肿瘤相关水肿治疗的主要药物。使用皮质类固醇治疗后 24 h 内水肿消退不明显时，常需采取其他措施。颅内压增高引起急性脑疝时可应用甘露醇和过度换气疗法。

癫痫发作

脑肿瘤患儿在起病时、复发时和治疗过程中均有较高的癫痫发作风险。癫痫常由肿瘤局部刺激或神经外科手术切除所致。在肿瘤治疗期间，癫痫发作的阈值常因代谢紊乱、患病状态或中枢神经系统感染而降低。通常，应避免使用通过细胞色素 p450 酶代谢的酶诱导性抗癫痫药物（enzyme-inducing antiepileptic drug，EIAED）（如苯妥英和卡马西平），它们可影响化疗药物的代谢。对于需要同时进行辅助化疗的患者，一线药物考虑非酶诱导性 AED，包括左乙拉西坦、唑尼沙胺和拉莫三嗪。对于癫痫持续状态的患者，应以苯二氮䓬类作为一线药物，如需配合使用其他抗癫痫药物，可选择左乙拉西坦。目前暂没有证据支持中枢神经系统肿瘤患者术后 1 周后应预防性使用抗癫痫药物。若考虑中枢神经系统感染，出现首次癫痫发作或者已行腰椎穿刺的患者更需要完善脑电图或复查影像学。脑电图可能有助于指导是否需要继续进行癫痫发作预防性治疗。

脊髓压迫

脊髓原发性肿瘤或脊髓转移瘤均可出现脊髓压迫。脊髓压迫的症状和体征可能包括背痛、便秘、排尿功能改变/尿潴留、进行性加重的局灶性运动或感觉症状以及步态改变。任何有癌症和背痛史的儿童都应该考虑钆增强或不增强的 MRI 检查。应尽早咨询神经外科医生、放射肿瘤学家和神经病学专家。虽然尚未制订明确的治疗指南，特别是针对儿童人群的指南，但出现脊髓压迫时，仍应考虑大剂量皮质类固醇冲击治疗。功能恢复（如泌尿功能）部分取决于脊髓受压时间，因此常认为脊髓压迫是紧急情况。

神经皮肤综合征

概述

神经皮肤综合征（也称斑痣病），是一组累及中枢神经系统的多系统疾病，并具有特征性皮损和（或）眼科症状。大多数神经皮肤综合征常见的发病机制是神经嵴的形成、迁移或分化异常，外胚层参与程度有时并不显著。通常每种综合征都有特异性的其他系统症状。关于哪些情况应归于这一类疾病尚缺乏共识，但其中最常见的包括：神经纤维瘤病（NF1、NF2）、Sturge-Weber 综合征（Sturge-Weber syndrome，SWS）、结节性硬化症（TSC）、共济失调性毛细血管扩张症（ataxia telangiectasia，AT）、von Hippel-Lindau 病（VHL）、色素失调症、伊藤色素减少症和痣样基底细胞癌综合征（nevoid basal cell carcinoma syndrome，NBCCS）。对这些患者进行准确的诊断和检查需要多学科协作，包括放射科、皮肤科、神经内科和外科等。表 12.4 对该组疾病进行了总结。其中最常见的疾病将在后文做更详细的回顾。

神经纤维瘤病 1 型（NF1）

定义 NF1 为常染色体显性遗传病，根据 NIH 共识标准进行诊断（表 12.5）[24]。

病理生理学 约 50% 患者致病基因来自父母，另 50% 为新发突变。*NF1* 基因位于染色体 17q11.2，编码肿瘤抑制基因，该基因表达神经纤维瘤蛋白，后者是一种 GTP 酶活化蛋白抑制剂，调控 Ras 蛋白的功能。随着神经纤维瘤蛋白功能失常和对 Ras 蛋白抑制作用的解除，出现下游细胞过度增殖并形成肿瘤。在 NF1 患者中，相应的基因型对应广泛的临床表型，即使在家系中也未找到明确的对应关系。

表 12.4 神经皮肤综合征：概述

疾病（发生率）	皮肤表现	中枢神经系统表现	其他相关表现	影像学特征	遗传学	预后
神经纤维瘤病 1型（NF1）(1/30 000)	牛奶咖啡斑 皮肤皱褶雀斑 皮肤神经纤维瘤 丛状神经纤维瘤	中枢和周围神经系统肿瘤的风险增高 15% 视神经胶质瘤（3%～5% 为症状性）其他：低级别星形细胞瘤 恶性周围神经鞘肿瘤（终生恶变风险为5%～10%）学习障碍（65%）注意力缺陷多动障碍（50%）癫痫发作 头痛	高血压 肾动脉狭窄 Lisch 结节 身材矮小 巨头畸形 性早熟 烟雾病 脊柱侧凸 嗜铬细胞瘤	中枢神经系统肿瘤 MRI: T2 高信号，为 "神经纤维瘤斑" 如其与学习障碍相关的问题增多则有争议	常染色体显性遗传 遗传性/家族性占50% 50%为散发突变 NF1基因（染色体17q11.2），编码调节 Ras 通路的神经纤维瘤蛋白	不确定
神经纤维瘤病 2型（NF2）(1/60 000)	神经鞘瘤 室管膜瘤	双侧前庭神经鞘瘤 听力丧失 耳鸣	晶状体后囊混浊		常染色体显性遗传 NF2基因（染色体22q12.2），编码肿瘤抑制蛋白	不确定

表 12.4 神经皮肤综合征：概述（续表）

疾病（发生率）	皮肤表现	中枢神经系统表现	其他相关表现	影像学特征	遗传学	预后
		眩晕 脊髓肿瘤或神经病变导致的局部力弱 脑膜瘤 室管膜瘤 皮肤神经鞘瘤			50%为遗传 50%为新发突变 完全外显率伴表达多样性	
Sturge-Weber综合征（1/50 000）	焰色痣（又称葡萄酒色斑） 血管瘤样病变 通常分布在三叉神经第1支分布区域 5%～8%有葡萄酒色斑的新生儿有Sturge-Weber综合征的风险 皮肤病损的大小不能预测中枢神经系统受累程度	非进展性软脑膜和皮质血管病 位于皮损同侧 表现为萎缩、钙化、硬化 智力低下和癫痫发作（75%～80%；在1岁患儿中较典型） 慢性脑缺氧导致的痉挛性偏瘫 血管性头痛	青光眼（60%） 眼脉络膜血管形成 土内脏血管瘤	MRI: 髓质内静脉扩张和一侧脉络膜肥厚 CT: 累及一个或多个脑叶，一侧或双侧半球的软脑膜血管瘤 X线: 继发于脑回钙化的轨道征	先天性 非遗传性疾病 散发／不确定类型的遗传	不确定、渐进性加重 预防剂量的阿司匹林可预防短暂性局灶性功能障碍 治疗目标为控制癫痫发作

表 12.4 神经皮肤综合征：概述（续表）

疾病（发生率）	皮肤表现	中枢神经系统表现	其他相关表现	影像学特征	遗传学	预后
结节性硬化症（1/10 000 ～ 1/5000）	血管纤维瘤（皮脂腺瘤） 先天性色素脱失斑（灰叶斑病，87%） 鲨鱼皮样斑（常见于腰骶部） *不常见：* 甲周 / 甲下纤维瘤 牛奶咖啡斑	皮质结节 室管膜下结节 室管膜下巨细胞星形细胞瘤（SEGA） 癫痫发作 发育迟缓 智力低下	视网膜错构瘤 肺淋巴管肌瘤病 肾血管平滑肌脂肪瘤	90% 至少有 1 处幕上病灶 白质放射状移行线 胼胝体发育不良 / 发育异常 皮质发育不良 幕下病变＜ 2%	常染色体显性遗传 外显率不确定 *TSC1*（染色体 9q34.3）编码错构瘤蛋白 *TSC2*（染色体 16p13.3）编码结蛋白 两者均为肿瘤抑制基因	主要致死原因为癫痫持续状态、肾病、脑肿瘤和肺淋巴管肌瘤病（几乎全部为女性） 多囊肾病（3%～5%）
共济失调毛细血管扩张症（1/100 000～1/80 000）	毛细血管扩张（球结膜、鼻梁、耳、颈部和肘窝） 3 ～ 6 岁症状首现 肉芽肿 头发灰白 咖啡牛奶斑	慢性进行性小脑共济失调 晚期：舞蹈手足徐动症（约 85%） 动眼运用不能 眼球震颤 *可能有：* 构音障碍， 反射减低	皮肤弹性和皮下脂肪缺失 反复肺部感染 淋巴瘤、白血病的风险增加 实验室检查：甲胎蛋白升高（多达95%），癌胚	MRI：小脑萎缩	常染色体隐性遗传 染色体 11q22 *ATM* 基因	渐进性神经功能恶化 10 岁以后通常不能行走 青春期后疾病进展减慢 支气管肺炎和恶性肿瘤可致死亡

334 儿童神经病学手册

表12.4 神经皮肤综合征：概述（续表）						
疾病（发生率）	皮肤表现	中枢神经系统表现	其他相关表现	影像学特征	遗传学	预后
		肌张力减退 肌无力 渐进性加重的认知损害	抗原升高			
Von Hippel-Lindau病（1/36 000）	血管性、广泛的紫癜样皮疹至瘀斑样病变（少见）	约60%可发生小脑和脊髓血管母细胞瘤，常见于20岁以后，但儿童也可见到 50%因视网膜下水肿、出血或视网膜剥脱而出现单眼或双眼盲	多系统肿瘤：视网膜血管瘤病（20~30岁），肾细胞癌，肾囊肿，胰岛细胞瘤	肿瘤通常边界清楚，为实性/囊性，常位于小脑旁正中部位	常染色体显性遗传，外显率不确定 HIF1（3p25~26）编码参与细胞缺氧反应的两种不同的肿瘤抑制蛋白 新发突变70%~80%	青少年肾癌，恶性肾上腺样瘤（发病率为25%，是恶性死亡病因）
色素失调症	初期皮损于出生后不久呈现红斑和大疱 之后出现结痂伴残留色素沉着 继而出现特异性Blashko线	>30%患者出现：癫痫发作 脑缺血/脑水肿 痉挛 皮质盲 >10%出现发育迟缓	骨骼改变 脱发 牙发育不全 指（趾）甲营养不良 白内障	MRI：脑胼胝体发育不全、灰质异常、小血管或大血管闭塞	X连锁显性遗传 染色体Xq28 IKBKG/NEMO突变	在男性患者中通常致命 男性可能合并Klinefelter综合征

表 12.4 神经皮肤综合征：概述（续表）

疾病（发生率）	皮肤表现	中枢神经系统表现	其他相关表现	影像学特征	遗传学	预后
			斜视 玻璃体出血 视网膜病变/剥脱			
伊藤色素减退症	一侧或双侧色素减退、漩涡状、条纹状、网状的斑点 好发于躯干、头部或四肢 沿 Blashko 线	智力低下 60% 癫痫发作 50% 孤独症 10% 少见： 半侧巨脑畸形 肌张力减退 关节挛缩	畸形 偏侧肥大 牙齿 心脏 肾	MRI：可出现皮质发育不良、灰质异位、错构瘤	染色体变异	不确定

表 12.5　NF1 的 NIH 诊断标准

必须存在下列临床特征中的 2 项或 2 项以上

- 6 处或 6 处以上的牛奶咖啡斑（青春期前＞ 5 mm；青春期后＞ 15 mm）
- 2 处或 2 处以上任意类型的神经纤维瘤，或 1 处丛状神经纤维瘤
- 腋下和腹股沟区雀斑
- 视神经胶质瘤
- 裂隙灯检查可见 2 处或 2 处以上 Lisch 结节（虹膜错构瘤）
- 明显的骨骼病变，如蝶骨发育不良或长骨皮质变薄，伴或不伴假关节
- 基于上述标准诊断的一级亲属（父母亲、同胞兄弟姐妹、后代）患有 NF1

流行病学　患病率约为 1 ∶ 3500，无种族或性别差异。

临床表现　除临床诊断特征外，其他常见的特征包括巨头畸形、身材矮小、性早熟、脊柱侧凸、高血压、肾动脉狭窄和烟雾综合征[25-26]。

辅助检查　需完善裂隙灯检查。如有相应的临床表现应完善神经影像检查。基因检测和（或）产前检查有助于诊断，但不能预测疾病的严重程度。

治疗　支持治疗和多学科综合管理，治疗方案取决于个体的年龄、症状、体征和并发症。虽然尚无用于此病的特异性治疗手段，但利用已知的分子生物学和 Ras 通路的靶向疗法正处于研究之中[27]。

随访　取决于年龄和临床症状与体征。除了筛查学习和注意力障碍，进行特殊教育服务之外，推荐儿童每年进行一次体格检查和眼科评估[28]。不推荐常规行 MRI 筛查。应评估儿童脊柱侧凸和其他骨骼缺陷情况。常规临床心血管评估十分重要。患儿出现高血压、心血管疾病、肾动脉狭窄和嗜铬细胞瘤的风险增加。

预后　丛状神经纤维瘤、视神经胶质瘤或恶性外周神经鞘瘤常对患病率和死亡率有一定影响，终生患病和死亡风险为 8% ～ 12%。有数据表明一半以上的 NF1 患者有学习障碍，且常见注意力缺陷。预期寿命总体降低。

神经纤维瘤病 2 型（NF2）

定义　诊断标准（见表 12.6）。最常见的特征是双侧前庭神经鞘瘤，常出现听力损害。

病理生理学　染色体 22q12 的 *NF2* 基因突变，该基因编码

表 12.6　NF2 诊断标准

确诊 NF2

双侧前庭神经鞘瘤[1]

很可能 NF2

一级亲属中有一位患有 NF2，并且

存在一侧前庭神经鞘瘤或以下任意两项：脑膜瘤、神经鞘瘤、胶质瘤、
　神经纤维瘤、晶状体后囊下浑浊 / 青少年皮质性白内障

可能 NF2

一侧前庭神经鞘瘤和以下任意两项：脑膜瘤、神经鞘瘤、胶质瘤、神
　经纤维瘤、晶状体后囊下浑浊 / 青少年皮质性白内障

多发性脑膜瘤（＞2）且有一侧前庭神经鞘瘤或以下任意两项：脑膜
　瘤、神经鞘瘤、神经胶质瘤、神经纤维瘤、晶状体后囊下浑浊 / 青少
　年皮质性白内障

[1] 通常青春期前不发病，95% 的 NF2 患者出现双侧前庭神经鞘瘤；与神经纤维瘤不
　同，罕见恶变

Merlin 蛋白（神经鞘蛋白）。Merlin 蛋白既是一种细胞骨架蛋白，
也是一种肿瘤抑制蛋白，能控制细胞形态、细胞运动和细胞间通
讯。与 NF1 相比，NF2 患者的家族成员间临床表现更相似。

流行病学　患病率约为 1∶60 000[29]。无种族或性别差异。

临床表现　青春期晚期或二十岁初期出现典型症状和体征
（见表 12.6）。

辅助检查　临床评估包括眼科与听力学评估、脑与脊髓高分
辨率 MRI[30]，其他检查依据临床表现而定。

治疗　主要是对症治疗[31]。听力损害常是继发于前庭神经
鞘瘤的首发症状。治疗手段主要是手术，也可选择立体定向放射
治疗。主要目标是保护和改善听力。相关并发症包括头痛、平衡
障碍、眩晕、面肌无力或偏瘫。患者有罹患其他脑或脊髓肿瘤的
风险，如脑膜瘤和室管膜瘤。相关药物治疗的研究仍在进行中。

随访　对已诊断或患病风险高的患者，40 岁前建议每年行
MRI 检查。推荐密切监测听力，包括脑干听觉诱发反应（brainstem
auditory evoked response，BAER）。放疗患者有新发肿瘤或继发转
移瘤的风险。

预后　预期寿命缩短，早期死亡的主要原因是中枢神经系统
肿瘤扩散。

Sturge-Weber 综合征（SWS）

定义　SWS 是一种罕见的先天性疾病，可见沿面部三叉神经分支分布的葡萄酒色皮肤斑，伴皮损同侧青光眼、癫痫发作、智力低下及同侧软脑膜血管病变[32]。

病理生理学　大部分 SWS 患者为散发，非家族性。仅有小部分家系病例的报道。

流行病学　发病率未知，无种族与性别差异。

临床表现　出生时即可出现面部皮损，表现为单侧前额与上眼睑处沿三叉神经分布的葡萄酒色斑，伴同侧软脑膜血管畸形。这种血管畸形最终会导致皮质钙化。神经系统症状如癫痫发作可能进行性恶化，可伴有对侧肢体无力。50% 的患儿伴有青光眼，在出生时或出生后不久出现。

辅助检查　头颅 CT、MRI 常用于明确颅内畸形，推荐所有出现面部三叉神经分布区毛细血管畸形的患者均应完善上述检查[33]。CT 可显示颅内钙化灶。

治疗　以对症治疗为主。激光治疗可减轻或去除胎记。应用抗癫痫药治疗癫痫发作，但这种癫痫发作可为难治性[34]。神经外科手术如大脑半球切除术对药物难治性癫痫可能有效。教育服务的重点应放在学习落后的方面。

随访　建议早期筛查青光眼，患儿有罹患先天性青光眼的风险，因此在新生儿期就应开始评估。

预后　多数患儿 1 岁之前会出现癫痫发作。如果 2 岁之前出现癫痫发作或难治性癫痫，患儿将会出现更严重的智力障碍。预期寿命缩短，大部分死亡患者伴有严重智力障碍和顽固性癫痫。

结节性硬化症（TSC）

定义　TSC 是一种累及多系统的疾病，可引起脑和其他重要器官如肾、心、眼、肺和皮肤的非恶性肿瘤。诊断标准见表 12.7[35]。

病理生理学　TSC 为常染色体显性遗传疾病，由 *TSC1* 和 *TSC2* 基因中的任一基因突变所致，其中家族性占 1/3，散发性占 2/3。*TSC1* 位于染色体 9q34，编码错构瘤蛋白；*TSC2* 位于染色体 16p13.3，编码结节蛋白。两者均为肿瘤抑制蛋白，但 *TSC2* 突

表 12.7　结节性硬化症诊断标准修订版

确诊结节性硬化症：符合任意 2 个主要特征或 1 个主要特征加 2 个次
　要特征
很可能结节性硬化症：1 个主要特征加 1 个次要特征
可能结节性硬化症：1 个主要特征或 2 个或更多个次要特征

主要特征	次要特征
面部血管纤维瘤或前额斑块	牙釉质多发散在的凹陷
非创伤性甲或甲周纤维瘤	错构瘤性直肠息肉
色素脱失斑（≥ 3 个）	骨囊肿
鲨鱼皮样斑（结缔组织痣）	脑白质放射状移行线
多发性视网膜结节性错构瘤	牙龈纤维瘤
皮质结节	非肾错构瘤
室管膜下结节	视网膜色素脱失斑
室管膜下巨细胞星形细胞瘤	皮肤"碎纸屑样"病变
单发或多发的心脏横纹肌瘤	多发性肾囊肿
淋巴管肌瘤病	
肾血管平滑肌脂肪瘤	

变与更严重的疾病表型相关。目前的基因检测可在约 80% 的该病
患者中检测出突变。

　　流行病学　TSC 可出现在所有种族和民族中，男女均可发
病。患病率为 1/10 000 ～ 1/5000，无种族或性别差异。

　　临床表现　产前阶段可检测出心脏横纹肌瘤。若产前未检
出，6 岁之前可出现心脏横纹肌瘤的典型表现。经典的三联征包
括癫痫、智力低下和面部血管纤维瘤[36]。TSC 常伴有广泛的临
床表现形式，患者可出现下列所有的临床症状，也可能均不出
现。大部分 TSC 患者（96%）有皮肤表现。皮肤改变包括沿鼻和
颊分布的面部血管纤维瘤（皮脂腺瘤）、甲周纤维瘤、色素脱失
斑（灰叶斑）、前额斑块、鲨鱼皮样斑（常在颈项部或下背部），
还可出现明显的皮肤标志即咖啡牛奶斑和白发症（在头皮或眼睑
上一簇或一片白发）。通过眼科检查可以评估视网膜病变（星形
细胞错构瘤）。约半数患者有学习障碍，程度轻重不等，其中近
半数患儿达到孤独症的诊断标准。四种特异性的中枢神经系统病
变包括沿脑室壁分布的室管膜下结节（SEN）、皮质（下）结节、
室管膜下巨细胞星形细胞瘤（SEGA），后者为好发于室间孔的低
级别胶质瘤。60% ～ 80% 的 TSC 患者伴有肾血管平滑肌脂肪瘤，
并可出现血尿。另外 20% ～ 30% 的患者可有肾囊肿。患肾细胞

癌的风险为 2%～5%，好发年龄在 10～30 岁。TSC 患者还可发生淋巴管肌瘤病（lymphangioleiomyomatosis，LAM），伴肺进行性囊变、肺衰竭或肺出血风险。约 50% 的 TSC 患者可检出心脏横纹肌瘤，且出生后常消退。

辅助检查 需采集家族史，使用伍德灯检查皮肤（评估色素脱失斑），也需检查指甲纤维瘤、面部血管纤维瘤、牙釉质凹陷或其他皮肤表现。完善 MRI 检查，评估皮质结节和室管膜下结节（SEN），眼底检查评估视网膜结节性错构瘤。完善肾超声检查以评估血管平滑肌脂肪瘤或肾囊肿，超声心动图评估婴幼儿心脏横纹肌瘤。产前超声和子宫内 MRI 可检出心脏横纹肌瘤，有时也可识别出颅内病变，有助于宫内早期诊断。因其临床外显率不同，推荐家庭成员进行临床检查。对有患病风险的家庭成员进行分子遗传学检测，评估遗传风险，已经明确有家系突变者应行产前诊断。临床表型变异较大。

治疗 针对特异性症状的多学科处理和治疗方案，如抗癫痫药物控制癫痫发作、手术治疗肾病等。目前正在开发靶向药物治疗。此外，FDA 已于 2010 年批准 mTOR 抑制剂依维莫司治疗 SEGA[37]。

随访 定期体检，包括皮肤检查、眼科和生长发育评估。建议每 1～3 年完善头部 CT 或 MRI 影像检查，主要用于筛查 SEGA[38]。建议完善肾和肺部影像学。

预后 预后取决于症状的严重程度。症状轻微的患者一般预后良好，寿命较长；而症状严重者，包括不同程度的学习障碍和孤独症、难治性癫痫或肾衰竭的患者，可能会出现显著残疾。整体寿命缩减，常见死亡原因有肾衰竭（继发于血管平滑肌脂肪瘤和/或囊肿）、淋巴管肌瘤病（LAM）、脑肿瘤或癫痫持续状态。

共济失调性毛细血管扩张症（AT）

定义 AT 是一种罕见的遗传性多系统疾病，其特征是进行性共济失调、舞蹈手足徐动症、眼皮肤毛细血管扩张性病变、反复感染、对电离辐射的敏感性增加、易患恶性肿瘤。

病理生理学 本病为常染色体隐性遗传病，继发于染色体 11q22.3 上的 *ATM* 基因突变所致的 DNA 损伤修复缺陷。ATM 激活多个信号级联的关键调节因子，并激活细胞周期检查点、DNA 修复和细胞凋亡。当存在上述缺陷时，p53 激活延迟，因此癌症风险增加[39]。细胞在电离辐射下损伤风险增加。

流行病学　活产儿发生率约为 1/40 000，无性别或种族差异。

临床表现　儿童早期发育正常，之后出现明显步态和躯干共济失调症状。而后相继出现多发性神经病、进行性共济失调和过早衰老征象（毛发灰白）。运动能力逐渐恶化，并伴有渐进性口部运动障碍。毛细血管扩张通常发生在皮肤或结膜的暴露部分。60%～80% 的 AT 患者出现免疫缺陷，并可发生反复呼吸道感染。癌症总风险为 10%～20%，其中 85% 为白血病和淋巴瘤。

辅助检查　诊断主要依靠临床表现，以及家族史和神经影像学检查。应评估患者血清免疫球蛋白下降水平和甲胎蛋白升高水平。MRI 可显示小脑萎缩。

治疗　支持治疗，尚无已证实的、可延缓进行性共济失调和其他并发症的特异性治疗手段。患者应避免辐射，甚至是 X 线检查，以免导致染色体断裂增多。应用抗氧化剂属于经验性治疗，疗效尚未经过正式验证。静脉注射免疫球蛋白（IVIG）可用于治疗反复感染、免疫功能异常及 IgG 降低。应行积极的肺部健康管理。

随访　推荐监测感染和肿瘤。

预后　多数患者寿命可超过 25 岁，一些患者可存活至 40～50 岁[40]。

Von Hippel-Lindau 病

定义　VHL 是一种罕见的常染色体显性遗传疾病，表现为累及小脑、脊髓、肾和视网膜的血管母细胞瘤[41]。

病理生理学　*VHL* 基因（染色体 3p25.3）编码一种胞质蛋白，为肿瘤抑制基因[42]。大约 80% 的病例为家族性，另 20% 为散发性突变。该基因突变的外显率很高，几乎所有 *VHL* 基因突变者 65 岁前出现相关症状。

流行病学　活产儿发病率约为 1/36 000。出现首发症状的平均年龄为 20～25 岁。发病人群无种族和性别差异。

临床表现 发病年龄、累及器官和疾病严重程度差异较大。症状和体征包括血管瘤病、血管母细胞瘤（尤其易发于小脑和脑干）、嗜铬细胞瘤、肾细胞癌、胰腺囊肿和牛奶咖啡斑。

辅助检查 临床诊断基于阳性家族史伴有单发的中枢神经系统血管母细胞瘤或内脏病变。如果没有明确的家族史，必须有2个及以上血管母细胞瘤或1个血管母细胞瘤合并一种内脏病变方可诊断。基因检查的敏感性和特异性高达100%。家庭成员的临床和基因筛查在早期风险评估中是必不可少的。

治疗 目前没有根治性治疗手段，但早期识别和治疗特定病变可以减少并发症，提高生活质量。

随访 患者应定期进行全面的综合检查以监测各种多器官病灶。这包括每年体检和眼底检查，50岁前每3年复查头MRI，每年复查肾超声，每3年复查肾CT，每年化验24 h尿的香草苦杏仁酸（vanillylmandelic acid，VMA）[43]。VHL患者一级和二级亲属有患病风险，应监测其有无相应临床表现。

预后 预期寿命缩短。最常见的死亡原因是肾细胞癌。

痣样基底细胞癌综合征（NBCCS）

定义 NBCCS又称为基底细胞神经综合征或Gorlin综合征，是一种具有特征性面部表现和基底细胞癌易感性的遗传性疾病[44]。

病理生理学 NBCCS是位于染色体9q的 *PTCH1* 基因突变引起的常染色体显性遗传病，该基因为肿瘤抑制基因[45]。患者中70%～80%为家族性遗传，另20%～30%为新发突变。

流行病学 患病率为1/164 000～1/56 000（粗略估计）。

临床表现 本病临床表现包括多发皮肤基底细胞癌、牙源性角化囊肿（75%）、手掌陷凹、肋骨和脊柱畸形、颅内钙化、特殊面容（眼距过宽，大头畸形伴或不伴脑积水，脸颊、眼周和口周粟丘疹），以及儿童罹患髓母细胞瘤的风险增加（5%）。

辅助检查 诊断标准在Evans等的文献中[29]和www.genetests.org网页上列出。颅骨X线片最常见的影像学发现是大脑镰钙化。肋骨分叉或其他脊柱畸形有助于诊断。建议完善胸部、颈椎和胸椎、手或足X线片进行评估。如果临床怀疑该诊断，应行基线超声心动图检查以评估心脏纤维瘤。建议7岁前每年复查MRI以筛查髓母细胞瘤。症状不典型患者可行基因检测以明确诊断，基因检测还用于家族遗传风险评估，包括产前诊断。

治疗　支持治疗为主，以减轻症状为目标[46]。本病尚无特异性治疗。患者应减少紫外线暴露并避免放射治疗。抗 PTCH 受体靶向治疗尚处于早期临床试验阶段。基底细胞癌可行局部治疗。

随访　密切监测基底细胞癌十分重要。建议在儿童时期进行发育和体格评估。X 线评估肋骨和脊柱异常。建议患者 8 岁后每隔 12 ～ 18 个月由熟悉 NBCCS 的牙科正畸医师进行全口牙曲面体层造影照片来明确有无颌骨角化囊肿。由于该病并发症的风险和需监测基底细胞癌，应告知高危患者遗传情况。

预后　基底细胞癌是最具挑战性的特征，决定大多数患者预后。大多数患者寿命正常。

参考文献

1. Linabery AM, Ross JA. Childhood and adolescent cancer survival in the US by race and ethnicity for the diagnostic period 1975–1999. *Cancer.* 2008;113:2575–2596.
2. Ullrich NJ. Neurologic sequelae of brain tumors in children. *J Child Neurol.* 2009;24:1446–1454.
3. Englot DJ, Berger MS, Barbaro NM, et al. Factors associated with seizure freedom in the surgical resection of glioneuronal tumors. *Epilepsia.* 2012;53:51–57.
4. Khan RB, Hunt DL, Boop FA, et al. Seizures in children with primary brain tumors: incidence and long-term outcome. *Epilepsy Res.* 2005;64:85–91.
5. Englot DJ, Han SJ, Berger MS, et al. Extent of surgical resection predicts seizure freedom in low-grade temporal lobe brain tumors. *Neurosurgery.* 2012;70(4):921–928.
6. Paldino MJ, Faerber EN, Poussaint TY. Imaging tumors of the pediatric central nervous system. *Radiol Clin North Am.* 2011;49:589–616.
7. Hall WA, Truwit CL. Intraoperative MR-guided neurosurgery. *J Magn Reson Imaging.* 2008;27:368–375.
8. Louis DN, Ohgaki H, Wiestler OD, et al. The 2007 WHO classification of tumors of the central nervous system. *Acta Neuropathol.* 2007;114:97–109.
9. Pollack IF, Jakacki RI. Childhood brain tumors: epidemiology, current management and future directions. *Nat Rev Neurol.* 2011;7:495–506.
10. Ahn ES, Goumnerova L. Endoscopic biopsy of brain tumors in children: diagnostic success and utility in guiding treatment strategies. *J Neurosurg Pediatr.* 2010;5:255–262.
11. Robertson PL, Muraszko KM, Holmes EJ, et al. Incidence and severity of postoperative cerebellar mutism syndrome in children with medulloblastoma: a prospective study by the Children's Oncology Group. *J Neurosurg.* 2006;105:444–451.
12. Palmer SL, Hassall T, Evankovich K, et al. Neurocognitive outcome 12 months following cerebellar mutism syndrome in pediatric patients with medulloblastoma. *Neuro Oncol.* 2010;12:1311–1317.
13. Samuel DP, Wen PY, Kieran MW. Antiangiogenic (metronomic) chemotherapy for brain tumors: current and future perspectives. *Expert Opin Investig Drugs.* 2009;18:973–983.
14. Herrington B, Kieran MW. Small molecule inhibitors in children with malignant gliomas. *Pediatr Blood Cancer.* 2009;53:312–317.
15. Kirsch DG, Tarbell NJ. Conformal radiation therapy for childhood CNS tumors. *Oncologist.* 2004;9:442–450.
16. Kirsch DG, Tarbell NJ. New technologies in radiation therapy for pediatric

brain tumors: the rationale for proton radiation therapy. *Pediatr Blood Cancer*. 2004;42:461–464.

17. Armstrong GT, Jain N, Liu W, et al. Region-specific radiotherapy and neuropsychological outcomes in adult survivors of childhood CNS malignancies. *Neuro Oncol*. 2010;12(11):1173–1186.

18. Duffner PK. Long-term effects of radiation therapy on cognitive and endocrine function in children with leukemia and brain tumors. *Neurologist*. 2004;10:293–310.

19. Morris B, Partap S, Yeom K, et al. Cerebrovascular disease in childhood cancer survivors: a Children's Oncology Group Report. *Neurology*. 2009;73:1906–1913.

20. Armstrong GT, Liu Q, Yasui Y, et al. Long-term outcomes among adult survivors of childhood central nervous system malignancies in the Childhood Cancer Survivor Study. *J Natl Cancer Inst*. 2009;101:946–958.

21. Leary SE, Olson JM. The molecular classification of medulloblastoma: driving the next generation clinical trials. *Curr Opin Pediatr*. 2012;24(1):33–39.

22. Wilson PE, Oleszek JL, Clayton GH. Pediatric spinal cord tumors and masses. *J Spinal Cord Med*. 2007;30(suppl 1):S15–S20.

23. Continuum, Neuro-oncology, April 2012, Volume 18, Issue 2.

24. National Institutes of Health Consensus Development Conference Statement: neurofibromatosis. Bethesda, MD., USA, July 13–15, 1987. *Neurofibromatosis*. 1988;1:172–178.

25. Jett K, Friedman JM. Clinical and genetic aspects of neurofibromatosis 1. *Genet Med*. 2010;12(1):1–11.

26. Lu-Emerson C, Plotkin SR. The neurofibromatoses. Part 1: NF1. *Rev Neurol Dis*. 2009:6:E47–E53.

27. Weiss B, Bollag G, Shannon K. Hyperactive Ras as a therapeutic target in neurofibromatosis type 1. *Am J Med Genet*. 1999;89:14–22.

28. Listernick R, Louis DN, Packer RJ, et al. Optic pathway gliomas in children with neurofibromatosis 1: consensus statement from the NF1 Optic Pathway Glioma Task Force. *Ann Neurol*. 1997;41:143–149.

29. Evans DG, Howard E, Giblin C, et al. Birth incidence and prevalence of tumor-prone syndromes: estimates from a UK family genetic register service. *Am J Med Genet*. 2010;152A:327–332.

30. Evans DG, Raymond FL, Barwell JG, et al. Genetic testing and screening of individuals at risk of NF2. *Clin Genet*. 2012;82(5):416–424.

31. Evans DG, Baser ME, O'Reilly B, et al. Management of the patient and family with neurofibromatosis 2: a consensus conference statement. *Br J Neurosurg*. 2005;19:5–12.

32. Chen L, Wu J, Xu M, et al. Sturge-weber syndrome. *Ann Dermatol*. 2011;23(4):551–553.

33. Smirniotopoulos JG. Neuroimaging of phakomatoses: Sturge-Weber syndrome, tuberous sclerosis, von Hippel-Lindau syndrome. *Neuroimaging Clin N Am*. 2004;14:171–183.

34. Sugano H, Nakanishi H, Nakajima M, et al. Seizures continue even after prompt anti-epileptic drug medication in Sturge-Weber syndrome—study from prolonged video electrocoticography, a case report. *Childs Nerv Syst*. 2009;25:143–146.

35. Roach ES, Gomez MR, Northrup H. Tuberous sclerosis complex consensus conference: revised clinical diagnostic criteria. *J Child Neurol*. 1998;13:624–628.

36. Schwartz RA, Fernandez G, Kotulska K, et al. Tuberous sclerosis complex: advances in diagnosis, genetics, and management. *J Am Acad Dermatol*. 2007;57:189–202.

37. Franz DN, Leonard J, Tudor C, et al. Rapamycin causes regression of astrocytomas in tuberous sclerosis complex. *Ann Neurol*. 2006;59:490–498.

38. Roach ES, DiMario FJ, Kandt RS, et al. Tuberous Sclerosis Consensus Association. *J Child Neurol*. 1999;14:401–407.

39. McKinnon PJ. ATM and ataxia telangiectasia. *EMBO Rep*. 2004;5:772–776.

40. Micol R, Ben Slama L, Suarez F, et al. Morbidity and mortality from ataxia-telangiectasia are associated with ATM genotype. *J Allergy Clin Immunol*. 2011;128:382–389 e381.

41. Kaelin WG. Von Hippel-Lindau disease. *Annu Rev Pathol*. 2007;2:145–173.

42. Kim WY, Kaelin WG. Role of VHL gene mutation in human cancer. *J Clin Oncol*. 2004;22:4991–5004.

43. Poulsen ML, Budtz-Jorgensen E, Bisgaard ML. Surveillance in von Hippel-Lindau disease (vHL). *Clin Genet*. 2010;77:49–59.

44. Garcia de Marcos JA, Dean-Ferrer A, Arroyo Rodriguez S, et al. Basal cell nevus syndrome: clinical and genetic diagnosis. *Oral Maxillofac Surg*. 2009;13:225–230.

45. Ragge NK, Salt A, Collin JR, et al. Gorlin syndrome: the PTCH gene links ocular developmental defects and tumour formation. *Br J Ophthalmol*. 2005;89:988–991.

46. Bree AF, Shah MR. Consensus statement from the first international colloquium on basal cell nevus syndrome (BCNS). *Am J Med Genet A*. 2011;155A:2091–2097.

在线资源（神经系统肿瘤）

Pediatric Brain Tumor Foundation (PBTF) – www.pbtfus.org

American Brain Tumor Foundation (ABTA) – www.abta.org

Pediatric Low-Grade Astrocytoma Foundation (PLGA) – www.fightplga.org
www.cancer.org/Cancer/BrainCNSTumorsinChildren/DetailedGuide/

在线资源（神经皮肤综合征）

AT: Ataxia – Telangiectasia Children's Project – www.atcp.org

NF:
  Advocure – www.advocurenf2.org
  Children's Tumor Foundation – www.ctf.org
  Crew – www.nf2crew.org
  Neurofibromatosis Network – www.nfnetwork.org

SWS: Sturge–Weber Foundation – www.sturge-weber.org

TSC: Tuberous Sclerosis Alliance – www.tsalliance.org

VHL: Von Hippel–Lindau Family Alliance – www.vhl.org

神经重症监护

Réjean M. Guerriero, Patricia L. Musolino, Robert C. Tasker

强峻 译 范存刚 高智玉 校

引言

在儿童神经病学领域，重症患者的急性神经系统监护和急性神经系统疾病的重症监护方法已开始引起人们的兴趣。本章讨论的是神经系统急重症的医学监护。

儿童神经重症的处理

伴有意识障碍的患者，需要迅速并有重点地了解既往病史，进行有针对性的神经系统查体[1]。

病史 应询问亲属及目击者，询问内容包括：

- 发病形式：急性、亚急性和隐匿性。
- 发病前兆：头痛、眩晕、视力或听力症状、局灶的神经功能缺损、发热和系统性疾病的体征。
- 生活状况：最近有无创伤、是否接触过有毒物质或药物。
- 既往史：既往病史（癫痫）、药物治疗史。

一般体格检查 主要观察生命体征、呼吸模式及血流动力学的改变，还要观察是否有创伤、感染和颈项强直。

神经系统检查 应注重精神状态、脑干功能障碍平面及局灶性神经系统表现。昏迷量表可能有用，但一般首选描述性检查。

- 意识状态：能否自主睁闭眼？应答与注意力的情况？能否遵从指令？
- 脑神经：遇到威胁时眨眼（视神经）。瞳孔反射（动眼神经）。自发性眼球运动或跟踪（动眼神经、滑车神经、展神经）。角膜反射（三叉神经、面神经）。在没有颈椎外伤时的头眼反射（前庭蜗神经、动眼神经、展神经）。咽反射（舌咽神经、迷走神经、舌下神经）。
- 运动：肢体肌张力或自主运动的不对称性，对伤害性刺激的定位、躲避和姿势反应，反射不对称。

鉴别诊断　意识障碍的鉴别诊断范围较广。许多可能的诊断，包括外伤、缺氧、癫痫、感染及代谢性脑病，都将在本章中提到。

ICU 监护　多种神经影像检查技术以及有创监测都可能有用。参见表 13.1。

表 13.1　ICU 中的神经监测		
技术	**优点 / 效用**	**临床适应证**
计算机断层扫描（CT）	快速，低成本。缺点：有辐射	出血、梗死、占位性病变、骨骼疾病
头颅超声（HUS）	无创，低成本，无辐射。要求前囟未闭	脑室内出血（IVH）、大量出血和占位效应，连续监测
MRI		
常规 MRI 成像（T1，T2）	结构，脑脊液（CSF）	结构性损伤、水肿
弥散加权成像（DWI）和表观扩散系数（ADC）	弥散受限的区域	缺氧和（或）缺血性损伤、脓肿
T1 钆增强像	可确定血-脑屏障破坏的区域	肿瘤、脓肿
磁共振血管成像（MRA）	血管走行及完整性	血栓形成、夹层、血管畸形
磁共振静脉造影术（MRV）	静脉完整性和走行	血栓形成、血管畸形
动脉自旋标记	无辐射的灌注研究	灌注下降（或升高）区域
磁敏感加权成像（SWI）或梯度回波（GRE）	评估静脉血和铁	微出血、挫伤、血栓形成
磁共振波谱成像（MRS）	评估异常代谢	代谢性脑病、外伤、缺氧缺血性损伤
床旁监护		
脑电图（EEG）	连续、实时的皮质电活动评估	癫痫检测、爆发抑制、脑病
近红外线光谱分析（NIRS）	连续、实时的脑氧合评估（动-静脉 O_2）	昏迷、脑病、外伤
经颅多普勒	无创	血管痉挛、脑灌注
颅内压（ICP）监测	直接测量 ICP。缺点是有创	与 ICP 升高有关的所有情况

注意：更多细节请参见第 3 章

急性颅内压增高

评估脑氧合程度是神经急症监护的一个基本步骤。在本章中，我们将首先阐明生理状态下的脑灌注和脑氧合，随后探讨病理状态下的脑灌注和脑氧合。

正常生理学　脑代谢需要氧气和葡萄糖，因此需要保持脑血流量（cerebral blood flow，CBF）。

- 脑血流量（CBF）=（颈动脉压－颈静脉压）/脑血管阻力（CVR）
- CBF =脑灌注压（CPP）/CVR
- CPP =平均动脉压（MAP）－颅内压（ICP）
  - MAP = 2/3 舒张压（DP）+ 1/3 收缩压（SP）
  - MAP = DP + 1/3（SP － DP）

因此，血压升高可引起 CPP 增加，ICP 升高可引起 CPP 减低。

- 由于平均动脉压（MAP）随着年龄的增长而增加，而颅内压（ICP）大多保持不变，因此正常的脑灌注压（CPP）范围会随着年龄增长而变化（表 13.2；注意这些指标因性别和身高不同而略有变化）。
- 维持 CPP 稳定的脑血管作用机制（图 13.1）
  - 以血浆渗透压为基础的代谢机制
  - 神经调节机制有内在机制，也有外在机制
    - 内在机制：自动调节（图 13.1，A）。
    - 外在机制：二氧化碳分压（$PaCO_2$）正常为 35 ～ 45 mmHg。$PaCO_2$（图 13.1，B）升高可引起脑血管扩张，从而增加脑血流量，并间接引起颅内压升高。相反，通过过度换气降低 $PaCO_2$，可急剧降低颅内压。最终，当氧分压（PO_2）下降（< 50 mmHg）时，脑血流量会增加，进而升高颅内压（图 13.1，C）。

病因　脑水肿的常见原因有创伤性脑损伤（TBI）、缺氧缺血性脑病（HIE）或缺血性卒中，以及出血或扩张性病变。在婴幼儿和儿童，脑水肿也可能会发生在脑室分流术及其分流泵功能障碍时（如脑室-帽状腱膜下分流术、脑室-腹腔分流术、脑室-心房分流术和脑室-胸腔分流术）。

表 13.2 不同年龄段，正常的心率、呼吸频率、血压、平均动脉压（MAP）、颅内压（ICP）和脑灌注压（CPP）[2,55-57]

年龄	心率（次/分）	呼吸频率（次/分）	血压（mmHg）	MAP（mmHg）	ICP（mmHg）	CPP（mmHg）
0～3 月龄	100～150	35～55	65～85/45～55	35～65	2～5（3～7cmH$_2$O）	>30
3～12 月龄	80～120	25～45	70～100/50～65	55～75		
1～6 岁	65～110	20～30	85～110/45～75	65～85	3～7（4～10cmH$_2$O）	>40
6～12 岁	60～95	14～22	95～120/55～80	70～90		>50
>12 岁	60～100	12～18	100～130/60～80	70～95	<20（11～28cmH$_2$O）	>60

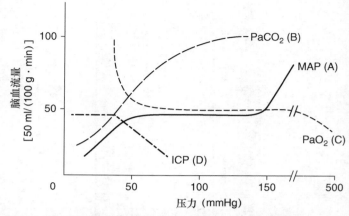

图 13.1 脑血管维持脑灌注压（**CPP**）的作用机制。脑血流量（CBF）= CPP/CVR。大龄儿童和成人的 MAP 范围在 50 ～ 150 mmHg（婴幼儿的 MAP 范围值较低）。**自动调节系统**通过改变 CVR 使 CBF 保持稳定。（Adapted with permission from Westover MB，Choi E，Awad KM，et al.，eds. Pocket Neurology. Philadelphia，PA：Lippincott，Williams and Wilkins；2010：46-47.）

病理生理学

- 颅腔内容物包含：
  - 脑实质 80%，血液 10%，脑脊液 10%。
  - CSF 总量约为 150 ml，每日新生成 500 ml（约 20 ml/h）。
- 成人和大龄儿童的 ICP 一般在 11 ～ 28 cmH₂O 或 8 ～ 20 mmHg，然而该范围随着年龄而降低[2]（见表 13.2）。
- 任何有关脑实质、血液或 CSF 的增加都可产生机械力的变化，进而引起脑疝（图 13.2）。
- 细胞毒性和血管源性因素都可引起脑水肿。
  - 细胞毒性水肿是由于细胞损伤致使兴奋性氨基酸释放，进而导致细胞去极化反应和钠离子内流，最后引起细胞肿胀。
  - 血管性水肿是由于血管功能障碍（如肿瘤血管），从而使血管内的液体通过血管壁渗入组织间隙。

临床表现 症状包括头痛、呕吐、视力改变和凝视麻痹。库欣三联征，包括高血压、心动过缓和呼吸不规则，提示即将发生脑疝。

创伤性脑损伤（TBI）

定义 创伤性脑损伤是儿童因创伤住院和死亡的主要原因之

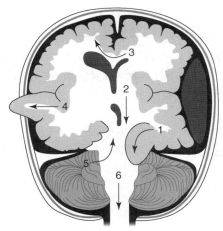

图 13.2　脑疝的类型。 1. 钩回疝：同侧动眼神经麻痹伴对侧肢体偏瘫或姿势异常。2. 小脑幕中心疝：出现昏迷伴双侧瞳孔缩小，进而由去皮质状态进展为去大脑状态伴脑干反射消失。3. 大脑镰下疝：昏迷及对侧支撑姿势力弱。4. 颅骨外疝（见于颅骨切除术时）：神经功能缺损取决于脑疝的部位。5. 小脑幕切迹上疝：出现小脑症状，严重者昏迷和双侧姿势异常。6. 小脑扁桃体下疝（小脑向下移动）：出现意识不清、锥体束征、呼吸功能不全、昏迷。（Adapted with permission from Westover MB，Choi E，Awad KM，et al.，eds. Pocket Neurology. Philadelphia，PA：Lippincott Williams and Wilkins；2010：46-47.）

一。当机械性外力引起脑功能障碍时就会出现创伤性脑损伤。

　　病因　在儿童中，TBI 的发病原因随着年龄不同而异，在 0～4 岁的儿童主要原因是坠落伤，机动车事故是迄今为止造成 15～19 岁青少年 TBI 的主要原因。在幼儿当中，非意外性头部创伤也是引起 TBI 的一个重要原因，应经常对此进行评估。在美国，这是受虐待儿童死亡的首要原因[3]。

　　流行病学　美国疾病预防控制中心（CDC）最近的统计显示，从 2002—2006 年，0～14 岁儿童出现创伤性脑损伤的有 511 257 人次，473 947 人次需要急诊就医，35 136 人次住院，每年有 2174 人死亡[3]。

　　病理生理学　创伤性脑损伤的生物力学机制涉及线性和（或）旋转性暴力。线性暴力，如跌落造成的损伤，往往会造成脑挫伤、局灶性损伤及对冲伤。旋转性损伤发生在机动车事故和运动损伤时，非意外创伤会产生剪切力从而造成脑白质纤维束发生创伤性轴索损伤。所有这些损伤均导致兴奋性神经递质增加和神经代谢级联反应，从而引起轴突损伤和细胞死亡[4]。此外，与成年人相比，儿童脑组织在脑外伤后更容易发生脑肿胀[5]。

临床特征 病史询问和体格检查的重点项目如前所述。损伤的发生机制和损伤的发生环境（如安全带、从高处坠落、药物或饮酒）对诊断和治疗有指导作用。应通过眶周或耳后瘀斑（"熊猫眼"或"Battle 征"）评估颅骨骨折，评估不对称性瞳孔固定、颈部创伤或其他需要紧急神经外科干预的征象。

诊断性检查

1. 头颅 CT 平扫始终是快速评估骨性结构异常、出血和肿胀的最佳神经影像检查方式。

2. 磁共振成像对缺血灶和较小的结构异常更加敏感。

3. 实验室检测应侧重于评估损伤的病因（尿液毒理学）和系统性损伤（如肝功能和肾功能）。

处理 包括药物和神经外科干预措施，旨在消除脑水肿和保护神经（2012 年，更新的指南）[6]。

■ 渗透压（Osm）300 ～ 360
■ 监测 BP（MAP）。目标：维持 CPP（见表 13.2）
■ $PaCO_2$ 35 ～ 40

监测 当出现意识障碍或瘫痪使神经系统检查受限时，有必要进行 ICP 监测或脑电图检查。10% 的创伤性脑损伤儿童会出现自主神经功能异常，因此也需要仔细监测[7]。

治疗 包括渗透性疗法、镇静和支持措施[8]（见表 13.3）。

预后 入住儿科重症监护病房（PICU）的严重创伤性脑损伤患儿的死亡率是 9% ～ 22%[9-10]。患儿中大约 1/3 会有严重残疾，40% ～ 50% 有中度残疾，仅有 11% ～ 17% 预后良好。当儿童神经重症监护项目实施和启用时，所有这些数字均可得到显著改善[11]。TBI 患者可能会遗留认知和（或）运动功能障碍。创伤性轴索损伤的程度和全脑白质病变可能与认知障碍的程度有关[12]。

缺氧缺血性脑病（HIE）

缺氧缺血性脑病在儿科较为常见，最常发生于围生期（见第19 章）。然而，一些会导致心跳或呼吸停止的损害在年长患儿中也很常见。

表 13.3　颅内压（ICP）增高的治疗

目标	治疗 / 药物治疗	机制 / 优点 / 风险
渗透压疗法： • Osm 300 ～ 360 • 维持 CPP • CPP＝MAP－ICP • ICP＜20 • CPP＞40	20% 甘露醇： 推注：1 g/kg 维持剂量：0.25 ～ 0.5 g/kg，每 2 ～ 6 h 一次	1. 降低血黏度，增加 CPP（快速、短暂） 2. 渗透效应（使水分从脑实质回渗入血管）。注意：需要完整的血脑屏障（BBB） 风险：在 BBB 破坏的部位积聚
	高渗盐水： 3% 盐水急性期使用： 6.5 ～ 10 ml/kg 3% 盐水维持用量： 0.1 ～ 1 ml/（kg·h） 基于年幼患儿的安全性顾虑，很少用 23% 高渗盐水	1. 渗透效应（钠离子不能通过 BBB） 2. 理论：改善静息膜电位，减轻炎症反应 风险：ICP 反跳
$PaCO_2$ 35 ～ 40	过度换气	诱导低碳酸血症→血管收缩 轻度：$PaCO_2$ 30 ～ 35 mmHg 激进的疗法：在最初 48 h 内使 $PaCO_2$＜30 mmHg 可作为一种临时措施 风险：医源性缺血
降低脑代谢	麻醉药 例如：巴比妥类	1. 降低氧耗量 2. 减少脑电活动 3. 减少神经递质的合成
	静息、正常体温（防止体温过高）	降低大脑兴奋性，从而降低需氧量
一般措施	使用升压药	维持 MAP
	将床头抬高 30°	降低 ICP，维持 CPP，防止误吸

定义　HIE 是脑部的缺氧或缺血，从而导致脑损伤和神经后遗症。

病因　缺氧缺血性脑病的病因在婴幼儿、儿童和成人患者群体有显著的不同。发生在围生期的新生儿缺氧缺血性脑病与低血压、呼吸衰竭、感染等有关，也可能与代谢或遗传因素有关。成人缺血缺氧性损伤通常与心律失常（包括心室颤动或心动过速）有关。在儿童中，由于溺水、上或下呼吸道阻塞等造成的窒息，以及婴儿猝死综合征（sudden infant death syndrome，SIDS）、创伤和其他原因引起的心搏停止或缓慢性心律失常是更为常见的原因[13]。

流行病学 每年有 16 000 名儿童死于心跳呼吸骤停[14]。非心源性心跳呼吸骤停的最常见原因有溺水、SIDS、外伤、中毒、呼吸系统疾病（如哮喘、误吸或其他急性呼吸道梗阻）、败血症等[15]；然而，在过去 15 年中，死于 SIDS 的比例已经减少了一半[16]。度过围生期后，婴儿心脏本身的疾病是心跳呼吸骤停最常见的原因[17]。心源性心跳呼吸骤停最常见的原因在 0 ～ 13 岁患者是先天性心脏畸形，而在 14 ～ 24 岁患者则是原发性心律失常[18]。

病理生理学 脑组织需要大量的氧和葡萄糖以满足细胞代谢需求。当血液含氧量降低（缺氧）或血流量减少（缺血）时，会引起以 5- 腺苷三磷酸（ATP）形式储存的能量减少。膜内外离子浓度梯度的维持需要消耗 ATP[19]，ATP 的缺乏和膜内外离子浓度梯度的破坏将导致一系列有害事件的级联反应，包括细胞膜去极化、谷氨酸盐释放、Ca^{2+} 内流增加等，最终导致细胞坏死和凋亡。此外，自由基的生成、毒性物质的积聚、局部炎症反应以及再灌注损伤，都可使细胞坏死和死亡[20]。

临床表现 临床表现取决于突发事件的病因、现场紧急心肺复苏（cardiopulmonary resuscitation，CPR）的效果和急诊医疗服务的响应情况。临床特征可能包括意识状态的改变（包括昏迷）、癫痫发作、肌阵挛、运动障碍以及意识恢复后 24 ～ 48 h 发生的缺氧后脑病。

诊断性检查和监测

- 系统的实验室检查以评估其他器官（如肝和肾）的损伤及其程度（乳酸）。
- 脑电图可能提供预后信息，如不连续波形或痫性放电的存在表明预后不良[21]。
- 体感和听觉诱发电位均已得到证实可反映儿童在各种神经系统损伤后的神经功能恢复情况，包括创伤和溺水[22-24]。
- CT 扫描对识别脑水肿是有用的，早期异常与不良预后有关，但是缺氧损伤后的 CT 表现可能是正常的，与预后不相关。
- MRI（T2、DWI 序列）与临床转归的关系更加密切。在严重头部创伤的患儿中，磁共振波谱成像（MRS）显示 NAA 峰减低和 NAA/ 肌酸比值下降是发生严重颅脑损伤后预后不良的标志[25]。

处理和治疗　治疗上应首先处理 ABC（气道、呼吸、循环）等基本问题，同时维持正常的血糖水平和电解质平衡。自主神经功能障碍可发生于 31% 的儿童心搏骤停患者，它可能使脑血管病的治疗更加复杂[7]。按上文所述的方法处理升高的颅内压和代谢率是合理的。已经证实，在成人[26]和新生儿心脏停搏后实施低温疗法是有益的（见第 19 章），当前正在进行一项随机临床试验，以评估其在儿童患者中的效果。除低温法外，还有许多神经保护疗法也正在研究中。

预后　预测缺氧缺血性昏迷患儿的转归十分困难。在成人中，基于昏迷第 1 周的神经系统检查所见的 Levy 标准是一项有价值的用于评估神经系统预后的工具[27]。该标准还没有在儿童中得到验证，但可以作为参考。死亡率至少为 75% ～ 90%，院外的死亡率会更高[28]。可能会有长期认知障碍，包括记忆力、执行能力和行为方面的障碍[29-30]。在心搏骤停时，短期记忆障碍可能是暂时的或持续的，取决于心脏停搏的持续时间及是否合并焦虑[29]。

血管事件

有关卒中和出血将在第 18 章中讨论。

脑死亡

了解脑死亡和相关检查在儿科 ICU 监护中是一个重要的方面。

定义　美国医学协会于 1980 年颁布了《统一死亡判定法案》（Uniform Determination of Death Act），最近又对该法案进行了更新[31]。该法案指出"新生儿、婴儿和儿童的脑死亡是一个基于神经功能丧失伴有已知的不可逆昏迷原因的临床诊断"。37 周以内的早产儿不在该指南的适用范围之内。这些最近修订的指南强调"必须同时有昏迷和呼吸停止"，并再次强调与年龄相符的血流动力学参数的重要性。

病因　在 1994—2012 年间近 2.5 万名死后器官捐献者中，死亡的原因包括创伤性脑损伤（TBI）46%、缺氧 19%、出血或卒中 5%（Unos.org）。

临床特征　最近对 1987 年有关启动脑死亡相关检查的必要标准进行了更新。必须明确以下生理参数[31]。

- 低血压：收缩压或 MAP 应在可接受的范围内，通常在平

　　　　均值的 2 个标准差以内。

- 低体温必须得到纠正，内脏体温应 > 35℃（95℉）。
- 严重的代谢障碍可能会导致昏迷，必须予以纠正。
- 药物毒性反应，特别是那些已知会导致昏迷的药物，包括苯二氮䓬类和巴比妥类药物。

神经系统检查　见表 13.4。

支持诊断的辅助检查　脑电图，放射性核素成像。

表 13.4　判定脑死亡的检查表单	

检查的日期和时间：_____

主管医生：_____

昏迷原因
□ 外伤足以解释神经系统表现。
□ 临床表现不能用药物或中毒加以解释。
□ 临床表现不能用可逆的代谢异常加以解释。
□ 临床表现不能用氧合、血压、体温的可逆变化加以解释。

神经系统检查
□ 没有发现低血压、低体温或代谢紊乱的证据
□ 患者昏迷（无反应）并非镇静药物的作用

脑干反射消失
□ 瞳孔对光发射
□ 角膜反射
□ 头眼反射
□ 眼前庭反射
□ 咽反射

窒息测试
□ $PaCO_2$ 升高至高于基线 20 mmHg 或 $PaCO_2 \geqslant$ 60 mmHg 时不能激发呼吸运动。

观察期
□ 两次脑死亡检查的时间在新生儿应间隔 24 h 进行，婴儿及儿童应间隔 12 h 进行。
□ 如果 SPECT 检查显示无脑灌注，则无须设立观察期。

其他检查：如果窒息测试无法进行，可行 EEG 和（或）放射性核素 CBF 检查。

宣布患者死亡的时间_____（日期）　_____（时间）

主治医生签字_____

引自波士顿儿童医院（Boston Children's Hospital）的检查表单和最近的建议。请参考读者所在医院的相应指南以制订具体流程。

癫痫持续状态

癫痫持续状态（SE）是最常见的儿童神经系统急症之一。

定义　癫痫发作持续进行或反复发作，发作间期意识不能恢复到发作前状态，整个过程持续时间超过 5 min。

流行病学　在 1 个月及以上的婴儿中 SE 发生率是每年 50/10万[32]，在 1 月龄至 15 岁儿童中是每年（30 ~ 41）/10 万[33]。两项研究显示儿童的发病高峰期在 1 岁以内。小于 4 岁儿童 SE 复发的风险为 38%[32]。

病因　病因依据年龄有所不同。全身感染、抗癫痫药物浓度偏低是 70% SE 的诱发原因。早期病史，如脑损伤，是 30% ~ 40% SE 的发病原因[32]。卒中、药物和毒物、代谢原因、中枢神经系统感染、缺氧、外伤也是 SE 发生的原因。另外两个影响儿童的不同疾病是发热性感染相关的癫痫综合征（FIRES；又称学龄期儿童发热诱导的难治性癫痫性脑病）和特发性偏侧抽搐-偏瘫综合征（idiopathic hemiconvulsion-hemiplegia syndrome，IHHS）。这两种情况都属于发热性疾病，但没有证据表明与微生物或自身免疫存在因果关系。FIRES 起初表现为持续数周的 SE，病变累及大脑外侧裂区，包括颞叶内侧结构。一项纳入 77 例 FIRES 患者的研究显示，FIRES 的预后较差，近 12% 的患者在急性期死亡，93% 的患者遗留难治性癫痫，而仅有 18% 能维持正常的认知功能[34]。IHHS 在婴儿期以单侧阵挛性 SE 起病，随后出现偏瘫及药物难治性癫痫。FIRES 和 IHHS 的病因仍然不明[35]。

病理生理学　有关 SE 的病理生理学了解不多。已知苯二氮䓬类药物是通过与 GABAA 受体结合而发挥作用，其效力会随癫痫发作的长期持续而下降。这可能是由于突触后膜 GABAA 受体被主动运输到细胞内所致[36]，因此强调 SE 早期治疗的重要性。

临床特征　SE 可以是全面性、局灶性或非惊厥性发作。

诊断性检查和监测　检查和化验旨在分析上述 SE 的潜在病因。

- 实验室检查：血细胞计数及分类，生化 7 项，血钙、镁、磷。
- 神经影像检查：CT 有助于排除缺血、出血或创伤。MRI，尤其是高分辨率 3T 扫描，可以更好地发现微小的癫痫病灶。
- 脑电图有多种诊断用途，并且有助于指导 SE 的治疗。

处理和治疗（图13.3） ABC，保证气道通畅和循环稳定极为重要，可以防止早期呼吸衰竭和心搏骤停。在 SE 治疗的整个过程中，除了要进行持续的呼吸和血流动力学监测外，还要持续监测体温和代谢因素（如低血糖和低钠血症）[37]。

预后 依据大里士满都市区癫痫持续状态研究项目（Greater Richmond Metropolitan Area Status Epilepticus Project，GRMASE）编制的一项大型前瞻性数据库，当用发作持续 30 min 作为确定受试者的依据时，受试者发作持续 10 ～ 29 min 在 30 天内的死亡率仅为 2.6%，而诊断为 SE 的患者死亡率是 19%，但两组患者在其他方面的临床特征具有可比性[38]。对局灶性 SE 或亚临床持续性痫样放电患者采用积极治疗措施的程度目前是有争议的。

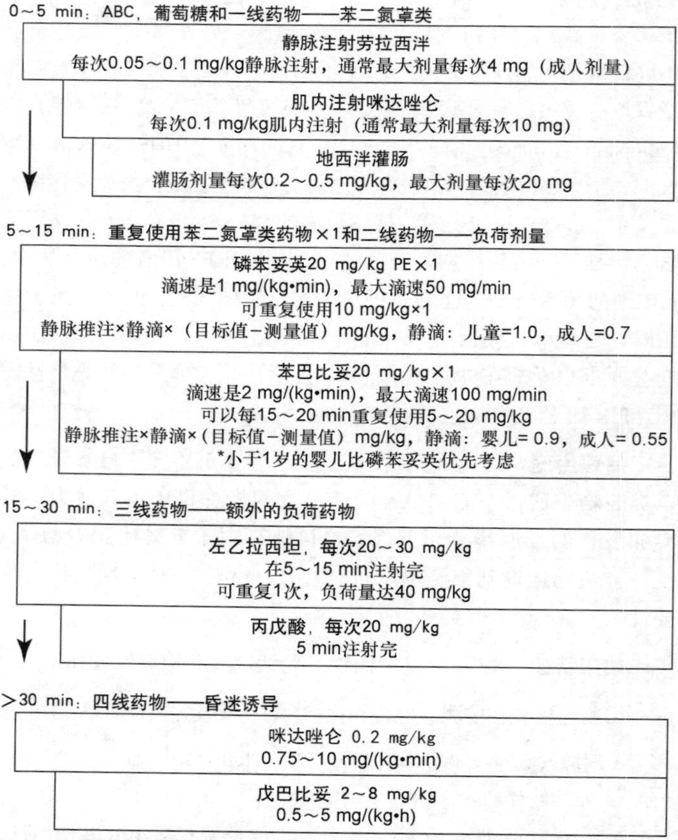

0～5 min：ABC，葡萄糖和一线药物——苯二氮䓬类

| 静脉注射劳拉西泮 |
| 每次0.05～0.1 mg/kg静脉注射，通常最大剂量每次4 mg（成人剂量） |

| 肌内注射咪达唑仑 |
| 每次0.1 mg/kg肌内注射（通常最大剂量每次10 mg） |

| 地西泮灌肠 |
| 灌肠剂量每次0.2～0.5 mg/kg，最大剂量每次20 mg |

5～15 min：重复使用苯二氮䓬类药物×1和二线药物——负荷剂量

| 磷苯妥英20 mg/kg PE×1 |
| 滴速是1 mg/(kg·min)，最大滴速50 mg/min |
| 可重复使用10 mg/kg×1 |
| 静脉推注×静滴×（目标值－测量值）mg/kg，静滴：儿童=1.0，成人=0.7 |

| 苯巴比妥20 mg/kg×1 |
| 滴速是2 mg/(kg·min)，最大滴速100 mg/min |
| 可以每15～20 min重复使用5～20 mg/kg |
| 静脉推注×静滴×（目标值－测量值）mg/kg，静滴：婴儿＝0.9，成人＝0.55 |
| *小于1岁的婴儿比磷苯妥英优先考虑 |

15～30 min：三线药物——额外的负荷药物

| 左乙拉西坦，每次20～30 mg/kg |
| 在5～15 min注射完 |
| 可重复1次，负荷量达40 mg/kg |

| 丙戊酸，每次20 mg/kg |
| 5 min注射完 |

＞30 min：四线药物——昏迷诱导

| 咪达唑仑 0.2 mg/kg |
| 0.75～10 mg/(kg·min) |

| 戊巴比妥 2～8 mg/kg |
| 0.5～5 mg/(kg·h) |

图13.3 癫痫持续状态的一般处理方法。应该注意患者的气道和血流动力学状况，同时要关注可逆的致病原因（如低血糖）。PE，苯妥英等量单位

代谢性脑病

代谢性脑病在重症监护病房（ICU）中很常见。在成人患者中，本病通常是由于中毒、败血症或器官衰竭（如肝衰竭、肾衰竭）等原因引起。在儿童患者中还要考虑先天性代谢异常（尤其是开始母乳喂养后出现脑病，并持续进展数天至数周者）。

定义　由于潜在的代谢或中毒原因引起的精神状态改变。总体分类方法（高氨血症、阴离子间隙代谢性酸中毒和代谢性昏迷等）以及每种代谢障碍性疾病的具体细节可参见第 7 章。

病因　儿童代谢性脑病的分类见表 13.5。

流行病学　本病发病率尚不清楚，但一般认为相当常见。在成年患者中，70% 的 ICU 患者会出现谵妄[39]。在儿童患者中，估计有 2.2% 的 PICU 患儿有先天性代谢异常，其中半数以上需要机械通气[40]。

临床特征和表现　代谢性脑病可能会出现精神状态改变，包括意识改变、精神错乱、烦躁、注意力变化（谵妄）或昏迷。其他体征和症状可能包括癫痫、代谢性酸中毒、肝大、视觉或听觉受损、肌张力增高或降低。

鉴别诊断　本病鉴别诊断的范围很广，可以参考年龄、病史、起始的症状及神经系统检查；参见表 13.5。

诊断性检查　毒物筛查、电解质检测、血糖、肾功能、肝功能、血氨、代谢检查（包括乳酸和丙酮酸）。如果疑为先天性疾患，需要进行血清氨基酸、尿液有机酸、尿液酰基甘氨酸和酰基肉碱谱的检测（在第 7 章中有更详细的说明）。

处理和治疗　ICU 支持治疗与监护，主要针对潜在的病因。

预后　有先天性代谢障碍并入住 PICU 的患儿死亡率是 28%[40]。

低钠血症

在 PICU 中低钠血症是由于各种脑损伤和药物治疗引起的并发症。

定义　血钠（Na）< 130 mmol/L。一般认为，低钠血症发生时间 < 48 h 是急性的，如果发生时间 > 48 h 或不知起始时间则被认为是慢性。

表 13.5 ICU 中代谢性脑病的病因

先天性代谢障碍及举例	电解质异常	中毒	器官衰竭	感染 / 免疫
糖异生和碳水化合物	高 / 低钠血症	镇静剂	肝性脑病	败血症
糖原贮积病	高 / 低钙血症	抗胆碱药	肾衰竭 /	ADEM
丙酮酸	高 / 低镁血症	水杨酸盐类	尿毒症	
果糖	低磷酸盐血症	砷	肺衰竭伴	
脂肪酸氧化	高 / 低血糖症	铅	低氧血	
MCAD		一氧化碳	症或高	
氨基酸		有机磷酸盐	碳酸血	
苯丙酮尿症		乙烯	症	
非酮症高甘氨酸血症		乙二醇		
戊二酸尿症		甲醇		
有机酸				
丙酸血症				
甲基丙二酸尿症				
尿素循环障碍				
线粒体疾病				
Leigh 综合征				
MELAS				
呼吸链障碍				
过氧化物酶体病				
Zellweger 综合征				
溶酶体病				
黏多糖累积病				
Gaucher 病				
Nieman-Pick 病				
金属代谢障碍				
Wilson 病				
Copper 病				
嘌呤和嘧啶				
Lesch-Nyhan 综合征				

MCAD，中链酰基辅酶 A 脱氢酶；ADEM，急性播散性脑脊髓炎

Adapted from Frontera JA. Metabolic encephalopathies in the critical care unit. Continuum. 2012；18（3）：611-639.

病因 低钠血症可能由多种原因引起，通常分为正常容量性低钠血症（体内总水量增加）、高容量性低钠血症（水比钠增加得多）和低容量性低钠血症（失钠大于失水）。在 ICU 中区分抗利尿激素分泌异常综合征（SIADH）和脑性盐耗综合征（cerebral salt wasting，CSW）非常重要。

流行病学　成人蛛网膜下腔出血后，由 SIADH 或 CSW 引起低钠血症的比例分别是 70% 和 6.5%[41]。SIADH 不仅与颅内病变（肿瘤、出血、缺氧、创伤性脑损伤）有关，也可能由外周因素引起，如神经内分泌肿瘤、小细胞癌、肺和胸膜病变。

液体平衡的生理学

- 血浆渗透压（POsm）＝所有溶质之和（Osm/kg H₂O）
- $POsm = 2（Na^+）＋葡萄糖 /18 ＋尿素氮 /2.8$
- $POsm = 2（Na^+）$
  - 当没有增加其他溶质时（高蛋白血症、高脂血症、高血糖症）
- 正常血浆渗透压＝ 280 ～ 295 mOsm/kg；尿渗透压＝ 50 ～ 1200 mOsm/kg

临床特征和表现　从意识模糊到昏迷，可伴随癫痫发作、易激惹、肌痛或肌无力、呕吐，以及由于恶性脑水肿引起的脑疝综合征。

诊断性检查　除了为查找潜在病因所做的检查之外，评估血容量状态，以及检测电解质、血浆渗透压、尿钠、尿渗透压也是有用的。有关低钠血症的诊断方法参见图 13.4。

处理和治疗　一般而言：

- **低容量性低钠血症**：需要生理盐水置换（最常见继发于脱水）。
- **高容量性低钠血症**：限制水和钠的摄入。
- **正常容量性低钠血症**：只限制水的摄入。

具体而言：

- **SIADH** 的治疗是限制水的摄入和使用高渗盐水。
- **CSW** 的治疗是增加盐的摄入和使用氟氢可的松。
- 如果 48 h 内 Na 迅速下降并有症状，或 Na < 110 mmol/L，均应迅速纠正。
  - 治疗目标是以 1.5 ～ 2 mmol/（L·h）的速度提升血钠浓度，直至症状消失或血钠浓度升高至 118 ～ 120 mmol/L 以上。治疗时要关注的重点是尽量减少癫痫发作的风险。即使在有症状的患者中，第一个 24 h 内钠离子浓度升高也不应超过 12 mmol/L，在第一个 48 h 内不应超过 18 mmol/L，以避免诱发渗透性脱髓鞘综合征。
  - 当患者无症状或钠含量超过 118 mmol/L 时，纠正的速度应放缓，24 h 内钠离子浓度升高不应超过 8 mmol/L，最终达到目标钠浓度。

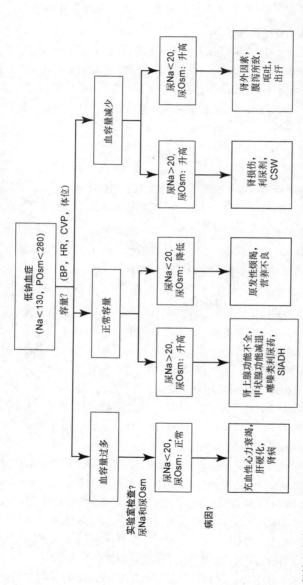

图 13.4 低钠血症的一般诊断方法。POsm: 血浆渗透压; BP, 血压; HR, 心率; CVP, 中心静脉压; Osm, 渗透压; SIADH: 抗利尿激素分泌异常综合征; CSW: 脑性盐耗综合征

- 慢性低钠血症应以更慢的速度进行矫正，不应超过 0.5 mmol/（L·h）或在第一个 24 h 内不超过 10 ～ 12 mmol/L。

在 PICU 中使用 23% 高渗性钠溶液是有争议的，目前仅是在急性脑疝或癫痫发作时应急使用。

并发症 对钠的矫正过度可能导致癫痫发作或脑桥中央髓鞘溶解症（尽管迄今为止青春期前的儿童尚未发现渗透性脱髓鞘）。

高钠血症

高钠血症最常见的原因是医源性（由于在液体补充时使用了高渗性溶液）、失水 [计算公式：剂量系数 × 体重（kg）×（血清钠 /140 － 1），剂量系数 = 0.6（男性）和 0.5（女性）] 以及尿崩症（diabetes insipidus，DI）。

尿崩症

定义 本病以烦渴和排泄大量低比重尿为特征，从而引起脱水。有两种类型：中枢性尿崩症是最常见的类型，为循环中升压素 [也称抗利尿激素（antidiuretic hormone，ADH）] 缺乏引起；肾性尿崩症是由于肾对 ADH 的敏感性丧失，它也可以是医源性地由于使用药物而引发。

病因 **非遗传原因**：由于脑外伤、肿瘤、神经外科手术、颅底结核性脑膜炎、脑炎、脑膜炎或结节病引起的下丘脑或垂体损伤。在所有年龄段，垂体和（或）下丘脑的破坏性病变是造成 DI 最常见的原因。**遗传原因**：中枢性尿崩症是一种常染色体显性遗传病，是由于前原精氨酸加压素基因（prepro-AVP2）突变所致，基因位于染色体 20p13。中枢性尿崩症伴有糖尿病、视神经萎缩和智力发育迟滞（Wolfram 综合征）可能是常染色体隐性遗传（位于 4p16）或者是由于线粒体缺失引起。X- 连锁遗传的肾性尿崩症是抗利尿精氨酸加压素 V_2 受体基因（AVPR2）突变引起，该基因位于 Xq28。常染色体显性或隐性遗传的肾性尿崩症是由于 AQP2 基因（形成远曲小管水通道）突变引起。

流行病学 30 000 名儿童中发生 1 例（98% 是中枢性，2% 是肾性）。

临床特征和表现 在危重症儿童或婴儿中，最常见的初期表现是尿量增加伴高钠血症和高渗透压。门诊患儿常见的症状包括烦渴、过度排尿及脱水。患有尿崩症的婴儿可能还会表现出易激惹、喂养困难、不生长及高热。如果发生严重高钠血症或脱水，就会影响精神状态或出现癫痫发作。

诊断性检查

- 实验室检查：第 1 次晨尿的尿比重。血清钠和渗透压。伴有高血清钠和高渗透压的低比重尿可以明确诊断。血清钠可以高达 170 mmol/L，同时血清渗透压＞ 300 mOsm/kg。精确的 24 h 尿液收集是很重要的。总尿量高，而每天排出的渗透压摩尔数很小。血清钾和钙的浓度对排除继发于低钾血症或高钙血症的多尿症是很重要的。
- 禁水试验：在中枢性尿崩症和心因性尿崩症可观察到正常反应，但肾性尿崩症则观察不到。
- 脑 MRI：可以发现垂体囊肿、发育不良，以及继发于占位性或炎性病变的破坏性改变。

处理和治疗　治疗肿瘤、炎症、感染或 ICP 升高的病因在某些病例中可以逆转中枢性尿崩症。

补充液体：补液对代替尿液中丢失的水分来说至关重要，在急性期静脉补液量应与排出的尿液量一致。

药物治疗：中枢性尿崩症选择使用去氨加压素（一种合成的类似于升压素的药物）治疗。在紧急情况下，水溶升压素（Pitressin）和去氨加压素（DDAVP）可用于静脉注射或鼻内给药。其他有效的药物包括氯磺丙脲和噻嗪类利尿剂（可使尿量减少 25%～ 75%）。去氨加压素不能有效地治疗肾性尿崩症，这是因为受体位点的缺失和肾无法响应。在低盐饮食的基础上，使用噻嗪类利尿剂、阿米洛利、吲哚美辛或阿司匹林等也是有效的。过度使用去氨加压素会导致低钠血症或癫痫发作。

饮食：为患病婴儿提供母乳喂养，以降低盐负荷。蛋白质应占热量摄取的 6%，钠应减少到 0.7 mmol/（kg·d）。幼儿摄取蛋白质的量应该占总热量的 8%，以保证其正常生长。钠的摄入必须维持在 0.7 mmol/（kg·d）。

预后　中枢性尿崩症的长期存活率取决于基础病因。在中枢性尿崩症的初期，早期发现并进行适当的去氨加压素治疗，预后是很好的。肾性尿崩症发病更早，并且缺乏有效治疗，致使患儿容易出现注意力差、多动症、学习障碍及精神运动迟滞。只要保证所丢失的水分能够及时补充，长期存活不是问题。

细菌性脑膜炎和脑炎

本节讨论与中枢神经系统细菌感染有关的急症[42-43]。更多细节信息详见第 22 章。

定义　继发于感染的软脑膜炎症（脑膜炎）或脑实质炎症（脑炎）。

病因　与患儿年龄相关的细菌性病原体（表 13.6）。一些细胞内致病菌如支原体、埃立克体、立克次体等感染后的症状和体征更像病毒性脑炎的症状和体征，而不太像细菌性脑膜炎的症状和体征（见下文）。虽然结核分枝杆菌感染在美国不太常见，但在全球范围内仍然是引起脑膜炎的一个重要原因。在最近的一项研究中，北京儿童医院近 40% 的结核病住院患儿患有脑膜炎[44]。

流行病学　本病一直都属于全球健康问题，未经治疗的病例死亡率接近 100%。在儿童中，报告的 90% 的患儿年龄都在 1 月

表 13.6　不同年龄段的细菌性病原体及其治疗

年龄	病原体	治疗
0～1 个月	B 组链球菌 大肠埃希菌 单核细胞性李斯特菌 肺炎链球菌	氨苄西林 50～100 mg/kg 　每 6～8 h 一次，和 头孢噻肟 100 mg/kg 　每 8 h 一次，或 庆大霉素 2.5 mg/kg 　每 8 h 一次
1～3 个月	肺炎链球菌 大肠埃希菌 脑膜炎奈瑟菌 B 组链球菌 单核细胞性李斯特菌 流感嗜血杆菌	氨苄西林 50～100 mg/kg 　每 6～8 h 一次，和 头孢噻肟 100 mg/kg 　每 8 h 一次，或 头孢曲松 100 mg/kg 　每 24 h 一次
3 个月至 18 岁	脑膜炎奈瑟菌 肺炎链球菌 流感嗜血杆菌	头孢噻肟 100 mg/kg 　每 8 h 一次，或 头孢曲松 100 mg/kg 　每 24 h 一次，和 万古霉素

Stechenberg B. Bacterial meningitis. In：Barton LL，Friedman NR，eds. The Neurologic Manifestations of Pediatric Infectious Diseases and Immunodeficiency Syndromes. Human Press；2008. Tauber MG，Schaad UB. Bacterial infections of the nervous system. In：Swaiman KF，Ashwal S，Ferriero DM，et al. eds. Swaiman's Pediatric Neurology：Principles and Practice. 5th ed. Philadelphia，PA：Saunders；2012.

龄至 5 岁。

病理生理学 细菌性脑膜炎通常是通过血行播散引起，很少是通过鼻窦或乳突直接蔓延所致。

临床特征和表现 低龄儿童会有发热（94%）、呕吐（82%）和脑膜炎（77%），而大龄儿童也会伴有头痛、颈部疼痛或僵硬（60% ~ 80%）。其他表现包括癫痫发作（20% ~ 30%）和比较少见的昏迷（10%）。**Kernig 征**：伸展膝盖及肌腱导致背部疼痛。**Brudzinski 征**：被动屈曲颈部时导致髋关节和膝关节不自主屈曲。结核的中枢神经系统表现包括脑膜炎、颅内结核灶和椎管的结核性蛛网膜炎。

鉴别诊断 局灶性神经体征或 ICP 升高都提示有脑脓肿形成。病毒性脑膜炎、创伤和肿瘤生长也应考虑在内。

诊断性检查 腰椎穿刺是有助于诊断的重要检查方法，但当有证据提示 ICP 升高或有占位性病变（如局灶性癫痫发作、查体有局灶性神经功能缺损或视盘水肿）时，在未行脑影像检查之前，不应行腰椎穿刺。昏迷或有局灶性神经功能缺损的患者应在腰椎穿刺之前进行神经影像学检查（见表 13.7 有关 CSF 检查结果）。

处理和治疗 治疗参见表 13.6。此外，已经证实使用地塞米松治疗儿童细菌性脑膜炎，特别是流感嗜血杆菌性（*Haemophilus influenza*，Hib）脑膜炎，可以减少听力损害的发生率；同时，

表 13.7 健康儿童、细菌性脑膜炎和病毒性脑膜炎的脑脊液（CSF）检查结果

	WBC（每 μl）	血糖（mg/dl）	蛋白质（mg/dl）	细胞分类
健康新生儿	< 9（典型为 1 ~ 5）	30 ~ 120	45 ~ 75	无 PMN
健康儿童	< 6（典型为 0）	40 ~ 80	15 ~ 45	无 PMN
细菌性脑膜炎	> 1000	< 1/2 血清值，常 < 40	> 250	PMN > 50%，常 > 90%
病毒性脑膜炎	5 ~ 100	> 1/2 血清值	50 ~ 250	典型的淋巴细胞

PMN，多形核白细胞

Adapted from Bale JF. Viral infections of the nervous system. In：Swaiman KF, Ashwal S, Ferriero DM, et al., eds. Swaiman's Pediatric Neurology：Principles and Practice. 5th ed. Philadelphia, PA：Saunders；2012. Mann K, Jackson MA. Meningitis. Pediatr Rev. 2008；29（12）：417-430.

使用地塞米松还可以降低肺炎链球菌性脑膜炎的死亡率[45]。推荐的使用剂量是 0.15 mg/kg（成人可达 10 mg），每 6 h 一次，连用 2 ~ 4 天。在给予第一次抗生素治疗前 10 ~ 20 min 开始使用，或至少与抗生素同时开始使用[46]。

预后　10% ~ 36% 的患者会有神经系统后遗症，包括听力丧失（15% ~ 30%）、脑实质损害（5% ~ 30%）、局灶性神经功能缺损（10% ~ 15%）以及智力或学习障碍（5% ~ 20%）。在结核性脑膜炎中，即使使用传统的抗结核药物进行治疗，预后也不理想。皮质类固醇通常作为辅助用药，有助于减轻脑膜肿胀和充血，从而降低 ICP，进而降低死亡率和改善幸存者的神经功能障碍。Cochrane 的一项综述评估了在使用抗结核药物之外应用地塞米松或泼尼松龙，结果表明使用皮质类固醇激素有助于降低死亡率或减少残余神经功能障碍，尤其是在 HIV 阴性的人群[47]。

并发症　癫痫发作、卒中、ICP 升高都是细菌性脑膜炎的潜在并发症。

病毒性脑膜炎和脑炎

本节讨论与中枢神经系统病毒感染有关的急症[48]。更多细节参见第 22 章。

定义　脑膜炎是脑膜发生的感染，脑炎是脑实质发生的感染。

病因　与显著的中枢神经系统表现相关的病毒性病原体包括单纯疱疹病毒（herpes simplex virus，HSV）、东方和西方马脑炎病毒、西尼罗病毒、Epstein-Barr 病毒、狂犬病病毒、人疱疹病毒 -6 型和水痘病毒。

流行病学　病毒性脑炎的发病率为（3 ~ 33）/10 万，因是否为流行地区以及是否包括无菌性脑膜炎而异。

病理生理学　病毒性脑膜炎通常是病毒先从皮肤或结膜、呼吸道、生殖器官及胃肠道的黏膜表面进入人体，然后通过血行播散引起。狂犬病病毒及疱疹病毒是沿神经侵入中枢神经系统。

临床特征和表现　一般而言，病毒性脑膜炎往往没有细菌感染严重。然而，本节介绍的感染可能有显著的临床表现。例如，单纯疱疹病毒性脑炎中超过 90% 的病例会出现意识障碍及发热，超过 40% 的患者会出现癫痫发作，还可有局灶性神经功能缺损。

水痘病毒感染的临床表现相似，且常包括小脑共济失调。

诊断性检查 如上所述，腰椎穿刺检查是重要的诊断性检查（参见表 13.7 所示 CSF 检查结果）。检查应该包括脑脊液 PCR 以寻找可疑病毒病原体，最常见的病毒包括 HSV、水疱性口炎病毒（vesicular stomatitis virus，VSV）、巨细胞病毒（CMV）等。应根据地区和流行情况，对虫媒病毒引起的脑炎（东方马脑炎、流行性乙型脑炎、西尼罗病毒性脑炎、La Crosse 病毒性脑炎、西方马脑炎和 St. Louis 脑炎）进行脑炎病毒检测。可参考 CDC 网站上的案例报告地图和实验室参考值。

处理和治疗 标准处理包括使用阿昔洛韦治疗，直至 HSV PCR 检测结果呈阴性。阿昔洛韦也适合治疗水痘。其他抗病毒药物应以病毒性病原体为依据选择使用。可酌情使用退热药、静脉输液（特别是阿昔洛韦治疗，以预防急性肾损伤）和血流动力学监测等支持治疗。

预后 与病因有关。未经治疗的 HSV 死亡率为 50%，而水痘病毒性脑炎无论治疗与否，死亡率都在 5% ~ 10% 之间[49]。

并发症 水痘病毒性脑膜炎是诱发卒中的显著危险因素，这是因为该病可以导致大脑中动脉近端及基底动脉出现白细胞碎裂性血管炎[50]。一旦出现癫痫发作以及免疫系统并发症（如吉兰-巴雷综合征），即应予以相应治疗。

免疫介导性疾病

很多自身免疫性及炎症性疾病，包括抗体介导的脑炎（如抗 NMDA 受体脑炎、抗 Hu 抗体脑炎）、中枢神经系统血管炎（原发性和继发性）、小脑炎、脱髓鞘疾病［急性播散性脑脊髓炎（ADEM）、急性炎性脱髓鞘性多神经病（AIDP）］和重症肌无力（myasthenia gravis，MG），都可在 ICU 中观察到其早期表现、急性加重的表现以及免疫抑制剂积极治疗的过程。这些疾病常见于病毒感染或疫苗接种后。本节仅对急性情况的处理进行简要回顾，而关于抗体介导的脑炎、ADEM 和血管炎的更多细节请参见第 17 章，关于 AIDP 和 MG 的更多细节请参见第 6 章。

急性脱髓鞘疾病

定义 ADEM 是一种累及中枢神经系统的脱髓鞘疾病。AIDP

是一种脱髓鞘性多发性神经病，表现为上行性无力和反射减退，通常被称为吉兰-巴雷综合征。变异型包括 Miller-Fisher 综合征，表现有眼肌麻痹、反射减退和共济失调。该病会进行性加重，并可出现呼吸功能障碍。

病因 诱发因素尚不明确，通常起病前有病毒感染史或疫苗接种史。

诊断标准 ADEM 的诊断应为急性或亚急性起病，因为病灶在中枢神经系统具有多发性，通常在发病初期即出现多种临床症状，且必须包括脑病症状[51]。AIDP 必须包括 1 个以上肢体出现进行性肌无力或反射消失[52]。

辅助检查

- ADEM：需进行 MRI 平扫与增强扫描。脑脊液检查需检测白细胞计数、蛋白质含量、寡克隆带，这些结果可以正常，也可以呈现非特异性变化伴随白细胞和蛋白质轻度升高。
- AIDP：CSF 提示蛋白质升高，而白细胞通常正常（蛋白-细胞分离）。EMG 有助于诊断脱髓鞘性神经病，80% 的患者在患病期间会在某些神经部位出现神经传导减慢或阻滞[52]。脊柱 MRI 可显示神经根增强。

治疗 静脉滴注类固醇激素，如大剂量甲泼尼龙 15 mg/（kg·24 h）（最高剂量 1000 mg/d），连用 3 ~ 5 日，和（或）静脉注射免疫球蛋白（IVIG），剂量通常是 1 g/（kg·d），连用 2 日，或 400 mg/（kg·d），连用 4 日；或进行血浆置换。

预后 通常情况下预后良好。

并发症 ADEM 和 AIDP 均可出现因呼吸功能损害而需要机械通气的情况，但更常见于 AIDP。膈神经（C3、C4）受累的程度可能比吸气负压（negative inspiratory force，NIF）能更好地预测是否需要机械通气。

小脑炎

定义 小脑炎表现为在 MRI 上可见的小脑炎症和肿胀。通常需要进入重症监护室并评估肿胀及形成脑疝的风险。可用 MRI 将它与急性小脑性共济失调进行区别，因为后者 MRI 无表现。

病因 通常认为病毒感染以及自身抗体（如 anti-Yo、anti-Hu、anti-Purkinje）与急性小脑性共济失调的病因和病理生理学有关，但没有证据表明小脑炎与特殊的病原体有关。

流行病学 尚无数据。

临床特征和表现 本病的前驱症状是急性小脑性共济失调，起病症状为头痛、呕吐和发热。

鉴别诊断 其他可造成共济失调的原因，包括中毒、代谢异常、脑膜炎、肿瘤、家族性共济失调综合征或退行性疾病。

诊断性检查 外周血通常显示白细胞增多。CSF 检查显示脑脊液细胞数增多，有时会出现寡克隆区带。鉴于 CSF 检查的低阳性率，在脑疝高危人群中腰穿宜慎重。MRI 检查显示小脑 T2 高信号和钆强化病灶。

处理和治疗 及时发现并治疗进展性的脑肿胀是至关重要的。推荐使用类固醇激素，不会造成任何显著的不良反应。颅后窝减压术可以缓解严重的脑肿胀和脑疝形成。推荐在症状出现早期予以抗细菌和（或）抗病毒治疗。

预后 预后不确定，且有可能预后不良。可能会遗留运动和（或）认知障碍，且很可能与永久性小脑损伤有关[53]。

重症肌无力

定义 重症肌无力是一种自身免疫性神经肌肉疾病，其特征为早期骨骼肌易疲劳和无力，其原因是突触后膜乙酰胆碱受体的有效性下降。

病因 在大多数患者体内均发现抗乙酰胆碱受体（acetylcholine receptor，AChR）抗体的存在。

临床特征 在活动期间肌肉出现进行性无力，休息后可缓解。症状可能是突然发生和（或）间歇性的。重症肌无力最严重的并发症是肌无力危象，表现为急性的呼吸肌和延髓肌无力，需要机械通气辅助。当肺活量下降，咳嗽和叹气机制恶化，出现肺不张，进而导致低氧血症。最终出现疲劳、高碳酸血症和通气功能不足。加之肺部感染，最终导致发病率和死亡率增加。

诊断性检查 在 85% 的全身性重症肌无力患者中，anti-AChR 抗体的血清检测是阳性的，而眼部肌无力的患者中该抗体的阳性率降至 50%[54]。其他检查包括单纤维肌电图（single fiber electromyography，SFEMG）、冰袋和依酚氯铵试验，都可暂时缓解症状。胸部 X 线检查可以发现纵隔增宽，提示可能有胸腺瘤。

处理　在 ICU 病房，对重症肌无力患者进行肺功能检查并不能很好地预测是否需要机械通气。因此，在严重的通气不足发生之前，应尽力使用侵袭性最小的方法进行呼吸道管理，如鼻面罩或负压通气。

参考文献

1. Posner JB, Saper CB, Schiff ND, et al. Examination of the comatose patient. In: *Plum and Posner's Diagnosis of Stupor and Coma*. New York, NY: Oxford University Press; 2007.
2. Avery RA, Shah SS, Licht DJ, et al. Reference range for cerebrospinal fluid opening pressure in children. *N Engl J Med*. 2010;363(9):891–893.
3. Faul M, Xu L, Wald MM, et al. *Traumatic Brain Injury in the United States: Emergency Department Visits, Hospitalizations and Deaths. 2002–2006*. Atlanta, GA: Center for Disease Control and Prevention, National Center for Injury Prevention and Control; 2010.
4. Lerner JT, Giza CC. Traumatic brain injury in children. In: Swaiman KF, Ashwal S, Ferriero DM, et al, eds. *Swaiman's Pediatric Neurology: Principles and Practice*. 5th ed. Philadelphia, PA: Saunders; 2012.
5. Aldrich EF, Eisenberg HM, Christy S, et al. Diffuse brain swelling in severely head-injured children: a report from the NIH Traumatic Coma Data Bank. *J Neurosurg*. 1992;76:450–454.
6. Kochanek PM, Carney N, Adelson PD, et al. Guidelines for the acute medical management of severe traumatic brain injury in infants, children, and adolescents—2nd ed. *Pediatr Crit Care Med*. 2012;13(suppl 1):S1–S2.
7. Kirk KA, Shoykhet M, Jeong JH, et al. Dysautonomia after pediatric brain injury. *Lancet*. 2012;54(8):759–764.
8. Madikians A, Giza CC. Treatment of traumatic brain injury in pediatrics. *Curr Treat Options Neurol*. 2009;11(6):393–404.
9. Tasker RC, Fleming TJ, Young AE, et al. Severe head injury in children: intensive care unit activity and mortality in England and Wales. *Br J Neurosurg*. 2011;25(1):68–77.
10. Ducrocq SC, Meyer PG, Orliaguet GA, et al. Epidemiology and early predictive factors of mortality and outcome in children with traumatic severe brain injury: experience of a French pediatric trauma center. *Pediatr Crit Care Med*. 2006;7(5):461–467.
11. Pineda JA, Leonard JR, Mazotas IG, et al. Effect of implementation of a paediatric neurocritical care programme on outcomes after severe traumatic brain injury: a retrospective cohort study. *Epilepsia*. 2013;12(1):45–52.
12. Kraus MF, Susmaras T, Caughlin BP, et al. White matter integrity and cognition in chronic traumatic brain injury: a diffusion tensor imaging study. *Brain*. 2007;130(pt 10):2508–2519.
13. Young KD. A prospective, population-based study of the epidemiology and outcome of out-of-hospital pediatric cardiopulmonary arrest. *Pediatrics*. 2004;114(1):157–164.
14. Fink EL, Alexander H, Marco CD, et al. Experimental model of pediatric asphyxial cardiopulmonary arrest in rats. *Pediatr Crit Care Med*. 2004;5(2):139–144.
15. Schindler MB, Bohn D, Cox PN, et al. Outcome of out-of-hospital cardiac or respiratory arrest in children. *N Engl J Med*. 1996;335(20):1473–1479.
16. Gilbert NL, Fell DB, Joseph KS, et al. Temporal trends in sudden infant death syndrome in Canada from 1991 to 2005: contribution of changes in cause of death assignment practices and in maternal and infant characteristics. *Lancet*. 2012;26(2):124–130.
17. Bardai A, Berdowski J, van der Werf C, et al. Incidence, causes, and outcomes of out-of-hospital cardiac arrest in children. A comprehensive, prospective, population-based study in the Netherlands. *J Am Coll Cardiol*. 2011;57(18):1822–1828.
18. Meyer L, Stubbs B, Fahrenbruch C, et al. Cardiac arrest in children and young adults: we are making progress. *Circulation*. 2012;126(11):1325–1327.
19. Ackerman MJ, Clapham DE. Ion channels—basic science and clinical disease. Epstein FH, ed. *N Engl J Med*. 1997;336(22):1575–1586.

20. Perkins RM, Ashwal S. Hypoxic-ischemic encephalopathy in infants and older children. In: Swaiman KF, Ashwal S, Ferriero DM, et al., ed. *Swaiman's Pediatric Neurology: Principles and Practice*. 5th ed. Philadelphia, PA: Saunders; 2012.

21. Mandel R, Martinot A, Delepoulle F, et al. Prediction of outcome after hypoxic-ischemic encephalopathy: a prospective clinical and electrophysiologic study. *J Pediatr*. 2002;141(1):45–50.

22. Lew HL, Dikmen S, Slimp J, et al. Use of somatosensory-evoked potentials and cognitive event-related potentials in predicting outcomes of patients with severe traumatic brain injury. *Am J Phys Med Rehabil*. 2003:53–61.

23. Beca J, Cox PN, Taylor MJ, et al. Somatosensory evoked potentials for prediction of outcome in acute severe brain injury. *Lancet*. 1995;126(1):44–49.

24. Fisher B, Peterson B, Hicks G. Use of brainstem auditory-evoked response testing to assess neurologic outcome following near drowning in children. *Crit Care Med*. 1992;20(5):578–585.

25. Ashwal S, Holshouser BA, Shu SK, et al. Predictive value of proton magnetic resonance spectroscopy in pediatric closed head injury. *Pediatr Neurol*. 2000;23(2):114–125.

26. Arrich J, Holzer M, Havel C, et al. *Hypothermia for Neuroprotection in Adults After Cardiopulmonary Resuscitation (Review)*. Arrich J, ed. The Cochrane Collaboration. Chichester, UK: John Wiley & Sons; 1996.

27. Levy DE, Caronna JJ, Singer BH, et al. Predicting outcome from hypoxic-ischemic coma. *JAMA*.1985;253(10):1420–1426.

28. Young KD, Seidel JS. Pediatric cardiopulmonary resuscitation: a collective review. *Ann Emerg Med*. 1999;33(2):195–205.

29. Mateen FJ, Josephs KA, Trenerry MR, et al. Long-term cognitive outcomes following out-of-hospital cardiac arrest: a population-based study. *Neurology*. 2011;77(15):1438–1445.

30. Grubb NR, Fox KAA, Smith K, et al. Memory impairment in out-of-hospital cardiac arrest survivors is associated with global reduction in brain volume, not focal hippocampal injury. *Stroke*. 2000;31:1509–1514.

31. Nakagawa TA, Ashwal S, Mathur M, et al. Guidelines for the determination of brain death in infants and children: an Update of the 1987 Task Force Recommendations Executive Summary. *Ann Neurol*. 2012;71(4):573–585.

32. DeLorenzo RJ, Hauser WA, Towne AR, et al. A prospective, population-based epidemiologic study of status epilepticus in Richmond, Virginia. *Neurology*. 1996;46(4):1029–1035.

33. Chin RF, Neville BG, Peckham C, et al. Incidence, cause, and short-term outcome of convulsive status epilepticus in childhood: prospective population-based study. *Lancet*. 2006;368(9531):222–229.

34. Kramer U, Chi C-S, Lin K-L, et al. Febrile infection-related epilepsy syndrome (FIRES): pathogenesis, treatment, and outcome. *Epilepsia*. 2011;52(11):1956–1965.

35. Nabbout R, Vezzani A, Dulac O, et al. Acute encephalopathy with inflammation-mediated status epilepticus. *Epilepsia*. 2011;10(1):99–108.

36. Goodkin HP, Kapur J. The impact of diazepam's discovery on the treatment and understanding of status epilepticus. *Epilepsia*. 2009;50(9):2011–2018.

37. Loddenkemper T, Goodkin HP. Treatment of pediatric status epilepticus. *Curr Treat Options Neurol*. 2011;13(6):560–573.

38. DeLorenzo RJ, Garnett LK, Towne AR, et al. Comparison of status epilepticus with prolonged seizure episodes lasting from 10 to 29 minutes. *Epilepsia*. 1999;40(2):164–169.

39. Frontera JA. Metabolic encephalopathies in the critical care unit. *Continuum*. 2012;18(3):611–639.

40. Jouvet P, Touati G, Lesage F, et al. Impact of inborn errors of metabolism on admission and mortality in a pediatric intensive care unit. *Eur J Pediatr*. 2007;166(5):461–465.

41. Sherlock M, O'Sullivan E, Agha A, et al. The incidence and pathophysiology of hyponatraemia after subarachnoid haemorrhage. *Clin Endocrinol (Oxf)*. 2006;64(3):250–254.

42. Stechenberg B. Bacterial Meningitis. In: Barton LL, Friedman NR, eds. *The Neurologic Manifestations of Pediatric Infectious Diseases and Immunodeficiency Syndromes*. New York, NY: Humana Press; 2008.

43. Tauber MG, Schaad UB. Bacterial infections of the nervous system. In: Swaiman KF, Ashwal S, Ferriero DM, et al., eds. *Swaiman's Pediatric Neurology: Principles and Practice*. 5th ed. Philadelphia, PA: Saunders; 2012.

44. Wu X-R, Yin Q-Q, Jiao A-X, et al. Pediatric tuberculosis at Beijing Children's Hos-

pital: 2002–2010. *Pediatrics.* 2012:130:e1433–e1440.

45. Brouwer MC, McIntyre P, de Gans J, et al. *Corticosteroids for Acute Bacterial meningitis.* van de Beek D, ed. Chichester, UK: John Wiley & Sons; 1996.

46. Tunkel AR, Hartman BJ, Kaplan SL, et al. Practice guidelines for the management of bacterial meningitis. *Clin Infect Dis.* 2004;39:1267–1284.

47. Prasad K, Singh MB. *Corticosteroids for Managing Tuberculous Meningitis.* Prasad K, ed. Chichester, UK: John Wiley & Sons; 1996.

48. Bale JF. Viral infections of the nervous system. In: Swaiman KF, Ashwal S, Ferriero DM, et al, editors. *Swaiman's Pediatric Neurology: Principles and Practice.* 5th ed. Philadelphia, PA: Saunders; 2012.

49. Elliot SP. Herpes viruses. In: Barton LL, Friedman NR, eds. *The Neurologic Manifestations of Pediatric Infectious Diseases and Immunodeficiency Syndromes.* New York, NY: Human a Press; 2008.

50. Roach ES, Golomb MR, Adams R, et al. Management of stroke in infants and children: a scientific statement from a special writing group of the American Heart Association Stroke Council and the Council on Cardiovascular Disease in the Young. *Stroke.* 2008;39(9):2644–2691.

51. Krupp LB, Banwell B, Tenembaum S. International Pediatric MS Study Group. Consensus definitions proposed for pediatric multiple sclerosis and related disorders. *Neurology.* 2007;68(suppl 2):S7–S12.

52. Asbury AK, Cornblath DR. Assessment of current diagnostic criteria for Guillain–Barré syndrome. *Lancet.* 1990;27(S1):S21–S24.

53. Gill D. Postinfectious ataxia and cerebellitis. In: Dale R, Vincent A, eds. *Inflammatory and Autoimmune Disorders of the Nervous System in Children.* London: John Wiley & Sons and MacKeith Press; 2010:190–206.

54. Meriggioli MN, Sanders DB. Autoimmune myasthenia gravis: emerging clinical and biological heterogeneity. *Lancet Neurol.* 2009;8(5):475–490.

55. Mathers LH, Frankel LR. Pediatric emergencies and resuscitation. In: *Nelson Textbook of Pediatrics.* 18th ed. Philadelphia, PA: Saunders; 2007.

56. Volpe JJ. *Neurology of the Newborn.* 5th ed. Philadelphia, PA: Saunders; 2008.

57. Chambers IR. Critical thresholds of intracranial pressure and cerebral perfusion pressure related to age in paediatric head injury. *J Neurol Neurosurg & Psychol.* 2006;77(2):234–240.

58. Mann K, Jackson MA. Meningitis. *Pediatr Rev.* 2008;29(12):417–430.

59. Westover MB, Choi E, Awad KM, et al., eds. *Pocket Neurology.* Philadelphia, PA: Lippincott Williams and Wilkins; 2010:46–47.

头痛和疼痛综合征

Lauren Doyle Strauss and Anna Minster

额日登娜希　译

王晓飞　王艳淑　校

头痛概述

简介

　　头痛是儿童疼痛最常见的表现，也是转诊给儿童神经科医师最常见的原因。虽然偏头痛研究最多，并被家长更好地认识，但紧张型头痛最为常见。识别、诊断和治疗头痛非常重要，这种疼痛可能常在儿童期首次出现，呈反复性发作或难以缓解的头痛，并可以持续到成年，可能导致显著的残疾。

　　流行病学　①所有类型的头痛患病率随着年龄的增长而增加。根据 20 世纪 50 年代 Bille 在瑞典对 6000 名学龄儿童中开展的具有里程碑意义的流行病学调查，7 岁儿童"头痛"的患病率是 37% ～ 51%，到 15 岁时上升至 57% ～ 82%。7 岁儿童频繁头痛占 2.5%，15 岁时增长至 15%[1]。②**偏头痛患病率随年龄增长而增加，然而存在性别差异**。在 3 ～ 7 岁儿童中，偏头痛患病率是 1.2% ～ 3.2%，男孩多见。到 7 ～ 11 岁，有 4% ～ 11% 儿童患偏头痛，但男孩和女孩患病率一样。进入青春期（被研究对象 15 岁），患病率上升至 8% ～ 23%，且女孩比男孩更易受影响[2-3]。③**紧张型头痛的终身患病率最高**。其患病率在不同的研究中存在差异，为 30% ～ 78%，是最常见的头痛类型。④**慢性每日头痛在转诊至头痛门诊中占很重要的一部分**。在各种类型的慢性每日头痛中，青少年患病率约为 1%，到成年会增加[4]，占转诊至头痛门诊的 15% ～ 20%。⑤**头痛是导致残疾的一个主要原因**。根据世界卫生组织数据，在导致残疾的所有原因中，仅偏头痛就排第 19 位[5]。头痛障碍可导致个人痛苦，还会损害家庭和社会生活以及在学校表现。

　　病理生理学　①**血管学说**：该学说由 Harold Wolff 在 1940 年第一个提出。偏头痛先兆由颅内血管收缩引起，反弹的血管舒张激活血管周围的伤害感受性神经，引起头痛。②**神经血管学说**：该学说被更广泛地接受。**皮质扩散性抑制**可解释这种先兆症状，由快速和几乎完全去极化的神经元组成，并伴随钾离子大量流出到细胞外。它源于视觉皮质，并以 2～6 mm/min 的速度以波的形式传播至整个脑组织。可能有 / 无血流相对减少，导致血浆蛋白通过硬脑膜血管外渗，并引起脑膜传入神经激活。研究认为可以集中激活脑干中的三叉神经核，导致三叉神经传入神经敏化。

头痛患者的临床治疗方法

病史　儿童和家长都要参与到病史采集中，因为通常情况下，父母并不知道相关的症状。儿童绝大部分头痛都是良性，但要考虑到家长的焦虑，因为他们可能会担心恶性原因。详细的病史询问对于适当的诊断和排除不必要的检查至关重要（表 14.1）。

头痛分类　①国际头痛协会（International Headache Society，IHS）制订了"头痛障碍的国际分类（International Classification of Headache Disorders，ICHD）"第 2 版（ICHD-Ⅱ），可指导治疗（表 14.2）[6]。②首先要确定头痛是原发性还是继发性（当头痛发作或恶化与一种已知引起头痛的疾病有关时，考虑继发性）。

头痛评估　①**重点检查**：生命体征可以查出低血压、高血压或发热。一般检查能提示感染迹象，如鼻窦压痛、红斑性鼓膜或咽喉、淋巴结肿大以及颈项强直。神经系统检查应重点检查有无视盘水肿、视力、眼球运动、视野检查和肌无力。②**有以下危险因素的患者需考虑影像学检查**：从睡眠中醒来、头痛性质或强度的改变、有相关神经系统症状或检查结果。③**恰当的脑成像检查**：由于 MRI 无辐射、检查详细，是颅后窝评估的首选。当颅内压急剧增高（如颅内出血、占位病变或脑积水）、局灶性神经系统体征、病情不稳定或没有 MRI 检查时可以考虑 CT。④**血管成像**：CTA 或 MRA 可以评估动脉夹层、脑出血或脑梗死。如果考虑静脉窦的问题，应该选择 CTV 或 MRV。详见神经影像学章节。⑤**实验室检查**：血细胞计数（CBC）、红细胞沉降率（ESR）、血清或尿液毒理学筛查、甲状腺功能检测、孕期筛查。⑥**头痛日记**：非常有助于确立诊断和监测病情改善。建议患者在疼痛量表上标记疼痛的强度、性质、位置、月经的时间、诱发因素和相关的症状如先兆症状、神经系统症状、畏光、畏声、恶心或呕吐。应该鼓励青少年保持记日记的习惯。许多头痛日记模板可在互联网上

表 14.1	采集病史时的重要细节
头痛形式	急性与慢性，反复性、进展性与非进展性，或混合型
头痛描述	疼痛的发生、位置及严重程度，疼痛的性质（钝痛、压痛、绞痛、尖锐痛、重击痛、跳痛、刺痛），疼痛的频率、持续时间、规律（时间或月经周期）
前兆	发生时机、持续时间、类型（视觉、感觉、语言或运动障碍）
伴随症状	耳鸣、麻木、感觉异常、无力、构音障碍、恶心、呕吐、头晕（头轻或眩晕）、视物模糊、复视、畏光、畏声、疲劳、暗点、闪烁、短暂性视觉障碍、眼痛、颈痛、畏嗅
严重程度	旷课/旷工、急诊就医
头痛的诱因	食物性诱发因素（通常包括食用色素、味精、巧克力）、咖啡因的使用、气味、嘈杂的环境、脱水、月经或激素相关、天气的变化、某些气味、体力活动、睡眠（延迟入睡、夜里经常醒来、打鼾、呼吸暂停、睡眠中周期性肢体运动、过度睡眠）、焦虑、情绪、社会压力史、使用成瘾药物、牙科相关疾病（牙齿感染/脓肿、磨牙、长出智齿、颞下颌关节疼痛）、脑震荡史、晕车史
缓解因素	睡眠、药物、体位（站立或仰卧）、冷/热敷/淋浴、通过不同活动分散注意力
服药史	近期/失败的治疗或预防性用药，询问是否在头痛发作时使用治疗药物，剂量（要重点记录药物治疗失败时的最大剂量），频率，具体询问口服避孕药
其他治疗史	光疗法、针灸、按摩疗法、运动、音乐、瑜伽、冥想
家族史	头痛、偏头痛、焦虑、抑郁、睡眠呼吸暂停、癫痫发作病史
之前评价	影像学（CT、MRI）、正规的眼科检查、脑电图、睡眠研究、牙科评估、腰椎穿刺后测压
家长的担忧	你在担心什么？你认为是什么引起头痛？
患儿的担忧	进行单独访谈

找到。范例包括 www.childrenshospital.org/az/Site986/Documents/CHBMy_Headache_Diary.pdf（非常详细），美国头痛协会的头痛教育委员会在其网站 www.achenet.org/resources/headache_diaries 有每日、每周、每月版本的头痛日记。许多智能手机的应用程序可创建数字日历、表格和曲线图，所有这些都可以包含在电子病历中。⑦**其他检查：**如果有急性头痛伴发热、颈部疼痛或颈

表 14.2 ICHD-Ⅱ：原发性头痛和继发性头痛

原发性头痛	• 偏头痛
	  – 无先兆偏头痛
	  – 有先兆偏头痛
	    • 家族性偏瘫型偏头痛（FHM）
	    • 散发性偏瘫型偏头痛
	    • 基底型偏头痛
	  – 周期性综合征常为偏头痛的先驱症状
	    • 周期性呕吐
	    • 腹型偏头痛
	    • 儿童良性阵发性眩晕
	    • 偏头痛持续状态
	• 紧张型头痛
	• 丛集性头痛和其他三叉自主神经性头痛
	• 其他原发性头痛

继发性头痛	头痛归因于
	• 头或颈部外伤
	  – 急性外伤后头痛
	  – 慢性外伤后头痛
	• 头部或颈部血管疾病
	• 非血管性颅内疾病
	  – 头痛归因于特发性颅内压增高
	  – 头痛归因于脑脊液压力低下
	  – 头痛归因于颅内肿瘤
	• 物质或物质的戒断
	  – 酒精诱发的头痛
	  – 食物成分和添加剂诱发的头痛
	  – 由于麦角胺过度使用的头痛
	  – 由于曲普坦过度使用的头痛
	  – 由于阿片类药物过度使用的头痛
	  – 咖啡因戒断性头痛
	• 感染
	  – 头痛归因于颅内感染
	  – 头痛归因于系统感染
	• 内环境失调性疾病
	  – 睡眠呼吸暂停性头痛
	  – 头痛归因于高血压
	  – 头痛归因于甲状腺功能减退
	• 头颅、颈部、眼、耳、鼻、鼻窦、牙或其他面部或头颅结构性疾病
	• 精神疾病

脑神经痛	• 脑神经痛和中枢性面部疼痛
其他头痛	• 中枢性或原发性面部疼痛

注：全表可在国际头痛协会的网站 www.ihs.org 上找到。
The International Classification of Headache Disorders：2nd edition. Cephalalgia. 2004；24（suppl 1）：9-160. New version of classification（ICHD-Ⅲ）is expected in late 2013.

项强直的脑膜炎迹象，应紧急做腰椎穿刺；在特发性颅内高压（idiopathic intracranial hypertension，IIH）中，如果担心视力丧失时，也可紧急行治疗性腰椎穿刺；此外，腰椎穿刺可在门诊做。通常不建议做脑电图，除非症状与可能的发作现象有重叠，如一侧肢体感觉异常或无力、刻板的简单视觉现象、构音障碍，意识错乱或反应降低。头痛可以是先兆、发作或发作后的症状。

原发性头痛

无先兆偏头痛

无先兆偏头痛是最常见的偏头痛类型。

症状 通常孩子们注意的前驱症状不同于所谓的先兆症状，可以包括情绪的变化、昏睡、打哈欠、渴望（常常是巧克力）、口渴、腹泻和头痛发作之前的便秘[7]。

定义 表 14.3 包括了 ICHD-Ⅱ无先兆的儿童偏头痛[6]。偏头痛可频繁发生，但如果每周大于 2 次，考虑继发性头痛。

有先兆偏头痛

定义 与无先兆偏头痛类似，但发病前有"典型的先兆"。先兆症状一般是可逆的局灶性神经系统症状，通常在 5～20 min 内逐渐发展，持续＜ 1 h[6]。也可能有先兆症状而没有头痛。

先兆 14%～30% 的偏头痛儿童在头痛前或头痛开始时有

表 14.3 无先兆偏头痛的 ICHD-Ⅱ诊断标准

A. 符合标准 B～D 的至少 5 次发作

B. 头痛发作持续 1～72 h

C. 至少有下列 2 项头痛特征：
 （1）单侧性，幼儿可为双侧或额颞部（不是枕部）
 （2）搏动性、跳动性或随着心跳变化
 （3）中度或重度头痛
 （4）日常活动（如步行或爬楼梯）会加重头痛，或需避免此类日常活动

D. 头痛期间，至少伴有下列 1 项：
 （1）恶心或呕吐
 （2）畏光和畏声，可从幼儿的行为中推断出

E. 不能归因于其他疾病

视力障碍、视物变形或视物模糊[8]。视觉先兆最常见，但也有其他类型先兆（表 14.4）。

其他考虑因素　①应考虑到癫痫也可见到复杂的视觉认知或蔓延的感觉异常。②爱丽丝梦游仙境症罕见，通常仅见于儿童。它包括各种离奇的视幻觉，视物会出现变大（视物显大症）、变小（视物显小症）、扭曲（视物变形）或变远（视物显远症）。③视网膜型偏头痛，也称为眼型偏头痛，相比儿童，青少年更常见。起病突然，单眼视力障碍持续 < 1 h，还伴有同侧眶后疼痛。头痛时做眼底检查可以显示视网膜静脉、动脉收缩和视网膜苍白。应考虑进行高凝状态和血栓来源评估。

基底型偏头痛

临床特征　伴有先兆的复杂的偏头痛，通常是枕区疼痛，先兆有脑干相关的症状，如脸色苍白、视觉障碍、呕吐、共济失调、眩晕和动作笨拙。平均发病年龄为 7 岁。运动无力不是相关症状，如出现，则考虑偏瘫型偏头痛。

诊断　ICHD- Ⅱ诊断标准见表 14.5。

鉴别诊断　药物摄入、动静脉畸形、先天性脑畸形（如 Chiari畸形和 Dandy-Walker 畸形）、椎动脉夹层或血栓形成。

表 14.4	有先兆偏头痛的典型先兆
视觉	阴性暗点（视觉缺失区） 闪光暗点（又称闪辉性暗点） 闪光幻视（闪光） 视野缺损——偏侧盲或象限盲 爱丽丝梦游仙境症：视物显大症、视物显小症、视物变形、视物显远症 面容失认症（无法识别人脸）
感觉	感觉异常 感觉迟钝（不愉快的感觉，包括烧灼感、潮湿、瘙痒、电击） 口周 ± 手部麻木（口性麻木）
运动	偏身轻瘫、单肢轻瘫
语言	失语、言语障碍
精神	意识错乱、记忆缺失
听力	耳鸣、听觉减退（听力受损）

表 14.5　基底型偏头痛的 ICHD-Ⅱ诊断标准

A. > 2 次发作且满足标准 B ～ D

B. 先兆包含 > 2 种下列完全可逆的症状，但没有运动无力：
构音障碍、眩晕、耳鸣、听觉减退、复视、共济失调、同时在两眼颞侧和鼻侧视野出现的视觉症状、意识水平降低、双侧同时感觉异常

C. 至少下列之一：
　①至少 1 种先兆症状逐渐发生 ≥ 5 min 和（或）不同先兆症状连续出现 ≥ 5 min
　②每一种先兆症状持续 ≥ 5 min 和 ≤ 60 min

D. 头痛必须满足无先兆偏头痛诊断标准（见表 14.3），并在先兆期开始出现头痛或先兆后 60 min 内出现头痛

E. 不能归因于其他疾病

家族性偏瘫型偏头痛（FHM）

定义　有先兆的常染色体显性遗传性偏头痛，包括一定程度的偏瘫。

诊断　偏瘫型偏头痛的特征性表现为视野缺损、偏身感觉障碍、偏瘫，头痛前 30 ～ 60 min 出现失语，并可能持续到头痛结束后。有些 FHM 患者可出现弥漫性脑病体征的不典型的严重发作，并可能导致昏迷。

四个亚型　最近的基因研究发现 FHM 可分为 4 个亚型。①FHM1，大约占 50%，由编码 P/Q 型钙离子通道 α 亚基的基因 CACNA1A 突变引起。②FHM2，第 2 个最常见亚型，由 Na^+/K^+-ATP 酶基因 ATP1A2 突变引起。③FHM3，是罕见的 FHM 亚型，由编码钠通道 α 亚基的基因 SCNA1 突变引起。④有许多散发的和不能归到 FHM1 ～ 3 亚型的 FHM，被认为是 FHM4。据推测在染色体 1q 上会有新的突变。

鉴别诊断　①FMH 往往首发于青少年，必须急查脑成像，排除颅内出血、卒中、肿瘤、动静脉畸形、急性播散性脑脊髓炎（ADEM）和中枢神经系统感染，也应做高凝检查。②有可能**癫痫发作**，应考虑做脑电图。③**儿童交替性偏瘫**目前在 ICHD-Ⅱ的附录中。它是偏瘫型偏头痛的一种变异类型，或是儿童周期性综合征，抑或是癫痫的一种形式，一直存在争议。有些案例与 ATP1A2 基因突变有关，该基因突变也可见于 FHM2。在 18 月龄之前发病，表现为交替性发作的偏瘫，伴有或不伴眼球震颤、强直发作、肌张力障碍的姿势、

手足舞蹈徐动症和自主神经紊乱[6]。睡眠可终止急性发作。

儿童周期性综合征

有几种既往被称为"变异性偏头痛"的综合征现在认为是先兆偏头痛。往往有很强的偏头痛、晕车或者周期性综合征家族史。ICDH- Ⅱ包括三个综合征：良性阵发性眩晕、周期性呕吐综合征（cyclic vomiting syndrome，CVS）和腹型偏头痛（abdominal migraine，AM）。第 4 个综合征——阵发性斜颈，最近通过分子遗传学检测证实与偏头痛有关，并被纳入到 ICDH- Ⅱ的附录中。在这些综合征的相关症状中，重要的是排除其他病理诊断（表 14.6）。

紧张型头痛（TTH）

定义 是原发性头痛的最常见类型。3 个月内头痛发作至少＞ 10 次，并伴有相关症状，可作出诊断。① ICDH- Ⅱ将其分为偶发性（平均每月发作＜ 1 天）、频发性（平均每月发作 1 ～ 15 天）和慢性（平均每月发作≥ 15 天）。②头痛部位通常为双侧，性质为压迫感或紧箍感，强度为轻至中度。③不伴前兆症状、恶心或呕吐，偶有畏光或畏声。④新的每日持续性头痛是紧张型头痛，患者之前没有头痛病史，通常能准确地确定他们头痛的开始时间，每日头痛发作＞ 3 个月，并且不能归因于其他潜在的继发性原因。

慢性每日头痛

慢性每日头痛不是一种诊断，而是一个统称，包括慢性紧张型头痛、新的每日持续性头痛、慢性偏头痛和持续性偏侧头痛。①慢性偏头痛的诊断标准为每月发作≥ 15 天，持续 3 个月。②持续性偏侧头痛的临床特征为每日持续单侧疼痛，伴结膜充血和（或）流泪、鼻塞和（或）流鼻涕，或者上睑下垂和（或）瞳孔缩小，持续＞ 3 个月。用吲哚美辛治疗总能缓解症状。

其他考虑因素 在所有类型的慢性头痛中，重要的是排除继发性原因，特别是药物或止痛药过度使用。

继发性头痛

特发性颅内高压（IIH）

特发性颅内高压，以前被称为假性脑瘤，在慢性头痛的诊断中

382 儿童神经病学手册

表 14.6 儿童周期性综合征

	周期性呕吐	腹型偏头痛	儿童良性阵发性眩晕	良性阵发性斜颈
描述	发作性的恶心和呕吐，夜间或清晨多见，通常由应激或疾病引起，每 2～4 周发作一次，持续 24～48 h	急性发作性中线部位、中至重度的腹痛，伴脸色白、潮红、恶心、呕吐、无腹泻或便秘，持续 1～72 h	突发短暂性不平衡、恐惧（惊慌）、眼球震颤、头晕、动作笨拙、恶心或单侧搏动性头痛	突发的头部倾斜，继发于颈部肌张力障碍，可伴有至数天的呕吐和共济失调
年龄	平均发病年龄为 5 岁，被诊断的年龄稍迟，通常 10 岁消失[39]	平均发病年龄 7 岁，青春期或成年期消失[40]	发病年龄为 2～4 岁，5 岁时消失[41]	婴儿期发病（2～8 个月），2 岁好转，3 岁停止发病[42]
性别	男孩和女孩无差别	女孩＞男孩（3:2）	男孩和女孩无差别	女孩＞＞男孩
ICHD-II 诊断标准[6]	①恶心/呕吐发作＞5 次、每次持续 1 h 且每小时＞4 次 ②同歇期无症状 ③不能归因于其他疾病（可能需要胃肠检查）	①腹痛持续 1～72 h，发作＞5 次；A. 位于中线；B. 性质为钝痛或"仅酸痛"；C. 中至重度疼痛 ②腹痛期间有＞2 项其他症状：厌食、恶心、呕吐、苍白 ③不能归因于其他疾病（可能需要胃肠和肾脏检查）	①没有最低的重度眩晕发作＞5 次，数分钟至数小时后自行缓解 ②必须做常规神经系统检查，包括发作同期听力检测和前庭功能检查 ③考虑偏瘫——应做脑电图	①没有先兆的头部倾斜发作数次（每次发作可从一侧交替到另一侧），数分钟至数天内自发缓解，可每月发作 1 次 ②必须有≥1 项相关症状：面色苍白、易激惹、全身乏力、呕吐、共济失调 ③发作间期做常规神经系统检查 ④不能归因于其他疾病

表 14.6 儿童周期性综合征（续表）

	周期性呕吐	腹型偏头痛	儿童良性阵发性眩晕	良性阵发性斜颈
鉴别诊断	胆汁性呕吐或严重腹痛，应对肠扭转、胆囊疾病、胆总管囊肿、肝炎、胰腺炎或肾盂输尿管连接部梗阻引起关注。如果有局灶性神经系统体征，要考虑颅内压增高。代谢紊乱，代理型 Münchausen 综合征	胃食管反流性疾病，肠易激综合征、炎症性肠病、胆囊炎、胃溃疡、肾结石，尿路感染	良性位置性阵发性眩晕和发作性共济失调、癫痫、神经鞘瘤，脑桥小脑脚或颅后窝肿瘤，梅尼埃病和前庭神经元炎	胃食管反流性疾病（Sandifer 综合征），复杂部分性发作、颅后窝肿瘤，特发性扭转性肌张力障碍
急性期治疗	支持治疗：水化，止吐药（发作1h内更有效），镇静（苯二氮䓬类药物），苯妥拉明），曲坦类药物（舒马普坦）	口服止痛药±甲氧氯普胺、舒马普坦	止吐药，睡眠可终止大多数发作	无治疗
预防性治疗	①避免诱发因素（有时奶酪或巧克力可能诱发）②抗头痛药（赛庚啶、普萘洛尔、阿米替林）[43] ③促胃动力药物（红霉素）	①避免诱发因素，如禁食，睡眠不规律，压力；已经明确的食品诱发剂，富含胺和黄嘌呤②认知疗法，放松活动③治疗偏头痛	频繁性发作时保守治疗，赛庚啶	疼痛性发作时保守治疗，赛庚啶
预后	预计75%的患者18岁时发展为偏头痛[39]	60%～70%的儿童症状消退。70%的儿童在诊断前、期间或诊断后出现头痛[45]		可以消退，或演变成有先兆偏头痛，尤其是基底型偏头痛 可能与 CACN1A 基因突变有关[46]

是一个很重要的疾病。病因不清，据认为可能与脑脊液吸收障碍有关。

临床特征 头痛通常弥漫而剧烈，Valsalva 动作或卧位可加重头痛，严重程度可逐渐加重。症状可包括复视、一过性视觉模糊和搏动性耳鸣。

危险因素 肥胖、内分泌疾病（甲状腺功能减退症、Addison病）、药物使用（四环素、激素、锂、维生素 A 和类固醇）、多囊卵巢综合征、贫血、系统性红斑狼疮、慢性肾病和睡眠呼吸暂停。多见于女性。

检查 可出现继发于颅内压（ICP）增高所致的异常，包括展神经麻痹、周边视野缺损、视盘水肿或视力变化。

诊断标准 ①已经明确的标准是修订版 Dandy 标准（表14.7）[9]。②脑成像常无异常发现，但可显示细微的表现，如狭缝状的脑室或"空蝶鞍征"（脑垂体被压扁）。③腰椎穿刺（简称腰穿）在侧卧位、腿伸直的情况下显示压力升高，腰椎穿刺压＞25 cmH₂O。对需要镇静的患者，丙泊酚比氯胺酮更值得推荐。已知丙泊酚可以降低颅内压，因此认为更安全，但可能会造成假性低颅压。据报道氯胺酮会增加 ICP[10-11]。在荧光引导下腰穿，俯卧位时可使腰穿压力平均提高 2.7 cmH₂O[12]。

治疗 主要集中在预防或稳定由于 ICP 增高导致的视神经损害而引起的视力下降。诊断性释放脑脊液也可以起到治疗作用，有时需要反复腰穿。一线治疗药物是乙酰唑胺。呋塞米和托吡酯是二线药物。在视力快速进行性下降的严重病例，可行腰大池分流术或视神经鞘开窗术。

脑静脉窦血栓形成

脑静脉窦血栓形成（cerebral sinus venous thrombosis，CSVT）更常见于新生儿；然而，当它发生在年龄较大的儿童和青少年时

表 14.7 修订版 Dandy-Walker 诊断标准

颅内压增高的症状（头痛、恶心、呕吐、一过性视物模糊或视盘水肿）
除展神经（第 6 对脑神经）麻痹之外，无定位体征
患者清醒和警觉
CT/MRI 正常，无血栓形成的证据
腰穿压力＞25 cmH₂O，脑脊液生化和细胞学检查正常
没有其他原因可解释颅内压增高

（见表 14.8 ），症状和检查结果与 IIH 患者相同。出现癫痫发作和（或）偏瘫时提示静脉性梗死。要排除高凝状态，包括血细胞比容增高[13]。

Chiari 畸形 I 型

定义　小脑扁桃体下降至枕骨大孔以下＞ 5 mm，常伴有扁桃体的"钉状切面"或在枕骨大孔处蛛网膜下腔完全消失[14]。

临床特征　患者 20 或 30 多岁出现的头痛表现与间歇性颅内压升高有关，如夜间发作，Valsalva 动作可加重（表 14.9）。在儿童时期，通常是偶然发现。

脑震荡

定义　美国神经病学学会（American Academy of Neurology，

表 14.8	儿童和青少年静脉窦血栓形成
头痛	数天后恶化，霹雳性头痛（突发起病，严重度高）
其他症状	视物模糊、癫痫发作、昏睡、偏瘫
危险因素	脱水、血栓形成倾向、高凝状态、血细胞比容升高、肾病综合征 慢性炎性疾病（炎症性肠病、系统性红斑狼疮） 药物治疗：含有雌激素的避孕药、L- 门冬酰胺酶 感染：脑膜炎、乳突炎、鼻窦炎 损伤：直接损伤、血管内插管（ECMO）
检查结果	视盘水肿、第 6 对脑神经麻痹、脑病
诊断	在 10%～ 40% 的病例中，CT 平扫及增强扫描可能误诊，低估梗死的存在。CTV 更敏感，但首选 MRI-MRV 检查，因为没有辐射，可以显示出可能的相关静脉梗死。增强 MRV 消除了流空的伪影，优于时间飞跃法静脉成像。常规血管造影可以确诊，或用在血管内介入治疗之前
治疗	如果与感染有关，需要适当使用抗生素和外科引流。抗凝治疗是有争议的，低分子量肝素 1 周，然后华法林钠片 3 ～ 6 个月。如果出现出血，应暂停治疗。如果在 5 天内影像显示病灶增多的话，应开始使用抗凝剂或溶栓药物。可能需要腰穿治疗颅内压升高
预后	如果发生癫痫发作或静脉性梗死，神经功能障碍或死亡的可能性更高。加拿大的一项随访 1 ～ 2 年的大型研究结果显示，65% 正常，35% 有神经功能障碍，20% 有癫痫发作，9% 死亡[13]

表 14.9　Chiari 畸形 I 型

症状	
头痛	压力性（不是冲击性）枕下疼痛，辐射到头顶、眶后或颈部；用力、Valsalva 动作和头部位置可加重
眼	暗点
耳神经学	眩晕、眼球震颤、振动幻觉、耳鸣
脑干/小脑	吞咽困难、睡眠呼吸暂停、构音障碍
影像	MRI 矢状位显示扁桃体下移至枕骨大孔以下 > 5 mm ± 小脑脑池受压、脊髓空洞症
治疗	如果有症状且移位大于 5 mm 时，可行减压和硬脑膜成形术。如果在 3 ～ 5 mm 之间，有症状可考虑手术治疗。额外的瘘管分流有时是必要的

AAN）定义脑震荡为"外伤引起精神状态的改变，可能伴或不伴意识丧失"[15]。它是因碰撞或跌落导致的直接或间接头部外伤引起的精神状态改变，可能伴或不伴意识丧失。头部打击后即刻[16]或数分钟后可发生精神错乱和失忆[17]。

表 14.10 列出脑震荡的特征性症状和认知功能障碍[15]。"脑震荡"这个术语常与轻度创伤性脑损伤（mild traumatic brain injury，mTBI）交替使用；然而，美国疾病控制和预防中心（CDC）和美国康复医学学会定义轻度创伤性脑损伤为"意识丧失不超过 30 min 或因头部收到机械外力导致失忆，格拉斯哥昏迷量表（GCS）评分为 13 ～ 15 分"[18]。一般情况下，临床医生保留"轻度创伤性脑损伤"来描述 GCS 评分比一般脑震荡更为严重的患者。脑震荡症状通常无须治疗，在短时间内就会消失；然

表 14.10　脑震荡的定义

症状通常在撞击后即刻或数分钟内出现
症状可在发作时很严重或随着时间的推移而加重
诊断不需要意识丧失
常见的急性症状（数分钟至数小时）：头痛、恶心、呕吐、定向障碍、精神错乱、失忆、头晕或眩晕、共济失调
常见的晚期症状（数天至数周）：持续性头痛、头重脚轻、注意力不集中、记忆障碍、易疲劳、易怒和低挫折耐受度、畏光、聚焦困难、畏声、耳鸣、焦虑、抑郁情绪、睡眠障碍

实践参数：the management of concussion in sports（summary statement）. Report of the Quality Standards Subcommittee. Neurology. 1997；48：581-585.

而，脑震荡可导致持久性的症状和发病，被称为脑震荡后综合征（postconcussive syndrome，PCS）。PCS定义不明确，可能包括如慢性头痛、注意力下降、畏光、疲劳、易怒、睡眠障碍、人格和情绪的变化等症状。这些（远期或长期）症状与最初事件的确切因果关系往往还不清楚。与创伤后头痛类似（见下文），给予对症和支持治疗，包括咨询（如认知行为疗法）、临时教育修改和重新激活（如物理治疗和活动的逐渐增加）。在头痛和脑震荡专科诊所，这是一个常见主诉。注意不要把PCS与慢性创伤性脑病（chronic traumatic encephalopathy，CTE）相混淆，CTE是职业运动中有多次脑震荡病史的个体尸检后诊断出的进行性退行性疾病。

流行病学 在美国，每年估计发生160万～380万与运动相关的脑震荡[19]。运动相关损伤和车辆事故是儿童最常见的原因。在中学人群中，体育相关的损伤占所有运动损伤的9%[20]。在中学体育运动中，橄榄球和女生足球是脑震荡最常见的原因[21]。

诊断 由于多种因素，如持续的体力消耗或反复脑震荡，症状发病时间可能会延迟，使诊断更加困难。有几个有用的诊断工具，可以用于初步评估。例如，运动脑震荡评估工具2（Sport Concussion Assessment Tool 2，SCAT-2），这是一个标准化的模块，通过评估内科和神经系统症状和体征来计算脑震荡的标准化评估分数（Standardized Assessment of Concussion Score，SAC）。如果可以确定脑震荡的严重程度，这可与SAC基线分数进行比较[22]。基线分数的差异已根据年龄和性别进行了评估[23]。

治疗 所有疑似脑震荡的运动员应该退出运动，做医学评估，然后监测症状的缓解和演变。根据1997年ANN的实践参数，脑震荡可被分为三个类别，主要基于症状持续时间和有无意识丧失，并基于每个类别来提出返回运动场的建议[15]。然而，人们普遍认为有必要采取更个性化的方法。毕业后重返学校或运动岗位的计划应根据症状复发进行调整。

创伤后头痛

在轻度和重度头部外伤后可能会出现头痛并持续存在，可能与偏头痛、紧张型或混合型头痛类似（表14.11）。如果受伤之前就有头痛，脑震荡后会变得更加频繁和剧烈。ICHD-Ⅱ诊断标准把创伤后头痛分为急性和慢性头痛，伤后2周内开始。急性头痛

表 14.11　创伤后头痛

症状	药物治疗	非药物治疗
紧张型头痛	止痛药、非甾体类抗炎药（限制每周 2 次，避免反弹）	物理治疗
偏头痛	曲坦类，止吐药	咨询、生物反馈、压力管理
持续性（数周）	三环类抗抑郁药	重要的是强调回到以前的日常生活

在 3 个月之内缓解，而慢性头痛持续更长时间[6]。儿童轻度至中度头部外伤患病率约为 3.2%，但并不确定。病因尚不清楚。病程为良性，并且在 6 个月内可缓解[24]。治疗主要是对症治疗。

药物滥用性头痛

药物滥用性头痛（medication overuse headache，MOH）是一种慢性每日头痛，由对某些镇痛药物易感的患者过度使用药物造成。头痛通常在早晨醒后发作，伴有颈部疼痛。ICHD-II 修订版进一步将 MOH 定义为新的或严重的头痛，每月发作 15 天以上，规律过度使用一种或多种用于头痛急性治疗或对症治疗的药物超过 3 个月（如麦角胺、曲坦类、巴比妥类、阿片样物质、镇痛药或联合镇痛用药）[25]。患者通常把反弹性头痛作为持续存在的潜在性头痛的证据。这个概念可通过一个许多人都熟悉的咖啡因戒断性头痛类比，来向患者解释。致头痛慢性迁延的镇痛药物有不同的使用阈值（布他比妥仅 5 天/月，阿片类药物 8 天/月，非甾体类抗炎药 10～15 天/月）[26]。因此，服用联合制剂（对乙酰氨基酚、布洛芬、阿司匹林、咖啡因、布他比妥、苯海拉明）的患者可能更容易患药物滥用性头痛（MOH）。治疗包括戒断滥用药物，对可能反弹的头痛进行合理指导，预防性用药，考虑类固醇过渡性治疗，限制今后镇痛药物的使用剂量，每周最多 2 天（即使各种药物交替使用）[27]。过度使用布他比妥的患者，突然停药可危及生命，可从 100 mg 布他比妥转换成 30 mg 苯巴比妥来逐步完成停药[28]。

头痛的治疗

头痛一线治疗

头痛治疗的最重要部分是给家长和孩子提供现实的期望，头痛的频率和严重程度会逐渐改善，更为难治性病例可能需要几个月的时间治疗。在开始药物治疗之前有很多方法都可以考虑。

生活方式的改变　重要的是，这可能对父母和家庭都很难以接受，但在很多情况下这是减轻或消除头痛最成功的干预措施。避免食物诱因、消除咖啡因的使用、适当的睡眠和饮食规律、多饮水、开始日常锻炼、鼓励维持日常活动，都可以非常有效地改善头痛（表 14.12）。

睡眠卫生　通常睡眠不足导致疲劳是主要的诱因，应讨论睡眠卫生来改善睡眠习惯。要消除周末午睡和睡眠过多的习惯。儿童每天最低睡眠时间为 9 ～ 10 h（不是成人通常的 8 h）。尽管有些孩子可能很晚才睡，但还是要鼓励他们每天恢复到学校作息时间。旷课只会添加他们的学习压力，增加远离朋友的时间，有的时候还可能耽误家长工作。

其他评估　①转诊到牙科，如果考虑牙齿感染或脓肿、磨牙、长智齿或颞下颌关节疼痛。②耳鼻喉科就诊评估，如果考虑阻塞性睡眠呼吸暂停。③在一些成人研究中，发现减轻体重有助于治疗特发性颅内高压，因此，超重儿童转诊给营养师是有益的[29]。④咨询、认知行为疗法、冥想或引导想象，对已知有社会压力或同时患有精神疾病（焦虑、抑郁）的患者来说很重要。⑤很多治疗侧重于肌肉放松和伸张，但是有助于缓解压力，例如物理疗法、按摩疗法、整骨推拿治疗和针灸。最近瑜伽越来越受欢迎，它融合了冥想、音乐疗法、伸展运动和锻炼。

药物治疗

分类指导基于证据的药物治疗方案决策。如果头痛发作不频

表 14.12　非药物治疗	
生活方式改变	
避免食物诱因	运动时充分补水
消除咖啡因	改善睡眠卫生，规律饮食，减轻体重
非药物治疗	
物理疗法	引导想象、认知行为治疗
按摩疗法	冥想、针灸
瑜伽	整骨推拿
其他治疗的评估	
精神病治疗	耳鼻喉（OSAS）、营养学、牙科（颞下颌关节、磨牙）

OSAS，阻塞性睡眠呼吸暂停综合征

繁、需要立即见效，有些患者只用治疗头痛的药物。然而，如果头痛发作频繁，可能致残和干扰日常生活，需要预防性用药，并且应该考虑长期用药。表 14.13 概述了常用的预防头痛的药物，包括常用处方补充剂。表 14.14 列出了头痛急性发作时的治疗药物。

表 14.13　预防头痛的药物

药物名称	剂量	注意事项 / 不良反应
抗抑郁药		
阿米替林	0.25 mg/（kg·d），每天临睡前；每 2 周增加 0.25 mg/（kg·d）至最大剂量 1 mg/（kg·d）	14 天内不能使用单胺氧化酶抑制剂（MAO）。可诱发双相情感障碍患者的躁狂发作。不良反应：抗胆碱能作用、心律失常、镇静、窄角型青光眼
去甲替林	儿童和偏头痛患者剂量尚未确定。口服：成人 10～25 mg 每天临睡前，每周增加 25 mg，最大剂量 75 mg 每天临睡前或每日 2 次	与阿米替林相似，但镇静和抗胆碱能作用较弱
碳酸酐酶抑制剂		
乙酰唑胺	25 mg/（kg·d），最大剂量 100 mg/（kg·d）或 2 g/d。成人剂量：开始 500 mg 每日 2 次，最大剂量 2～4 g/d	磺胺过敏是相对禁忌证。不良反应：手指和口腔感觉异常、厌食、全身不适、金属味、疲劳、恶心 / 呕吐、轻度代谢性酸中毒和肾结石。在治疗开始时需要监测血清碳酸氢盐
β - 受体阻滞剂		
阿替洛尔	2～6 mg/（kg·d）	哮喘患者避免使用
美托洛尔	2～6 mg/（kg·d）	哮喘患者避免使用
普萘洛尔	2～4 mg/（kg·d）	哮喘患者避免使用
钙通道阻滞剂		
维拉帕米	1～5 岁：40～80 mg，每 8 小时 1 次；>5 岁：80 mg，每 6～8 小时 1 次	左心室功能不全或心脏传导阻滞患者避免使用。避免食用葡萄柚，因为可能增加血清水平

表 14.13 预防头痛的药物（续表）

药物名称	剂量	注意事项 / 不良反应
抗组胺药		
赛庚啶	2～8 mg/（kg·d），每天临睡前或每日 2 次	刺激食欲、嗜睡、协调功能受损、光敏反应。可以降低选择性 5-羟色胺再摄取抑制剂（SSRI）的有效性
呋塞米	2 mg/kg，每日 1 次；每剂增加 2 mg/kg 至最大每剂 6 mg/kg，每日 3 次	可导致脱水、低钾血症
抗癫痫药		
丙戊酸	10～15 mg/（kg·d），每日 1～3 次，每隔 1 周增加 5 mg/（kg·d），最大剂量 30～60 mg/（kg·d）	肝衰竭、高氨血症、胰腺炎、剂量相关的血小板减少症
加巴喷丁	第 1 天：5 mg/kg，临睡前服用；第 2 天：5 mg/kg，每日 2 次；第 3 天：5 mg/kg，每日 3 次。目标剂量：8～35 mg/（kg·d），每日 3 次	情绪不稳、攻击行为、注意力不集中、多动和不安。肾功能不全的患者慎用和减少剂量
托吡酯	儿童：1～10 mg/（kg·d），每 12 小时 1 次 成人：开始 25 mg/d，每周增加 25 mg/d 至总剂量 200 mg，每 12 小时 1 次	肾结石、窄角型青光眼、厌食、体重下降。减慢药量增加的速度可以减少认知功能障碍、精神障碍、镇静、感觉异常、头晕和共济失调。肾功能不全的患者慎用
唑尼沙胺	1～2 mg/（kg·d），每 12 小时 1 次；每 2 周增加 0.5～1 mg/（kg·d）；常用剂量：5～8 mg/（kg·d）	激动、焦虑、共济失调和行为障碍。肾功能不全或肝功能不全的患者慎用。有发生磺酰胺反应的可能
营养补充剂		
镁	每日镁成分的用量： 1～3 岁，80 mg； 4～8 岁，130 mg； 9～13 岁，240 mg； 14～18 岁，女 360 mg 或男 410 mg	几种可用制剂：氧化镁的生物利用度较氯化镁和乳酸镁低 神经肌肉疾病或肾病患者避免使用。可能会改变血糖调节或引起腹泻

表 14.13 预防头痛的药物（续表）

药物名称	剂量	注意事项 / 不良反应
辅酶 Q10	100 mg，每日 3 次	腹部不适，恶心 / 呕吐。可能会增加出血风险
维生素 B_2（核黄素）	$200 \sim 400$ mg，每日 2 次	尿液变为桔黄色
复合维生素 B（$B_{1 \sim 7, 9, 12}$）	1 片，每日 1 次	产品中含有铁，小心铁的毒性
褪黑激素	$0.5 \sim 10$ mg，每天临睡前	血小板和出血异常患者避免使用
款冬药草（*Pestasites hybridus*）	推荐剂量尚未确定。$25 \sim 75$ mg，每日 2 次	一定要使用无肝损害化学成分吡咯齐定生物碱和最少含 15% 活性成分 pestasins 的制剂。避免对豚草、金盏花和雏菊过敏
菊科植物（小白菊）	$100 \sim 250$ mg，每日 1 次	血小板和出血异常患者避免使用。孕妇避免使用。有戒断综合征，包括反跳性头痛、神经过敏和关节僵硬

表 14.14 治疗头痛的药物

急性期用药	剂量	注意事项 / 不良反应
	止吐药	
昂丹司琼	口服：$4 \sim 11$ 岁，4 mg 每 8 小时 1 次；> 11 岁，8 mg 每 8 小时 1 次。静脉注射：每剂 0.15 mg/kg 每 8 小时 1 次，最大剂量每剂 16 mg	可能延长 QT 间期。
甲氧氯普胺	口服：$0.4 \sim 0.8$ mg/（kg·d），每 6 小时 1 次	可有锥体外系综合征，包括反应性肌张力障碍、癫痫发作
丙氯拉嗪	口服、直肠：0.4 mg/（kg·d），每 8 小时 1 次。静脉注射：单次剂量 0.15 mg/kg	锥体外系反应发生率高，尤其是儿童。窄角型青光眼、严重肝病或心脏疾病患者避免使用。降低癫痫发作阈值

表 14.14 治疗头痛的药物（续表）

急性期用药	剂量	注意事项 / 不良反应
茶苯海明	口服：2～5 岁，12.5～25 mg 每 6～8 小时 1 次；6～12 岁：25～50 mg 每 6～8 小时 1 次；>12 岁：50～100 mg 每 4～6 小时 1 次	降低癫痫发作阈值。
镇痛药 / 非甾体抗炎药（NSAID）		
对乙酰氨基酚	15 mg/kg，每 4 小时 1 次	对乙酰氨基酚最大剂量 4 g/d，由于 Reyes 综合征的风险，儿童避免使用
布洛芬	7.5～10 mg/kg，每 6 小时 1 次	短期使用：抑制血小板聚集，可能会延长出血时间，恶心 / 呕吐、腹部不适 肾功能或肝功能不全患者禁用 长期使用：消化性溃疡、胃肠道出血或穿孔的风险增加，肾损伤
酮咯酸	静脉注射：2～16 岁或 <50 kg，0.5 mg/kg 每 6 小时 1 次；>16 岁或 >50 kg，30 mg 每 6 小时 1 次 口服：首剂 20 mg，然后 10 mg 每 4～6 小时 1 次；最大剂量：40 mg/d	注意事项与 NSAID 相似（见布洛芬）。治疗时间不应超过 5 天
萘普生钠	<12 岁：5～7 mg/kg 每 12 小时 1 次；>12 岁：220 mg 每 8 小时 1 次	注意事项与 NSAID 相似（见布洛芬）
混合制剂		
抗偏头痛药（对乙酰氨基酚 200 mg，阿司匹林 250 mg，咖啡因 65 mg）	1～2 片，每 6 小时 1 次	对乙酰氨基酚最大剂量 4 g/d，由于 Reyes 综合征风险，儿童避免使用

表 14.14 治疗头痛的药物（续表）

急性期用药	剂量	注意事项 / 不良反应
Fioricet（对乙酰氨基酚 325 mg，布他比妥 50 mg，咖啡因 40 mg）	1 ～ 2 片，每 6 小时 1 次	对乙酰氨基酚最大剂量 4 g/d，增加药物滥用性头痛的风险
Fiorinal（阿司匹林 325 mg，布他比妥 50 mg，咖啡因 40 mg）	1 ～ 2 片，每 6 小时 1 次	由于 Reyes 综合征风险，儿童避免使用。增加药物滥用性头痛的风险
类固醇		
Medrol Dose Pak（甲泼尼龙）	口服：4 mg 片剂。第 1 天：8 mg/4 mg/4 mg/8 mg；第 2 天：4 mg/4 mg/4 mg/8 mg；第 3 天：4 mg 每日 4 次；第 4 天：4 mg，每日 3 次；第 5 天：4 mg 每日 2 次；第 6 天：4 mg 每日早上	糖尿病患者避免使用

曲坦类药物

作用机制 曲坦类药物是**特异性治疗偏头痛**的药物（表 14.15）。它们是选择性 5- 羟色胺 1B/1D 受体激动剂，通过刺激血管壁上的 5- 羟色胺 1B 受体，收缩扩张的脑膜血管；或者通过刺激中枢性和周围性三叉神经感觉纤维上的 5- 羟色胺 1D 受体，抑制神经递质的释放和痛觉的传递。由于阻断二级三叉神经血管神经元持续敏化方面的作用较差，最好在先兆或头痛开始时服药。

药物选择 夫罗曲坦和那拉曲坦可以减缓发作，有更长的半衰期，因此常用于经期偏头痛的治疗。利扎曲坦和依来曲坦在最短时间内达到血浆浓度峰值，所以 2 h 无痛率最高。对一种曲坦类药物没有反应并不意味对其他曲坦类药没有反应。初始剂量在 2 h 内可重复给药。曲坦类药物不应合用，2 种不同的曲坦类药物之间至少要间隔 24 h。在症状发作时给药疗效最佳，但发作过程中给药仍然认为有效。在没有禁忌证，并且父母和主治医师都同意的情况下，所有曲坦类药物可用于婴幼儿。

表 14.15 曲坦类药物

	起效时间（h）	半衰期（h）	生物利用度（%）	可用制剂	剂量
				快速起效型	
舒马曲坦[1]	1.5	2～2.5	14	口服	每剂 1 mg/kg，25 mg（＜50 kg），50 mg（＞50 kg）
				鼻喷剂	5 mg（＜50 kg，＜9 岁），10 mg（10～11 岁），20 mg（＞50 kg，＞12 岁）
佐米曲坦（ZMT）	2	2.5～3	40～48	常规 /ZMT	2.5 mg（＜12 岁），5 mg（＞12 岁）
				鼻喷剂	5 mg（＞12 岁）
利扎曲坦	1.5～2.5	2～3	45	常规口服分解片	5 mg（＜40 kg），10 mg（＞40 kg）
阿莫曲坦[2]	1.4～3.8	3.2～3.7	70～80	口服	6.25 mg 或 12.5 mg 或 25 mg（＞50 kg）[1]
依米曲坦	1～2	4～7	50	口服	20 mg 或 40 mg（＞50 kg）
				慢速起效型	
那拉曲坦	2～3	5～6	63（男），74（女）	口服	1 mg，2.5 mg
夫罗曲坦	2～4	24～30	24～30	口服	2.5 mg

[1] 萘普生制剂

[2] FDA 批准用于＞12 岁的儿童

常见不良反应 潮热、胸部和下颌不适。

禁忌证 心血管疾病、未控制的高血压、中枢和外周血管疾病、非典型 / 偏瘫型偏头痛，因为脑血管事件的潜在风险增加。

慢性疼痛与疼痛综合征

简介 根据疼痛的性质、位置和严重程度来定义疼痛很重要，因为这可明显影响诊断性的检查和治疗。因为这个原因，疼痛常被称作"第五生命体征"。

确定严重程度 确定儿童的严重程度具有挑战性，因此需要多个量表评估疼痛并给予评分。2 ~ 7 岁儿童的疼痛评估常用 FLACC（Face Legs Activity Cry Consolability）量表（面、腿、活动、哭泣和可安慰性量表）（表 14.16）[30]。适用于 < 3 岁儿童的 Wong-Baker 面部表情疼痛量表，要求受试儿童选择代表他们开心和悲伤的卡通表情，以表达他们的感受[31]。其他还包括视觉模拟评估、数字模拟评估和言语描述量表。

确定性质 疼痛有多种不同性质或类型，其可被分为两大类：伤害性疼痛和神经病性疼痛，伤害性疼痛进一步分为躯体痛和内脏痛（表 14.17）。

感觉神经纤维有不同的类型（表 14.18），据认为，这些神经

表 14.16 FLACC 量表[30]

	0 分	1 分	2 分
面部	无特殊的表情或微笑	偶有痛苦表情或皱眉、沉默寡言、不感兴趣	频繁乃至不断的下颌颤抖、沉默不语
腿	正常体位或放松	心神不安、焦躁、紧张	踢腿或双腿并拢
行为	安静地躺着、正常体位、活动自如	局促不安、辗转反侧、紧张	弓背体位、僵硬、抽搐
哭闹	无哭闹（清醒或熟睡）	呻吟或呜咽，偶尔抱怨	哭泣、尖叫或抽泣，频繁抱怨
可安抚性	满意、放松	偶尔的触摸、拥抱交谈可使之放松，容易分散注意力	难以慰藉或安慰

注意：这个量表的每项得分为 0、1 或 2 分，总分的范围为 0 ~ 10 分

表 14.17　疼痛分类

疼痛类型	原因	性质
伤害性疼痛	完整的痛觉感受器受到组织损伤和炎症的刺激	
躯体痛	感受器在皮肤、软组织、骨骼肌和骨骼	局限，锐痛、酸痛、压榨痛、刺痛或搏动痛
内脏痛	感受器在内脏器官，如肾、胃肠道	不局限，钝痛、痉挛痛或严重疼痛
神经病性疼痛	刺激或由压迫、横断、渗透所致感觉神经损伤的功能异常	烧灼痛、射击痛、电击痛或刺痛

表 14.18　感觉神经纤维类型

类型	传导（m/s）	功能
A-β 纤维	快速传导（40～50）	振动觉、本体感觉、触觉
A-β 纤维	慢速传导（10～30）	初始痛、温觉
C 纤维	极慢速传导（0.7～2.3）	延迟的痛、温觉

纤维的损伤会降低激活阈值，导致非伤害性刺激引起疼痛。通过反复的放电活动，感觉传导通路通过谷氨酸释放而变得敏化，由此可以反馈到突触前膜，导致中枢敏化。

治疗　与头痛一样，慢性疼痛的治疗应该是多学科。请参考表 14.19 药物制剂的阶梯方案[32]。

复杂区域疼痛综合征（CRPS）

临床特征　持续性疼痛，与引起疼痛的损伤或事件不成比例，可合并水肿、多汗、发绀或皮肤温度改变。它通常影响上肢或下肢，可蔓延到身体其他部位。平均发病年龄为 13 岁，女孩患病率是男孩的 2 倍。

两种类型　①Ⅰ型是反射性交感神经性营养不良，不伴有明显的神经损伤。②Ⅱ型是灼痛，伴有神经损伤。患者将会描述或体验感觉变化，如感觉过敏、感觉倒错、皮肤颜色或温度不对称。

治疗　主要是神经病性疼痛治疗、理疗和作业疗法[33]。心理通常具有明显的作用，与成人相比，儿童疗效更好。

表 14.19 神经病性疼痛的药物治疗

名称	起始剂量	维持剂量	不良反应	注意事项
一线药物				
三环类抗抑郁药（TCA）				
阿米替林	0.1 mg/kg 每天临睡前，可在 2～3 周内增加剂量	0.5～2 mg/kg 每天临睡前	抗胆碱能副作用、心律失常、镇静、窄角型青光眼	14 天内禁止服用单胺氧化酶抑制剂，可能诱导双相情感障碍患者躁狂发作
去甲替林	儿童剂量未知；成人：10～25 mg 每天临睡前，每周增加 25 mg	75 mg 每天临睡前，或每日 2 次	与阿米替林相似	与阿米替林相比，有较低的抗胆碱和镇静作用
5-羟色胺和去甲肾上腺素再摄取抑制剂（SNRI）				
度洛西汀	儿童剂量未知；成人：30 mg 每日 1 次，1 周后增加至 60 mg 每日 1 次	60 mg 每日 1 次	不能控制的窄角型青光眼 可增加自杀的风险 高血压	FDA 批准的纤维肌痛的治疗药物。不能与单胺氧化酶抑制剂合用
文拉法辛	第 1 周：12.5 mg/d。滴定法：若 <40 kg，每周增加 12.5 mg，至最大剂量 50 mg/d 每日 2 次；若 >40 kg，每周增加 25 mg，至最大剂量 75 mg/d 每日 3 次	平均剂量：60 mg/d［1.4 mg/(kg·d)］，每日 2～3 次		可能诱发双相情感障碍患者躁狂发作

表 14.19　神经病性疼痛的药物治疗（续表）

名称	起始剂量	维持剂量	不良反应	注意事项
加巴喷丁	第 1 天：5 mg/kg 每天临睡前；第 2 天：5 mg/kg 每日 2 次；第 3 天：5 mg/kg 每日 3 次	8～35 mg/（kg·d），每日 3 次	情绪不稳、攻击行为、注意力集中困难、多动、躁动不安	肾功能障碍患者慎用，使用时须减少剂量
普瑞巴林	儿童剂量未知。成人：75 mg 每日 2 次，1 周内增加剂量	450 mg/d	头晕、嗜睡	FDA 批准的纤维肌痛的治疗药物
钙通道 α-2-δ 配体				
辅助局部药物				
辣椒素		洗液：>2 岁，每日 3～4 次；贴片：≥12 岁，每日 3～4 次，应用 7 天；乳膏/凝胶/液体：成人，每日 3 次，应用 2～4 周		皮肤破溃区域禁止使用
利多卡因		洗剂、胶冻剂、凝胶软膏、局部用溶剂、乳膏：应用薄膜，每日 3 次；贴片：成人 1～3 贴，每日 2 次	若大剂量使用，可导致心律失常、高铁血红蛋白血症、癫痫发作、昏迷、呼吸抑制，甚至死亡	禁用绷带覆盖，皮肤破溃区域禁止使用

表 14.19 神经病性疼痛的药物治疗（续表）

名称	起始剂量	维持剂量	不良反应	注意事项
		二线药物		
		其他抗癫痫药物		
卡马西平	儿童剂量未知；成人：缓释型片剂100 mg 每日2次；口服液50 mg 每日4次	400～800 mg/d	嗜睡、头痛、运动失调、胃肠不适；可加重甲状腺功能减退，降低血细胞计数，导致再生障碍性贫血和抗利尿激素分泌异常综合征	三叉神经痛的一线治疗；有液体制剂可用
拉莫三嗪	对疼痛疗效不确定，但癫痫治疗有效。第1、2周：0.3 mg/（kg·d）每日1～2次；第3、4周：0.6 mg/（kg·d）每日2次；第5周后，每1～2周增加0.6 mg/（kg·d）	4.5～7.5 mg/（kg·d），最大剂量300 mg/d，每日2次	皮疹，包括Steven-Johnson综合征。若有子宫内暴露，可增加唇、腭裂风险	有口服分解片可用。含有雌激素的口服避孕药（OCP）可降低血清浓度
奥卡西平	对于疼痛疗效并不确定，但对癫痫有效。8～10 mg/（kg·d）每日2次；每3天增加剂量5 mg/（kg·d）	最大剂量：20 kg，900 mg/d 每日2次；至70 kg，2100 mg/d 每日2次	低钠血症，常发生于前3个月	有口服混悬液可用

表 14.19 神经病性疼痛的药物治疗（续表）

名称	起始剂量	维持剂量	不良反应	注意事项
托吡酯	见表 14.13			
丙戊酸	见表 14.13			
阿片类药物或类阿片类药物				
美沙酮	0.1 mg/kg 每 4 小时 1 次，2～3 次后，每 6～12 小时 1 次，或 0.7 mg/（kg·24 h）每 4～6 小时 1 次	最大剂量 10 mg	可能引起 QT 间期延长或心律失常	半衰期长达 5 天
曲马多	1～2 mg/kg 每 4～6 小时 1 次	单次最大剂量：100 mg；每日最大剂量少于 8 mg/（kg·d）或 400 mg/d	高剂量可降低癫痫发作阈值	作用于 Mµ 受体，抑制 5-羟色胺和去甲肾上腺素。与传统阿片类药物相比，降低阿片类药物依赖的风险
非阿片类镇痛药				
对乙酰氨基酚	见表 14.14			
非甾体抗炎药	见表 14.14			

纤维肌痛症

诊断 1990 年美国风湿病学会首次制订了该病的标准[34]。诊断需要 3 个月广泛的肌肉骨骼疼痛，并排除其他潜在的病因，18 个压痛点中有 5 ～ 11 个。在颈部、肩部、胸部、臀部、膝盖和肘部的指定部位，用轻压法来检测压痛点。在 2010 年 5 月提出的新标准[35]中，去除了压痛点作为标准的一部分，相反，关注广泛疼痛指数和症状严重程度量表。广泛疼痛指数评分是通过计算过去 1 周内患者感受到疼痛部位的数量来确定，然后每个区域按严重程度从 0 到 3 评分，并相加就是总分。为了满足新标准，患者必须有 ≥ 7 处疼痛部位和症状严重程度评分 ≥ 5 分，或者有 3 ～ 6 处疼痛部位且症状严重程度评分 ≥ 9 分。最近，纤维肌痛症在儿童中得到认可，并被称为青少年纤维肌痛症，但还没有单独的标准。

治疗 普瑞巴林是 FDA 第一个批准的治疗药物，也用镇痛药、抗抑郁药和抗癫痫药治疗。应采用综合治疗方案，同时还要结合有氧运动和认知行为治疗。

幻肢痛

临床特征 截肢后，患者还能意识到肢体存在、患肢感觉、残肢疼痛；50% ～ 80% 的病例，都有幻肢痛[36]。截肢者经常报告说残肢能感觉到短暂的、烧灼样疼痛。疼痛可能有中枢的成分，因为残肢部位局部注射麻醉药不能缓解疼痛。

治疗 没有进一步研究，但通常采用针对神经病性疼痛的同样治疗，如抗抑郁药和钙通道阻滞剂，包括卡马西平[37]。也可以使用阿片类药物、降钙素、氯胺酮和感官辨别训练。已证实抗抑郁药和脊髓刺激有效。还有一种更新颖的疗法，这种疗法使用镜箱制造人工视觉反馈，以便患者能从不舒服的位置"移动"幻肢，直到疼痛缓解[38]。

痉挛相关性疼痛

定义 脑瘫、脑外伤或脊髓损伤、多发性硬化和卒中的患儿常常出现痉挛。以肌肉紧张和肌肉控制减少为特征，在严重的情况下，可出现挛缩、关节畸形和姿势异常。这可能与被描述为肌肉紧张、肌肉痉挛或关节周围痛性紧绷感的疼痛相关。

治疗　一线治疗包括作业疗法和物理疗法。当痉挛加重时，药物如苯二氮䓬类或 GABA_B 激动剂（巴氯芬）可能有效。肉毒杆菌毒素或苯酚可注射到特定肌肉内。手术方式包括肌腱松懈或鞘内巴氯芬泵的植入。

参考文献

1. Bille BS. Migraine in school children. A study of the incidence and short-term prognosis, and a clinical, psychological and electroencephalographic comparison between children with migraine and matched controls. *Acta Paediatr Suppl*. 1962;136:1–151.
2. Dalsgaard-Nielsen T. Some aspects of the epidemiology of migraine in Denmark. *Headache*. 1970;10:14–23.
3. Deubner DC. An epidemiologic study of migraine and headache in 10–20 year olds. *Headache*. 1977;17:173–180.
4. Abu-Arefeh I, Russell G. Prevalence of headache and migraine in schoolchildren. *BMJ*. 1994;309:765–769.
5. WHO. *WHO Headache Disorders*. Vol. 2012; 2012.
6. The International Classification of Headache Disorders: 2nd edition. *Cephalalgia*. 2004;24 (suppl 1):9–160.
7. Kelman L. The premonitory symptoms (prodrome): a tertiary care study of 893 migraineurs. *Headache*. 2004;44:865–872.
8. Lewis DW. Migraine and migraine variants in childhood and adolescence. *Semin Pediatr Neurol*. 1995;2:127–143.
9. Digre KB, Corbett JJ. Idiopathic Intracranial Hypertension (pseudotumor cerebri): a reappraisal. *Neurologist*. 2001;7:2–67.
10. Ben Yehuda Y, Watemberg N. Ketamine increases opening cerebrospinal pressure in children undergoing lumbar puncture. *J Child Neurol*. 2006;21:441–443.
11. Engelhard K, Werner C. Inhalational or intravenous anesthetics for craniotomies? Pro inhalational. *Curr Opin Anaesthesiol*. 2006;19:504–508.
12. Schwartz KM, Luetmer PH, Hunt CH, et al. Position-related variability of CSF opening pressure measurements. *AJNR Am J Neuroradiol*. 2013;34(4):904–907.
13. deVeber G, Andrew M, Adams C, et al. Cerebral sinovenous thrombosis in children. *N Engl J Med*. 2001;345:417–423.
14. Barkovich AJ, Wippold FJ, Sherman JL, et al. Significance of cerebellar tonsillar position on MR. *AJNR Am J Neuroradiol*. 1986;7:795–799.
15. Practice parameter: the management of concussion in sports (summary statement). Report of the Quality Standards Subcommittee. *Neurology*. 1997;48:581–585.
16. Fisher CM. Concussion amnesia. *Neurology*. 1966;16:826–830.
17. Yarnell PR, Lynch S. Retrograde memory immediately after concussion. *Lancet*. 1970;1:863–864.
18. Bazarian JJ, Blyth B, Cimpello L. Bench to bedside: evidence for brain injury after concussion—looking beyond the computed tomography scan. *Acad Emerg Med*. 2006;13:199–214.
19. Langlois JA, Rutland-Brown W, Wald MM. The epidemiology and impact of traumatic brain injury: a brief overview. *J Head Trauma Rehabil*. 2006;21:375–378.
20. Gessel LM, Fields SK, Collins CL, et al. Concussions among United States high school and collegiate athletes. *J Athl Train*. 2007;42:495–503.
21. Guerriero RM, Proctor MR, Mannix R, et al. Epidemiology, trends, assessment and management of sport-related concussion in United States high schools. *Curr Opin Pediatr*. 2012;24:696–701.
22. McCrory P, Meeuwisse W, Johnston K, et al. Consensus Statement on Concussion in Sport: the 3rd International Conference on Concussion in Sport held in Zurich, November 2008. *Br J Sports Med*. 2009:43:i76–i84.
23. Valovich McLeod TC, Bay RC, Lam KC, et al. Representative baseline values on the Sport Concussion Assessment Tool 2 (SCAT2) in adolescent athletes vary by gender, grade, and concussion history. *Am J Sports Med*. 2012;40:927–933.
24. Moscato D, Peracchi MI, Mazzotta G, et al. Post-traumatic headache from moderate head injury. *J Headache Pain*. 2005;6:284–286.

25. Olesen J, Bousser MG, Diener HC, et al. New appendix criteria open for a broader concept of chronic migraine . *Cephalalgia*. 2006;26:742–746.

26. Bigal ME, Serrano D, Buse D, et al. Acute migraine medications and evolution from episodic to chronic migraine: a longitudinal population-based study. *Headache*. 2008;48:1157–1168.

27. Tepper SJ. Medication-overuse headache. *Continuum (Minneap Minn)*. 2012;18:807–822.

28. Loder E, Biondi D. Oral phenobarbital loading: a safe and effective method of withdrawing patients with headache from butalbital compounds. *Headache*. 2003;43:904–909.

29. Sinclair AJ, Burdon MA, Nightingale PG, et al. Low energy diet and intracranial pressure in women with idiopathic intracranial hypertension: prospective cohort study. *BMJ*. 2010;341:c2701

30. Merkel SI, Voepel-Lewis T, Shayevitz JR, et al. The FLACC: a behavioral scale for scoring postoperative pain in young children. *Pediatr Nurs*. 1997;23:293–297.

31. Wong D, Baker C. *Reference Manual for the Wong-Baker Faces Pain Rating Scale*. Duarte, CA: Mayday Pain Resource Center; 1995.

32. Dworkin RH, O'Connor AB, Backonja M, et al. Pharmacologic management of neuropathic pain: evidence-based recommendations. *Pain*. 2007;132:237–251.

33. Wilder RT, Berde CB, Wolohan M, et al. Reflex sympathetic dystrophy in children. Clinical characteristics and follow-up of seventy patients. *J Bone Joint Surg Am*. 1992;74:910–919.

34. Wolfe F, Smythe HA, Yunus MB, et al. The American College of Rheumatology 1990 criteria for the classification of fibromyalgia. Report of the Multicenter Criteria Committee. *Arthritis Rheum*. 1990;33:160–172.

35. Wolfe F, Clauw DJ, Fitzcharles MA, et al. The American College of Rheumatology preliminary diagnostic criteria for fibromyalgia and measurement of symptom severity. *Arthritis Care Res (Hoboken)*. 2010;62:600–610.

36. Sherman RA, Sherman CJ, Parker L. Chronic phantom and stump pain among American veterans: results of a survey. *Pain*. 1984;18:83–95.

37. Sindrup SH, Jensen TS. Efficacy of pharmacological treatments of neuropathic pain: an update and effect related to mechanism of drug action. *Pain*. 1999;83:389–400.

38. Rothgangel AS, Braun SM, Beurskens AJ, et al. The clinical aspects of mirror therapy in rehabilitation: a systematic review of the literature. *Int J Rehabil Res*. 2011;34:1–13.

39. Li BU, Misiewicz L. Cyclic vomiting syndrome: a brain-gut disorder. *Gastroenterol Clin North Am*. 2003;32:997–1019.

40. Abu-Arafeh I, Russell G. Prevalence and clinical features of abdominal migraine compared with those of migraine headache. *Arch Dis Child*. 1995;72:413–417.

41. Drigo P, Carli G, Laverda AM. Benign paroxysmal vertigo of childhood. *Brain Dev*. 2001;23:38–41.

42. Drigo P, Carli G, Laverda AM. Benign paroxysmal torticollis of infancy. *Brain Dev*. 2000;22:169–172.

43. Fleisher DR, Matar M. The cyclic vomiting syndrome: a report of 71 cases and literature review. *J Pediatr Gastroenterol Nutr*. 1993;17:361–369.

44. Vanderhoof JA, Young R, Kaufman SS, et al. Treatment of cyclic vomiting in childhood with erythromycin. *J Pediatr Gastroenterol Nutr*. 1993;17:387–391.

45. Dignan F, Abu-Arafeh I, Russell G. The prognosis of childhood abdominal migraine. *Arch Dis Child*. 2001;84:415–418.

46. Giffin NJ, Benton S, Goadsby PJ. Benign paroxysmal torticollis of infancy: four new cases and linkage to CACNA1A mutation. *Dev Med Child Neurol*. 2002;44:490–493.

在线资源

The National Headache Foundation – www.headaches.org

The American Committee for Headache Education – www.achenet.org

The International Headache Society – www.ihs.org

15 儿童行为神经病学

M. Zelime Elibol, Jeff Waugh,
Jeremiah M. Scharf, Ann M. Neumeyer

赵春维　译

刘献增　赵丹华　刘菁菁　校

神经系统疾病的精神症状

精神症状可能是神经系统疾病的首发或早期症状，有助于定位和诊断。具有不同表现的疾病（如精神错乱和情感障碍）根据最常见的表现进行排列。事实上所有的神经退行性疾病在其病程中都可能出现认知 / 执行 / 情感障碍，除非以下情况，这些通常不是该病的典型表现。

表现为精神病或执行功能障碍

病程从数小时至数周

急性精神错乱性偏头痛　表现为定向障碍伴或不伴躁动，儿童较青少年多见。

Sydenham 舞蹈病　表现为注意力不集中、爆发行为和强迫症。

中枢神经系统血管炎　通常累及小血管，传统的血管造影或 MRA 呈阴性，表现为头痛、发热和局灶的神经系统体征。

中枢神经系统狼疮[5]　表现为精神病、敏锐性缺失、行为怪诞和头痛。

血卟啉病　表现为幻觉、妄想、精神错乱伴有全身症状。

癫痫　尤其是起源于颞叶、眶额叶和扣带回皮质的癫痫，通常（也不总是）之前伴有突发 / 突止的内脏或嗅觉先兆。

感染　感染症状因病程长短、解剖部位各异而不同，但大多数伴有全身症状。

抗体介导的脑病　通常对静脉注射免疫球蛋白（IVIG）治疗有效，若为副肿瘤综合征则须治疗原发性恶性肿瘤[6]。

抗 NMDA 受体脑炎：表现为言语功能倒退或丧失、行为怪诞、尿失禁、运动障碍和痫性发作。

抗 GAD 脑炎：经典的边缘叶脑炎，伴定向障碍、情感障碍和痫性发作。

Ophelia 综合征：起病急骤，记忆力严重减低，伴有霍奇金淋巴瘤。

眼阵挛-肌阵挛-共济失调综合征：表现为运动障碍伴有注意力不集中、易冲动和情感障碍。

桥本脑病（Hashimoto 脑病）：中枢神经系统症状和抗甲状腺抗体之间的关系尚不清楚，通常类固醇激素治疗有效（诊断性治疗）。

代谢性疾病　线粒体病及底物代谢障碍，在诱发因素作用下病情可突然加重，即在慢性进展性痴呆的基础上出现急性认知 / 执行功能减退。

病程从数月至数年

亨廷顿病　注意力缺陷、攻击性行为、药物成瘾、帕金森病样表现 / 步态异常早于舞蹈病出现，20 岁之前发病，所有亨廷顿病类似疾病（HD-mimics）都有同样的精神特征。

舞蹈病-棘红细胞增多症　表现为去抑制状态和执行功能障碍。

Wilson 病　表现为 Frank 精神病、注意力不集中、去抑制状态和失眠。

表现为病程早期出现人格改变

病情迅速进展

典型病例有局灶性神经功能缺失表现，伴或不伴全身体征。

感染、缺血　病情可呈逐步进展，也可能进行性恶化。栓塞、出血性、烟雾病相关的脑梗死均可表现为注意力 / 认知 / 执行功能的改变。

中枢神经系统血管炎（包括狼疮）：表现为弥漫的、波动的神经功能缺失症状，也可以缓慢加重。

病情缓慢进展

贮积病　青少年神经元蜡样脂褐质沉积症（Batten 病）、戈谢病 3 型（全面的认知功能减退，无精神病）、Niemann-Pick 病 C 型（精神病，幻觉，进行性痴呆，常伴有其他弥漫性神经系统症状）。

　　脑白质营养不良（特别是 X-ALD，MLD） 行为改变、注意力缺陷、学业下降是疾病早期的主要表现，急性发病罕见。迟发型白质消融性脑病常以行为障碍或精神异常起病，运动症状可同时出现或随后迅速出现。

表现为情感障碍

　　Sydenham 舞蹈病　常见抑郁、焦虑和强迫症，早期出现，持续数月。

　　脊髓小脑共济失调 17 型（SCA17）（也可能其他退行性共济失调）：抑郁症可能早于共济失调出现。

　　早发帕金森综合征（PARK7）

　　癫痫　通常并非单一症状，而是与其他表现合并存在。

　　伴脑铁沉积的神经变性疾病（NBIA）　情感障碍、人格改变，在青春期晚期起病的患者中常见。

精神疾病的神经系统表现

　　精神疾病常见于神经系统临床中，既可作为神经系统疾病的并发症，又可类似于不同的神经病理表现。15% ～ 30% 的神经内科门诊患者仍未得到清楚的医学解释[7-8]。未能识别及帮助如此庞大的患者群体是不可取的。幸运的是，这些疾病通常很容易与神经系统疾病区分开来，而且很多疾病治疗有效。

抑郁

　　抑郁的常见特征可能会被误诊为神经系统疾病，如精神运动迟缓或发育迟滞、帕金森综合征、意志力丧失、失眠和注意力不集中、注意力缺陷多动障碍（ADHD）、记忆障碍、妄想和幻觉，也是很多神经系统疾病诊断的特征性表现。

紧张症

　　临床上定义为运动不能，通常伴有蜡样肌张力升高与过多重复且无目的的动作交替出现；社交退缩、缄默、拒绝交流或进食进水，发热和自主神经功能失调。可能被误诊为癫痫持续状态（惊厥性或非惊厥性）、严重的张力障碍、脑炎和诈病。

病因学 不明。与精神分裂症和孤独症有关，但也见于许多疾病中，如前额叶内侧皮质病变、丘脑前核病变、抗磷脂抗体综合征、狼疮脑炎、21 三体综合征、抗 NMDA 受体脑炎、Prader-Willi 综合征、全面发育迟缓、颞叶癫痫、抑郁、焦虑或躁狂、可卡因和摇头丸滥用、低钠血症、Wilson 病。

人口统计学 男女患者比例相等，成人与儿童患者比例相等，在精神病门诊患者中的比例为 5%，在孤独症谱系障碍患者中约为 15%，在接受急性精神治疗的儿童中比例更高[9]。儿童与成人紧张症患者在体征、症状和治疗方面无明显不同，许多病因相同。

治疗 大剂量苯二氮䓬类药物和电休克治疗可使 80% ～ 100% 的患者病情改善[10]。治疗方案与病因无关。儿童紧张症诊断比例很低，只有 11% 在疾病早期做出诊断，只有 6% 接受了规范的治疗。延误治疗影响疗效。最严重的类型（恶性紧张症）是致命的，占 10% ～ 20%，但如果能早期诊断，是可治疗的。

躯体化障碍

疾病症状提示为内科疾病，但却由精神疾病引起，通常就诊于神经内科。对正常躯体波动的敏感性增高及基础自主神经觉醒水平增强。

定义 躯体化（somatization）：多种慢性病主诉，频繁变化，持续多年。**转换障碍（conversion）**：（见于 25% 的躯体化障碍成人患者及约 50% 的儿童患者），急性发作的离散性神经症状，症状持续数月至数年并且变化有限。**疼痛障碍**：既往的损伤程度不能解释病痛或无既往损伤史，头痛、腹痛及盆腔疼痛常见，但任何部位均可受累。**疑病症（hypochondriasis）**：对某种特定疾病恐惧和过度关注。

人口统计学 大约 1/3 神经科门诊患者的症状通常难以做出医学诊断[7]。常见的相关因素有：焦虑/抑郁型人格，情感障碍，阳性的情感障碍家族史，或躯体化诊断。

转换障碍

躯体化诊断最可能涉及神经科，在儿童中最为常见。

人口统计学 心因性障碍在儿童中常见，和成人发病率大致相当，每年为（2～5）/10 万，与各种病因的脑炎一样常见；占 6%～15% 的神经内科门诊患者、5% 的新发癫痫发作患者、3% 的运动障碍门诊患者及 25% 的运动障碍住院患者[11-12]。青春期前男女患者比例相同，在青少年和成年转换障碍患者中女性比男性超出 2～10 倍。约 25% 的患者小于 10 岁，而病例报道或个人经验认为最小的发病年龄为 4 岁。

病因 尽管既往观点认为与心理障碍（癔症）有关，但现已证明异常的大脑活动决定了症状的部位及类型[13]。自我控制感（思想 / 行动的所有权）异常[14-15]，fMRI/PET 显示运动时大脑活动模式异常。这些"功能"紊乱通过治疗可恢复正常。因此，症状不是有意识产生的，也不是患者可以控制的。

诊断 相信自己的检查，如不确定，请转诊。功能性疾病的表现形式与器质性疾病不同。见表 15.1。

表 15.1 评估儿童功能障碍的基本因素

本着同情、诚实和尊重的原则。理解患儿的恐惧和残障。建立信任关系。

提示功能障碍诊断的病史：
急性起病，快速发展至严重程度状态
自发缓解

支持功能障碍诊断的体检特征：
注意力分散，关注症状时严重程度增加
症状适应（如，伴随震颤，痫性发作症状改变，暗示性）
通过服用安慰剂或患者认为自己未被注意时症状缓解
残障或痛苦有选择性，和（或）与体格检查的结果不相符
功能障碍疾病的征象：放弃阻抗（give-way weakness）；Krohn，双臂交叉试验，或手坠落下垂（上肢无力）；Hoover 或 Raimiste 试验（下肢无力）；远近管状视野试验（视觉缺陷）；成对的感觉通路分离（振动觉和位置觉），分裂中线，非皮节分布（感觉减退）

疑似功能障碍时的检查适应证：
神经系统查体客观的局灶性体征
先前对类似症状做出过神经系统疾病诊断（如，癫痫患者新发的非痫性发作）
如因研究不足而难以确诊，应缩小范围，用数据构建案例分析

诊断确立后，评估诱因，着重治疗：
学业压力（如，转学、霸凌、学校要求高、课外活动多）
社交混乱，建立友谊，同学矛盾，网上交友
家庭变迁（搬家、失业 / 跳槽、新的配偶 / 伴侣、新的兄弟姐妹），财政困难，家庭内部矛盾
确认谁是患儿症状的来源

"排除诊断"是不准确的，会降低患者对医生评估的信任程度，在治疗过程中增加不必要的检查/焦虑/费用/延误治疗。诊疗过程中，告诉患者肯定性的检查结果可以显示医生谨慎的态度，给患者接受的时间。（例如，"你脚趾下垂是没问题的，肢体无力不是因为脊髓损伤造成的。"）转换障碍罕有误诊（5%），与其他神经疾病诊断的误诊率相同[16]。诊疗过程中医生的语言表达非常重要。医生所说的是非器质性的、人为的、精神性的和心因性的，患者听到的是"你脑子有问题""装病的"或"不值得我花费时间和精力"。这个观念是基于：①认为精神疾病不如"真正的"疾病严重的社会观念；②认为精神疾病是患者的过错所致的社会观念；③陈述者表述和讨论症状的方式。转换障碍不受患者控制，与器质性疾病痛苦程度相当——诊疗过程中同情和尊重对治疗成功至关重要。**注意**：DSM-Ⅳ的诊断标准需要识别心理原因，DSM-5则不需要，目前不需要诊断特定的表现（如，心因性运动障碍、非痫性发作）。

治疗 80%～90%的儿童患者可痊愈，远比成人预后好[11,17]。96%的痊愈者在4周内完全恢复。提示预后良好的因素有：病程短，信任医生及其所下诊断，医患双方共同期望良好预后。进行详尽的体格检查，确认有诊断意义的阳性结果后再进行治疗。解除压力常常有治疗作用，可以缓解并常常减轻症状。尽早转诊至有功能疾病治疗经验的心理学家或精神病学家诊所，并继续治疗。尽可能减少检查及不用医学方法处理。认知行为治疗在临床试验中证明有效。保持与神经病学家的联系对于确定诊断很有帮助，一旦患者出现新的症状或体征，可随时准备评估，如果不能保持联系，则给予支持治疗。疾病的花费和疗程与类似的器质性疾病相近[18]。**警告**：10%～15%的精神疾病患者同时存在器质性疾病，二者均需治疗。

抽动障碍

定义

抽动是快速的、无节律的、重复的动作或发声，症状波动，持续数周至数月，可累及身体其他部位与动作。

单纯型抽动 短暂地累及身体单一部位，可多个单纯型抽动共存。

复杂型抽动　看似有目的的动作 / 发声，常常为一套僵硬的协调动作，可呈强迫性（触摸 / 轻敲）、攻击性（击打自己）、伴自身模仿（言语重复）或模仿他人说的话（模仿言语）或行为（模仿动作），使用不礼貌的短语（秽语症）或手势（猥亵行为）。

临床表现

第一次抽动一般出现在 3 ～ 8 岁，通常以运动形式表现出来（头部、颈部、肩膀最常见），之后 1 ～ 2 年伴随发声抽动。症状通常在青春期早期达到高峰，然后约 80% 的患者症状逐渐减轻。**诱因**：压力、疲劳、兴奋、感染、学年的开始 / 结束、假期或被他人注意。**冲动先兆**：（出现压力感 / 瘙痒感 / 错误感），可被短暂地抵制，不能被干扰，普遍由抽动来缓解释放。压制冲动意识的强烈要求和能力在年轻或发育迟缓的患者身上表现得不明显。单纯型抽动发病后，在数周至数月达到高峰，最终迁移到其他身体部位或动作。在这种持续的症状波动模式中，经常重叠出现多个抽动，一天内可见到多发抽动。秽语症 / 猥亵行为只发生在 10% ～ 20% 的抽动症患者中，罕见于非抽动秽语综合征的抽动患者。**特殊的抽动类型**：强直（腹部或盆腔肌肉紧张，屏气），肌张力障碍（翻滚，扭曲，变形的动作），负性抽动（突然中止的发声或动作），强迫性发笑。抽动是一种少见的心因性运动障碍，尽管偶尔抽动的患者可能会叠加细微抽动。与刻板行为（刻板行为注意力分散，3 岁前起病，甚至可见于婴儿阶段）和肌阵挛（肌阵挛型不甚复杂，典型为快速的闪电样动作，不可抑制）不同，二者均不累及其他身体部位，无内在驱动力 / 冲动先兆。

儿童短暂性抽动障碍　无论发作次数 / 严重性，病程在 1 个月至 1 年之间，在综述中常被描述为已缓解的短暂抽动，DSM-5 中已更名为"暂时性抽动障碍。"

慢性运动或发声抽动障碍　局限于一种（运动或发声，二者不并存），至少持续 1 年。

抽动秽语综合征（TS）　"Gilles de la Tourette"是 19 世纪描述此病的法国内科医生的全名。多次运动抽动伴一次以上发声抽动，病程 1 年以上；必须排除其他原因（如药物、基底神经节损伤）以及躯体疾病。严重抽动可达 5%，通常为难治性的（自残行为或暴力行为，如打、掐及戳眼），称为恶性 TS。TS 和慢性抽动为同一临床谱系疾病，不是完全不同的疾病，在家族中也可同时见到。对抽动障碍的诊断，DSM-5 删除了无抽动期大于 3 个月的必要条件。

人口统计学

儿童最常见的运动障碍：短暂性抽动障碍占 20% ～ 30%；慢性运动或发声抽动障碍占 2% ～ 3%；抽动秽语综合征在世界范围的患病率约为 1%，男女比例约为 4∶1。慢性抽动障碍患儿在 20 岁时，治愈、低频率发作、发作症状同前各占 1/3。抽动秽语综合征的合并症较多（88%）：60% 有 ADHD，约 30% 有强迫症，约 25% 有学习障碍，约 20% 有情感障碍，15% 有行为 / 对立违抗性障碍。常有抽动、ADHD 和（或）强迫症（TS 三联征）的阳性家族史。

病理生理学

遗传机制不明，但有很强的遗传倾向：在抽动秽语综合征，同卵双胞胎患病的一致性为 55%，异卵双胞胎为 8%。抽动症为发育障碍：2/3 患儿成年后不再发作或明显减轻。

机制假说：躯体感觉皮质–基底神经节联系的完整性受损，导致运动去抑制化；纹状体的多巴胺能神经元过度活化；额叶皮质自上而下的控制网络受损；以及其他不明机制的神经递质异常[2]。

治疗

大多数患者抽动轻微，只需要辅导和安慰。用合并症与个人或家庭因素比单纯依靠抽动症类型能更好地预测功能障碍。

药物治疗 只适用于有自残行为 / 疼痛、社会 / 学习 / 功能障碍的患者。

一线药物：α_2 受体激动剂（可乐定、胍法辛），需要多日给药（不只是每天临睡前给药），托吡酯的循证医学证据不足。

二线药物：非典型抗精神病药物（利培酮、齐拉西酮、阿立哌唑），喹硫平及奥氮平效果不佳。

三线药物：典型抗精神病药（氟哌啶醇、匹莫齐特、氟奋乃静），疗效最好，但短期和长期的副作用较多，疗效与 D_2R 效价成正比。匹莫齐特不一定比氟哌啶醇或氟奋乃静疗效好，因其药物间相互作用较多，如 QT 校正间期延长。

其他药物：丁苯那嗪（耗竭神经元多巴胺，疗效与二、三线药物相当，迟发性运动障碍风险较低，对某些患者而言与一线药物的疗效相当，但 25% 患者会合并急性抑郁和认知障碍），肉毒杆菌毒素（适于单部位反复抽动影响生活者）。

习惯逆转训练　教导患者识别冲动先兆，并主动抑制抽动发作。随机对照试验显示可中度改善抽动症状的严重程度。

脑深部电刺激（DBS）　适用于严重致残、药物难治性的抽动症，最佳电极放置位置（丘脑中央内侧核、苍白球、丘脑下核）仍不清楚。

健康教育　家庭、学校的健康教育通常有效。可能需要提供咨询、支持和教室应对措施。

共患病

共患病必须治疗，通常比抽动本身更有伤害性。

强迫症（OCD）　认知行为治疗（cognitive-behavioral therapy，CBT），选择性 5- 羟色胺再摄取抑制剂（SSRI），非典型抗精神病药物，严重病例可用 DBS 治疗。

注意力缺陷多动障碍（ADHD）　兴奋剂不是禁忌，这一点已经通过哌甲酯、可乐定及安慰剂对照试验证实；可乐定/哌甲酯联合治疗对 ADHD 合并抽动障碍疗效最佳[4]。苯丙胺的衍生物——托莫西汀（去甲肾上腺素再摄取抑制剂）及盐酸胍法辛也被证明有效。在临床实践中，可以看到使用兴奋剂后短暂性抽动障碍先恶化，然后随着时间逐渐减轻，使用起始低剂量然后缓慢加量的方法可以降低抽动恶化的可能性[2]。

A 组链球菌感染相关的儿童自身免疫性神经精神障碍　目前 A 组链球菌感染相关的儿童自身免疫性神经精神障碍（Pediatric Autoimmune Neuropsychiatric Disorders associated with Group A Streptococcal infection，PANDAS）这一诊断存在争议。表现为青春期前急性发作的强迫症伴或不伴严重抽动，经常伴随行为退化、遗尿和注意力不集中。尚不清楚这是一个感染诱发的独立的疾病，还是抽动秽语综合征（TS）或强迫症的亚型。抗神经元抗体（见于 Sydenham 舞蹈病）的阳性率极低，许多基础科学研究也是阴性。鉴于众多的链球菌携带者及无症状感染者，很难直接将 PANDAS 归因于链球菌感染。据报道称，静脉注射免疫球蛋白（IVIG）或血浆置换有效，激素无效。目前除临床试验以外，尚不推荐 IVIG。尽管存在激烈争论，但普遍认为可使用短程抗生素治疗，长期 / 预防性应用抗生素很可能无益。近期发现支原体或疏螺旋体感染后也可以出现上述症状，因此更名为小儿急性发作神经精神障碍综合征（pediatric acute-onset neuropsychiatric syndrome，PANS）。

注意力缺陷多动障碍（ADHD）

定义和诊断标准

见于儿童早期的神经生物学 / 神经发育障碍，核心症状为：多动、易冲动和（或）注意力不集中。根据美国医学会科学事务委员会的说法，此病是医学史上研究得最详细的疾病之一，其整体数据的有效性远比其他医学疾病有说服力[19]。**亚型**：注意力不集中为主型，多动症 / 易冲动为主型，或复合型。

DSM-Ⅳ诊断标准[20]

在 9 个注意力不集中的症状和（或）9 个多动 / 冲动（hyperactive/impulsive，H/I）症状中出现 ≥ 6 个症状。症状必须持续 ≥ 6 个月；适应不良，与发育水平不一致；在 ≥ 2 处场所出现症状（学校、家庭等）；7 岁前发病（DSM-5 版的标准为 12 岁以下）；严重影响社交、学习或其他职业功能；不可归因于其他生理的、外因的或心理的异常。**注意**：因为学习 / 工作难度加大（特别是注意力不集中为主型）[21]，可能会直到 7 岁以后才被发现。见表 15.2。

表 15.2   ADHD 症候群（DSM-Ⅳ）[20]

注意力不集中为主型	多动 / 易冲动为主型（H/I）	
1. 对细节不关注 / 粗心易犯错 2. 保持注意力困难 3. 与其语言交流时不听从 4. 不能跟随或完成任务 5. 组织困难 6. 排斥 / 厌恶要求保持注意力的活动	1. 坐立不安伴手脚在座位上扭动 2. 坐不住 3. 过度奔跑、攀爬（青少年主观烦乱不安） 4. 很难安静地玩 / 参与休闲活动 5. 经常忙个不停，就像安装了发动机一样 6. 言语过多	多动症状
7. 丢三落四 8. 容易分心 9. 健忘	7. 提问完成之前说出答案 8. 不能等待按顺序活动 9. 打断 / 干涉别人	易冲动症状

DSM-5 的变化[22]

（1）**分类**：ADHD 归于"神经发育障碍"，与学习障碍（learning disorders，LD）并列，而不属于"破坏性行为障碍"[对立违抗障碍（oppositional defiant disorder，ODD）和行为障碍（conduct disorder，CD）]。

（2）**年龄标准**：12 岁前表现出症状（而非 7 岁），但不一定 12 岁之前造成损害。多项研究表明无论将发病年龄标准设定为 7 岁还是 7 岁之后，在病程、预后、严重程度以及药物治疗反应方面均无显著性差异。

（3）**亚型**：症状、发病形式可能会随年龄和情境而改变，不同填报者之间分类可能有所不同，可由两种亚型的症状复合而成；不同亚型对药物的反应相似。无论是注意力不集中型还是 H/I 型，在过去的 6 个月内仍需要满足在 9 种症状中至少出现 6 种症状，但不再归为任意一种亚型，而是被描述为某种"临床表现"：H/I（有 ≤ 5 个注意力不集中症状）、注意力不集中（3 ～ 5 个 H/I 症状）、有限的注意力不集中（≤ 2 个 H/I 症状）、组合症状（≥ 6 个注意力不集中且 ≥ 6 个 H/I 症状）。有限的注意力不集中亚型仍需进一步研究。

（4）**成人 / 青少年诊断标准**：仍需满足发病年龄小于 12 岁的要求，虽然 DSM 症状最早见于儿童，但症状及疾病形式可能会随着年龄和环境的改变而改变，可以见到症状随年龄增大而减少。成人（17 岁以上）需要 5 种以上症状，且对成年人的临床表现有专门的表述。

（5）**孤独症谱系障碍中的 ADHD**：孤独症谱系障碍（ASD）患者现在也可以诊断 ADHD，而之前因"不能归因于另一种精神障碍"的标准已被排除。

流行病学

患病率和男女比例

ADHD 为最常诊断的儿童神经行为障碍，可影响 4% ～ 12% 的学龄儿童[23]。患儿中以男孩为主，可能由于女孩中较少出现攻击性或破坏性行为而在较晚阶段才被发现。成年人男女比例相当，提示女性患者在儿童期诊断率较低。诊断为 ADHD 的儿童比例从 1998—2000 年的 7% 增加到 2007—2009 年的 9%（根据父母的报告）[24]。

诊断及治疗不充分

临床数据研究表明，达到临床标准的儿童只有 50% 明确诊断或得到治疗[25]。2008 年仅 3.5% 的美国患儿接受了兴奋剂治疗，而大多数 ADHD 患儿没有接受兴奋剂治疗[26]。

亚型

复合型占 50% ～ 75%，注意力不集中为主型占 20% ～ 30%，多动 / 易冲动为主型小于 15%。复合型最为常见、最为严重，合并其他疾病的风险高[27]。

合并症

焦虑症、抑郁症、双相情感障碍、对立违抗障碍（ODD）、行为障碍（CD）、学习障碍、药物滥用[27]。

病理生理学[23]

多种因素导致的一组异质性疾病：遗传因素、神经解剖、神经化学、环境因素。

神经化学物质

儿茶酚胺失调，前额叶皮质（prefrontal cortex，PFC）和额叶-皮质下通路中去甲肾上腺素（NE）及多巴胺（DA）异常。儿茶酚胺的过高或过低均可损伤前额叶皮质——呈倒置 U 型剂量反应曲线。**PFC 功能受损**：NE、DA 含量过低（ADHD）或过高（压力太大或兴奋剂药物剂量过高）；过量 NE 激活 α_1 和 β_1 肾上腺素能受体和 DA 过度刺激 D_1 受体，导致注意力不集中、无组织性、健忘和冲动。**PFC 功能改善**：经过治疗，调节 NE、DA 水平可分别激活突触后的 α_{2A} 受体和 D_1 受体，从而使注意力集中、有组织性和责任感[28]。

神经影像

前扣带回皮质（anterior cingulate cortex，ACC）和前额叶背外侧皮质（dorsolateral prefrontal cortex，DLPFC）较小；皮质厚度发育缓慢（ADHD 组与对照组相比发育方式相似，但发育缓慢），在成人 ADHD 患者前额叶背外侧皮质（DLPFC）、前扣带回皮质（ACC）以及顶叶区域皮质仍然较薄；前额叶皮质发出的白质纤维结构紊乱；决定"做"与"不做"的额叶纹状体区（控制抑制性行为与注意力）功能减弱；非额叶纹状体区（ACC，顶叶）功能较对照组增强；兴奋剂治疗可增强 ACC 和 DLPFC

的功能。

遗传学

平均遗传倾向为 75%（100% 表示完全受遗传控制，0 是不受遗传控制），抑郁 / 焦虑 / 哮喘的遗传倾向均小于 50%；可能为多基因遗传；目前已找到部分候选基因。许多常见的 DNA 变异与之有关，但尚未被证实；罕见大片段的基因缺失 / 重复［拷贝数变异（copy number variants，CNV）］报道，尽管相同的 CNV 可见于不同的发育障碍[29]。

环境因素

母亲在怀孕期间吸烟，早期严重营养不良（育儿过程中的一般差异不会导致 ADHD）。

临床特征

诊断中需要建立 DSM 症候群，但描述有些简单。表现出各种执行功能（executive function，EF）缺陷，包括反应抑制、计划性和组织性、工作记忆、自我调节（包括情绪自我调节）、挫折承受力、解决复杂问题的能力、内在驱动力、以目标为导向的行为（"拖延症"）。**注意力调节能力减低**，表现为只有他 / 她想做某事时可以集中注意力（如花数小时研究棒球卡，但不能专注于数学作业）。**自我认知不良及自我外在评价困难**会导致正面或负面的偏见（盲目的乐观主义——可在最后 1 min 完成项目，或悲观主义——总担心出问题被指责）。ADHD 若不经治疗，损害会持续存在，导致意志消沉和自尊心不足；常被误诊为抑郁症。

执行功能（EF）[30-32]

定义　优化、整合和调节其他认知功能的大脑环路。提供自我调节机制："任何自我主导的行动都是用来调节行为的，以改变日后结果的可能性"[32]。

神经心理测试模型　例如信号停止任务、Hanoi 塔任务、威斯康辛图片分类测试。目前认为只有一定比例的 ADHD 患者执行功能受损。

"现实世界"复杂的相互作用缺陷模型　Russell Barkley 及 Thomas Brown 提出的理论——ADHD 本质上是执行功能或大脑自我调节机制在发育过程中的损害；所有 ADHD 患者均伴有执行功能损伤。**Russell Barkley 执行功能理论**认为儿童期明显的自我导向活动最终变得隐蔽而私密，而 ADHD 患儿这一过程是受损 / 延迟的：①自我关注→自我意识和自我监督；②自我抑制→冲动控制、延迟满足、抑制优势反应、中断现行的反应；③自我感知（特别是图像）→将事情牢记于心、感知过去和未来、感知时间、跨时间的行为组织、精神上维持非语言信息（非语言白质）；④自我言语（语言内化）→自我描述 / 反思 / 指导 / 质疑、有规则的行为、阅读理解（言语工作记忆）；⑤自我激发的情感与动机→自我调节的情感与动机、为达到任务要求的内在驱动或激活；⑥自主游戏→解决问题、目标导向创新、认知灵活性。

诊断性评估 [4,21,33]

美国儿科学会（AAP）与美国儿童和青少年精神病学会（AACAP）指南

目前要求 ADHD 诊断符合 DSM-Ⅳ标准；AAP 目前扩展了指南中的年龄范围，从 6 ～ 12 岁放宽至 4 ～ 18 岁。DSM-5 可能会导致一些变化（见上文）。

完整的评估

包括患者和家长访谈、DSM 诊断标准、发育史、家族史及社会心理史、内科 / 神经系统查体、辅助报告（日托 / 老师 / 教练报告、学业记录）、ADHD 和共患病的各种症状评定量表（如 ADHD 评定量表、Vanderbilt 父母和教师量表、Conners 评定量表改良版、Brown-Add 评定量表等）。量表评定结果阳性支持诊断，但也可能由执行功能障碍的其他原因（严重焦虑、抑郁、睡眠呼吸暂停）引起。

合并症和 ADHD 类似症候群的筛查

筛查精神疾病（焦虑 / 强迫症、抑郁症、对立违抗障碍、行为障碍、双相情感障碍）、发育障碍（学习、语言及其他神经发育障碍）、神经疾病（抽动、癫痫发作、男性肾上腺脑白质营养不良）及内科 / 物理疾病（睡眠呼吸暂停、铅暴露）。

其他研究

如果既往史和查体均无特殊，不需行实验室或其他检查（EEG、MRI），可直接做出临床诊断。

心理 / 神经精神测试

心理咨询和神经精神测试对 ADHD 的诊断不是必需的，但如果有学习、神经发育和（或）精神障碍的征象，则需要考虑。
ADHD 患儿的神经精神测试可能正常，因为结构化测试的设置
（安静的房间，一对一）可能无法检测到组织、注意力、自我调
节的真实损害。

治疗

兴奋剂

FDA 批准的药物有：哌甲酯类药物（MPH）和苯丙氨类药
物（AMP）。

作用机制[34]　旨在增加前额叶皮质突触内的儿茶酚胺（DA、
NE）含量（参见上文的病理生理学）。**MPH**：抑制突触前神经元
上的 DA 转运体再摄取 DA，还能抑制 NE 再摄取。**AMP**：抑制
DA 及 NE 再摄取，也刺激 DA 从囊泡释放到胞质，刺激 DA（和
NE）通过转运体逆转运释放到突触（DA 释放到突触，而不是再
摄取）。也会增加 5- 羟色胺的含量，所以情绪方面的不良反应比
MPH 多。

用药注意事项　见表 15.3 和表 15.4。

临床反应　65% ～ 75% 的患者应用兴奋剂有效，如果同时
使用 MPH 及 AMP 则有效率增加到 85%。研究表明 25% 的患者
应用 MPH 有效，25% 应用 AMP 有效，50% 应用两种均有效；
目前无法预测如何起效 / 哪种会有效。

兴奋剂线性量效曲线　增加药量来减轻症状（若是线性量效
关系，则是剂量达到某一点，但也要考虑上面提到的倒 U 型曲
线，可能最终增量到产生过多的 DA 及 NE 反而导致损害）。从最
低剂量开始，每 3 ～ 7 天逐渐加量，增至能控制症状的最大耐受
量，而不是根据 mg/kg 指南（使用最佳剂量，而不是最低有效剂
量）。每个患者都有个体化的量效曲线。长效优于短效是因为便
于管理和提高依从性（年幼的患儿 / 学龄前儿童更适合小剂量的
短效药）[33]。

不良反应　若不能耐受不良反应，常常通过改变兴奋剂的剂
型或改用其他兴奋剂来减少不良反应（如由 MPH 改为 AMP 或者
反之亦然）。见表 15.5。

不良反应争议

■ 对心血管的影响：可能会看到非常轻微的收缩压升高，舒

表 15.3　兴奋剂的作用时间和最大剂量

作用时间	哌甲酯类	苯丙胺类
	［除右旋哌甲酯和哌甲酯贴片的最大剂量为 1 mg/（kg·d）以外，哌甲酯类药物的最大剂量为 2 mg/（kg·d）］	［除了二甲磺酸赖右苯丙胺剂量为 1 mg/（kg·d）以外，苯丙胺类药物的最大剂量为 1.5 mg/（kg·d）］
短效	（3～5 h）利他林、盐酸哌甲酯、盐酸右哌甲酯	（4～6 h）右旋苯丙胺
中效	（3～8 h）利他林缓释片、盐酸哌醋甲酯缓释片、盐酸哌甲酯缓释片	（6～8 h）苯丙胺（苯丙胺类混合盐）、右旋苯丙胺缓释胶囊
中/长效	（8～10 h）盐酸哌醋甲酯控释胶囊、利他林缓释胶囊	
长效	（10～12 h）盐酸右哌甲酯缓释胶囊、专注达（盐酸哌甲酯控释片）、哌醋甲酯皮肤贴剂、盐酸哌醋甲酯控释胶囊（新型液体配方）	（8～12 h）苯丙胺盐混合物、二甲磺酸赖右苯丙胺（药物前体）

Wilens TE，Spencer TJ. Understanding attention-deficit/hyperactivity disorder from childhood to adulthood. Postgrad Med. 2010；122（5）：97-109.
注：最大剂量可能会超过 FDA 的建议

表 15.4　兴奋剂的药代动力学特点

特点	兴奋剂
平台期	盐酸哌甲酯缓释片、利他林缓释片（包埋在蜡质基质中，所以只有少量被吸收且释放不稳定）
上升期	盐酸哌甲酯控释片（22：78）、盐酸哌醋甲酯控释胶囊（30：70）、哌醋甲酯皮肤贴剂、二甲磺酸赖右苯丙胺、右旋苯丙胺缓释胶囊
单峰	利他林、盐酸右哌甲酯、苯丙胺、右旋苯丙胺片剂
双峰	苯丙胺盐混合物、盐酸右哌甲酯缓释胶囊、利他林缓释胶囊（都是 50：50）

张压升高并不显著。ADHD 药物并不增加严重心血管事件的风险[35]。服用兴奋剂儿童的猝死率没有超过人口的基准猝死率；了解患者信息及其心血管疾病的家族史（如预激综合征、猝死、肥厚型梗阻性心肌病、长 QT 间期）；

表 15.5　常见兴奋剂的不良反应和应对策略

不良反应	注释 / 应对策略
睡眠障碍	重要的是在开始用兴奋剂之前记录关于睡眠的任何问题（常作为基线） 评估睡眠卫生 如果是长效剂型，改为中效剂型（如将盐酸哌甲酯控释片改为盐酸哌醋甲酯控释胶囊） 考虑褪黑素、α 激动剂、阿米替林
头痛	考虑问题可能在于液体摄入减少
食欲缺乏	餐中或餐后服用 药物效果不佳时，鼓励常吃零食和食物——早餐、课后零食、晚餐 暂停用药一段时间 考虑辅助药物如赛庚啶或去甲替林
腹部不适 短暂性抽动增加	餐中服用（但服用 AMP 时要小心，见下文） 从小剂量开始（2.5 mg MPH），缓慢加量 抽动增加常常随时间而减少（几天） 抽动症患儿可以使用兴奋剂，不引起抽动加重 考虑用 α₂ 受体激动剂辅助治疗（见前面"抽动"的章节）
易怒/烦躁不安 /"急躁"	时机：在药物起效时或是疗效减退后（反弹 / 戒断综合征）？ 改变同一兴奋剂的剂型或改为另一种兴奋剂或非兴奋剂类药物 对于很小的患儿（5～6 岁），等几年再试 如果只是"急躁"，考虑改变药物的剂型或兴奋剂类别，考虑用 β 受体阻滞剂（普萘洛尔）或 α 受体激动剂辅助治疗

如果没有明确的病史，心电图或超声心动图筛选是不必要的[33]。

- 发育：回顾分析显示兴奋剂导致患儿的身高和体重轻度下降，但呈剂量依赖性，并随着时间的推移而减弱[36]。
- 抽动障碍：可以使用兴奋剂。ADHD 和抽动的治疗（Treatment of ADHD & Tics，TACT）研究：双盲安慰剂对照试验显示抽动恶化在应用 MPH、可乐定或安慰剂的患者中无差异，MPH 联合可乐定对同时患有 ADHD 和抽动症的患者效果最好。与安慰剂组相比，抽动严重程度在所有治疗组中都降低（可乐定＋ MPH >可乐定> MPH >安慰剂）[4]。

有关兴奋剂的"精辟见解"　见表 15.6。

表 15.6 兴奋剂"精辟见解"

问题	注意事项
哌甲酯类药物（MPH）	不受食物影响 作用时间不会随剂量增加而延长 常常需要在初始 6 ~ 12 个月增加剂量，即使没有生长 生物利用度低（20% ~ 25%）及基因多态性可能导致药物代谢极慢 右旋 MPH 和哌甲酯贴片的生物利用度更高
苯丙胺类药物（AMP）	维生素 C 减少吸收，碱性药物（抗酸药）增加吸收 高脂肪食物减缓药物吸收 作用时间可以随剂量增加而延长 生物利用度比 MPH 更高（75%）、更稳定 二甲磺酸赖右苯丙胺的半衰期更长 如果服用苯丙胺有轻微反应（只是感觉不舒服），但临床有效，那么改为二甲磺酸赖右苯丙胺可能有同样的疗效，伴或不伴不良反应
注意配置	上午需要全部剂量的 50% 或服用药代动力学呈上升期的药物
在长效药物中添加速释（IR）剂型	早晨"提神" 下午做作业时 周末睡得太晚时服用
哌醋甲酯皮肤贴剂	批准的使用时间是 9 h，但可持续使用 16 h 在期望的关灯时间前 3 h 去掉贴片 较长时间才起效，家长可以在早晨孩子还睡觉时给药（研究显示改善晨起症状，还能吃早餐） 在贴片下出现"粉红色"斑块无妨；如果皮肤反应明显，应尝试在应用贴片前局部使用苯海拉明或者氢化可的松；或旋转贴片位置
不能吞咽药片的患儿推荐长效药	颗粒制剂：利他林缓释胶囊、盐酸哌醋甲酯控释胶囊、苯丙胺盐混合物、盐酸右哌甲酯缓释胶囊 使用新的液体制剂盐酸哌醋甲酯控释胶囊：如果需要滴定到一个精确的剂量而颗粒制剂无法控制时，可以使用
即使 MPH 用到最大剂量也只有部分效果	MPH 生物利用度低，吸收率可能达不到预期效果 检测 MPH 血药浓度（需达 50 ~ 60 ng/ml）；如果血药浓度低或正常，可以增加口服剂量或使用贴片以达到更好的生物利用度；如果血药浓度高，换成另一种兴奋剂或辅助性的非兴奋剂药物

非兴奋剂类药物

　　通常效果不如兴奋剂，且起效缓慢；但如果兴奋剂无效或不良反应多，或只作为辅助治疗，则是一个好的选择（指征见下）。

托莫西汀　经 FDA 批准。选择性去甲肾上腺素再摄取抑制剂（noradrenaline reuptake inhibitor，NRI）。从 0.5 mg/（kg·d）开始服用 2 周，然后增加到 1.2 mg/（kg·d），若 6 周内效果不佳则再增加到 1.8～2 mg/（kg·d）。由于初始应用时会有嗜睡，故临睡前服用，适应后为追求最佳疗效改为每日上午服用。如果有消化道不良反应或下午症状明显，改为每日 2 次口服。适用于 ADHD 伴或不伴焦虑、抽动及药物滥用的患者。对合并焦虑的 ADHD 效果显著，似乎对注意力不集中的效果比 H/I 更好。

α-肾上腺素能受体激动剂　胍法辛缓释剂（Intuniv，每日 1 次），可乐定缓释剂（Kapvay，每日 2 次）。经 FDA 批准的长效制剂，但常用于需要短效药物的不能吞咽药片的年幼患者。也可使用可乐定贴片（镇静作用比口服药物弱）。胍法辛镇静作用弱，全身不良反应少。α-受体激动剂适用于 ADHD 伴或不伴抽动、焦虑、睡眠障碍、情绪障碍及对立违抗障碍（ODD）的患者。对 H/I 的治疗效果较注意力不集中型更好。适用于服用兴奋剂后出现烦躁不安副作用的儿童患者。

未经 FDA 批准但证明有效的治疗　安非他酮（NE 及 DA 再摄取抑制剂），三环类抗抑郁药物（丙米嗪、去甲替林），莫达非尼（保持觉醒/动力），褪黑素（改善睡眠）。

学校和家庭干预

对于高级别执行功能障碍，药物治疗可能无效，需要 "替代额叶"。应对措施［504 计划（美国联邦法律为了保护有残障的儿童进行的财政援助）或 IEP（Individualized Education Program，即美国政府对于需要特殊教育的儿童进行的有针对性的教育计划项目）］：延长考试的时间，选择合适的座位，选派组织者，每日进度报告，导师制，在家或课堂给予行为干预，社交技巧补救。认知行为治疗（CBT）对执行功能障碍和存在合并症（焦虑/抑郁）的患者可能有效；CBT 不仅能帮助孩子，也能训练家长（如为家庭在组织和纪律上提供帮助）。

结局和预后 [37-38]

ADHD 应被视为伴随终身的慢性疾病。如果患者年龄稍大后不再完全符合 DSM 诊断标准，也不等于缓解。青少年或成年患者通过采取代偿性策略、避免做 ADHD 敏感的任务及自我差评，来使自己的症状/障碍不被觉察。青少年/成人的症状与

DSM-Ⅳ标准中的典型症状不同或不明显：内心不安，冲动地做决定，开会时精力不集中等。DSM-5 的诊断标准中要求的症状较少（请参见上面的"DSM-5 的变化"）。

ADHD 会增加如下风险 吸烟和药物滥用（substance abuse，SA），SA 更加严重且更持续；社会心理障碍（缺乏自尊心、缺少朋友、社会排斥）；因意外伤害住院；青少年期怀孕；驾驶问题（超速违规、事故）；学业困难（留级、违法犯罪、需要特殊教育）；就业和家庭/婚姻问题。

坚持兴奋剂治疗显示 降低焦虑/抑郁障碍、CD 和 ODD 的发病风险，降低 SA 的风险，减少学习困难/留级率，将吸烟率降至可控水平，增强自尊心，改善人际关系，提高驾驶能力。

药物滥用 治疗后青少年 SA 的风险降低了 85%[39]。如果随访到成年，发现接受治疗（兴奋剂或其他）的 ADHD 患者与未经治疗的患者之间发生 SA 风险的概率无差别（因此，兴奋剂不会增加/改变后期的风险）[40]。

总花费（治疗和未治疗） 据估计在美国 ADHD 患者的额外花费（与对照组相比）为 316 亿美元（包括患者本人及其家庭成员的医疗费用和失业费用）。

孤独症谱系障碍

孤独症谱系障碍（ASD）是一种以生物学为基础的、具有高度遗传性的神经发育障碍性疾病，其有三个特征：社会化障碍、沟通障碍及重复和（或）刻板行为。在 DSM-Ⅳ 中，孤独症（也称自闭症）属于广泛性发育障碍（pervasive developmental disorders，PDD）的范畴[20]。随着 DSM-5 的出版，孤独症的定义将发生改变，新的诊断标准将社会化和交流整合到一个领域（详见下文"诊断标准"）。广泛性发育障碍这一统称改为孤独症谱系障碍。

定义（依照 DSM-Ⅳ）

孤独症 见下面的诊断标准。

Asperger 综合征 见下面的诊断标准。该诊断在 DSM-5 中被删除，并被纳入"孤独症谱系障碍"的统称中。

待分类的广泛性发育障碍（PDD-NOS） 用于只符合部分（而非全部）孤独症诊断标准的儿童，包括发病晚、症状不典型及症状较轻的患儿。由于担心 3 岁以下儿童诊断孤独症的准确性降低，因此对于这部分儿童，即使符合诊断标准，也只先诊断 PDD-NOS。这一概念在 DSM-5 中被删除，纳入到"孤独症谱系障碍"的统称中。

Rett 综合征　详见第 10 章。在 DSM-5 中，Rett 综合征将从 ASD 中删除，并被视为一种单独的疾病，尽管仍可以诊断 Rett 综合征合并 ASD，而 ASD 将包括"已知遗传／医学疾病"的说明。

儿童崩解症（CDD）　2 ～ 10 岁发病，此前发育正常的多个功能领域出现明显的倒退；非常罕见；除有正常发育史以外，等同于孤独症。在 DSM-5 中被删除（详见下文）。

诊断标准

孤独症和 Asperger 综合征的 DSM- Ⅳ 标准

见表 15.7 和 15.8。

表 15.7　孤独症的 DSM- Ⅳ 诊断标准	
A. 三个领域：符合下述 3 类中的 ≥ 6 项	
第 1 类： **社会交往障碍** （ ≥ 2 项）	多种非言语手势的使用明显受损（眼神交流、面部表情、身体姿势、调节社会互动的手势） 未能建立适当的同伴关系 不能主动地与他人分享快乐、兴趣或成就（缺乏表现、提供、指示） 缺少社会或情感的互动
第 2 类： **沟通障碍** （ ≥ 1 项）	口语性语言发育迟缓或障碍 如果言语已发育，则启动／维持对话的能力障碍 刻板及重复地使用语言或特殊语言 缺乏发育上应有的适当多变的自发假装的游戏或社会模仿游戏能力
第 3 类： **局限的、重复的、刻板的 行为、兴趣和活动模式** （ ≥ 1 项）	≥ 1 种刻板、局限的兴趣模式，强度或关注程度异常 顽固地遵守特定的、无用的常规或仪式 刻板、重复的运动习惯（如拍手） 持续专注于物体的一部分
B. 发病 3 岁之前发病，≥ 1 个领域发育迟缓或功能异常	社会互动 社交语言 象征性的或充满想象力的游戏
C. 排除标准	不能用 Rett 综合征或儿童崩解症更好地解释症状

From American Psychiatric Association. Diagnostic and Statistical Manual of Mental Disorders, 4th ed, Text Revision（DSM-IV-TR）. Washington, DC: American Psychiatric Association；2000.

表 15.8　Asperger 综合征的 DSM-Ⅳ标准

A. 两个领域：符合下述 2 类中的≥3 项	
第 1 类： 社交障碍 （≥2 项）	多个非言语手势使用明显受损（眼神交流、面部表情、身体姿势、调节社会互动的手势） 未能建立适当的同伴关系 不能主动地与他人分享快乐、兴趣或成就（缺乏表现、提供、指示） 缺乏社会和情感上的互动
第 2 类： 局限的、重复的、刻板的行为、兴趣及活动模式 （≥1 项）	≥1 种刻板、局限的兴趣模式，强度或关注程度异常 顽固地遵守特定的、无用的常规或仪式 刻板、重复的运动习惯（如拍手） 持续专注于物体的一部分
B. 损害标准	造成社会、职业或其他功能领域的重大损害
C. 排除标准（所有各项）	临床上无明显的、全面的语言发育落后 临床上没有明显的认知功能发育迟缓，包括与年龄相符的自助能力、适应性行为（不是社交）以及童年对环境的好奇心 不符合其他 PDD 或精神分裂症的诊断标准

From American Psychiatric Association. Diagnostic and Statistical Manual of Mental Disorders, 4th ed, Text Revision（DSM-IV-TR）. Washington, DC: American Psychiatric Association; 2000.

DSM-5 孤独症诊断标准的变化[41-43]

（1）**分类**：PDD 分类将被删除，所有都属于"孤独症谱系障碍"的范畴。

（2）**疾病包括**：Rett 综合征将被视为独立的疾病，不再被归类为 ASD。CDD 被完全删除。Asperger 综合征、PDD-NOS、孤独症都被归属于 ASD 的单一诊断之下。

（3）**范畴**：从三大领域变为两大领域，将社会障碍与沟通障碍合并为"社交障碍"。第二个领域是局限的和重复性的行为（restricted and repetitive behavior，RRB）。

（4）**新的感觉症状**：添加到 RRB 领域的新的症状用于描述对感觉传入的高/低反应性。

（5）**发病年龄**：删除发病年龄小于 3 岁的标准。

（6）**严重性**：孤独症被分为三种不同的严重程度。

（7）**诊断说明**：描述疾病的发病形式/临床病程（如能力的丧失）、病因（如已知的遗传综合征，如 Rett）、语言水平或智力障碍，以及相关医学疾病（如癫痫发作、焦虑、胃肠道问题）。

（8）社交障碍：从 ASD 中独立出来的新诊断，以解释不伴局限的 / 重复性行为的社交障碍（表 15.9）。

最近的研究通过将 DSM-5 标准与父母报告量表（ADI-R）和（或）临床观察（使用 ADOS）相匹配，评估了 DSM-5 标准识别 DSM-Ⅳ PDD 诊断的敏感性和特异性。如果只使用父母报告量表，DSM-5 识别 91% 的 DSM-Ⅳ PDD，其特异性总体上是 0.53，而 DSM-Ⅳ 诊断 PDD-NOS 的特异性为 0.24，诊断孤独症的特异性为 0.53。若同时使用父母报告和临床观察，DSM-5 诊断的特异性增加到 0.63[44]。

流行病学

- 孤独症和发育障碍监测（ADDM）网络评估了美国 14 个地区 8 岁（患病的高峰年龄）儿童患 ASD（包括孤独症、PDD-NOS 和 Asperger 综合征）的记录。估计 2008 年的总患病率为 11.3/1000，在 54 个男孩中有 1 个，252 个女

表 15.9　孤独症谱系障碍的 DSM-5 建议标准	
两个领域	
A. 第 1 类： **社交能力受损** （必须符合全部 3 项）	社交-情感互动缺陷 用于社交的非言语交流行为缺陷 发展和维持人际关系缺陷，与发育水平不相称
B. 第 2 类： **局限的、重复的、刻板的**行为、兴趣和活动模式 （≥ 2 项）	刻板或重复的语言、肢体运动或物体使用 过分墨守成规，言语及非言语行为仪式化，或不能接受任何改变 兴趣固定且极有限，且兴趣强度或关注点异常 对感觉输入反应过度或不足，或对环境的感觉方面兴趣异常（如对疼痛 / 热 / 冷无反应，不停地闻 / 摸某些物体，对特定的声音 / 质感反应不适，对灯光 / 旋转的物体着迷）
C. 发病	症状一定在儿童早期出现，但可能直到有限的能力不能满足社交需求后，症状才会完全表现出来
D. 损害	症状限制和损害了日常功能
严重级别	1 级：需要帮助 2 级：需要大量帮助 3 级：需要极其大量的帮助

From http://www.autismsupportnetwork.com/news/proposed-dsm-5-changes-regard-asd-3478294.

孩中有 1 个（男女比例为 4.5 比 1）。较 2006 年的 9/1000 和 2002 年的 6.4/1000 有增加[45]。

- 全国儿童健康调查家长电话调查显示，2007 年 6 ～ 17 岁的孤独症患者家长报告的患病率与之相近，约 11/1000，而到 2011—2012 年增加到 20/1000[46]。
- 尚不清楚患病率的增加是由于对疾病的认识和治疗提高了，还是真的增加了。
- 男女患病比例范围从 2∶1 到 6.5∶1 不等[47]。

临床表现

（详见前面的诊断标准）12 个月以下的婴幼儿有显著的临床异质性，缺乏可靠的稳定的标志物。

警示标志

- 提示儿科神经科医师可能为孤独症谱系障碍的征象有：眼神交流差，缺乏指向性或不看护理者指向的地方（共同注意力受损），语言发育迟缓，或存在不用于相互交流的非典型语言（模仿言语，谈话困难，缺少第一人称代词），刻板甚至自残的特殊行为习惯（拍手、旋转、撞头），专注于物体的某一部分（玩具车或其他旋转物体的轮子、灯光、水），兴趣强烈但有限（托马斯火车、恐龙、天气），缺乏模仿，喜欢独自玩耍，不会角色扮演游戏（2 岁时应该有这种能力），不能改变一丁点儿已有的习惯，感觉过敏（对特定的声音或质地过于敏感，如衣服上的标签或特定的食物）。通常有"不平衡"的技能——某些方面落后，而某些方面超常。
- 美国神经病学学会（AAN）和儿童神经病学学会（CNS）的实践参数提供了绝对的警示标志，以保证立即进行评估[48]：到 12 个月时不会牙牙学语、用手指示或其他手势，16 个月时不会说单词，24 个月时不能自发说出两个字的短语（非模仿言语），任何年龄出现语言或社交能力的倒退和丧失。

相关临床特征[45,47]

感觉 感觉症状常见。包括敏感性降低和反应过敏，即使在相同的感觉形式中（如对特定的噪声／声音极为敏感，但对人声不敏感，对疼痛不敏感但对轻微触碰过度敏感）。这些都新增到 DSM-5 诊断标准中（见上文）。

运动 经常表现为动作"笨拙"。可能包括协调障碍、失用或肌张力减退。

活动水平和注意力 有些患者表现为活动减少和退缩。有些患者表现为多动并符合 ADHD 的诊断标准（尽管 DSM-Ⅳ标准排除了 ASD 合并 ADHD 的诊断，但这在 DSM-5 中已经有所改变，详见本章 ADHD 相关内容）。

智力障碍 根据孤独症和发育障碍监测（ADDM）网络提供的 2008 年以来的数据，38% 的患者智商 ≤ 70，24% 的患者智商在临界状态 71 ～ 85，38% 智商 > 85。

倒退 25% ～ 30% 的患儿开始语言发育正常，然后缓慢倒退，通常发生在 15 ～ 24 个月之间。可能还有非言语交流（挥手、用手指示）和社交技能的丧失，可以是逐渐的或是突然的。注意不要将倒退归因于环境应激，这将延误孤独症的诊断。

巨头畸形 ASD 患儿出生时的头围通常正常或低于平均值，但在 1 岁以内头围会逐渐增加，导致头围高于平均值或出现巨头畸形。20% ～ 30% 的 ASD 患儿有巨头畸形（高于平均值 2 个 SD 以上）。成年时头围下降提示儿童期过后大脑发育减慢。

癫痫发作 癫痫发作的风险增加。回顾性研究发现，12 岁以下患儿伴或不伴智力障碍时，癫痫的出现率分别为 6.1% 和 1.8%；而 12 岁以上患儿伴或不伴智力障碍时，癫痫的出现率分别为 23.7% 和 8.9%[49]。孤独症患儿在没有临床痫性发作的情况下，脑电图异常的发生率也较高，也可能经常出现"痫性发作样"事件但在脑电图上没有相应的癫痫样放电[50-51]。

胃肠道 ASD 患儿常有胃肠道疾病，最常见的为便秘、腹痛伴或不伴腹泻和大便失禁，以及胃食管反流性疾病（GERD）和胃肠道炎症。症状出现时可有行为改变，如失眠、自我伤害行为、异食癖和易怒[52]。

睡眠 睡眠障碍见于 40% ～ 86% 的 ASD 患儿，高于其他发育迟缓的儿童。部分归因于入睡困难、焦虑、夜间觉醒[53]。失眠可能由 ASD 的核心行为问题和（或）相关合并症（精神疾病、癫痫、胃肠道问题、睡眠呼吸障碍）所致。多项研究表明褪黑素的产生 / 调节存在异常。补充褪黑素可能有益[54]。

精神疾病 往往同时存在干扰功能的精神疾病，包括焦虑、抑郁、ADHD（DSM-5 标准改为允许同时诊断 ASD 和 ADHD）、易怒和焦躁。考虑到行为僵化和固守成规均可见于 ASD 和 OCD，故很难区分出 OCD。

相关疾病[47]　不到 10% 的 ASD 伴发遗传综合征或内科疾病，尚不清楚二者是因果关系还是有相关性。这些包括：脆性 X 综合征（已知最常见的孤独症遗传病因）、结节性硬化症、Angelman 综合征、Rett 综合征、Smith-Lemli-Opitz 综合征、Down 综合征（6% ～ 7% 符合 ASD 标准，尽管典型患者具有相对完整的社交技能）、CHARGE 综合征（近 50% 符合 ASD 标准）、胎儿酒精综合征、苯丙酮尿症（由于新生儿筛查的普及，现已罕见）。

已提出的病理生理学和病因[47]

确切病因尚不清楚，可能为多因素所致。**遗传学**研究显示，如果有 1 个患 ASD 的兄长，则弟 / 妹的发病风险为 2% ～ 8%；如果有 2 个兄长患 ASD，则发病风险更高。并非单独由**环境因素**所致，但环境与某些遗传危险因素相互作用后，可能影响 ASD 的表现。**功能神经影像学**研究显示 fMRI 上各种神经网络连接中断。有些人认为镜像神经元系统与共情缺陷有关。脑容量研究和神经病理学显示，ASD 患儿中总体脑容量增加，局部灰质和白质体积差异，脑沟及脑回解剖异常。ASD 患儿也显示 5- 羟色胺合成的异常。

免疫　虽然孤独症的发生可能有免疫因素参与，但是没有科学证据表明疫苗是孤独症的致病因素。

- 1998 年的一项报告显示胃肠道症状、麻疹-腮腺炎-风疹（MMR）疫苗和 PDD 之间存在相关性，此后，人们开始关注 MMR 疫苗和 ASD 之间的联系[55]。后来该报告被撤回，并被曝光有欺诈行为[56-57]。
- 在 FDA 发表声明称多次注射疫苗后乙基汞（防腐剂硫柳汞中的化合物）的潜在累积剂量可能超过 EPA 建议的最大乙基汞剂量后，人们开始担忧含有硫柳汞的疫苗。然而，没有证据表明疫苗中所含的少量的乙基汞有神经毒性，且乙基汞不能通过血脑屏障（与甲基汞不同）。随后的许多大型研究并没有发现孤独症与含硫柳汞的疫苗之间有关联[58]。

- 医学免疫安全审查委员会的研究机构回顾分析了已发表和未发表的流行病学和生物学研究，认为没有证据表明MMR疫苗与孤独症、含硫柳汞的疫苗与孤独症之间有因果关系[59]。

- 然而，公众对疫苗导致孤独症的误解仍存在；尽管孤独症与 MMR/ 含硫柳汞的疫苗之间的关系已经被否定，但 2006 年的一项家长调查显示，54% 的人仍认为他们孩子的孤独症是由免疫因素导致的[60]。

诊断性检查

美国儿科学会（AAP）政策声明[47]

应对任何有风险的儿童（定义为具有以下因素中的 ≥ 1 项：有 ASD 的兄弟姐妹、父母怀疑、其他照顾者怀疑、儿科医生怀疑）和所有 18 个月和 24 个月的儿童（识别那些 18 个月后可能倒退的儿童）进行 ASD 特定筛查。

美国神经病学学会（AAN）/ 儿童神经病学学会（CNS）实践参数[48]

推荐两个级别的检查：①常规发育监测和专门针对孤独症的筛查，以确定有不典型发育风险的儿童和有孤独症风险的儿童。②诊断和评估孤独症，并与其他发育障碍相鉴别。

孤独症的诊断

（1）根据 DSM- Ⅳ 或 DSM-5 的 ASD 诊断标准进行**临床检查**。

（2）筛查性测试 / 量表：

- 一级筛查：用于无危险因素的 18 个月和 24 个月的儿童。包括幼儿孤独症检查表修订版（M-CHAT/CHAT）、PPD 筛查测试 Ⅱ、初级保健筛查（PDDST- Ⅱ PCS）及其他。

- 二级筛查：用于区分孤独症与其他发育障碍的风险。包括 Asperger 综合征诊断量表（ASDS）、孤独症行为检查表（ABC）、孤独症商数–青少年版、Gilliam Asperger 综合征量表（GADS）、Gilliam 孤独症评定量表 2（GARS-2）。

- **孤独症诊断观察量表（ADOS）和孤独症诊断访谈–修订版（ADI-R）**被认为是诊断的"黄金标准"，但由于花费时间长，故在临床工作中未被儿童神经病学家采用；这些都更倾向于研究使用。神经心理学家和研究儿童发育的儿科医生可能会使用 ADOS。

（3）**病史和神经系统检查**：病史应该包括围生期和发育史，包括发育倒退、脑病、注意力问题、痫性发作、抑郁/躁狂、行为失调、饮食问题和睡眠。检查内容应该包括头围、外貌畸形、神经皮肤异常（如用伍德灯观察色素减退斑）、有声和无声语言以及游戏。

与其他疾病鉴别[48]

- **听力学评估**：包括行为测听、中耳功能评估和电生理检查
- **铅筛查**：如果有异食症
- **基因检测**：脆性 X 及染色体微阵列分析[61]，伴小头畸形的女性 Rett 综合征患儿行 *MECP2* 基因检测，如果有小头畸形，行 *PTEN* 基因检测。
- **选择性代谢检测**：如有可疑的临床特征（如嗜睡、周期性呕吐、早发癫痫、畸形/面孔粗糙，磁共振检查异常或新生儿筛查结果可疑），需行该检测。
- **睡眠剥夺脑电图**：如果临床有癫痫发作或怀疑亚临床发作并有发育倒退史，需行该检测，应包括慢波睡眠；孤独症患儿不常规推荐脑电图检查。
- **神经影像**：对于孤独症患儿，即使伴随巨头畸形，也不常规推荐影像学检查。
- **不常规推荐的检查**：甲状腺检查，乳糜泄相关抗体检测，过敏原检测，免疫检测，毛发分析，维生素/微量元素检测，肠道通透性研究，线粒体检测（包括乳酸、丙酮酸），粪便分析，尿肽。

治疗[62]

行为和教育疗法（表 15.10）

推荐诊断明确后尽快进行方案干预。早期强化治疗可能预后更好[63]。推荐以下干预措施：

- 全年每周 25 h 的项目和服务，包括适合发育水平的全年教育项目。
- 学校课程应个体化，以达到特定的学习目标。
- 如果不是 1∶1，学校课堂也要是低比例的学生/老师比。
- 除了学校项目外，家庭项目还有助于将学校学习推广到家庭和社区。
- 基于儿童与同龄人互动和包容能力的社会实用计划。
- 教育计划的目标：能将自发沟通、社会技能（包括游戏技

表 15.10　孤独症儿童常用的字母汤疗法

简写	名称	治疗类型
ABA（Applied Behavior Analysis）	应用行为分析	通过观察行为与环境如何相互作用来改变行为的系统方法；应用学习理论；使用行为测量，积极强化和其他行为原则；属于ABA范畴的各种技术
DTT（Discrete Trial Training）	离散试验训练（Lovaas疗法）	ABA的一种，高度结构化，适用于幼儿，训练注意力、模仿、顺从、情感和社会化及语言技能
ESDM（Early Start Denver Model）	早期开始丹佛模式	使用由治疗小组和（或）父母提供发育课程的综合行为早期干预模型；使用ABA技术
FBA（Functional Behavior Analysis）	功能行为分析	评估确定不良行为的前因
DIR（Developmental, Individual-difference, Relationship-based model）	发育、个体差异、基于关系的模型（Greenspan技术）	"自由玩乐"；以游戏为基础的治疗，通过让患儿接触与他们发育水平相当的孩子，帮助孩子扩大他们的"交流圈"。通过关注情感发育来解决发育问题
TEACCH（Treatment and Education of Autistic and related Communication handicapped Children）	孤独症及相关沟通障碍儿童的治疗和教育	强调高度结构化和可预测的课堂环境，以及使用视觉学习

From http://www.autismspeaks.org. Myers SM，Johnson CP；American Academy of Pediatrics Council on Children with Disabilities. Management of children with autism spectrum disorders. Pediatrics. 2007；120（5）：1162-1182.

能）、在家庭和社区的自我适应功能（包括自助技能）、学业知识及其他一般技能运用到不同的领域。

言语疗法　建议全年帮助沟通和发展功能性语言。

职业疗法 帮助提高精细运动技能，并纠正对触觉/嗅觉/味觉/前庭感觉（感觉整合功能障碍）的敏感性不足或过于敏感[64]。

物理疗法 适用于肌张力减低（常见）、协调性差及跟腱挛缩（见于用足尖行走者）的患儿。

强化和替代沟通（AAC）疗法 通过图片交换沟通系统（PECS）和目前先进的计算机设备来改善沟通[65]。

社交技能疗法 在一个可控的环境中教授共同注意力和社交互动，然后将其运用到其他环境中[66]。社交故事可以帮助学习社交技能和减少焦虑（Carol Gray 的社交故事书很有帮助）。

药物治疗

美国食品和药品管理局（FDA）没有批准任何治疗 ASD 核心症状的药物。批准使用的药物用于治疗相关症状，如攻击/易怒、注意力不集中、认知障碍、局限的和重复性行为（RRB）。重点为对症治疗。

- **攻击性/易怒性/自伤**：非典型抗精神病药（尤其是利培酮）、α-受体激动剂（可乐定、胍法辛）、β-受体阻滞剂（如普萘洛尔）、情绪稳定剂（丙戊酸、托吡酯）。
- **焦虑/RRB/行为僵硬**：SSRI、丁螺酮、米氮平。
- **多动/冲动/ADHD**：α-受体激动剂和兴奋剂。
- **睡眠障碍**：褪黑素、α-受体激动剂、米氮平、曲唑酮。

经验疗法

饮食 无麸质和无酪蛋白饮食及特殊碳水化合物饮食（无麸质和低糖）为经验治疗，但没有证据证明有效。如需节食要确保饮食中能摄入足够的钙和维生素 D。

补充和替代药物（CAM） 通常由父母尝试但并不总是向医生报告；目前在用的但缺乏科学证据的治疗包括饮食、二甲基甘氨酸、高压氧疗法、维生素、蠕虫疗法、ω-3 脂肪酸、静脉滴注重金属的螯合剂（特别危险且未经证实）、抗真菌药/抗病毒药。

向成人过渡 包括法律和经济监护、职业、社区计划和居住支持等问题。各种在线资源可以在 Lurie Center 和 Autism Speaks 的网站上找到。家庭还应联系其个人所在州的卫生和公共服务部门、心理卫生及智能障碍部门和（或）发育障碍组织。

参考文献

1. Freeman RD, Fast DK, Burd L, et al. An international perspective on Tourette syndrome: selected findings from 3,500 individuals in 22 countries. *Dev Med Child Neurol.* 2000;42(7):436–447.

2. Jankovic J, Kurlan R. Tourette syndrome: evolving concepts. *Mov Disord.* 2011;26(6):1149–1156.

3. Piacentini J, Woods DW, Scahill L, et al. Behavior therapy for children with Tourette disorder: a randomized controlled trial. *JAMA.* 2010;303(19):1929–1937.

4. Tourette's Syndrome Study Group. Treatment of ADHD in children with tics: a randomized controlled trial. *Neurology.* 2002;58(4):527–536.

5. Benseler SM, Silverman ED. Neuropsychiatric involvement in pediatric systemic lupus erythematosus. *Lupus.* 2007;16(8):564–571.

6. Kayser MS, Kohler CG, Dalmau J. Psychiatric manifestations of paraneoplastic disorders. *Am J Psychiatry.* 2010;167(9):1039–1050.

7. Carson AJ, Ringbauer B, Stone J, et al. Do medically unexplained symptoms matter? A prospective cohort study of 300 new referrals to neurology outpatient clinics. *J Neurol Neurosurg Psychiatry.* 2000;68(2):207–210.

8. Dell ML, Campo JV. Somatoform disorders in children and adolescents. *Psychiatr Clin North Am.* 2011;34(3):643–660.

9. Dhossche DM, Wachtel LE. Catatonia is hidden in plain sight among different pediatric disorders: a review article. *Pediatr Neurol.* 2010;43(5):307–315.

10. Hatta K, Miyakawa K, Ota T, et al. Maximal response to electroconvulsive therapy for the treatment of catatonic symptoms. *ECT.* 2007;23(4):233–235.

11. Schwingenschuh P, Pont-Sunyer C, Surtees R, et al. Psychogenic movement disorders in children: a report of 15 cases and a review of the literature. *Mov Disord.* 2008;23(13):1882–1888.

12. Stone J, Carson A, Duncan R, et al. Who is referred to neurology clinics?—the diagnoses made in 3781 new patients. *Clin Neurol Neurosurg.* 2010;112(9):747–751.

13. Stone J, Zeman A, Simonotto E, et al. FMRI in patients with motor conversion symptoms and controls with simulated weakness. *Psychosom Med.* 2007;69(9):961–969.

14. Edwards MJ, Moretto G, Schwingenschuh P, et al. Abnormal sense of intention preceding voluntary movement in patients with psychogenic tremor. *Neuropsychologia.* 2011;49(9):2791–2793.

15. Kranick SM, Moore JW, Yusuf N, et al. Action-effect binding is decreased in motor conversion disorder: implications for sense of agency [published online ahead of print March 14, 2013]. *Mov Disord.* doi:10.1002/mds.25408.

16. Stone J, Smyth R, Carson A, et al. Systematic review of misdiagnosis of conversion symptoms and "hysteria". *BMJ.* 2005;331(7523):989.

17. Leary PM. Conversion disorder in childhood—diagnosed too late, investigated too much? *J R Soc Med.* 2003;96(9):436–438.

18. Parry AM, Murray B, Hart Y, et al. Audit of resource use in patients with non-organic disorders admitted to a UK neurology unit. *J Neurol Neurosurg Psychiatry.* 2006;77(10):1200–1201.

19. Goldman LS, Genel M, Bezman RJ, et al. Diagnosis and treatment of attention-deficit/hyperactivity disorder in children and adolescents. Council on Scientific Affairs, American Medical Association. *JAMA.* 1998;279(14):1100–1107.

20. American Psychiatric Association. *Diagnostic and Statistical Manual of Mental Disorders, 4th ed, Text Revision (DSM-IV-TR).* Washington, DC: American Psychiatric Association; 2000.

21. Academy of Pediatrics. *Implementing the Key Action Statements: An Algorithm and Explanation for Process of Care for the Evaluation, Diagnosis, Treatment, and Monitoring of ADHD in Children and Adolescents.* online] 2011. Supplemental Information SI1–SI21. Available at: http://pediatrics.aappublications.org/content/suppl/2011/10/11/peds.2011-2654.DC1/zpe611117822p.pdf. Accessed October 5, 2013.

22. Tannock R. Rethinking ADHD and LD in DSM-5: proposed changes in diagnostic criteria. *J Learn Disabil.* 2013;46(1):5–25.

23. Wilens TE, Spencer TJ. Understanding attention-deficit/hyperactivity disorder from childhood to adulthood. *Postgrad Med.* 2010;122(5):97–109.

24. Akinbami LJ, Liu X, Pastor PN, et al. Attention deficit hyperactivity disorder among children aged 5–17 years in the United States, 1998–2009. *NCHS Data Brief.* 2011;(70):1–8.

25. Pelham WE, Foster EM, Robb JA. The economic impact of attention-deficit/hyperactivity disorder in children and adolescents. *J Pediatr Psychol.* 2007;

32(6):711–727.

26. Zuvekas SH, Vitiello B. Stimulant medication use in children: a 12-year perspective. *Am J Psychiatry*. 2012;169(2):160–166.

27. Wilens TE, Biederman J, Spencer TJ. Attention deficit/hyperactivity disorder across the lifespan. *Annu Rev Med*. 2002;53:113–131.

28. Arnsten AF. Toward a new understanding of attention-deficit hyperactivity disorder pathophysiology: an important role for prefrontal cortex dysfunction. *CNS Drugs*. 2009;23(suppl 1):S33–S41.

29. Neale BM, Medland S, Ripke S, et al. Case-control genome-wide association study of attention-deficit/hyperactivity disorder. *J Am Acad Child Adolesc Psychiatry*. 2010;49(9):906–920.

30. Barkley RA. *ADHD and the Nature of Self-Control*. New York, NY: Guilford Press; 1997.

31. Brown TE. Executive functions and attention deficit hyperactivity disorder: implications of two conflicting views. *Int J Disability Develop Educ*. 2006;53:35–46.

32. Barkley RA. Assessing executive function as an extended phenotype. *ADHD Rep*. 2012, 20(2), 1–6.

33. Pliszka S; AACAP Work Group on Quality Issues. Practice parameter for the assessment and treatment of children and adolescents with attention-deficit/hyperactivity disorder. *J Am Acad of Child Adolesc Psychiatry*. 2007;46(7):894–921.

34. Wilens TE. Mechanism of action of agents used in attention-deficit/hyperactivity disorder. *J Clin Psychiatry*. 2006;67(suppl 8):S32–S38.

35. Cooper WO, Habel LA, Sox CM, et al. ADHD drugs and serious cardiovascular events in children and young adults. *N Engl J Med*. 2011;365(20):1896–1904.

36. Faraone SV, Biederman J, Morley CP, et al. Effect of stimulants on height and weight: a review of the literature. *J Am Acad Child Adolesc Psychiatry*. 2008;47(9):994–1009.

37. Barkley RA. Global issues related to the impact of untreated attention-deficit/hyperactivity disorder from childhood to young adulthood. *Postgrad Med*. 2008;120(3):48–59.

38. Biederman J, Monuteaux MC, Spencer T, et al. Do stimulants protect against psychiatric disorders in youth with ADHD? A 10-year follow-up study. *Pediatrics*. 2009;124(1):71–78.

39. Biederman J, Wilens T, Mick E, et al. Pharmacotherapy of attention-deficit/hyperactivity disorder reduces risk for substance use disorder. *Pediatrics*. 1999;104(2):E20.

40. Biederman J, Monuteaux MC, Spencer T, et al. Stimulant therapy and risk for subsequent substance use disorders in male adults with ADHD: a naturalistic controlled 10-year follow-up study. *Am J Psychiatry*. 2008;165(5):597–603.

41. http://www.autism.com/index.php/news_dsmV

42. http://www.autismspeaks.org

43. http://www.autismsupportnetwork.com/news/proposed-dsm-5-changes-regard-asd-3478294

44. Huerta M, Bishop SL, Duncan A, et al. Application of DSM-5 criteria for autism spectrum disorder to three samples of children with DSM-IV diagnoses of pervasive developmental disorders. *Am J Psychiatry*. 2012;169(10):1056–1064.

45. Autism and Developmental Disabilities Monitoring Network Surveillance Year 2008 Principal Investigators; Centers for Disease Control and Prevention. Prevalence of autism spectrum disorders—Autism and Developmental Disabilities Monitoring Network, 14 sites, United States, 2008. *MMWR Surveill Summ*. 2012;61(3):1–19.

46. Blumberg SJ, Bramlett MD, Kogan MD, et al. *Changes in Prevalence of Parent-Reported Autism Spectrum Disorder in School-Aged U.S. Children*: 2007 to 2011–2012. *Natl Health Stat Rep*. 2013;65:1–11. Available at: http://www.cdc.gov/nchs/data/nhsr/nhsr065.pdf

47. Johnson CP, Myers SM; American Academy of Pediatrics Council on Children with Disabilities. Identification and evaluation of children with autism spectrum disorders. *Pediatrics*. 2007;120(5):1183–1215.

48. Filipek PA, Accardo PJ, Ashwal S, et al. Practice parameter: screening and diagnosis of autism: report of the Quality Standards Subcommittee of the American Academy of Neurology and the Child Neurology Society. *Neurology*. 2000;55(4):468–479.

49. Woolfenden S, Sarkozy V, Ridley G, et al. A systematic review of two outcomes in autism spectrum disorder—epilepsy and mortality. *Dev Med Child Neurol*. 2012;54(4):306–312.

50. Chez MG, Chang M, Krasne V, et al. Frequency of epileptiform EEG abnormalities in a sequential screening of autistic patients with no known clinical epilepsy from

1996 to 2005. *Epilepsy Behav*. 2006;8(1):267–271.

51. Kim HL, Donnelly JH, Tournay AE, et al. Absence of seizures despite high prevalence of epileptiform EEG abnormalities in children with autism monitored in a tertiary care center. *Epilepsia*. 2006;47(2):394–398.
52. Buie T, Campbell DB, Fuchs GJ III, et al. Evaluation, diagnosis, and treatment of gastrointestinal disorders in individuals with ASDs: a consensus report. *Pediatrics*. 2010;125(suppl 1):S1–S18.
53. Goldman SE, Richdale AL, Clemons T, et al. Parental sleep concerns in autism spectrum disorders: variations from childhood to adolescence. *J Autism Dev Disord*. 2012;42(4):531–538.
54. Rossignol DA, Frye RE. Melatonin in autism spectrum disorders: a systematic review and meta-analysis. *Dev Med Child Neurol*. 2011;53(9):783–792.
55. Wakefield AJ, Murch SH, Anthony A, et al. Ileal-lymphoid-nodular hyperplasia, non-specific colitis, and pervasive developmental disorder in children. *Lancet*. 1998;351(9103):637–641.
56. The Editors of Lancet. Retraction—Ileal-lymphoid-nodular hyperplasia, non-specific colitis, and pervasive developmental disorder in children. *Lancet*. 2010;375(9713):445.
57. Deer B. How the case against the MMR vaccine was fixed. *BMJ*. 2011;342:C5347.
58. Hurley AM, Tadrous M, Miller ES. Thimerosal-containing vaccines and autism: a review of recent epidemiologic studies. *J Pediatr Pharmacol Ther*. 2010;15(3):173–181.
59. Institute of Medicine (US) Immunization Safety Review Committee. *Immunization Safety Review: Vaccines and Autism*. Washington, DC: National Academies Press; 2004.
60. Harrington JW, Rosen L, Garnecho A, et al. Parental perceptions and use of complementary and alternative medicine practices for children with autistic spectrum disorders in private practice. *J Dev Behav Pediatr*. 2006;27(2 suppl):S156–S161.
61. Shen Y, Dies KA, Holm IA, et al. Clinical genetic testing for patients with autism spectrum disorders. *Pediatrics*. 2010;125(4):E727–E735.
62. Myers SM, Johnson CP; American Academy of Pediatrics Council on Children with Disabilities. Management of children with autism spectrum disorders. *Pediatrics*. 2007;120(5):1162–1182.
63. National Research Council Committee on Educational Interventions for Children with Autism. In: Lord C, McGee JP, eds. *Educating Children with Autism*. Washington, DC: National Academies Press; 2001.
64. Baranek GT. Efficacy of sensory and motor interventions for children with autism. *J Autism Dev Disord*. 2002;32(5):397–422.
65. Light JC, Roberts B, Dimarco R, et al. Augmentative and alternative communication to support receptive and expressive communication for people with autism. *J Commun Disord*. 1998;31(2):153–178.
66. American Academy of Pediatrics. *Understanding Autism Spectrum Disorders [pamphlet]*. Elk Grove Village, IL: American Academy of Pediatrics; 2005.

在线资源

www.neurosymptoms.org –在这个网站上会提供有关躯体化症状以及有关患者治疗和帮助的信息，对于患者、临床医生都是非常好的资源。

www.ADHDMedicationGuide.com

www.nichq.org (ADHD Toolkit)

www.schoolpsychiatry.org

Autism Consortium – www.autismconsortium.org

Autism Speaks – www.autismspeaks.org

First Signs – www.firstsigns.org

Lurie Center for Autism – www.luriecenter.org

Tourette Syndrome Association – www.tsa-usa.org

16

儿童运动障碍与共济失调

Jeff Waugh and Nutan Sharma

王新平　祁秀峰　译

刘献增　杨团峰　刘菁菁　校

儿童运动障碍

简介

运动障碍临床上定义为由于靶向性和（或）时机受损，不能完成技巧性的运动计划。与瘫痪、痉挛及皮质脊髓束损伤引起的其他后遗症不同，运动障碍是动态的过程，发病部位和严重程度随时间而变化。传统认为运动障碍是由于基底神经节损伤所致，现在观点认为运动控制网络（基底神经节、皮质运动区、内囊、丘脑、脑干、小脑）[1]的任何部分出现损伤，均可引起运动障碍。目前多数信息支持这种观点，认为运动障碍是一种网络联系的损伤，而不是解剖部位的损伤。

分类

儿童运动障碍的临床表现、时机、病因、治疗和预后各不相同，必须进行系统分析。诊断的依据如下：

分布　①局灶性：病变局限于一个部位。②节段性：病变涉及≥2个相邻部位。③多灶性：病变涉及≥2个非相邻部位。④全身性：下肢、躯干，及≥1个其他部位。

时机　发作性与持续性，进展性，特征性的发病年龄，进展速度。

运动特点　运动过度、运动迟缓或共济失调。

诱发/加重因素　休息、站立、任何动作均可诱发运动障碍还是仅某种技巧性动作可诱发？是否仅在一天中的某一时段发作？酒精、咖啡、药物是否会加重或改善运动障碍（表16.1）？

舞蹈症

定义

从身体一个部位向另一部位传递的不规则的、快速、连续的

表 16.1　运动异常患儿的评估技巧
1. 一段录像的评估价值远大于一张照片
2. 许多运动障碍疾病是共存的。关键是首先依次单独描述每种运动障碍的特点，寻找各种运动障碍之间的相互关系。例如，肌张力障碍性肢体出现的震颤或一定程度的肌阵挛，可以错认为共济失调
3. 注意观察掩盖异常运动的异常行为——把奇怪的姿势融合到正常的运动中的感觉性诡计，如舞蹈症或静坐不能者坐在手上

类似舞蹈样的运动。常常是纳入到随意运动中，但无法抵抗或压制。多数儿童舞蹈症是继发性损伤，但少数病例应考虑到遗传性因素。**手足徐动症**：舞蹈症的一种形式，表现为缓慢的蠕动样动作。**投掷症**：舞蹈症的一种形式，表现为强有力的投掷样动作；近端肌群＞远端肌群，典型表现为单侧，常常与舞蹈症共存。

病理生理学

多数舞蹈症患者的共同解剖学基础是基底神经节特别是纹状体间接通路损伤。舞蹈症的神经生理学仍不清楚。

病因

静态损伤：核黄疸、缺血-缺氧性损伤、中毒（乙醇、甲醇、甲苯、铋剂、锰、铊、汞）、感染（支原体、螺旋体、军团菌、弓形虫、HIV、HSV、麻疹、腮腺炎、水痘、细小病毒 B19）、创伤、中轴中枢神经系统畸形。**自身免疫/炎症**：Sydenham 舞蹈症（见下文）、系统性红斑狼疮（SLE）、抗磷脂抗体综合征（APLS）、白塞综合征、急性播散性脑脊髓炎（ADEM）、中枢神经系统血管炎、Rasmussen 脑炎、多发性硬化（罕见症状）、急性坏死性脑病（晚期表现）。**内分泌/营养疾病**：高/低血糖症、高/低钠血症、甲状腺功能亢进、甲状旁腺功能减退、低镁血症、婴儿维生素 B_{12} 缺乏、妊娠舞蹈症。**药物**：多巴胺激动剂、多巴胺拮抗剂、抗癫痫药（苯妥英、卡马西平、苯巴比妥）、钙通道阻滞剂、抗胆碱能药物、抗组胺药、口服避孕药、锂剂。**神经变性**：亨廷顿病、肝豆状核变性（Wilson disease，WD）、神经棘红细胞增多症、Lesch-Nyhan 病、共济失调-毛细血管扩张症、线粒体疾病（亚急性坏死性脑脊髓病）、泛酸激酶相关神经变性疾病（PKAN）、脊髓小脑共济失调（spinal cerebellar ataxia，SCA）、齿状核-红核-苍白球-丘脑下核萎缩（DRPLA）、Fahr 综合征、脑白质营养不良（Pelizaeus-Merzbacher 病）。**代谢综合征**：

戊二酸血症、丙酸血症、高胱氨酸尿症、苯丙酮尿症（PKU）、Costeff综合征（3-甲基戊烯二酸尿症）、脑叶酸缺乏症、亚硫酸氧化酶缺乏症、丙酮酸羧化酶缺乏症、生物素酶缺乏症。**结构损害**：肿瘤、中枢神经系统淋巴瘤、脓肿、脑动静脉畸形、海绵状血管瘤。**发作性运动障碍**：见后文。

诊断

运动不能持续体征最为可靠：挤奶女工手征、触地姿势、丑角样舌头。需要与静坐不能（内心不安）和抽动症（反复性、内在动因）相鉴别。**MRI**：通常需要，尤其有偏侧舞蹈症或伴随局灶性神经系统体征。**实验室检查**：抗链球菌溶血素O（ASLO）、抗DNA酶B有助于Sydenham舞蹈症的诊断，但对预测病程、进展及复发的可靠性差。舞蹈症能预示一种可治疗的疾病（如抗磷脂抗体综合征），使其有机会治疗以防止晚期疾病进展。

原发性舞蹈症

独立于易感损伤或毒性暴露的孤立性舞蹈症，倾向于遗传因素，多代家族史必不可少。

良性遗传性舞蹈症（BHC） 见于5岁以下的发育正常的儿童，10岁以后病情趋于平稳。成年后病情可缓解，但不是治愈。不影响智力和行为。显性遗传，存在家族异质性；一些携带者表现为手足徐动症、肌阵挛或失张力，伴或不伴舞蹈症。

亨廷顿病（HD） 最常见的由遗传因素引起的舞蹈症。**遗传学**：显性遗传，预期源于三核苷酸CAG重复扩增。**病理学**：纹状体中等大小棘神经元变性。**青少年HD**：在HD中，青少年发病人数< 10%（约 $1:10^5$），发病年龄< 20岁，出现舞蹈症之前，患者可表现为抑郁、注意力缺陷，甚至不能上学。少数青少年及多数10岁以下儿童可发展为Westphal变异，表现为痴呆、震颤麻痹、癫痫发作和肌张力障碍的初期特征。儿童病情较成人进展快，大多数青少年HD患者通过父系遗传。如果致病基因大量重复扩增，症状就会比他们的父辈出现的早（见本章后文"帕金森症"部分的HD）。

继发性舞蹈症

由外部伤害引起。五个"I"分别为：损伤（injury）、梗死（infarction）、感染（infection）、炎症（inflammation）和浸润性伤害（infiltrative process），它们可以引起急性或亚急性舞蹈症或

数月 / 数年后易发展为舞蹈症。

Sydenham 舞蹈症（SC）　风湿热（RF）的主要标准之一，可能是首发或唯一的临床表现，是自限性疾病。**病理生理学**：自身免疫性疾病，A 组 β 溶血性链球菌感染后产生抗基底神经节抗体。**流行病学**：儿童期最常见的急性舞蹈症，发病年龄很少低于 5 岁，青春期后发病少见，女性多于男性。20% 的风湿热患儿可能患有 SC。由于广谱抗生素的使用，目前北美 / 欧洲很少发病。儿童中心每年诊断该病为 5 ～ 10 倍。**临床表现**：链球菌感染 6 个月后可患 SC，常常出现不对称的运动不能持续（勺型手征、丑角样舌头、挤奶女工手征、触地姿势），与其他舞蹈症鉴别困难。SC 的重要鉴别特征是发病年龄和数小时 / 数天内急性起病。其他常见但不严重的神经系统体征有肌张力低下、静坐不能、构音障碍、步态障碍、人格改变、情绪不稳。其中约 20% 可以发展为注意力缺陷和（或）强迫症。**诊断**：不需要辅助检查支持即可临床诊断。MRI 适于排除占位性病变，基底节体积增大和 T2 像信号增强。咽部细菌培养、红细胞沉降率（ESR）、C 反应蛋白（CRP）、抗链球菌溶血素 O（ASLO）、抗 DNA 酶 B 的敏感性和特异性相对较低，发病早期检测结果可能为阴性（因为链球菌感染后 6 个月产生抗体）；有时诊断不明确时，上述检查才有意义，但诊断 / 预测价值并不能提高。**治疗**：彻底筛查其他风湿热症状，应用抗生素预防 SC 复发。由于本病自然史呈波动性改善，对轻型 SC 的治疗存在争议。免疫抑制剂可能缩短病程（对轻型患者应用泼尼松，中重型患者应用 IVIG 治疗）。苯二氮䓬类药物和丙戊酸可控制舞蹈症。**预后**：50% 的患者舞蹈症可在 6 个月内缓解，也可长达 2 年缓解，极少数患者症状可永久存在。1/3 患者会因再次感染链球菌而复发。有 75% 的儿童期患有 SC 的女性，怀孕或服用口服避孕药后可复发。即使儿童期舞蹈症缓解，成年后也常见执行功能轻度减退和运动迟缓。

狼疮相关性舞蹈症　SLE 少见的并发症，与抗心磷脂抗体或缺血有关[2]。在大多数伴有舞蹈症的 SLE 患者中，舞蹈症可以是首发的临床表现。考虑任何新发舞蹈症的鉴别诊断。早期诊断和治疗是控制疾病范围的关键。

体外循环后舞蹈症　心脏体外循环术或复苏术后出现持续性舞蹈症者占少数。**流行病学**：最常见于 1 岁以下婴儿，但各个年龄段均有报道。**预测因素**：长时间低体温，食管温度小于 20℃，术中不稳定的 pH 管理，术前发育迟滞。**病理学：**（尤其是局限于苍白球的）神经元和有髓鞘的轴突缺失。**长期转归：**50% 有持续性的运动障碍，所有患者有认知损害[3]，随着心脏麻醉和体外循环技术的改进，此类疾病逐渐减少。

震颤

定义

一个关节或平面的任何规律的振荡。由于位置的改变或运动形式的不同，振荡的频率可能不同，其余应保持不变。必须与其他运动障碍引起的半规则的易于解释的运动相鉴别（如肌阵挛可以是半节律性的，肌张力异常肢体的震颤是肌张力障碍的继发症状）。

病理生理学

可起源于皮质、基底神经节、脑干、小脑或外周神经，每个部位伴有不同的震颤分布区域、频率和诱发因素（表 16.2）。至少有三种不同的发病机制：①局部肌力弱，伴主动肌与拮抗肌平衡失调。②运动的精细调节功能受损（与小脑的比较-纠正功能受损有关）。③作为正常工作模式而节律性放电的优势核团（丘脑、下橄榄核、基底神经节、构成直立性震颤的"中央振荡器"），其中许多定义为功能性而不是解剖性。

人口统计学

10% ～ 20% 的儿童推荐到运动障碍性疾病门诊。常需要住院治疗，经常见于全身性疾病或大量用药的患儿，通常为许多症状之一。

诊断

目标：识别累及的身体部位，静止或运动时出现，诱发 / 缓解因素。评估震颤患儿的第一步是观察，然后注意引发症状的动作。确保在整个评估过程中所有肢体和躯干均可见，要求有视频资料（表 16.2）。

原发性震颤

在没有其他神经系统症状下，儿童很少出现震颤或类似震颤样症状。多数患者有自限性，发育过程不需要治疗；其他患者可伴随终身，但病程可预知。

表 16.2　震颤类型

震颤类型	描述	解剖起源
静止性震颤	运动或做抵抗重力的动作时减轻或缓解，激动或不加注意时加重	基底神经节，尤其是黑质
动作性震颤	启动运动或力量增加时诱发。分为四个亚型	
1. 运动性震颤	伴随所有类型的意向性运动而出现的相对一致的震颤	
2. 意向性震颤	可在运动接近完成时出现或恶化——此时需要精细调节。指-鼻-指试验可以显示这种震颤	小脑，罕见顶叶，或它们的连接
3. 等距性震颤	无运动条件下，通过对固定部位施加压力而产生的震颤	
4. 姿势性震颤	身体保持某一固定姿势，抵抗重力时出现的震颤	小脑-橄榄核系统
红核性震颤	粗大、急动、不规则、幅度大、低频。结合了静止性和意向性震颤（Holmes 震颤或中脑震颤）	脑干上部、丘脑、小脑
生理性震颤	压力下正常的运动振荡增强，非病理性。仅见于特殊情况，如压力、咖啡因、疲劳	
心因性震颤	震颤频率、幅度、分布和方向不同。通常发病较急但不进展。常常分散注意力可消失。是儿童和成人心因性运动障碍最常见的类型	

　　发育过程中的症状　发育中的运动控制网络偶尔可以出现阵发性和节律性的良性运动。家族史和查体正常。主要是临床诊断，但在脑电图上捕捉到发作事件常给父母 / 医生提供有力依据。预期随着正常的神经发育可缓解。**颤抖（jitteriness）**：对称性、节律性的震颤累及上肢、下肢或四肢。50% 的足月婴儿出生后第 1 周可出现颤抖，可能反映了脊髓抑制通路的不成熟。随觉醒状态而不同，常常被刺激或哭闹恶化，在安静觉醒状态下可减轻，温柔地轻拍、搂抱入怀可以缓解颤抖。见于正常和神经受损的患儿。**发抖发作（shuddering attacks）**：类似于寒战，持续数秒，无任何诱因一天中可发生数次。通常累及膈以上部位；起病年龄 3 个月至 4 岁，最常见于 6 ～ 18 个月的患儿，持续时间一般为数月至数年。**点头痉挛（spasmus nutans，SN）**：头部 1 ～ 3 Hz 的

震颤, 既可是水平性也可是垂直性, 发病年龄 6 ～ 12 个月, 与高频摆动性眼球震颤共存。推测头部运动是眼球震颤的代偿。头部运动可在数月内缓解。亚临床表现的眼球震颤可持续数年后缓解。罕见情况下, SN 样的头部运动见于视力减退、先天性眼球震颤或颅内占位性病变的患者, 需要密切观察和进行眼科评估。

特发性震颤 (ET) 流行病学: 成人最常见的运动障碍, 其中约 4% 在 40 岁发病。儿童发病年龄平均 6 ～ 7 岁。两个发病高峰: 学龄期, 震颤使父母焦虑; 青春期后期, 震颤引起与社交或运动相关的焦虑。成年男女发病无差异, 儿童男性多于女性。**遗传**: 显性遗传, 家庭成员发病年龄和严重程度各不同, 60 岁时外显率 100%。**临床表现**: 在儿童, 典型表现为混合的姿势性和动作性震颤, 累及上肢＞＞下肢、颈部或发声[4]。总是呈现双侧, 可不对称, 由紧张引发或恶化, 进展缓慢 (数年至数十年)。**支持诊断**: 有较强的家族史, 成人家庭成员报告适量饮酒可缓解震颤, 发育正常, 其他神经系统检查正常。**以下情况应怀疑 ET 诊断**: 足以致残的震颤, 出现其他任何神经系统症状或体征, 1 ～ 2 年内可观察到疾病进展。

继发性震颤

非常常见的神经系统症状, 是许多系统性疾病 / 中枢神经系统损害的结果, 震颤本身无助于诊断。震颤逐渐加重, 分布范围逐渐扩大, 或引起实质性残疾, 可能继发于退行性疾病或损伤, 需做 MRI 检查。

外伤后震颤 见于 50% 以上严重头外伤后存活的儿童患者, 可在外伤后即刻出现或在数月后出现。50% 以上患者症状可自发缓解。

洋娃娃摆头综合征 2 ～ 3 Hz 的头部摆动, 通常在垂直方向摆动 ("是的-是的"), 偶尔水平摆动 ("不-不"); 可随意抑制, 常在节律性活动后加重 (如散步)。典型在 2 ～ 5 岁发病。与第三脑室占位性病变或中脑导水管积水有关, 偶见于儿童小脑畸形但无占位性病变或脑积水。

药物诱发的震颤 震颤不大可能是药物的迟发反应——首先应考虑新药 / 新更换的药。致颤药物: 兴奋剂、支气管扩张剂、甲状腺激素、皮质类固醇。多巴胺耗竭 / 拮抗剂能导致静止性震颤和帕金森症。丙戊酸、锂剂、选择性 5- 羟色胺再摄取抑制剂 (SSRI)、三环类抗抑郁药和环孢素能导致各种震颤 (一般为意向性震颤)。

治疗

由于震颤的发病机制不甚清楚，治疗目的是缓解症状。**一线药物**：普萘洛尔 40 ~ 60 mg/d。**二线药物**：扑米酮、托吡酯、短效苯二氮䓬类药物（用于急性应激状态下震颤，不用于每日症状）。**肉毒毒素注射**对头部和发声震颤有效，对手部震颤效果欠佳，儿童限制应用。

抽动症

尽管抽动症曾被认为是儿童最常见的运动障碍性疾病，但这是一种误解，因为异常是强烈的动机或动作冲动，不是运动本身。传统上归属于全科或行为神经病学范围（见第 15 章）。

肌阵挛

定义 短暂性的不随意肌肉抽动，难以抑制，一般无先兆，症状可以单独出现或是许多疾病的某一症状。作为儿童孤立的运动障碍性疾病不常见，应时常进行癫痫性肌阵挛评估。

诊断

评估时需考虑以下事项。

癫痫性与非癫痫性 **考虑癫痫性肌阵挛**（详见第 5 章）：青少年发病，只发生在清醒后；2 ~ 3 岁发病，快速进展为多种痫性发作形式；新生儿期发病；发作时可伴意识状态改变。**脑电图**可以接受，但非必需。**肌电图**：如果病因不明确，肌电图的意义重大，需要区分肌阵挛与肌阵挛性癫痫发作、负性肌阵挛与站立不能性癫痫发作、心因性发作与器质性发作。

原发性与继发性 **孤立性肌阵挛**：罕见，提示小范围的 / 明确的鉴别诊断。**继发性**：继发于创伤或缺氧性中枢神经系统损伤，或为重度认知功能减退的部分表现。代谢性脑病：肝衰竭、尿毒症、代谢性碱中毒、高碳酸血症、高血糖症。中毒：甘草、抗酸药、一氧化碳、锂剂、铅、汞、铋、破伤风毒素、丙酮、甲苯、有机磷酸盐杀虫剂。

和其他神经系统疾病伴发 神经变性疾病和癫痫综合征的特征。预后 / 治疗基于统一诊断，而不是肌阵挛。

解剖起源 有助于诊断和治疗，影像学检查有时有帮助，仔细的体格检查有助于定位。①**皮质**：最常见，源于感觉运动皮质。局灶性，远端，无节律，累及上肢＞下肢或躯干，自发，或由反射或运动诱发。例如，进行性肌阵挛癫痫（PME）、乳糜泻、Angelman 综合征、亨廷顿病（HD）、Rett 综合征、Gaucher 病、克雅病、HIV 脑病、代谢或中毒性疾病。②**皮质下**：常是丘脑 / 脑干缺氧或代谢性损伤导致。主动肌群和拮抗肌群、近端和远端均可累及，对刺激敏感。例如，惊跳症、腭肌阵挛、肌阵挛肌张力障碍。③**脊髓**：通常起自胸段脊髓，持续时间长，相比皮质 / 皮质下肌阵挛，起自脊髓的临床表现变化较大。阵挛频率慢（＜ 4 Hz），表现为双侧，有节律性，通常对刺激不敏感，常在睡眠期持续发作。例如，炎性斑块的局部损伤、脊髓空洞症、创伤、缺血性脊髓病或感染。④**周围神经**：周围神经损害影响感觉传入，诱导中枢重新整合。通常是无节律的抽动，通常对刺激不敏感，可在睡眠中持续发作。例如，最常见的是偏侧面部痉挛。

生理性肌阵挛

事实上比癫痫或神经变性疾病引起的病理性肌阵挛更常见。例如，呃逆、眉毛抽动、睡眠抽动。

良性新生儿睡眠肌阵挛　晚期早产儿至产后 1 个月发病，6 个月后缓解，症状很少持续超过 1 岁。只在睡眠中发病，唤醒后症状消失——是关键的疾病特征。服用催眠剂可使症状加重（如苯二氮䓬类药物）。远端肢体＞近端肢体，上肢＞下肢，通常累及双侧，常常伴有面肌和腋肌肌阵挛。常为无规则性，偶尔有节律。大多数呈簇状，持续数秒，罕见数分钟的持续肌阵挛（与癫痫不相关）。

婴儿良性肌阵挛　表现为孤立的异常运动，或肌阵挛与负性肌阵挛（突发失张力）、抖动和短暂强直僵硬发作联合出现，每日发作数次。50% 的运动异常呈簇样发作。发病年龄在 6 个月以内的既往正常儿童，需做癫痫的评估。如果脑电图和发育正常，则可能是婴儿良性肌阵挛[5]。不需要治疗，发病 6 ～ 18 个月后缓解。发育正常，不增加癫痫或认知障碍的风险。

遗传性肌阵挛

许多综合征伴有肌阵挛癫痫。少数有非癫痫性肌阵挛：溶酶体贮积症（Tay-Sachs 病、Sandhoff 病、Gaucher 病、唾液酸沉积症）和脊髓小脑共济失调（SCA）。只有少数遗传因素引起儿童原发性肌阵挛。

原发性肌阵挛（EM）　除肌阵挛外，患儿无其他异常，病情无进展。特发性或显性遗传，外显率较低。20%～30%的患儿有 ε-肌聚糖（*SGCE*）或多巴胺 D2 受体（*DRD2*）的基因突变[6]。可仅有原发性肌阵挛家族史，或兼具有原发性肌阵挛、特发性震颤和肌阵挛-肌张力障碍家族史。治疗药物有苯二氮䓬类药物、丙戊酸或左乙拉西坦。

肌阵挛-肌张力障碍（M-D；DYT11 或 DYT15）　发病年龄 10 岁以下或 10～20 岁（平均年龄 6 岁），20 岁后无明显进展。肌阵挛症状早于肌张力障碍出现，所有患儿均可出现肌阵挛症状，只有一半患儿有肌张力障碍。DYT11（*SGCE*）：显性遗传，外显率低，大多数患儿由父亲遗传，保持母系印记。无 *SGCE* 基因突变的 M-D 为 DYT15。乙醇和苯二氮䓬类药物对肌阵挛有效。

惊跳症　持久的无情景的过度的惊恐反应，电生理检查可以与肌阵挛相鉴别。出生后 1 年内起病，常表现为全身性肌张力增高（躯干＞肢体）。成年人惊吓后短暂的肌张力增高可致跌倒。病因可能与中枢神经系统甘氨酸介导的神经元抑制失败有关。最常见于遗传，但也可在损伤后发生。

获得性肌阵挛

更常见，预后不好，治疗更困难。

缺氧后肌阵挛　呼吸或心搏骤停后患者常见的、不利的表现。肌阵挛癫痫持续状态（myoclonic status epilepticus，MSE）是预后不佳和长期致残的预测因子。治疗非常困难，常常需用麻醉剂量的苯二氮䓬类/巴比妥类药物。**Lance-Adams 综合征（LAS）**：独特的缺氧（呼吸骤停＞心搏骤停）后肌阵挛，损伤后数周至数月发病，可从低氧损伤中部分或完全恢复。休息后肌阵挛消失，运动或运动意向时肌阵挛重现。不受认知功能损伤的影响，可以在其他功能完全恢复的个体出现肌阵挛发作。左乙拉西坦或苯二氮䓬类药物常常有效。

斜视性眼阵挛-肌阵挛-共济失调综合征（"跳舞的眼睛，跳舞的脚"）　罕见而戏剧性的自身免疫性疾病。**流行病学**：最常见于 1～5 岁的儿童，婴儿/成人也可发生。**病因**：在儿童，50% 伴有神经母细胞瘤。如果无神经母细胞瘤，年龄≥9 岁，推测由感染后引起，相关病原体有支原体、沙门菌、轮状病毒、巨细胞病毒、人疱疹病毒 6 型（HHV6）、丙型肝炎病毒（HCV）、肠道病毒 71、HIV-1、登革热等[7]。非肿瘤患儿大多数为特发性。**临床表现**：一般表现为粗大的肌阵挛，但任何特征都可单独出现。斜视性眼阵挛最为突出：多方向，急动性，无序性，共轭性眼球运动。共济失调常为小脑性，罕见非对称性。过度兴奋、睡眠障碍和缄默常见。**诊断**：无特异性的实验室或影像学改变，依据临床表现诊断。必须进行神经母细胞瘤的筛查：腹部超声和（或）躯干 MRI。如果影像正常，尿儿茶酚胺和间碘苄胍（MIBG）扫描的敏感性虽然较低，但也有指导意义。**预后和治疗**：神经系统预后一般较差，约 80% 有反复的肢体运动发作和（或）认知后遗症。早期诊断和治疗（免疫抑制 / 调节）能改善预后，曲唑酮能缓解睡眠 / 行为异常。

药物诱发的肌阵挛 依托咪酯、丙泊酚、造影剂、氨甲环酸、多巴胺激动剂和拮抗剂、SSRI、三环类抗抑郁药、阿片类、丙戊酸盐、卡马西平、苯妥英、拉莫三嗪、氨己烯酸、甲氟喹、加替沙星、γ- 羟基丁酸等可导致肌阵挛。中枢神经系统抑制剂（苯二氮䓬类药物、巴氯芬）的突然撤药也可引起短暂的肌阵挛。

治疗

治疗目标为症状缓解。根据基础病因、解剖起源和不良反应选择用药。**一线药物**：氯硝西泮、丙戊酸盐。**其他常用药物**：左乙拉西坦、扑米酮、托吡酯和乙酰唑胺。起始单药治疗，但可能需要联合用药。

肌张力障碍

定义

痛苦的令人难受的扭曲运动和间断的固定姿势，常由特定的动作诱发。典型表现为主动肌和拮抗肌协同收缩、从期望肌群到邻近肌群的过度运动和诡异扭曲的姿势。是第三位最常见的运动障碍疾病。大多数儿童为全身性（从身体一处起病，随后蔓延），成人通常较局限。

肌张力障碍分为**原发性肌张力障碍**（肌张力障碍是唯一的 / 主要的运动障碍）、**肌张力障碍叠加综合征**（肌张力障碍与另一种运动障碍共同发生或继发于另一种运动障碍）和**继发性肌张力障碍**（由已知的损伤引起或是遗传性退行性综合征的部分表现），它们之间区别较大。

病理生理学

肌张力障碍是一种环路异常，曾被认为是由基底神经节引起，现在的观点认为运动控制网络中任何节点出现损伤 / 功能失调均可导致肌张力障碍。

原发性肌张力障碍

肌张力障碍 ± 震颤为查体时的唯一异常。许多有明确的基因突变（见表 16.3），但 50% 的患儿是特发性。儿童期发病通常在发病后的 1 ～ 4 年内扩散累及身体的多个部位。早期治疗症状能控制，但疾病会进展，累及身体多个部位，需要外科治疗。

肌张力障碍叠加综合征

肌阵挛−肌张力障碍和肌张力障碍−帕金森症是最常见的组合（见 "肌阵挛" 和 "帕金森症" 章节部分）。

继发性肌张力障碍

可以由各种损伤或代谢紊乱引起。5% ～ 15% 的脑瘫儿童可出现肌张力障碍。虽然对继发性病因的关注度远远不如遗传性病因，但目前为止继发性肌张力障碍是儿童期起病的最常见类型。

血管 / 缺氧损伤　梗死、出血或弥漫性缺氧−缺血病变可能产生肌张力障碍。最常见的损伤部位为：尾状核、壳核、丘脑及小脑。不常见的损伤部位为：皮质、内囊。1% 围生期缺氧的婴儿可出现肌张力障碍[8]，也可在损伤数十年后进展。

核黄疸　由高胆红素血症引起的选择性基底神经节病变，目前发达国家很少见，但仍可见于在家中出生和在不发达国家出生的婴儿。其主要特征是肌张力障碍，伴有显著的手足徐动症。

感染　可能的机制为基底神经节区的直接感染或交叉免疫反应。包括细菌（A 组链球菌、肺炎支原体、结核分枝杆菌、嗜肺军团菌、草绿色链球菌、流感嗜血杆菌、肺炎链球菌、脑膜炎奈瑟菌）、螺旋体（伯氏疏螺旋体、苍白球密螺旋体）、原虫（弓形虫）、病毒（水痘病毒、单纯疱疹病毒、埃可病毒和 HIV）和真菌（新型隐球菌）。

自身免疫 / 脱髓鞘病变　抗 NMDA 受体脑炎中有 84% 的患儿可出现运动障碍，10% 在急性期有肌张力障碍或严重运动失

表 16.3 原发性肌张力障碍和肌张力障碍叠加综合征

	发病部位	发病年龄	遗传、外显率	基因/位点	临床特征
原发性肌张力障碍					
DYT1	下肢>上肢，早期步态受累	平均10岁	AD，外显率30%~40%	TOR1A	快速进展，德系犹太人80%早期丧失活动能力，其他人群则<50%
DYT2	下肢	平均6岁	AR，外显率100%	可能是多发	快速进展，有平台期，在青春期恶化
DYT6	口舌>上肢	平均16岁	AD，外显率60%	THAP1	所有种族均可患病，晚期常累及言语，上肢>下肢受累
肌张力障碍叠加综合征					
Segawa综合征（多巴反应性肌张力障碍，DYT5a/b）	两者均为下肢显著 a: 偶尔从上肢开始	a: 平均7岁 b: 婴儿期至青少年	a: AD，外显率低女(2×)>男 b: AR，外显率100%	a: GCH1 b: TH	白天恶化，休息后缓解。a: 发育正常。情感障碍增加，强迫症 b: 轻度缺陷是正常发育 严重缺陷=婴幼儿起病，全面发育迟缓
肌阵挛-肌张力障碍，DYT11或DYT15	11: 上肢或躯干 15: 上肢或躯干>下肢，肌张力障碍无11严重	11: 平均6岁 15: 儿童至青少年期	AD，只在父系遗传中表达	11: SGCE 15: 18p11	所有患者均有肌阵挛，对酒精有反应。约50%出现肌张力障碍。常并发精神异常

表 16.3　原发性肌张力障碍和肌张力障碍叠加综合征（续表）

	发病部位	发病年龄	遗传，外显率	基因 / 位点	临床特征
DYT12，快速起病的肌张力障碍-帕金森症	面部或上肢＞下肢	平均 12 岁，任何年龄均可发病	AD，外显率低	*ATP1A3*	在数分钟内进展，持续数天，外伤、疾病、应激可诱发。脑脊液中高香草酸含量降低有助于诊断
DYT16，早期起病的肌张力障碍-帕金森症	下肢＞躯干	平均 9 岁	AR，外显率约 100%	*PRKRA*	向口咽肌张力障碍发展，大多数为全身性。50% 有帕金森症 ± 发育迟缓。治疗效果差

AD，常染色体显性遗传；AR，常染色体隐性遗传

调[9]，主要是口舌运动失调。有报道称，在系统性红斑狼疮、神经白塞病和乳糜泻的患者中可出现肌张力障碍。脱髓鞘疾病中肌张力障碍不常见，急性播散性脑脊髓炎（ADEM）或多发性硬化（MS）中罕见肌张力障碍（典型表现为局灶性或节段性）。

中毒 选择性损伤基底神经节区。**损伤基底神经节区所有结构的毒物有**：一氧化碳、氰化物、重金属（锰、铜、汞）。**损伤壳核的毒物有**：甲醇。**损伤壳核和苍白球的毒物有**：乙二醇。每种毒素都可引起肌张力障碍、舞蹈症或帕金森症，其中肌张力障碍最常见。MRI 上可表现为局灶性损伤，如水肿、出血、梗死或金属沉积。

神经变性疾病 见表 16.4。

治疗

很难预测对治疗的临床反应，需要耐心观察，以确定最佳方案。

药物治疗 ①**左旋多巴**：适用于所有特发性肌张力障碍的儿童，目标剂量 20 mg/（kg·d）×1 个月。大多数患儿对药物无

表 16.4 继发性肌张力障碍的遗传原因

婴儿期发病	儿童期发病	青少年期发病
AADC 缺乏症	肝豆状核变性	SCA3 型（Machado-Joseph）
戊二酸血症 I 型	共济失调-毛细血管扩张症	SCA7 型
家族性 Fahr 病	岩藻糖苷贮积症	SCA17 型
NBIA-2A 和 -B 型，	泛酸激酶-2 缺乏症，NBIA 1 型	Friedreich 共济失调
PLAN 和 INAD	青少年 Tay-Sachs 病	亨廷顿病
甲基丙二酸尿症	亨廷顿病样综合征 3	NBIA 3 型
Lesch-Nyhan 病	Niemann-Pick 病 C、I 和 II 型	Kufor-Rakeb 综合征
佩-梅病	Woodhouse-Sakati 综合征	PARK2
Rett 综合征	肌张力障碍-耳聋综合征	舞蹈病棘红细胞增多症
Leigh 综合征	LHON，Marsden 变异型	

AADC，氨基酸脱羧酶；NBIA，伴脑铁沉积的神经变性疾病；PLAN，磷脂酶相关神经变性疾病；INAD，婴儿神经轴突营养不良；LHON，Leber 遗传性视神经病；SCA，脊髓小脑共济失调

反应，有反应者表明有疗效。大多数多巴反应性肌张力障碍的患儿对较低剂量（100 mg，2 次 / 日）治疗有反应，常常在数天起效。其他患儿需要 3 个月或更多剂量的药物后症状改善。②**苯海索**：起始剂量 0.05 mg/(kg·d)，每周递增，至 0.75 mg/(kg·d)，2 ～ 3 次 / 日。主要限制因素是抗胆碱能副作用，但缓慢加量可以避免。儿童耐受剂量比成人大，所需剂量超过 1 mg/(kg·d)。普遍存在注意力和记忆力下降，停药主要是因为学习成绩下降。③**巴氯芬**：主要用作辅助药物，用于减轻肌痉挛的疼痛和严重程度，对多数痉挛状态和肌张力障碍并存的儿童有效。起始剂量 5 mg/d，1 ～ 2 次 / 日，每 3 ～ 4 天增加 5 mg，观察镇静或认知的不良反应。有些研究中心支持鞘内注射，虽然还没有证实其治疗肌张力障碍的有效性优于痉挛状态。④**苯二氮䓬类药物**：虽然通常没有上述药物的疗效好，但苯二氮䓬类药物对部分患者非常有效。

外科治疗　苍白球内侧部深部电刺激（GPi-DBS）对药物治疗无反应的原发性肌张力障碍有效。对于 DYT1——最常见的儿童期起病的全身性肌张力障碍，GPi-DBS 能使 60% ～ 70% 的致残症状得到改善，但对于多数少见的肌张力障碍症状则无效。对于 DYT6，应用 DBS 后症状改善虽然没有 DYT1 明显，但前景仍然可观。迄今为止，迟缓性肌张力障碍是唯一的 DBS 治疗后获益的继发性肌张力障碍。GPi-DBS 对肌张力障碍性脑瘫的疗效的相关试验正在进行中。

发作性运动障碍

定义

突发的异常运动行为，持续数分钟至数小时，表现为手足徐动、投掷样动作、舞蹈样动作和（或）肌张力障碍。发作时保持正常的认知 / 觉醒（与癫痫比较）。查体、MRI、脑电图检查正常［除外某些发作性劳力性运动障碍（paroxysmal exertional dyskinesia，PED）］。儿童期原发性运动障碍更常见，继发性运动障碍也有报道。通过持续时间、发作频率、诱发因素可鉴别不同类型。所有类型的发作随年龄增长而减少，主要治疗方法是避免触发因素。

发作性运动诱发性运动障碍（PKD，DYT10）

分布：四肢＞头 / 躯干，常常不对称。**先兆**：感觉异常，疲劳，受累肢体紧张。**诱因**：突然运动、准备运动、受惊吓、光刺激、打哈欠或讲话。可被极端温度、应激或月经而加重。**持续时间**：数秒至 5 min。**频率**：至少 1 次 / 日，也可超过 100 次 / 日。**起病年龄**：从婴儿期至 40 岁，平均年龄 8 岁。**遗传**：常染色体显性遗传，50% 的患者由 *PRRT2* 基因突变所致，90% 外显率，严重程度不同。与良性婴儿惊厥或舞蹈症、家族性偏瘫性偏头痛有关[10]。**治疗**：对卡马西平、奥卡西平、苯妥英、氯硝西泮等抗惊厥药反应良好。

发作性非运动诱发性运动障碍（PNKD，DYT8）

先兆：有先兆的感觉异常，肌痛性痉挛，出汗，复视，潮红或头晕。**诱因**：兴奋、疲劳、紧张 / 焦虑、疾病、禁食、极端温度、酒精、咖啡或巧克力，也可呈自发性。**持续时间**：数分钟至数小时，持续数天的情况罕见。**频率**：1 周发作几次至 1 年发作几次不等。**起病年龄**：5 岁以前，极少数中年起病。**遗传**：常染色体显性遗传，*PNKD* 基因，90% 外显率，家族内部 / 家族之间表达变化不定。**治疗**：药物通常无效，尽管有报道称苯二氮䓬类药物和左乙拉西坦能改善症状。关键是要避免触发因素。

发作性劳力性运动障碍（PED，DYT9）

分布：腿 / 脚＞面部 / 上肢 / 躯干（通常发生在发作持续时间短的患者身上），可能仅累及运动的肢体。常不对称，常见偏侧肌张力障碍。**伴有**：癫痫和轻度认知功能障碍。**先兆**：无先兆的感觉异常（与 PKD、PNKD 相比）。**诱因**：5～15 min 的持续运动可引发。**持续时间**：5～30 min，通常停止运动后 10 min 内缓解。**起病年龄**：儿童期。**遗传**：常染色体显性遗传，*SLC2A1* 突变，编码脑特异性葡萄糖转运体 GLUT1。纹状体内短暂性糖储备耗竭也可致运动障碍。**治疗**：卡马西平、左旋多巴和加巴喷丁疗效有限，生酮饮食也能减轻症状。

帕金森症

定义

帕金森症是具备帕金森病（PD）特征（肌强直、姿势不稳、运动迟缓、静止性震颤）中≥ 2 个特征。孤立性帕金森症是儿童运动障碍中最少见的类型，但作为退行性综合征中的一个晚发表现则相对常见。

病理生理学

PD 是黑质纹状体多巴胺能神经元原发变性的结果；帕金森症是由于基底神经节直接损伤、药物副作用或继发于神经变性疾病所致[11]，也可能由纹状体或黑质、肢体运动易化通路的突触前和（或）突触后损伤 / 缺损所致。

鉴别诊断

早期 PD 和继发性帕金森症（通常表现出帕金森症的许多伴随特征）必须进行鉴别。

青少年发病的 PD　儿童典型表现为下肢肌张力障碍，青少年主要表现为运动迟缓和肌僵直。与成人发病型相比，震颤发生较晚 / 表现不一致。80% 的常染色体隐性遗传（AR）帕金森症由 *Parkin* 突变所致，发病年龄 < 20 岁。病情进展较成人发病型缓慢，但患者最终会出现相同的并发症 / 活动受限。

结构改变　栓塞 / 出血性梗死、肿瘤、病毒性脑炎、中毒 – 代谢性损伤可导致继发性帕金森症。罕见：颅内辐射、脑积水。

神经变性　儿童帕金森症有许多遗传原因，常见的 2 种疾病为亨廷顿病（HD）和肝豆状核变性（WD）。①青少年 HD：发病年龄 < 20 岁，CAG 重复扩增序列 > 60，越早发病，病情进展越快。表现为 Westphal 变异——突出的认知功能下降，精细运动技能退化，帕金森症，无或少见舞蹈症[12]。极度扩增可表现为发育延迟、神经退行性变、痫性发作。应在熟练的遗传咨询师帮助下进行 HD 测试。② WD：常染色体隐性遗传的铜沉积症。40% ～ 60% 的患者表现为孤立的神经系统综合征，伴有亚临床肝中毒。神经系统症状一般出现在青少年期 / 成年早期（平均年龄 19 岁），但也有 6 岁发病的报道。震颤是最常见的症状，快速进展为运动迟缓、口舌僵直、构音障碍、吞咽困难、面具脸（痉挛笑容），20% ～ 60% 的患者有精神症状和学业成绩下降。治疗及预后：Cu 螯合物治疗可以阻止 / 减慢疾病进展，只有肝移植才能治愈。神经系统症状在治疗后可得到缓解。③其他：儿童期各种罕见的伴有运动异常和发育倒退 / 迟缓的疾病，包括伴脑铁沉积的神经变性疾病（NBIA）、溶酶体疾病（Niemann-Pick 病 C 型、Gaucher 病 Ⅲ 型、GM1 神经节苷脂贮积症）、POLG 相关线粒体疾病、苯丙酮尿症、Lesch-Nyhan 病、神经元蜡样脂褐质沉积症（CLN1、CLN3 和 Kufs 病）、神经元核内包涵体病及 Rett

综合征。对多数婴儿期酪氨酸羟化酶和墨蝶呤缺乏者，多巴胺替代治疗有效。

感染性/炎症性 急性发作伴感染前驱症状提示脑炎且容易累及基底神经节区。**病理生理学**：还不清楚是直接感染还是感染性自身免疫激活。**神经影像**：选择性双侧基底神经节区水肿/坏死。**临床表现**：帕金森症可以急性或延迟出现，急性症状出现越快，康复越完全。**病因**：病毒感染，包括 HIV、日本脑炎病毒、西方马脑炎病毒、St. Louis 病毒、水痘病毒、流行性腮腺炎病毒、柯萨奇病毒、麻疹病毒。支原体感染可致急性和晚发帕金森症。HIV/AIDS 患者由于感染弓形虫、梅毒螺旋体、隐球菌或由于进行性多灶性脑白质病（progressive multifocal leukoencephalopathy，PML），5% 出现帕金森症。罕见的并发帕金森症的全身炎症性疾病有：系统性红斑狼疮、白塞病和结节病。

药物诱发 对儿童而言，医源性帕金森症最常见，停药数月后几乎能完全恢复正常[13]。**提示特征**：肢体对称性受累，无或轻微静止性震颤，口周大幅度低频率的"轻咬"动作（兔唇综合征）。**最常见的致病药物**：第一代抗精神病药、DA 受体阻滞性止吐药。**其次可能的药物**：丙戊酸、苯妥英、SSRI、锂、卡托普利、钙通道阻滞剂（氟桂利嗪、桂利嗪）、两性霉素 B、氯喹、环孢素、长春新碱、多柔比星、长春花生物碱和阿糖胞苷。

肌张力障碍-帕金森症 许多罕见原因所致，常见病因呈临床异质性。**遗传**：常染色体显性遗传，常染色体隐性遗传，或 X-连锁伴性遗传。**快速起病的肌张力障碍-帕金森症（ATP13A2，DYT12）**：常染色体显性遗传，数小时至数天内进展，表现为运动迟缓、姿势不稳、肌张力障碍，面部>上肢>下肢，延髓受累明显（吞咽困难，构音障碍）；对左旋多巴反应小/无反应。急性期可以应用大剂量苯二氮䓬类药物，但能否改善预后还未知。触发因素有心理压力大、过度饮酒、高热和过度运动[14]（见表 16.3）。

治疗

多巴胺替代治疗，可出现与成人相同的并发症：运动障碍、剂末恶化、疗效减弱。对继发性帕金森症，首先详细地评估潜在的病因。左旋多巴/卡比多巴可以用于大多数帕金森症患儿，起始剂量 1 mg/（kg·d），1～2 周后逐渐加量至最大剂量 15 mg/（kg·d）。常见不良反应（与卡比多巴合用时可减少）：恶心、镇静、立位晕厥和行为改变。DA 替代治疗初期，每日 3 次剂量通常已足够。出现左旋多巴禁忌证或并发运动障碍时，可用抗胆碱能药物（苯扎托品、苯海索）。

共济失调

定义

动作协调能力失灵导致动作笨拙，平衡能力差，不规则运动，无法执行精细动作和流畅的行动。

病理生理学

小脑 1 度功能障碍，或本体感觉/前庭感觉到达小脑的传导通路异常。必须除外引起不规则运动的其他病因：无力、震颤、肌阵挛和肌张力障碍。

诊断方法

多种可能的疾病。由以下方面确定：①起病（急性、亚急性或慢性），②病情稳定情况（稳定或进展），③伴随的神经系统或全身症状。眩晕、意向性震颤、眼球震颤、构音障碍或断续言语、肌张力减低、钟摆样反射、不对称性/局灶性症状，可为诊断提供有价值的定位信息，但儿童常见的共济失调是小脑性，缺乏局灶性体征。

急性发病的共济失调

24 h 内快速起病。年龄较小的孩子可以表现为拒绝行走，较大的孩子可以表现为言语改变或精细控制能力丧失。通常情况下进展为步态明显异常，运动模式改变。多数是相对良性、自限性病程[15]。

中毒　最常见的原因是处方药或违禁处方药/毒品。中毒（汞、铊、铅、甲苯、有机溶剂、有机磷农药）可以引起急性共济失调，但多数中毒后数周至数月发病。**尿液毒性筛查**必不可少，请看护人提供**用药史**。

脑梗死/出血　小脑血管病往往导致共济失调，通常与脑干缺损共存。觉醒水平下降和行为改变常见，如果共济失调症状不对称或伴有脑干体征，必须做 **MRI** 和 **MRA** 检查。

感染性/炎症性 共济失调 3 个相对常见的病因是急性播散性脑脊髓炎（ADEM）、急性小脑性共济失调（acute cerebellar ataxia，ACA）和小脑炎。必须进行 MRI 检查。① **ADEM**：意识水平下降，精神状态异常，多个神经功能缺损。> 50% 患者有共济失调，但从不会孤立发生。MRI：显示斑片状非对称性病变，常常幕上和幕下同时受累。早期/积极类固醇激素治疗可以促进恢复；即使应用激素治疗，常会遗留认知/运动症状。② **ACA** 和③**小脑炎**：区别这两种疾病的关键是预后和治疗不同。它们都有孤立的小脑症状。**ACA**：针对小脑抗原的自身免疫性反应，源于 1 ~ 2 周时的免疫激活。症状通常局限于共济失调，25% 的患者可出现眼球震颤或脑神经麻痹；发热、头痛、全身性症状罕见。MRI 显示正常或无小脑异常。在接种疫苗的儿童中，本病的病因是 EB 病毒、柯萨奇病毒、轮状病毒感染和莱姆病、非特异性上呼吸道感染（URI）。预后良好，3 个月内基本痊愈。**急性小脑炎**：预后变化较大，严重者可危及生命。只有半数患者表现为共济失调，绝大多数患者出现头痛、呕吐、非局灶性体征。MRI 异常是其显著特点，通常为全小脑炎，也可是单侧或小脑蚓部。小脑水肿发展迅速，导致梗阻性脑积水和死亡。

急性复发性共济失调

反复的急性发作，每次发作后能完全缓解。

发作性共济失调（EA） 有 7 种不同的临床综合征；一些与离子通道突变有关，所有综合征均为常染色体显性遗传。**持续时间**是区别的关键特点——EA1：数秒至数分钟；EA2：数小时至数天。**发病年龄**：EA-1、2、6 在儿童/青少年早期发病，EA-3、4、5 在青少年后期/成人发病。临床上可能只会见到 EA1 和 EA2 类型。**治疗**：许多对乙酰唑胺有效，起始量 125 mg/d，渐增至 250 mg 每日 2 次或更高可耐受的剂量。

癫痫性共济失调 可以出现在局灶性癫痫发作时或发作后，推测可能由于皮质小脑连接中断所致，可以是患者的典型特征。

其他 复杂的偏头痛和全身代谢性紊乱常常有发作性共济失调，但很少孤立存在。

亚急性进展性共济失调

发病后进展数周至数月。许多患者有占位性病变或退行性病变。需要做 MRI。

营养性　继发于周围神经病变的感觉性共济失调，由锌过量或铜缺乏，或维生素 B_1、B_3、B_{12} 或维生素 E 缺乏引起。也可以引起脊髓病（亚急性联合变性）。中毒 /B_6 长期升高：引起感觉神经病和共济失调，但在儿童和癫痫治疗剂量中未见报道。维生素 B_1 缺乏（Wernicke 脑病）：是引起儿童共济失调的非酒精性病因，与成人一样是常见原因[16]。单纯维生素 E 缺乏性共济失调（ataxia with isolated vitamin-E deficiency，AVED）：补充大剂量维生素 E［100 IU/（kg·d）］可终止或适当改善症状。

免疫介导性　斜视性眼阵挛 - 肌阵挛 - 共济失调综合征（OMS）是罕见的但令人难忘的综合征，表现为混乱的眼球运动、躯干和肢体肌阵挛、小脑性共济失调、行为障碍和睡眠异常。症状可以持续数天，但通常进展数周至数月；与神经母细胞瘤或感染后相关（见"肌阵挛"内容）。

占位性病变　无论是全小脑还是小脑半球，颅后窝内任何占位均可引起慢性进展性共济失调。共济失调症状可由于脑积水或出血而急剧恶化。

慢性进展性共济失调

诊断困难，许多遗传性综合征影响小脑皮质或神经核、前庭系统、脊髓背柱或周围神经。近来对显性[17]和隐性[18]遗传性共济失调的回顾性分析可能有帮助。

脊髓小脑共济失调（SCA）　为显性遗传性小脑变性，目前已知有 35 种类型，绝大多数非常罕见。SCA-1、2、3、7、13 型在儿童 / 青少年期发病。无预防或减缓进展的治疗方法。

Friedreich 共济失调　最常见的遗传性共济失调，超过 50%的病例是白种人。常染色体隐性遗传，三核苷酸重复，*frataxin* 基因（组织中编码线粒体蛋白的基因）。多系统功能障碍：心肌病、心律失常、糖尿病、视力 / 听力丧失、脊柱侧弯、弓形足。15 岁前丧失行走能力。多学科综合支持治疗包括心血管、内分泌、骨科治疗等。研究表明辅酶 Q10（艾地苯醌）可能有效。

共济失调-毛细血管扩张症 常染色体隐性遗传，进行性DNA 修复异常的多系统功能障碍。免疫缺陷、肿瘤和神经变性，特别是小脑浦肯野和颗粒细胞、纹状体中型棘神经元变性的发病率增加。运动发育初期正常，18 ～ 36 个月开始出现共济失调、肌张力障碍和（或）舞蹈症。运动异常 1 ～ 3 年后出现球结膜毛细血管扩张和皮肤损害。甲胎蛋白水平高于正常 2 倍。平均存活25 年，早期诊断对于计划生育有必要，应避免电离辐射，定期做肿瘤筛查，对免疫缺陷和感染性疾病保持警惕。

静止性共济失调

整个运动发育过程中均可出现，常伴有粗大 / 精细运动发育的延迟。如果损伤因素明确并且共济失调症状没有进展，仅临床观察便足够了。如果病史提示有血管损伤的可能性，或临床检查提示有中枢神经系统畸形的特征，那么需做 MRI 检查。即使症状长期存在，多数人也可通过物理 / 职业治疗获益。**伴有静止性共济失调的综合征：**Joubert 综合征、Dandy-Walker 畸形、脑桥小脑发育不全（6 种类型）、小脑蚓部发育不全、小脑发育不全、菱脑融合和 Chiari 畸形（2 和 3 型）。

心因性运动障碍

概述

异常运动并非是明确的神经系统损伤或功能障碍的结果。是最常见的转换障碍，但也可以是躯体形式障碍。比本章讨论的大多数运动障碍类型常见许多倍。因运动障碍住院的患者中有25% 是心因性运动障碍[19]。最常见有震颤（40%）、肌张力障碍（31%）、肌阵挛（13%）、步态异常（10%）、帕金森症（5%）、抽动（2%）。报道的病例最小年龄是 3.5 岁，许多病例小于 10岁。青春期前发病：男性＝女性；青春期发病：女性为男性的 4倍[20]。对于伴有一侧症状的儿童来讲，优势侧肢体最可能受累（成人则是非优势侧肢体更可能受累）。

预后

急性起病和症状持续时间短是疾病恢复的最强预测因素。值得关注的疾病率：回避社交、辍学、不当药物使用或手术。如果诊断迅速并且 1 周内症状缓解，则预后较好。

治疗

心理治疗配合神经科医师的相关治疗。

参考文献

1. Neychev VK, Gross RE, Lehéricy S, et al. The functional neuroanatomy of dystonia. *Neurobiol Dis.* 2011;42(2):185–201.
2. Baizabal-Carvallo JF, Alonso-Juarez M, Koslowski M. Chorea in systemic lupus erythematosus. *J Clin Rheumatol.* 2011;17(2):69–72.
3. du Plessis AJ, Bellinger DC, Gauvreau K, et al. Neurologic outcome of choreoathetoid encephalopathy after cardiac surgery. *Pediatr Neurol.* 2002;27(1):9–17.
4. Keller S, Dure LS. Tremor in childhood. *Semin Pediatr Neurol.* 2009;16(2):60–70.
5. Caraballo RH, Capovilla G, Vigevano F, et al. The spectrum of benign myoclonus of early infancy: clinical and neurophysiologic features in 102 patients. *Epilepsia.* 2009;50(5):1176–1183.
6. Valente EM, Edwards MJ, Mir P, et al. The epsilon-sarcoglycan gene in myoclonic syndromes. *Neurology.* 2005;64(4):737–739.
7. Gorman MP. Update on diagnosis, treatment, and prognosis in opsoclonus-myoclonus-ataxia syndrome. *Curr Opin Pediatr.* 2010;22(6):745–750.
8. Natasa Cerovac, Petrović I, Klein C, et al. Delayed-onset dystonia due to perinatal asphyxia: a prospective study. *Mov Disord.* 2007;22(16):2426–2429.
9. Florance NR, Davis RL, Lam C, et al. Anti-N-methyl-D-aspartate receptor (NMDAR) encephalitis in children and adolescents. *Ann Neurol.* 2009;66(1):11–18.
10. Marini C, Conti V, Mei D, et al. *PRRT2* mutations in familial infantile seizures, paroxysmal dyskinesia, and hemiplegic migraine. *Neurology.* 2012;79(21):2109–2114.
11. Thomsen TR, Rodnitzky RL. Juvenile parkinsonism: epidemiology, diagnosis and treatment. *CNS Drugs.* 2010;24(6):467–477.
12. Gonzalez-Alegre P, Afifi AK. Clinical characteristics of childhood-onset (juvenile) Huntington disease: report of 12 patients and review of the literature. *J Child Neurol.* 2006;21(3):223–229.
13. Gilbert DL. Drug-induced movement disorders in children. *Ann N Y Acad Sci.* 2008;1142:72–84.
14. Brashear A, Sweadner K, Ozelius L. Rapid-onset dystonia-parkinsonism. In: Pagon RA, Adam MP, Bird TD, et al., eds. *GeneReviews.* Seattle, WA: University of Washington.
15. Gieron-Korthals MA, Westberry KR, Emmanuel PJ. Acute childhood ataxia: 10-year experience. *J Child Neurol.* 1994;9(4):381–384.
16. Zuccoli G, Siddiqui N, Bailey A, et al. Neuroimaging findings in pediatric Wernicke encephalopathy: a review. *Neuroradiology.* 2010;52(6):523–529.
17. Durr A. Autosomal dominant cerebellar ataxias: polyglutamine expansions and beyond. *Lancet Neurol.* 2010;9(9):885–894.
18. Anheim M, Tranchant C, Koenig M. The autosomal recessive cerebellar ataxias. *N Engl J Med.* 2012;366(7):636–646.
19. Dale RC, Singh H, Troedson C, et al. A prospective study of acute movement disorders in children. *Dev Med Child Neurol.* 2010;52(8):739–748.
20. Ferrara J, Jankovic J. Psychogenic movement disorders in children. *Mov Disord.* 2008;23(13):1875–1881.
21. Singer HA, Jankovic J, Mink JW, Gilbert DL, eds. *Movement Disorders in Childhood.* Suanders, Elsevier:Philadephia PA, 2010.
22. Fernandez-Alvarez E, Aiardi J, eds. *Movement Disorders in Children.* MacKeith Press, London, 2001.

在线资源

Worldwide Education and Awareness for Movement Disorders – http://www.wemove.org/

Ataxia, clinical assessment and genetics – http://neuromuscular.wustl.edu/ataxia/aindex.html

延伸阅读

为了进一步对儿童运动障碍疾病有更深的了解，推荐阅读 Singer 等（Saunders，2010）[21] 和 Fernandez-Alvarez 和 Aicardi（Mac Keith Press，2001）[22] 的著作。

17

儿童神经免疫学

Leslie A. Benson, Riley Bove, Mark Gorman

王夏红　译　刘献增　朱莎　校

脱髓鞘疾病（图 17.1 和表 17.1）

疫苗的注意事项　在临床孤立综合征（clinical isolated syndrome, CIS）/ 多发性硬化（MS）后 1 个月、急性播散性脑脊髓炎（ADEM）发病后 3 个月，不推荐应用疫苗。患者应用类固醇、静脉注射免疫球蛋白（IVIG）和免疫抑制剂可参照相关图书（*Red Book*）。

急性播散性脑脊髓炎（ADEM）

定义　首次发生的临床事件，有多种临床表现，包括急性或亚急性起病的脑病。

流行病学　儿童和青少年发病率为（0.4 ~ 0.8）/10 万（平均发病年龄 5 ~ 8 岁），成年人罕见[1-2]。

病因学　约 75% 见于感染后，5% 见于疫苗接种后；常见于接种腮腺炎-麻疹-风疹（MMR）混合疫苗后，但麻疹疫苗（1/1000）和风疹疫苗（1/5000）接种后患病风险和疾病严重程度高于 MMR 混合疫苗 [（1 ~ 2）/100 万]。其他：狂犬病、流行性感冒、乙型肝炎疫苗（HBV）、百白破疫苗（DPT）、日本乙型

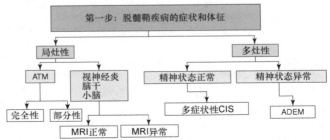

图 17.1　根据局灶性体征和症状诊断脱髓鞘疾病的流程图。MRI 通常是第一项诊断性检查，有助于对炎症性病因进行分类。CIS，临床孤立综合征；ATM，急性横贯性脊髓炎；ADEM，急性播散性脑脊髓炎

表 17.1 脑白质改变和中枢神经系统（CNS）炎症的主要原因

自身免疫性

原发性脱髓鞘	**ON、ADEM、TM、CIS、MS**（RRMS、SPMS 和 PPMS）、NMO
副肿瘤性	副肿瘤性脑脊髓炎、OMS
结缔组织病	SLE、白塞病、RA、干燥综合征、APLAS、HLH
肉芽肿性	Wegener 肉芽肿病、结节病、淋巴瘤样肉芽肿病
血管炎	CNS 和系统性血管炎

其他脱髓鞘疾病

感染性	**CMV**、HIV → PML（JCV，常见于 HIV）、莱姆病、神经梅毒、HTLV-1、SSPE、热带痉挛性截瘫 /HTLV-1 相关的脊髓病、先天性弓形虫病
代谢性	CPM、亚急性联合变性（B$_{12}$ 及内因子缺乏）
中毒性	一氧化氮中毒，药物滥用（甲苯、乙醇、可卡因、摇头丸、静脉注射 / 吸入海洛因、裸盖菇素），放射诱导的坏死，抗肿瘤药物（甲氨蝶呤、卡莫司汀、顺铂、阿糖胞苷、氟尿嘧啶、左旋咪唑、氟达拉滨、塞替派、白介素 -2、α - 干扰素），免疫抑制剂［环孢霉（大脑后部）、他克莫司（顶枕叶）］，抗菌药物（两性霉素 B、六氯酚、甲硝唑），环境暴露（一氧化碳、砷、四氯化碳）
血管与缺氧 – 缺血性	偏头痛、**PRES、HIE**、镰状细胞病、迟发性缺氧性脱髓鞘脑病、CADASIL
继发性脱髓鞘	X- 连锁肾上腺脑白质营养不良、异染性脑白质营养不良、肾上腺脊髓神经病、Alexander（亚历山大病）、Canavan 病、Krabbe 病、Aicardi-Goutières 综合征
髓鞘形成不足	佩梅病、Cockayne 综合征
线粒体疾病	NARP、POLG1 基因突变 /Alpers 综合征、MELAS、Leigh 综合征
肿瘤	**神经胶质瘤**、淋巴瘤、LCH

注释：黑体表示最常见的疾病。

ADEM，急性播散性脑脊髓炎；APLAS，抗磷脂抗体综合征；CADASIL，伴皮质下梗死和白质脑病的常染色体显性遗传性脑动脉病；CIS，临床孤立综合征；CMV，巨细胞病毒；CPM，脑桥中央髓鞘溶解症；HIE，缺氧缺血性脑病；HIV，人类免疫缺陷病毒；HLH，噬血细胞性淋巴组织细胞增生症 / 巨噬细胞活化综合征；HTLV1，人类嗜 T 淋巴 T 细胞病毒 1 型；JCV，JC 病毒；LCH，朗格汉斯细胞组织细胞增生症；MELAS，线粒体脑病伴乳酸中毒和卒中样发作；MS，多发性硬化；NARP，神经病、共济失调和色素性视网膜炎；NMO，视神经脊髓炎；OMS，斜视眼阵挛–肌阵挛综合征；ON，视神经炎；PML，进行性多灶性白质脑病；POLG1，聚合酶 γ1；PPMS，原发进展型多发性硬化；PRES，可逆性后部脑病综合征；RA，风湿性关节炎；RRMS：复发缓解型多发性硬化；SLE，系统性红斑狼疮；SPMS，继发进展型多发性硬化；SSPE，亚急性硬化性全脑炎；TM，横贯性脊髓脑炎、肺炎球菌、脊髓灰质炎，少数病例见于器官移植后。通常在感染或疫苗接种后 4～14 天，感染和疫苗接种后 3 个月内发生才能考虑与其有关。

病理学　小静脉周围 T 细胞和巨噬细胞浸润伴髓鞘脱失。

病理生理学　环境因素触发遗传易感人群，导致免疫功能障碍。一些患者抗髓鞘少突胶质细胞（MOG）抗体阳性，意义不确切。

诊断标准[3]

- **临床特征**：① CNS 炎症性或脱髓鞘疾病的首次临床发作；②急性或亚急性起病（50%～75% 患儿病前 4 周内有发热性疾病，病后 4～7 天最为严重）；③多灶性，影响 CNS 多个部位；④多症状性，如恶心 / 呕吐、假性脑膜炎、脑神经病（包括视神经炎）、锥体束征、轻偏瘫、共济失调、横贯性脊髓炎（transverse myelitis，TM）、痫性发作（约 1/3）；⑤必须伴有脑病，表现为急性行为障碍（如意识错乱或易激惹）和（或）意识状态改变（程度：嗜睡到昏迷）；⑥临床症状和影像学检查后来好转（但可有残留缺陷）；⑦不能通过其他疾病更好地解释（排除其他病因）；⑧复发：在 ADEM 急性期 3 个月内出现新的或波动性体征或 MRI 异常，考虑是 ADEM 初始事件部分。

- **MRI FLAIR 和 T2 像上病变的特点**：幕上或幕下白质内大的（＞ 1～2 cm）、多灶性、高信号、两侧不对称性病变，＜ 50% 的患者呈现增强效应（图 17.2）。单一的大病灶少见。②可累及基底神经节和丘脑。③脊髓显示髓内融合的病灶。④缺乏既往白质损害的影像学证据，如缺乏黑

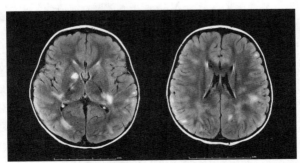

图 17.2　ADEM 的典型 MRI 特征。FLAIR 序列显示两侧白质和深部灰质核团多灶性绒毛样、不对称的高信号

洞（与多发性硬化的病变相比，大多数 ADEM 病变至少部分消退）。

诊断性检查

- **MRI 的 T2、FLAIR 和钆增强**。需要进行系列影像学检查进行评估。如果出现新的症状，考虑多相 ADEM 与 MS。
- **腰椎穿刺**：病毒性和细菌性脑膜炎或脑炎。对脑脊液（CSF）进行如下检查：蛋白质、葡萄糖、细胞计数、革兰氏染色、细菌培养和寡克隆带（oligoclonal band，OCB）。根据免疫状态、临床表现、CSF 白细胞计数，考虑进一步行感染筛查。CSF 可能正常，也可以显示细胞增多和（或）蛋白质增加，OCB 阳性率 < 10%（无特异性，也可见于 MS、CNS 感染）。
- **血清**：全血细胞计数；可以出现红细胞沉降率（ESR）增快和 C 反应蛋白（CRP）升高。
- **微生物学检查**：阴性。
- **EEG**：背景慢波活动伴脑病。

鉴别诊断 ①感染：病毒性 / 细菌性脑膜炎或脑炎。②炎性脱髓鞘疾病或综合征：CIS（脑病为诊断 ADEM 所必需，但在 CIS/MS 不是典型表现。ADEM 的脑脊液中白细胞有时 > 50/mm³，MS 一般不会出现。MS 在 MRI 可显示陈旧性病变）、视神经炎（optic neuritis，ON）、TM、视神经脊髓炎（NMO）和其他疾病。③ **CNS 血管炎**［原发性中枢神经系统血管炎（primary angiitis of the central nervous system，PACNS），见下文］。④恶性肿瘤：CNS 淋巴瘤或神经胶质瘤；检查项目包括 CSF 细胞学检查，但确诊需要脑活检。⑤线粒体疾病，并发或间发感染。MRI 显示基底神经节区或者顶枕区典型对称性 T2 信号，MRS 显示乳酸峰；血清和 CSF 中乳酸升高。

治疗 到目前为止缺乏对照试验。①抗生素：考虑经验性应用阿昔洛韦和抗生素治疗，直到排除感染因素。②类固醇：静脉应用甲泼尼龙 30 mg/（kg·d）（最大量 1 g/d），然后继续口服泼尼松 3 ～ 6 周，逐渐减量［＋质子泵抑制剂（PPI）、钙 / 维生素 D］。两项研究表明，激素减停时间超过 3 周可以减少早期复发。③类固醇替代治疗：如果类固醇治疗无效或有禁忌证，可以应用血浆置换术（PLEX）、静脉注射免疫球蛋白（IVIG）[3a,3b]。

预后 总体上预后好，约 75% 完全恢复，死亡率 < 5%。MRI

可以显示完全恢复。平均恢复时间 1 ～ 6 个月。年龄小于 11.85 岁的 ADEM 患者中，3.3% 发展为 MS[4]。**运动障碍**：8% ～ 30% 遗留有后遗症，症状从笨拙到共济失调和偏瘫。**神经认知缺陷**：注意力、短期记忆力、情感、行为和言语加工速度，但比 MS 轻，通常在正常值 1 个标准差内。**预后差的因素**：成人、对类固醇治疗无效者。

　　ADEM 变异型　多相 ADEM：ADEM 急性期后 3 个月或更长时间出现新的症状，并符合 ADEM 标准。**急性出血性白质脑炎**：包括急性出血性白质脑炎（acute hemorrhagic leukoencephalitis，AHL）、急性出血性脑脊髓炎（acute hemorrhagic encephalomyelitis，AHEM）和急性坏死性出血性白质脑炎（Weston Hurst 综合征）。伴有出血和水肿的坏死性血管炎（小静脉）的超急性变异型，非常罕见（发生于 2% 的 ADEM 患者），预后差（发病第 1 周的死亡率通常为 70%；70% 的存活者遗留后遗症）。积极治疗（皮质类固醇、IVIG、环磷酰胺和血浆置换术）可以改善预后。大多数病例发生在上呼吸道感染后。MRI 显示发病 72 h 内出现弥漫性白质损害、脑水肿和脑出血（intracerebral hemorrhage，ICH）。CSF 检查显示白细胞、红细胞和蛋白质增加。

临床孤立综合征（CIS）/急性脱髓鞘综合征（ADS）[3]

孤立性 CNS 脱髓鞘事件

　　定义　多灶性——临床特征表现为 CNS 多部位受累，不伴有脑病。**单灶性**——临床特征表现为 CNS 单个部位受累（如视神经、脊髓、大脑、脑干和小脑）。

　　流行病学　在加拿大，儿童 ADS 发病率为 0.9/10 万（包括 ADEM）[5]。

　　诊断性检查　旨在排除其他诊断，以及评估 MS 的危险因素。

- **脑 MRI 伴或不伴钆增强**：若怀疑 ON，应包括眼眶检查。所有病例都应检查脊髓。
- **腰椎穿刺**：常规（蛋白质、葡萄糖、细胞计数 / 分类、革兰氏染色和培养）；IgG 指数、OCB（如果阳性，继发 MS 的风险增高）。常见表现：细胞轻度增多、蛋白质升高或 OCB 阳性。
- **实验室检查**：全血细胞计数（50% 患者的白细胞轻度升高）、ESR、CRP、抗核抗体（ANA）、莱姆病和 EB 病毒

（EBV）滴度。

- **处置**：在 1～3 个月和 6 个月时复查脑 / 脊髓 MRI，然后根据对播散程度的怀疑随访 6～12 个月，寻找新的病灶，确定是否满足 McDonald 诊断标准（参照下文 MS 的诊断标准）。

预后　儿童发展成 MS 的可能性低于成人。单灶性 CIS 发展成 MS 的比率是 38%～62%，而 ADEM 发展成 MS 的比率是 0%～17%[6]。预后差的指征包括年龄大于 10～12 岁、无症状的脑 MRI 病灶（最强的预测因子）、CSF-OCB 阳性、HLA-DRB1*15 基因、既往 EBV 感染、25- 羟维生素 D 降低。脑 MRI 正常的 ADS 发展成 MS 的风险是 1.9%；年龄 ≤ 11.85 岁且 MRI 异常的患者，28% 演变成 MS；年龄 ≥ 11.85 岁且 MRI 异常者，60.6% 患者演变成 MS[4]。

视神经炎（ON）

定义　视神经炎性脱髓鞘，导致急性视力丧失。可以发生在视神经的任何部位，如果发生在视神经头（视盘）后部则称为球后。是 MS 常见表现。

流行病学　女性和男性比例是 1：1.4[5]，可能和感染相关。

临床特征　**急性**：①数小时到数天出现的双眼（儿童较成人多见）或者单眼失明，在 1～2 周内达到高峰。②色觉丧失：检查红色饱和度下降。③视野缺损：通常有中心暗点。④通常在视力丧失前出现眼眶或眶后疼痛（56%），眼球运动常加重疼痛[7]。**慢性**：Uhthoff 现象，即遇热（淋浴、运动）视力障碍加重，遇冷症状改善。**关联**：MS、NMO 和 ADEM。

诊断性检查　该病通过临床诊断，但儿童患者常需通过实验室检查确诊。除 CIS 相关检查外，必须请眼科会诊，最好是神经眼科。

- **视敏度（visual acuity，VA）检查**：70% 的患儿在发病高峰期平均 VA < 20/200[7-9]。大多数在 2 岁时检测出持久性视力丧失（色觉、对比敏感度、光亮度、立体视敏度和运动检测）。
- **色觉检查**：可通过石原色盲检测（Ishihara plates）和 Farnsworth-Munsell 100 色度测试。约 90% 的患者色觉丧失，与 VA 减退不成比例。"红色"去饱和：表现为"褪色"或受累眼睛更暗。

- **手电筒测试**：在单侧或不对称的 ON，相关瞳孔传入通路缺陷，可能长期存在。
- **视野**：通常出现中心暗点。如果向外扩展到周围视野，考虑压迫性病变。
- **眼底检查**：视盘炎，表现为充血和视盘肿胀、视盘边界模糊和静脉扩张（儿童患者 60% ~ 72% 出现）[9-10]。球后神经炎时眼底检查正常。
- 即使 VA 正常，随着病情进展出现视神经萎缩，尤其是颞侧，越过视盘边缘累及视盘周围区。
- **脑和眼眶 MRI 伴或不伴钆增强**：可能出现视神经炎症，T2 高信号伴或不伴增强（冠状位 STIR 可更好显示 T2 信号变化），但 MRI 正常不能排除诊断（图 17.3）。脑 MRI 评估预后（见下文）。
- **腰椎穿刺**：对孤立性 ON 的意义有争议。如果脑实质存在病灶，腰椎穿刺可能有助于 MS 的危险分层。
- **实验室检查**：参照 CIS；严重的和（或）双侧性 ON，考虑检测 NMO-IgG[11]。
- **视觉诱发电位（VEP）**：如果诊断不明确，需要进行；将显示 N95 波幅降低或 P100 潜伏期延长。
- **光学相干断层扫描（OCT）**：一旦早期肿胀消退，可发现视网膜神经纤维层变薄。

　　鉴别诊断　①**感染性**视神经视网膜炎（病毒、弓形虫病、巴尔通体）常为双侧，± 盲点，± 疼痛。检查：视盘炎、黄斑部水肿、渗出液。± 系统性体征 / 症状。② **NMO**。③**遗传性疾病**：Leber 遗传性视神经病（LHON），男性患儿在数周至数月内发

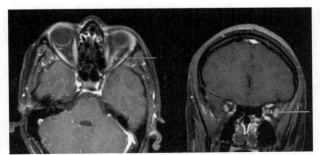

图 17.3　典型的视神经炎。眼眶 MRI，T1 轴位和冠状位钆增强像显示左侧视神经（箭头）（与右侧正常视神经相比）增强。

病，单侧或双侧受累，伴有中心暗点或中心盲点性暗点。眼底可出现视盘充血、视盘周围毛细血管扩张。无疼痛性。MRI 检查正常。发作和吸烟有关。④炎症性疾病：自身免疫性疾病（系统性红斑狼疮、干燥综合征）、结节病。⑤肿瘤：视神经胶质瘤，初始症状常一致。MRI 显示视神经膨胀增强性占位。可有眼球突出和其他眼眶体征。常见于 NF1。⑥压迫性病变。⑦假性脑瘤：视力丧失通常较晚，频繁出现头痛。⑧慢性复发性特发性视神经病（chronic relapsing idiopathic optic neuropathy，CRION）。⑨白色圆点综合征。⑩**中毒性－代谢性**：药物、毒素、营养缺乏（维生素 B_1、B_{12} 和叶酸）、放射。⑪**外伤性视神经病**。⑫**转换障碍**。

治疗　急性：没有相关的随机对照临床试验（RCT）。ON 治疗试验发现，如果 VA < 20/40，静脉应用激素可快速改善症状，但长期预后没有差异。大多数倾向于治疗。静脉注射甲泼尼龙（30 mg/kg，最高剂量每日 1 g，应用 3 ～ 5 天，加用 PPI、Ca/ 维生素 D）。不推荐单独口服泼尼松[12-13]。如果效果欠佳，考虑二线药物如 IVIG 或 PLEX。如果无效，应想到 NMO。

慢性 / 疾病修饰治疗（DMT）　儿童缺乏相关试验，但有发展为 MS 高风险的患儿可考虑一线 DMT 治疗（见 MS 治疗）。

预后　①**视力恢复**：80% 的患者可达 20/40 或更好[7,10]。数周内开始恢复，但经常出现对比敏感度低的后遗症。②**复发**：5% ～ 10% 复发（根据定义，发病 90 天后，停用激素 30 天后）。如果 ON 患者很快复发，应检查 NMO-IgG。③ **ON 和 MS**：38% ～ 54% 的患者大脑有病变，17% ～ 36% 的患者在 24 个月时诊断为 MS[7-8]。提示预后较好的因素包括脑 MRI 正常（最强的预测因子）、年龄 < 10 岁和视盘水肿。

横贯性脊髓炎（TM）

定义　由于炎症导致的横贯性脊髓病，包括脱髓鞘、感染或其他炎症性疾病。

流行病学　男女发病率相同。20% 的 TM 发生在儿童。3 岁以下和青春期为两个发病高峰[14]。

病因　47% 为感染相关，28% 为疫苗后发生，10% ～ 45% 是特发性。TM 相关的致病原包括：①病毒：单纯疱疹病毒（HSV）、水痘－带状疱疹病毒（VZV）、巨细胞病毒（CMV）、人类疱疹病毒 6 型（HHV6）、EBV、人类嗜 T 淋巴细胞病毒（HTLV）、HIV、登革病毒、日本脑炎病毒（JEV）、圣路易脑炎病毒（SLEV）、西尼罗河病毒（WNV）、蜱传脑炎病毒、甲型流感病毒、麻疹病毒、腮腺炎病毒、风疹病毒、柯萨奇病毒、埃可病毒、肠道病毒、甲肝病毒（HAV）、丙肝病毒（HCV）、脊髓灰质炎病毒；②细菌：支原体、莱姆病、梅毒、结核分枝杆菌；③真菌：放线菌、芽生菌、球孢子菌属、曲霉属真菌；④寄生虫：脑囊虫病、血吸虫、棘颚口线虫和管圆线虫[14]。

诊断标准　①炎症（CSF 白细胞、IgG 指数升高、MRI 钆增强）；②缺乏 CNS 感染的证据；③排除潜在性疾病和脊髓压迫。

临床特征　①数天内起病（平均为 2 天，但可为 4 h 至 21 天）。②感觉平面，75% 出现麻木，54% 出现感觉迟钝。③运动障碍：取决于病变水平和范围。④直肠 / 膀胱功能障碍（尿潴留）68%。⑤脊髓休克：有时出现在超急性期（弛缓性瘫痪和反射消失）。然后出现上运动神经元（UMN）体征。⑥疼痛：神经根性背痛常见。⑦89% 不能行走或不能独立行走[14]。

诊断性检查[15-16]　除 CIS 的检查项目外，还应包括以下。

- **脊髓 MRI**：包括颈椎和胸椎节段。如果怀疑马尾损伤，需要检查腰椎。矢状位 T1 和 T2、轴位 T2 自旋回波序列，以及轴位和矢状位 T1 钆造影。
- **CSF**：细胞学检查有助于评估髓内肿瘤。
- **血清**：维生素 B_{12}、甲基丙二酸（MMA）、叶酸、铜；胸部 X 线检查、血培养。

鉴别诊断　单相病程 / 特发性，ADEM、MS、NMO、NMO谱系疾病、压迫性病灶和脊髓梗死。

治疗　证据很少，但标准治疗是大剂量激素治疗——静脉注射甲泼尼龙 30 mg/kg，最大剂量每日 1 g，或静脉注射地塞米松 100 mg/d，连续 3 ～ 5 天（＋ PPI、Ca 和维生素 D）。如果无效，考虑 IVIG、PLEX，以及其他诊断（如血管性）。

预后　高位颈髓病变死亡风险高，但较罕见。①复发风险：完全性 TM，89% 是单相。如果 NMO-IgG 阳性，复发风险增加[14]。不完全性 TM，非常可能发展成 MS。检查脑 MRI。②恢复：病程可能持续 2 年。提示预后较好的因素包括老龄、诊断及时、病变水平低、受累节段短、MRI T1 像未见低信号、CSF 没有白细胞[14]。

放射学孤立综合征（RIS）

MRI 病灶提示 MS，但没有临床症状。3 个月后复查脑和脊髓 MRI，之后每 6 ～ 12 个月进行复查。即使有新的病灶，现代临床实践也不治疗，除非有临床发作。儿童患者发展为 MS 的危险尚未明确。

儿童起病的多发性硬化（POMS）

定义　在时间和空间上表现出播散的 CNS 脱髓鞘发作。

流行病学　美国有 8000 ～ 10 000 个多发性硬化（MS）患儿，3% ～ 10% 的 MS 患者 18 岁前出现症状；10 岁前女性和男性之比是 1 : 1，此后女性＞男性[17]。非洲裔美国人 MS 症状更严重。3% ～ 5% MS 患者的直系亲属患有 MS[18]。

病理生理学　T 淋巴细胞攻击少突胶质细胞，导致髓鞘形成减少，并损害轴突。该过程被记忆性 B 细胞强化。病因为多因素，包括遗传性［HLA 类型、许多其他的单核苷酸多态性（SNP）］和环境性（既往 EBV 感染、吸烟、纬度、维生素 D）危险因素。

诊断标准　见表 17.2 和表 17.3。

临床特征

视神经炎（ON）　参见上文。

脑干症状　①眼球运动障碍，复视；最典型的核间性眼肌麻痹（internuclear ophthalmoplegia，INO）。②广泛的脑干症状（鉴别诊断：脑桥中央髓鞘溶解、白塞病）。③眩晕、眼球震颤（鉴

表 17.2　MS 诊断的 MRI 结果分析

空间播散（DIS）标准	时间播散（DIT）标准
• 在 CNS 的 4 个区域内至少有 2 个区域有 ≥ 1 个 T2 病灶： 　　脑室周围 　　近皮质 　　幕下 　　脊髓 • 不需要做钆增强扫描 • 如果出现脑干或脊髓综合征，症状性病灶从病灶计数中排除	• 无论何时进行的基线 MRI 扫描，以此为参照，随访 MRI 出现 1 个新发 T2 病灶和（或）显示钆增强 • 在任何时间，同时出现无症状性钆增强病灶和非增强病灶

表 17.3　2010 年 McDonald 标准修订版

临床发作次数	有临床表现的病灶数目	诊断的附加标准
≥ 2	≥ 2 或 1 ＋既往发作的合理的病史证据	无
≥ 2	1	DIS 或等待第 2 次发作提示有新的病灶
1	≥ 2	DIT 或等待第 2 次临床发作
1	1	MRI 提示 DIS，及 MRI 或第 2 次临床发作提示 DIT

DIS，空间播散（dissemination in space）；DIT，时间播散（dissemination in time）
注：特别包括 POMS。DIS 标准比国际儿科 MS 研究小组（IPMSSG）标准更敏感。大约 50% 的儿童 MS 患者首次 MRI 检查符合 2010 年诊断标准[41-42]

别诊断：广泛）。④小脑性共济失调（鉴别诊断：ADEM、小脑炎、急性小脑性共济失调）。⑤面神经麻痹（鉴别诊断：莱姆病、结节病）。

大脑症状　局部无力、感觉改变等。

脊髓症状　横贯性脊髓炎（见上文）。

疼痛综合征　①Lhermitte 征：颈部屈曲引起背部向下的放电样感觉；并不是 MS 特异症状，但提示颈部病变。②强直性痉挛（鉴别诊断：NMO、脊髓卒中）。

认知/情绪改变　言语速度和工作记忆下降，语言和记忆缺陷，学习成绩下降，疲劳、抑郁和焦虑。

MS 的发作和复发　患者本人报告或客观观察到的典型的 CNS 急性炎症性脱髓鞘事件，至少持续 24 h，不伴发热或感染。**发作的鉴别诊断**：排除感染引起的假性复发（既往症状复发）。**常规检查**：根据临床表现寻找触发因素，考虑 MRI 平扫和增强扫描。

诊断方法（必须是或像 MS）

- **现病史和既往史**：全身症状（皮疹、关节痛），近期感染、发热或疫苗接种史，既往运动/视觉/感觉性功能丧失发作，近期外伤史，家族史。
- **血清**：莱姆病（流行地区），维生素 B_{12}，如果有危险因素查 HIV、ESR、抗核抗体（ANA），如果提示有结节病的特征或危险因素，查血管紧张素转化酶（ACE）。

- **MRI**：（T1 轴位及增强、T2/FLAIR 轴位和矢状位）。**脑**：白质多灶性损害，通常 > 3 mm。胼胝体受累具有特异性。**Dawson 手指**：脑室周围的卵圆形病变，长轴垂直于脑室。T2 高信号病变：稳定、缩小或增加。T1 低信号 = "黑洞" = 代表轴突丧失的陈旧性斑块，可能持续多年。急性斑块 = 钆增强病变（GEL），4 ~ 6 周后消退。**脊髓**：常见于颈髓，以外周性病灶、不完全性 TM、< 1 个脊髓节段为特点，但 POMS 可能更长，也可能无症状。

- **CSF**：白细胞 < 50，极少大于 50，但年轻患者可能更高；IgG 指数 =（CSF IgG/CSF 白蛋白）/（血清 IgG/ 血清白蛋白），正常范围 0.34 ~ 0.66；OCB，CSF 阳性，血清阴性（见于 92% 的儿童患者，但首次发作可能不出现[19]）。

- **VEP**：如果既往有 ON 病史，VEP 延迟但波形保留。研究表明，未受累侧眼 VEP 也显示异常。VEP 并不是目前诊断 MS 的常规检查。

临床类型 ① **RRMS**：复发缓解型 MS，占 POMS 的 98%；② **PPMS**：原发进展型 MS（在 POMS 中非常罕见，需要进行广泛的检查排除其他鉴别诊断）；③ **SPMS**：继发进展型 MS（先出现 RRMS，随后出现进展）。未经治疗的 POMS 在 20 ~ 30 年发展为 SPMS。

提示可能为其他诊断的危险标志[20] ①听力丧失，尤其是双侧；②进行性或卒中样发病；③ ESR 升高，CSF 蛋白质 > 100 mg/dl、白细胞 > 50 mm³、出现多形核中性粒细胞（PMN），或 CSF 正常；④ MRI：正常，单侧损害；⑤系统性：存在系统性 / 自身免疫性疾病、周围神经系统症状；⑥非典型 MRI：灰质受累，前颞叶点状肿瘤样占位，脊髓损伤范围 > 3 个椎体节段。

鉴别诊断 感染（病毒性、莱姆病、西尼罗河病毒）、遗传 / 代谢性疾病（CADASIL）、ADEM、内分泌疾病、血管性疾病、炎症性疾病、脑白质营养不良、线粒体疾病、营养缺乏和肿瘤[20]。

治疗

急性 **静脉注射甲泼尼龙**（Solu-Medrol）30 mg/kg，最大剂量 1 g/d，连用 3 ~ 5 天，± 口服泼尼松 10 ~ 14 天，逐渐减量（通常不需要指征）。给予 H_2 受体阻断剂或 PPI，检查尿糖。如果患者尿糖阳性，检查指尖血糖，如果血糖持续升高考虑应用胰岛素。类固醇促进病情的恢复，但不改善长期预后。**血浆置换术：**适应于对类固醇耐药的暴发病例。

慢性　疾病修饰治疗（DMT）。见表 17.4.

适应证：仅批准用于成人 RRMS。**未批准用于 POMS**。有些 POMS 患儿采用一线 DMT。

疗效：减轻严重程度及减少复发次数，减少使用类固醇激素的疗程和缩短住院时间，减少 MRI 病灶，减轻残疾累积和脑萎缩。

使用原则：①一经确诊，立即使用。②选择标准：根据患者的依从性、不良反应的耐受性，以及是否出现情绪障碍。③如果持续突破治疗，增加干扰素用量或改换 DMT 种类。④开始 DMT 治疗后每隔 6 ～ 12 个月复查 MRI，以评估疗效。

维生素 D　缺乏随机对照研究显示补充维生素 D 的疗效，但维生素 D 水平低与演变成 MS 和复发率高相关。25- 羟基维生素 D 浓度至少为 30 ng/ml。若低于 30，可每周 1 次补充 5 万 IU，连续 6 周，同时补充钙，然后改为 1000 ～ 2000 IU/d。按现行推荐的日摄食量（RDA），所有患者应至少给予 1000 IU 维生素 D。

对症治疗

一般准则[21]：详细询问病史及体格检查，排除非 MS 原因（如由于睡眠不规律引起的疲劳和失眠）。每次解决和干预一个问题，避免过多用药。鼓励参加社会支持小组，参考 MS 社会网站（www.nationalmssociety.org）。致力于改善认知、发育、心理社会问题以及家庭性处理。

（1）POMS 常见症状

认知损害：POMS 常见，但未被充分认识。检查：神经心理学评估。处置：避免大麻类药物，它会损害认知能力[21a]；学校适应（延长考试时间，原谅其因病情恶化和就诊导致的旷课，让其优先选择座位），补偿策略（如笔记本、日历、药丸盒、掌上电脑、记忆方法等），疲劳治疗（见下文）。DMT 可限制疾病进展或有所帮助，但也可引起或加重抑郁，尤其是干扰素。

情感症状：抑郁、焦虑——心理治疗和抗抑郁药物联合治疗。

视觉症状：ON。处置：视力康复治疗，良好的坐姿，使用放大镜，高对比度的阅读材料或能放大字体的电子阅读材料。

疲劳：此为 MS 最常见的致残性症状。识别原因（如抑郁、疼痛、睡眠障碍、药物，或其他共存疾病）。处置：金刚烷胺 100 mg，每日服用；莫达非尼 100 ～ 200 mg，每日早晨和中午

表 17.4 疾病修饰治疗（DMT）

药物	注意事项/剂量	机制	监测	不良反应
		一线药物		
β-干扰素	形成中和性抗体（Nab）[1] 前驱用药采用非甾体抗炎药（NSAID）提高耐受性	增强抑制性 T 细胞活性，抑制金属蛋白酶和促炎性细胞因子的释放，防止辅助性 T 细胞黏附到血脑屏障，下调抗原表达	监测全血细胞计数和肝功能。分别在基线时、用药 1 个月、3 个月、6 个月时，然后每 3～6 个月检查 1 次每 6 个月检查甲状腺功能	注射部位炎症、头痛；流感样症状、鼻炎、疲劳罕见：抑郁、痫性发作、甲状腺功能异常、自杀、血小板减少、淋巴细胞减少、肝功能异常和肝炎症状
1a ＝ Avonex	30 µg 肌内注射，每周 1 次			
1a ＝ Rebif	22 或 44 µg 皮下注射，每周 3 次（滴定超过 4 周）			
1b ＝ Betaseron	8 mIU 皮下注射，隔日 1 次（0.25 mg，滴定超过 6 周）			
1b ＝ Extavia	和 Betaseron 相似			
醋酸格拉替雷	20 µg，每日皮下注射	合成的多肽醋酸盐→髓鞘碱性蛋白（MBP）模拟物。可能结合 MHC，引起从 TH1 到 TH2 细胞的转换	无	局部注射反应。局部脂肪萎缩。注射后反应——"潮红"、充血和（或）短暂性恐慌

表 17.4　疾病修饰治疗（DMT）（续表）

药物	注意事项/剂量	机制	监测	不良反应
		二线药物[2]		
静脉注射免疫球蛋白（IVIG）	2 g/kg，首次剂量分 2 天使用，之后每个月 1 g/kg		考虑基线 IgA，如果低，不能应用 IVIG	过敏反应、无菌性脑膜炎、高血压、头痛、静脉血栓形成、肺水肿、皮疹
Solu-Medrol＝甲泼尼龙	30 mg/kg，最大剂量 1 g，静脉注射，每月 1 次		不需要/间断性给药	同断性给药则不良反应少见；高血压、血糖升高、骨质疏松、髋关节缺血性坏死
那他珠单抗＝Tysabri[3]	300 mg，静脉注射，每月 1 次。最常用于难治性病例。非常有效（复发率减少 68%）	α4 整合素抗体，抑制 T 细胞通过血脑屏障	JCV 抗体——每 6 个月 1 次，目前尚无 JCV 阴性的患者出现 PML。每 6～12 个月检查 MRI 监测 PML。（常见白细胞升高）	高敏反应（如果出现则停用）；疲劳、焦虑、咽炎、鼻咽炎、周围性水肿、黑色素瘤风险下降、肝损伤；PML（患病 18 个月时风险约 1/1000）[43]。抗体（6% 患者，临床有效性下降和局部活动性 MS 或持续注射反应，6 个月时测试；如果阳性，3 个月后重新测试；如果仍然阳性，则停用）

表 17.4 疾病修饰治疗（DMT）（续表）

药物	注意事项/剂量	机制	监测	不良反应
		二线药物[2]		
芬戈莫德＝Gilenya[4]	0.5 mg 口服，每日 1 次。在 18 岁以下 POMS 患儿应用受限——关注对于发育中的免疫系统的作用。长 QT 间期以及同时口服减慢心率的药物则禁忌使用	1-磷酸－鞘氨醇受体调节剂→隔离淋巴细胞于淋巴组织内	首次给药后观察生命体征（VS）6 h，首次给药前后查 ECG，基线 Mg，基线和 6 个月行眼基线检查。用药前确认行 VZV 免疫接种，如无免疫接种，应免疫 2 次，同隔 1 个月	心血管：首剂后短暂性的心率减慢和持续性血压升高，机会性感染（试验中 2 人死亡 HSV 脑炎、播散性带状疱疹）、黄斑水肿（在糖尿病患者增多）
环磷酰胺＝Cytoxan	500～750 mg/m² 静脉注射，每 4 周 1 次，或 10 mg/kg，每 2 周 1 次	烷化剂→淋巴细胞减少	全血细胞计数/分类	感染、脱发、恶心、月经不规则、长期不孕、恶性肿瘤
利妥昔单抗＝Rituxan	在 0 天和 14 天时静脉注射 1 g，或每周 375 mg/m²，连用 4 周。安全治疗期限未知	针对 B 淋巴细胞 CD20 的单克隆 Ab，导致 B 细胞耗竭	最后一次用药 2 周后，需行 B 细胞亚群/CD19 计数以确认耗竭，每 3～6 个月复查。如果 B 细胞上升，考虑重复疗程	过敏反应、感染，在非 MS 患者中出现 PML，长期风险未知

表 17.4 疾病修饰治疗（DMT）（续表）

二线药物²

药物	注意事项/剂量	机制	监测	不良反应
富马酸二甲酯（DMF, BG-12）[5]	口服 120 mg，每日 2 次，连用 7 天，然后 240 mg，每日 2 次	机制不清	全血细胞计数及分类、基线和间断性监测	淋巴细胞减少、潮红、胃肠道不适

[1] 发生频繁，所需剂量更高；复发率升高，形成新的 T2 辅助细胞。与指南相矛盾。考虑 12～24 个月时测试。如果 Nab 阳性，如果仍然阳性，考虑改换为另一种 DMT。如果 Nab 阴性，不需要进一步检查

[2] 二线 DMT：仅通过有经验的医生推荐使用这些药物

[3] 危险管理：①用于（a）对初始 DMT 无效/出现不耐受时；（b）侵袭性初发疾病。②按照 TOUCH（Tysabri Outreach: Unified Commitment to Health）危险处方计划进行治疗。③在那些单抗治疗前 1 个月停用类固醇和免疫调节剂

[4] 见当前标签的限制和监控参数

[5] 在发表的时候新近批准，没有儿科经验。此时还不清楚是否会成为一线或二线治疗

服用；兴奋剂。

泌尿生殖系统症状：①不能憋尿——可通过排除泌尿道感染（UTI）和尿动力学检查明确是突发事件还是经常事件。采用定期排尿和（或）抗胆碱能药物治疗。如果出现口干或认知问题，尝试使用长效或选择性毒蕈碱拮抗剂。②无法排空尿液：通过排空后残余尿测定明确尿潴留情况（异常：残留量 > 100 ml 或尿量的10% 残留）。可通过定期排尿进行治疗。③泌尿道感染：如果尽管给予适当治疗，仍经常发生泌尿道感染，则行尿液分析。

胃肠道：便秘——排除药物原因，增加液体和纤维摄入，给予大便软化剂（乳果糖、聚乙二醇、多库酯钠）。

（2）POMS 少见症状

运动：无力、痉挛——处置：职业治疗 / 物理治疗 / 肌松药（很少用）/ 抗痉挛药。步态疲劳——处置：达伐吡啶（dalfampridine）可改善运动能力，但未被批准用于 18 岁以下患者；剂量：成年患者 10 mg 口服，每日 2 次。

感觉障碍：考虑缓解神经性疼痛的药物（如加巴喷丁、普瑞巴林、度洛西汀）。

病情监测

复发　复发率通常按每年计算，POMS 高于成年患者。

残疾量表　扩展残疾状态量表（EDSS）分为 0 ～ 9 级：0 = 神经系统检查正常，2 = 轻微残疾，4 = 行走能力下降，6 = 需搀扶、手杖，7 = 轮椅，9 = 卧床，10 = 死亡。50% 的 MS 患者在 10 年内会从 0 级发展到 6 级。成年人分级是按照行走能力衡量（不同于认知、疲劳和疼痛）。由于常常缺乏运动体征，而且对认知障碍不敏感，因此该量表不适用于 POMS。

MRI　病灶 / 活动性——如果病情活动，每 6 个月复查头MRI 平扫和增强；如果临床和影像学检查显示病情稳定，每年复查 1 次。颈椎和胸椎 MRI 平扫和增强，依据脊髓病变的活动度，可以分别扫描。在 POMS，常常可见无临床活动性症状的 MRI 改变，因此最佳的方法尚未确定。

预后

与成年发病的 MS 相比，POMS 的复发率较高，可长时间表现为相似的残疾和 SPMS，但疾病负担在较早年龄就可出现。常出现明显的认知障碍及学习方面的问题。

变异型

肿瘤样脱髓鞘病变　可单独出现或伴发 MS。MRI 显示大的通常孤立的肿块，伴占位效应、水肿、环状强化和边缘 T2 低信号（鉴别诊断：肿瘤、脓肿）。

视神经脊髓炎（NMO；Devic 病，视神经脊髓型 MS）

定义　一种主要影响视神经和脊髓的脱髓鞘疾病。与 MS 相比，复发型更具有侵袭性，发病时病情更严重，发病后恢复更差。

流行病学　成人及儿童患病率尚不明确。成年女：男患病比例＞3：1。在非高加索人群中 NMO 更常见，占 73%，特别是亚洲人及非洲人。[22-25]

病理生理学　在星形细胞足突，针对水通道蛋白 -4 的抗体与该蛋白结合，导致星形细胞损伤，由此主要引起富含水通道蛋白区域的炎症性损伤及脱髓鞘，从而导致坏死和囊性病变。

诊断标准[26]

主要标准　TM 和 ON，二者缺一不可。

支持性标准　下述 3 条中符合 2 条：①脊髓 MRI T2 像显示≥3 个脊椎节段的连续性异常；② NMO-IgG 阳性；③脑 MRI 不符合 MS 诊断标准（表 17.2 和表 17.3）。

临床特征[22]

病程　复发性（93%）。NMO 谱系疾病包括：单相 ON ＋TM、复发性 ON 和复发性 TM。

TM　纵向扩展性 TM（longitudinal extensive TM，LETM；跨度＞3 个脊椎节段）。

ON　急性双侧发病较特发性 ON 更常见。影像学检查发现损害较 MS 更为广泛。

脑损伤　在富含水通道蛋白的区域（延髓部脑室周围＞幕上和幕下白质＞中脑＞小脑＞丘脑＞下丘脑），脑损伤比最初报道的（68%）更为常见。脑病；眼肌瘫痪、共济失调、痫性发作、难治性呕吐或呃逆较常见（45% 存在一种或一种以上）。可以出现内分泌疾病及可逆性后部脑病综合征。

相关疾病　儿童患者 42% 并发自身免疫性疾病（系统性红

斑狼疮、干燥综合征、青少年型风湿性关节炎、Grave 病、自身免疫性肝炎）。

诊断性检查

- **血清**：血清 NMO-IgG（即抗水通道蛋白 -4 抗体）阳性（对 NMO 的敏感性为 73%，特异性为 91%）[27]；NMO 的阳性率为 47%，复发性 NMO 的阳性率为 78%[23]。如果血清检查阴性，但高度怀疑，可检查 CSF NMO-IgG，但血清更常用。
- **CSF**：通常细胞增多（可见嗜酸性粒细胞、多形核中性粒细胞）。超过 80% OCB 阴性。IgG 指数正常或短暂增高。
- **MRI± 钆增强**：脊髓 TM（LETM 跨度 > 3 脊椎节段），小儿 NMO 较成年人少见；脑：NMO 患者中脑损伤常见（见局灶性损害的临床表现）。

治疗[28]

急性　静脉注射甲泼尼龙 30 mg/kg，每天用量达 1 g，连续应用 5 天，然后逐渐减少激素用量（激素使用期及减量期未知，建议 4 ~ 6 月）。若使用激素时症状仍然持续或改善欠佳，可给予第 2 疗程激素治疗或血浆置换治疗（最多交换 7 次，隔日 1 次），可将 EDSS 分级降至最低[29]。

慢性　无 RCT 或 FDA 批准的治疗方案。采取体液免疫抑制可防止致残性发作。治疗所有 NMO-IgG 阳性的患者，包括首次发病后，治疗所有复发的 NMO 患者，即使 NMO-IgG 阴性。

一线药物：霉酚酸酯（即 CellCept）30 ~ 50 mg/kg，每日 2 次，至最大剂量 3 g/d，口服，每日 2 次。或利妥昔单抗每周 375 mg/m², 连用 4 周，或 1000 mg，连用 2 天，以及在 14 周或在 6 ~ 12 月后再次应用利妥昔单抗（适宜的频次尚不明确），或硫唑嘌呤（Imuran）治疗。**替代治疗**：环磷酰胺（Cytoxan）（如果并发 SLE/ 干燥综合征，可选用）、IVIG、甲氨蝶呤、间断性 PLEX。

预后

一般发病数周后即可见改善。90% 的患者可遗留残疾（54% 为视力缺陷，44% 为运动障碍）。**复发性 NMO**：首次 TM 后运动能力恢复较好[22]；98% 血清阳性的患儿（4 ~ 18 岁）12 个月内可见 ON、TM 或两者兼有；93% 反复发作，90% 有遗留残疾。**单

相 NMO：20% 有永久性失明，30% 至少一侧下肢永久性瘫痪。首次发病时单相 NMO 预后较好的预测指标包括男性、并发 TM 和 ON、NMO 抗体阴性。**继发进展型**病程目前仍存争议，并且罕见。

NMO 变异型

NMO 谱系疾病　①复发或单相 LETM；②双侧单相或复发孤立性 ON；③单相 NMO：同时有 NMO 和 ON，无复发。该类型趋向于暴发性发病（12.5% NMO 抗体阳性）[23]；④亚洲人群视神经脊髓型 MS 可有 CNS 受累，与 MS 类似；⑤ LETM 或 ON 伴有系统性自身免疫性疾病。

神经炎症性非脱髓鞘疾病

急性坏死性脑病（ANE）

定义　在遗传易感人群中由感染引起的急性脑病，反复发作，伴有特征性的 MRI 表现（图 17.4）。

流行病学　最常见于儿童早期（从婴儿至成年）。最常见于亚洲人群。

病理生理学　大多数伴有常染色体显性遗传的 *RANBP2* 突变，伴不完全外显。常因甲型流感触发。

治疗　甲泼尼龙 30 mg/kg，静脉注射（最大剂量每天 1 g），连用 5 天，可能有效。IVIG 无效。

预后　可完全康复，也可能死亡。尽早采用大剂量类固醇治疗效果较好。一旦脑干受累，预后差。

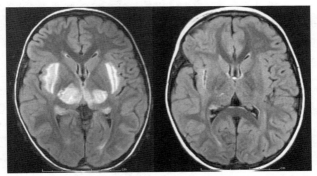

图 17.4　典型急性坏死性脑病（ANE），急性发作期双侧丘脑及外囊 T2/FLAIR 可见高密度病变，随访病变几乎完全消失

血管炎

（又名脉管炎；注意与成年血管炎不同，尤其是小血管类型的病理和预后方面。）

原发性血管炎

包括小和大血管亚型。**Calabrese 标准**：①新近出现的获得性神经功能障碍；②血管造影或组织学检查显示存在 CNS 血管炎；③缺乏相关的系统性疾病[30]。

大血管炎

累及大血管或中等大小的血管，MRA 或血管造影可发现病变。进展性（30%）或非进展性（70%）[31]。

临床特征 81% 出现急性偏瘫，79% 为偏身感觉障碍，56% 出现头痛，37% 出现认知功能障碍，26% 有情绪 / 人格改变[31]。

诊断性检查 与卒中的检查一样。MRI 常在相应的血管供血区域显示缺血性损伤（前循环最常见），单侧（93%），幕上（98%）[32]。MRA、常规血管造影可显示狭窄、串珠状改变或闭塞。不推荐活检。

治疗 通常应用抗血小板药物。**进展性**：见下文关于小血管治疗方案。**非进展性**：有争议；多伦多研究组推荐使用 3 个月类固醇治疗，以降低卒中复发风险[33]。

小血管炎

小血管受累，但 MRA 或血管造影不能显示。

临床特征 发热、头痛（90%）、行为 / 认知改变（95% ～ 100%）、局灶性神经功能缺损（63%）、痫性发作（80%）、难治性癫痫持续状态（16%）、ON（20%）、脊髓病（占脊髓影像学检查的 17%）[34]。

诊断性检查
- **MRI**——T2 像高信号病变，累及灰质和白质，可为双侧或单侧，通常为多灶性，病灶与血管分布区不符合，40% 增强，30% 脑膜增强（图 17.5）[34]。MRA 正常。
- **常规血管造影**——取决于各中心，通常仍在执行以排除大血管病变，但有争议[35]。
- **血清**：ESR、CRP 及 von Willebrand 因子抗原（血管壁损

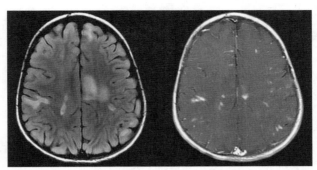

图 17.5　儿童 CNS 小血管炎。MRI 表现可能正常，也可能出现脑膜增强、CNS 任何部位的灰质和白质损害。T2/FLAIR 显示双侧弥漫性高密度病变，累及灰质和白质，病损区和脑膜可见强化

伤标志物）。考虑行莱姆病、支原体、EBV 效价、血管紧张素转化酶（ACE）、可提取核抗原（ENA）、抗核抗体（ANA）、抗中性粒细胞胞质抗体（ANCA）及抗磷脂抗体（狼疮抗凝物、抗心磷脂抗体和 β₂ 微球蛋白抗体）检测，维生素 B_{12} 检测可用来排除其他诊断。

- **腰椎穿刺：** 开放压、CSF 细胞增多和 CSF 蛋白质增高都是非特异性标志物。考虑行支原体 PCR、肠道病毒（EV）、HSV、EBV、VZV PCR、VZV-IgM 和 IgG、细胞学检测。
- **脑活检：** 为诊断所需。选择病损处（优先选择，有强化时更理想）或非病损处右侧额部 1 cm³ 大小脑组织，包括整体脑膜、灰质和白质。显示小血管壁内淋巴细胞炎性浸润，伴血管壁损伤。检查结果受类固醇影响，因此理想的活检应在类固醇开始治疗 2 周内实施。（注意不需要像成年患者一样出现坏死或肉芽肿。）若提示系统性血管炎，考虑受累器官活检而不是脑部活检。

　　鉴别诊断　ADEM、自身免疫性或感染性脑炎、线粒体疾病（MELAS）。

　　治疗　可依照多伦多治疗方案，静脉注射甲泼尼龙 30 mg/kg（最大量 1 g），随后每日 2 mg/kg（最大量为 60 mg），然后每周逐渐减量为 50、40、30、25、20 mg，再逐渐递减 2.5 mg，直到停药。类固醇治疗时补充 Ca 及维生素 D[34]。环磷酰胺（每 4 周静脉注射 500～750 mg/m²，连续 7 次，或每 2 周静脉注射 10 mg/kg，连续 6 个月），接着服用 18 个月的霉酚酸酯。使用环磷酰胺时预防卡式肺孢子菌肺炎。肿瘤坏死因子（TNF）阻断剂

可作为二线治疗。对症治疗包括痫性发作、痉挛、精神症状及学校方面的支持。

预后 大部分不明确。大部分患者经过治疗后病情稳定或改善，但需经过数年才能达到新基线[34]。尽早及积极治疗有助于改善预后。少数患者继续进展或者复发。

继发性/系统性血管炎

如狼疮、炎症性肠病、感染性和感染后。

治疗 治疗潜在疾病。

罕见变异类型

Susac 综合征

简介 一种罕见的微血管病，病因不明，累及脑、视网膜和耳蜗的小动脉，主要见于年轻健康女性。

临床特征 经典三联征：①亚急性脑病，②视网膜分支动脉阻塞导致失明，③感音神经性耳聋。

诊断性检查 视网膜荧光血管造影，脑 MRI 增强和平扫可以显示灰质增强和 T2 像高信号，尤其是胼胝体处（通常为白色、毛茸状、圆"雪球"形），听力测定。

治疗 由于非常少见，尚无标准性治疗。早期治疗有助于改善预后。类固醇、IVIG、环磷酰胺、抗血小板药物、抗血栓制剂、血浆置换及高压氧等都曾被用于该病的治疗。

Cogan 综合征

简介 一种原因不明的慢性自身免疫性疾病，可引起双侧感音神经性耳聋、前庭症状、眼部炎症（2/3 有典型的间质性角膜炎），± 系统性自身免疫性疾病。

流行病学 少见，但比上述 Susac 综合征多见。通常见于年轻的高加索成年人。

临床表现 通常以孤立的眼部、耳部或前庭症状起病。

诊断性检查 全血细胞计数、ESR、CRP、梅毒、眼科检查、听力检查以及 ENT 检查。神经影像学检查正常。

鉴别诊断　最初常被误诊为美尼尔综合征。

治疗　甲氨蝶呤、环磷酰胺、环孢素、ASA、类固醇、耳蜗移植等。

自身免疫性脑病

定义　脑炎表现为脑病合并下列任何一种症状：发热、痫性发作、局灶性神经系统表现、CSF 细胞增多、EEG 异常或神经影像异常。若实验室检查支持自身免疫病因，并排除感染在内的其他原因，则考虑自身免疫性脑炎。在开始试验性免疫抑制治疗之前，尽可能寻找自身免疫性疾病的特异标志物。

流行病学　在加利福尼亚脑炎计划项目中，63% 的病例经过广泛的感染性疾病调查仍未能找到病因[36]。后来，其中一些病例被重新分类为抗 NMDA 受体脑炎。其他未知病例可能是从未被报道的自身免疫性疾病。

诊断性检查　首先必须排除感染。除了常规检查及 EBV 与 HSV 的 PCR 检查外，需要根据临床表现、发病部位、季节、免疫状态及暴露情况选择检查项目。首先筛查可治疗性疾病。如果考虑血管炎，可行脑 MRI、MRA。怀疑代谢性疾病，可做 MRS。

鉴别诊断　感染性脑炎、ADEM、ANE、血管炎、MELAS 或其他线粒体疾病。

其他变异类型

桥本脑病［类固醇反应性脑病伴自身免疫性甲状腺炎（SREAT）］

定义　伴有甲状腺过氧化物酶（TPO）和（或）甲状腺球蛋白（TG）抗体升高的类固醇反应性脑病。该病可能不是一个独立的自身免疫性脑病或疾病，更像是甲状腺抗体阳性的自身免疫性脑炎的一个亚型。

流行病学　少见且有争议。

病理生理学　未知。

诊断性检查　检查其他自身抗体和副肿瘤性抗体。如果出现更多的特异性抗体，需要更多特异性的诊断性检查。

副肿瘤综合征

定义 抗体相关性疾病，通常但并非总是与肿瘤相关，属于自身免疫性脑病。定义明确的神经元内抗体疾病（抗 -Ma、Hu、Yo 抗体）通常与成年人癌症相关，免疫治疗对其几乎无效，极少见于儿童。越来越多的神经元表面及突触抗体介导的疾病不同程度与多种肿瘤相关，通常对免疫治疗效果好，更多见于儿童，特别是抗 NMDA 受体（NMDAR）脑炎，还包括抗 -AMPA、抗 GABAB、抗 LGI1 及抗 -Caspr2 受体脑炎[37]。最初发现的 VGKC 抗体被认为是针对蛋白复合物的几种抗体，包括 LGI1。

抗 -NMDA 受体脑炎[38-39]

定义 由抗 NMDA 受体抗体引起的自身免疫性脑炎，可能伴有或不伴有肿瘤。

流行病学 40% 的患者 ≤ 18 岁，18% 为男性。女性患者可见卵巢畸胎瘤（56% ≥ 18 岁，31% ≤ 18 岁，9% ≤ 14 岁）。目前为止尚未在 10 岁以下的男性患儿中发现肿瘤。

病原生理学 抗体与 NMDA 受体的 NR1 亚单位结合，导致受体内吞，随之造成神经功能障碍。

临床特征 87% 的患者有行为 / 精神异常，9.5% 有运动障碍或肌张力障碍，3% 有言语减少。症状可经数天到数周逐渐进展。特征：77% 癫痫发作，84% 刻板样运动（45% 口舌运动障碍，32% 舞蹈样手足徐动症），86% 自主神经功能失调，23% 肺通气不足（较成人少见），遗尿，睡眠障碍，肌强直以及肌酸激酶增高。

诊断性检查
- **NMDAR 抗体检测**：CSF 或血清检测必须阳性，CSF 更敏感。治疗可使抗体恢复正常，所以需在治疗前检测或留取样品。94% 病例 CSF 异常（87% 淋巴细胞增多，13% 蛋白质升高，83% OCB 只出现在 CSF 中），31% MRI 异常，100% EEG 异常（28% 出现癫痫样波形）。可能出现其他自身抗体，提示有自身免疫的趋势。
- **查找肿瘤**——女性行腹部和盆腔超声，男性行睾丸超声检查，建议行腹部和盆腔 MRI。定期进行 MRI 和超声检查。

鉴别诊断 病毒性脑炎、神经阻滞剂恶性综合征、精神病、紧张症（85% 最初就诊于精神科医生）、其他自身免疫性脑炎、

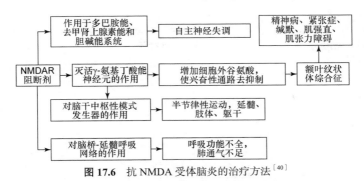

图 17.6　抗 NMDA 受体脑炎的治疗方法[40]

血管炎、ADEM、癫痫性脑病、Sydenham 舞蹈病及昏睡性脑炎。

治疗　见图 17.6[40]。

急性期：①所有患者需住院治疗，有适应证时给予支持性治疗。②如果存在肿瘤，切除肿瘤。③甲泼尼龙每天 30 mg/kg（最大量 1 g），静脉注射，连用 5 天；IVIG 2 g/kg，使用 2 ～ 5 天；血浆置换被作为一线治疗。

慢性期：单用利妥昔单抗、环磷酰胺，或两者联用（见上文 MS 部分的给药方案）。

预后　平均缓解时间为 6 周。肿瘤切除后预后更好。25% 的患者会有一次或多次复发。74% 显著或完全康复，然而随访时间较短。成年患者可出现 2 年以上的持续缓解。

斜视眼阵挛-肌阵挛综合征

见第 16 章，儿童运动障碍与共济失调。

参考文献

1. Leake JA, Albani S, Kao AS, et al. Acute disseminated encephalomyelitis in childhood: epidemiologic, clinical, and laboratory features. *Pediatr Infect Dis J.* 2004;23(8):756–764.
2. Menge T, Hemmer B, Nessler S, et al. Acute disseminated encephalomyelitis: an update. *Arch Neurol.* 2005;62(11):1673–1680.
3. Krupp LB, Banwell B, Tenembaum S, et al. Consensus definitions proposed for pediatric multiple sclerosis and related disorders. *Neurology.* 2007;68(16 suppl 2):S7–S12.
3a. Dale RC, de Sousa C, Chong WK, Cox TC, Harding B, Neville BG. Acute disseminated encephalomyelitis, multiphasic disseminated encephalomyelitis and multiple sclerosis in children. *Brain* 2000;123:2407–2422.
3b. Anlar B, Basaran C, Kose G, et al. Acute disseminated encephalomyelitis in children: outcome and prognosis. *Neuropediatrics.* 2003;34:194–199.
4. Banwell B, Bar-Or A, Arnold DL, et al. Clinical, environmental, and genetic determinants of multiple sclerosis in children with acute demyelination: a prospective national cohort study. *Lancet Neurol.* 2011;10(5):436–445.
5. Banwell B, Kennedy J, Sadovnick D, et al. Incidence of acquired demyelination of

the CNS in Canadian children. *Neurology.* 2009;72(3):232–239.

6. Dale RC, Brilot F, Banwell B. Pediatric central nervous system inflammatory demyelination: acute disseminated encephalomyelitis, clinically isolated syndromes, neuromyelitis optica, and multiple sclerosis. *Curr Opin Neurol.* 2009; 22(3):233–240.

7. Wilejto M, Shroff M, Buncic JR, et al. The clinical features, MRI findings, and outcome of optic neuritis in children. *Neurology.* 2006;67(2):258–262.

8. Bonhomme GR, Waldman AT, Balcer LJ, et al. Pediatric optic neuritis: brain MRI abnormalities and risk of multiple sclerosis. *Neurology.* 2009;72(10):881–885.

9. Morales DS, Siakowski RM, Howard CW, et al. Optic neuritis in children. *J Ophthalmic Nurs Technol.* 2000;19(6):270–274, quiz 275–276.

10. Lucchinetti CF, Kiers L, O'Duffy A, et al. Risk factors for developing multiple sclerosis after childhood optic neuritis. *Neurology.* 1997;49(5):1413–1418.

11. Dale RC, Vincent A. *Inflammatory and Autoimmune Disorders of the Nervous System in Children. No. 184–185.* John Wiley and Sons; 2009.

12. Optic Neuritis Study Group. Multiple sclerosis risk after optic neuritis: final optic neuritis treatment trial follow-up. *Arch Neurol.* 2008;65(6):727–732.

13. Jo DH, Kim SJ, Chae JH, et al. The clinical characteristics of optic neuritis in Korean children. *Korean J Ophthalmol.* 2011;25(2):116–120.

14. Pidcock FS, Krishnan C, Crawford TO, et al. Acute transverse myelitis in childhood: center-based analysis of 47 cases. *Neurology.* 2007;68(18):1474–1480.

15. Jacob A, Weinshenker BG. An approach to the diagnosis of acute transverse myelitis. *Semin Neurol.* 2008;28(1):105–120.

16. Llufriu S, Castillo J, Blanco Y, et al. Plasma exchange for acute attacks of CNS demyelination: predictors of improvement at 6 months. *Neurology.* 2009;73(12):949–953.

17. Banwell B, Ghezzi A, Bar-Or A, et al. Multiple sclerosis in children: clinical diagnosis, therapeutic strategies, and future directions. *Lancet Neurol.* 2007;6(10):887–902.

18. Dyment DA, Ebers GC, Sadovnick, AD. Genetics of multiple sclerosis. *Lancet Neurol.* 2004;3(2):104–110.

19. Pohl D, Rostasy K, Reiber H, et al. CSF characteristics in early-onset multiple sclerosis. *Neurology.* 2004;63(10):1966–1967.

20. Hahn JS, Pohl D, Rensel M. Differential diagnosis and evaluation in pediatric multiple sclerosis. *Neurology.* 2007;68(16 suppl 2):S13–S22.

21. Pohl D, Waubant E, Banwell B, et al. Treatment of pediatric multiple sclerosis and variants. *Neurology.* 2007;68(16 suppl 2):S54–S65.

1a. Ghaffar O, Feinstein A. Multiple sclerosis and cannabis: a cognitive and psychiatric study. *Neurology.* 2008;71:164.

22. McKeon A, Lennon VA, Lotze T, et al. CNS aquaporin-4 autoimmunity in children. *Neurology.* 2008;71(2):93–100.

23. Banwell B, Tenembaum S, Lennon VA, et al. Neuromyelitis optica-IgG in childhood inflammatory demyelinating CNS disorders. *Neurology.* 2008;70(5):344–352.

24. Collongues N, Marignier R, Zéphir H, et al. Long-term follow-up of neuromyelitis optica with a pediatric onset. *Neurology.* 2010;75(12):1084–1088.

25. Lotze TE, Northrop JL, Hutton GJ, et al. Spectrum of pediatric neuromyelitis optica. *Pediatrics.* 2008;122(5):E1039–E1047.

26. Wingerchuk DM, Lennon VA, Pittock SJ, et al. Revised diagnostic criteria for neuromyelitis optica. *Neurology.* 2006;66(10):1485–1489.

27. Lennon VA, Wingerchuk DM, Kryzer TJ, et al. A serum autoantibody marker of neuromyelitis optica: distinction from multiple sclerosis. *Lancet.* 2004;364(9451):2106–2112.

28. Sellner J, Boggild M, Clanet M, et al. EFNS guidelines on diagnosis and management of neuromyelitis optica. *Eur J Neurol.* 2010;17(8):1019–1032.

29. Bonnan M, Valentino R, Olindo S, et al. Plasma exchange in severe spinal attacks associated with neuromyelitis optica spectrum disorder. *Mult Scler.* 2009;15(4):487–492.

30. Calabrese LH, Furlan AJ, Gragg LA, et al. Primary angiitis of the central nervous system: diagnostic criteria and clinical approach. *Cleve Clin J Med.* 1992;59(3):293–306.

31. Benseler SM, Silverman E, Aviv RI, et al. Primary central nervous system vasculitis in children. *Arthritis Rheum.* 2006;54(4):1291–1297.

32. Aviv RI, Benseler SM, Silverman ED, et al. MR imaging and angiography of primary CNS vasculitis of childhood. *AJNR Am J Neuroradiol.* 2006;27(1):192–199.

33. Cellucci T, Benseler SM. Central nervous system vasculitis in children. *Curr Opin*

Rheumatol. 2010;22(5):590–597.

34. Hutchinson C, Elbers J, Halliday W, et al. Treatment of small vessel primary CNS vasculitis in children: an open-label cohort study. *Lancet Neurol.* 2010;9(11):1078–1084.

35. Aviv RI, Benseler SM, DeVeber G, et al. Angiography of primary central nervous system angiitis of childhood: conventional angiography versus magnetic resonance angiography at presentation. *AJNR Am J Neuroradiol.* 2007;28(1):9–15.

36. Glaser CA, Gilliam S, Schnurr D, et al. In search of encephalitis etiologies: diagnostic challenges in the California Encephalitis Project, 1998–2000. *Clin Infect Dis.* 2003;36(6):731–742.

37. Lancaster E, Martinez-Hernandez E, Dalmau J. Encephalitis and antibodies to synaptic and neuronal cell surface proteins. *Neurology.* 2011;77(2):179–189.

38. Florance NR, Davis RL, Lam C, et al. Anti-N-methyl-D-aspartate receptor (NMDAR) encephalitis in children and adolescents. *Ann Neurol.* 2009;66(1):11–18.

39. Dalmau J, Tüzün E, Wu HY, et al. Paraneoplastic anti-N-methyl-D-aspartate receptor encephalitis associated with ovarian teratoma. *Ann Neurol.* 2007;61(1):25–36.

40. Florance-Ryan N, Dalmau, J. Update on anti-N-methyl-D-aspartate receptor encephalitis in children and adolescents. *Curr Opin Pediatr.* 2010;22(6):739–744.

41. Polman CH, Reingold SC, Banwell B, et al. Diagnostic criteria for multiple sclerosis: 2010 revisions to the McDonald criteria. *Ann Neurol.* 2011;69(2):292–302.

42. Sedani S, Lim MJ, Hemingway C, et al. Paediatric multiple sclerosis: examining utility of the McDonald 2010 criteria. *Mult Scler.* 2012;18(5):679–682.

43. Yousry T, Major EO, Ryschkewitsch C, et al. Evaluation of patients treated with natalizumab for progressive multifocal leukoencephalopathy. *N Engl J Med.* 2006;354(9):924–933.

44. Ghaffar O, Feinstein A. Multiple sclerosis and cannabis: a cognitive and psychiatric study. *Neurology.* 2008;71:164.

在线资源

National MS Society—www.nationalmssociety.org

Guthy Jackson Foundation (NMO charity)—http://www.guthyjackson-foundation.org/

CNS Vasculitis—www.aboutkidshealth.ca/En/HealthAZ/Conditionsand-Diseases/InflammatoryConditions/Pages/CNS-Vasculitis.aspx

18

卒中与血管性神经病学

Kevin A. Shapiro and Ferdinando S. Buonanno

牛建平　译　刘献增　朱莎　校

婴儿和儿童卒中概述

定义　是一种发展迅速并引起局部或全脑功能障碍持续超过 24 h 或无明显非血管因素导致死亡的临床综合征（WHO）。儿童卒中诊断存在的问题：①尽管症状会很快消失，但会出现梗死；②临床表现可能为非特异性（痫性发作、头痛）；③儿童常存在卒中样发作：偏头痛、发作后麻痹、因代谢性疾病导致的缺血（如线粒体病）[1]。

流行病学　随年龄变化。**新生儿**：概率不同，但活产儿的卒中发病率为 1/5000 ～ 1/4000[2]，与成年人大血管缺血性卒中的年发病率相同；如果包括假定的围生期迟发性卒中，发病率可能高达 1/2500；其中 80% 是缺血性，其余为脑静脉血栓形成（cerebral venous thrombosis，CVT）或出血。**儿童**：各报告有差异；16 岁以下儿童，大多数研究估计的年发病率为（2.3 ～ 2.7）/10 万；然而，有些研究发现，其年发病率高达 13/10 万。其中大约 55% 为缺血性，45% 为出血性，然而上述比例在不同研究中存在差异；大约 10% 的出血是脑静脉窦血栓形成（CSVT）所致。各类儿童卒中以男性高发；即使除外镰状细胞病（sickle cell disease，SCD），非洲裔美国儿童依旧有较高的发病风险[1,3-4]。

危险因素　各种类型卒中的危险因素包括感染、白细胞增多症、贫血、血栓前状态。**动脉缺血性卒中**（arterial ischemic stroke，AIS）：基础疾病包括 SCD、心脏疾病；获得性疾病包括头颈部外伤。**静脉性卒中**：基础疾病包括炎症性肠病、自身免疫性疾病；获得性疾病包括脱水、头颈部感染（如中耳炎）。

新生儿卒中和脑血管病

围生期缺血性卒中

定义为发生于孕 28 周到出生后 7 天内的卒中。

病理生理学　最常发生在出生后 72 h 之内，早在孕中期时就可出现；常累及大脑中动脉（MCA）供血区域（左＞右）；可能源于颅内血管的血栓形成、心源性栓塞，或来自颅外血管或胎盘的栓塞［通过未闭的卵圆孔（PFO）］。

孕妇危险因素　孕妇不孕症、羊水过少、先兆子痫、破膜延迟、脐带异常、绒毛膜羊膜炎、初产、单绒毛膜双胎妊娠、孕妇药物滥用（可卡因或苯丙胺）、糖尿病、抗磷脂抗体。

胎儿危险因素　血栓前疾病（68%），包括脂蛋白（a）（20%）、V 因子 Leiden、凝血酶原基因突变、5,10- 亚甲基四氢叶酸还原酶（MTHFR）突变、抗磷脂抗体、蛋白 C 缺乏；红细胞增多症、先天性心脏病。

围生期和产后危险因素　分娩创伤、围生期窒息、脱水、低血压、感染、门静脉血栓形成、血管内置管。

临床表现　可能产后立即出现或在产后数月或数年出现（假定的围生期缺血性卒中）。**早发型（＜ 72 h）**：典型表现为痫性发作，常为局灶性运动性发作；肌张力低下，呼吸暂停，脑病；也可无临床症状或体征（50%）。**晚发型（＞ 4 ～ 6 个月）**：早期出现利手、痫性发作或发育延迟[5]。

评估　应关注损伤的表现和潜在的发病机制。

- **影像学检查**：头颅超声对发现动脉缺血性卒中（AIS）的敏感性低，可见单侧 MCA 血液流速下降。计算机断层扫描（CT）对静脉性血栓形成和早期 AIS 不敏感，但对出血性损害相对较敏感。磁共振成像（MRI）适于新生儿动脉性卒中；弥散加权成像（DWI）可确切发现发病 24 h 内的缺血性损伤（图 18.1），但 7 天内可能出现假阴性（虽然此期 T1 和 T2 像为异常）。脑软化灶和颅顶区肥厚（Dyke-Davidoff-Masson 现象）可见于围生期卒中的晚发后遗症（图 18.2）。如果有产伤史或怀疑其他原因导致头颈部血管损伤 / 夹层，应做颈部磁共振血管成像（MRA）。应行超声心动图检查排除先天性心脏病及心脏附壁血栓。如果出现脐导管，应行脐血管和门静脉多普勒超声检查。

- **实验室检查**：首先需要进行的实验室评估应包括血细胞比容和血栓形成的危险因素，例如针对 V 因子 Leiden 的活

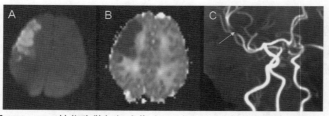

图 18.1 MRI 轴位弥散加权成像（DWI）（**A**）和表观弥散系数（ADC）（**B**）显示右侧额叶动脉缺血性梗死，患儿男孩，生后 2 天，出生后 29 h 出现局灶性癫痫发作。MRA（**C**）显示右侧 MCA 上干局部闭塞（箭头示）

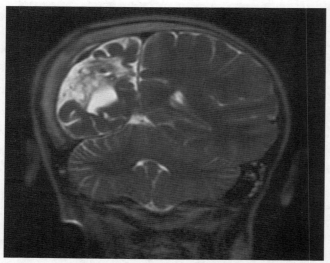

图 18.2 一个 **8** 岁男孩的 **MRI T2** 冠状位，怀疑其患有累及右侧 **MCA** 的围生期动脉缺血性脑梗死。MRI 显示右侧大脑半球软化灶和萎缩，伴其上的颅顶区肥厚（Dyke-Davidoff-Masson 现象）

化蛋白 C 抵抗、蛋白 C、蛋白 S、脂蛋白（a）、抗凝血酶 Ⅲ、凝血酶原基因突变、同型半胱氨酸 /*MTHFR* 基因突变、抗磷脂抗体。建议 6 ～ 8 周后复查蛋白 C、蛋白 S、抗凝血酶Ⅲ、脂蛋白（a）和抗磷脂抗体[6]。

■ **胎盘病理学**：常能提供胎盘梗死、血管病或围生期感染的证据。

处置 主要的治疗措施包括基本的神经保护策略，即正常体温、血压、血糖和控制癫痫发作。建议纠正脱水和贫血。对有 *MTHFR* 突变的婴儿考虑给予叶酸和 B 族维生素。对有严重血栓形成倾向或多发栓塞的婴儿考虑给予抗凝治疗；如果病因为心源性栓塞，也可考虑使用；建议依诺肝素 1.5 mg/kg，皮下注射，每日 2 次。目前不建议溶栓治疗。

预后 绝大多数患儿（＞95%）存活到成年[7]，但大约 64%的儿童会遗留一种或多种神经系统功能障碍[8-9]。

致残危险因素：同时有大脑半球、内囊和基底神经节受累常提示预后不良。上述区域中 1～2 个部位受累可能预后较好，累及内囊则高度预示运动功能恢复不良。新生儿癫痫发作和（或）EEG 异常将会增加神经发育异常的危险[10-11]。新生儿脑病常预示更差的预后[12]。

残疾类型：偏瘫型脑瘫是最常见的后遗症（在新生儿期明确患有围生期 AIS 的儿童约占 37%）[8]。也可出现癫痫发作，但大多数研究发现围生期后的癫痫发病率＜50%[13]。其他神经系统并发症包括语言发育延迟、视觉障碍、认知和行为异常。

卒中复发极少见（＜2%），但长期随访受限；复发的危险因素包括血栓前状态和复杂的先天性心脏病[14]。

新生儿出血

有关早产儿生发基质出血，见第 19 章[19]。

流行病学 如果包括早产儿脑室内出血（IVH）和足月儿阴道分娩时的轻度颅内出血，总的颅内出血患病率高达 26%。活产儿症状性围生期颅内出血的患病率约为 6/10 万。围生期出血性卒中的类型包括硬膜下腔、蛛网膜下腔，脑实质和脑室出血。

危险因素 血小板减少症、海绵状血管畸形、遗传性疾病（如Ⅳ型胶原基因 COL4A1 突变），以及母体水杨酸、抗凝剂或抗惊厥药物滥用。若母体长期服用华法林、巴比妥或苯妥英，出生后应给予更大剂量的维生素 K 预防出血。出血也可能继发于脑静脉血栓形成（CVT）。

临床表现 大多数表现为急性脑病和（或）癫痫发作。

诊断 常可由头部超声发现，但该项检查缺乏敏感性和特异性；可由 CT 或 MRI（使用梯度回波和磁敏感加权成像）等影像学检查证实。MRA 和 MRV 可排除血管畸形和静脉血栓。实验室检查应包括血小板计数、凝血功能、出血倾向筛查（如 von Willebrand 病）；如果存在血小板减少症，则需进一步检查母体和患儿的抗血小板抗体。

处置 通过输注血小板、凝血因子和维生素 K 纠正潜在的凝血异常是重要措施。基本的神经保护策略包括维持正常体温、血压、血糖和控制癫痫发作。若有颅内压增高的证据，则要实施颅内血肿清除术。因可能出现出血后脑积水（如 IVH），应密切监测患婴的头围；如果发生脑积水，可能需要行脑室分流术或第三脑室造口术。

新生儿脑静脉血栓形成（CVT）

流行病学 新生儿占儿童 CVT 的 43%[15]。最常累及浅表静脉系统。深静脉血栓形成是足月新生儿脑室内出血的常见原因。

危险因素 新生儿期危险因素包括感染、脱水和贫血。

临床表现 典型表现为出生后前几周出现癫痫发作或脑病。

诊断 新生儿期继发于静脉血栓形成的出血可通过头部超声显示；多普勒超声可用于探查硬脑膜窦内血流的情况。亚急性血栓在 MRI T1 像可为高信号；急性期血栓在 T1 像为等信号，T2 像为低信号；T2*（磁敏感）像是最敏感的 MR 序列（图 18.3）。MR 静脉成像可显示血栓。

处置 治疗脱水和全身性感染等诱因。新生儿症状性 CVT 可用低分子量肝素治疗，但有脑出血（ICH）的风险。

预后 新生儿期患 CVT 的儿童 28%～58% 出现发育迟缓，6%～28% 有脑瘫，6%～20% 新生儿期后出现癫痫发作。与不伴脑梗死的 CVT 相比，伴脑梗死的 CVT 存在较严重的神经发育障碍。复发风险低，但数据有限[15-16]。

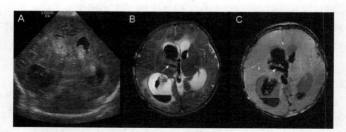

图 18.3 1 天龄男孩，癫痫发作，头颅冠状位超声成像（**A**）显示双侧脑室出血及脑室扩大。轴位 T2 加权像（**B**）和磁敏感加权（**C**）MR 成像显示右侧大脑内静脉血栓形成（箭头示）

儿童卒中和脑血管病

儿童动脉缺血性卒中（AIS）

大多数儿童 AIS 由动脉病变引起，约 21% 的 AIS 患儿血管成像正常[17-18]。许多动脉病变为获得性，包括头颈部动脉夹层、水痘后动脉病变和儿童期短暂性脑动脉病；还包括烟雾综合征和镰状细胞病（SCD）。非动脉病变性缺血性卒中可能与心脏疾病或无明显动脉病变的血栓形成倾向有关。具体病因将在下文详细讨论。

危险因素 2/3 的患者可找到血管危险因素。复发风险为 6% ～ 14%；预测因素包括脂蛋白（a）升高、蛋白 C 缺乏、其他血栓形成倾向状态和烟雾综合征[19-20]。可增加缺血性卒中风险的药物（一般在成人）包括可卡因、苯丙胺、迷幻药、芬特明、麻黄碱 / 伪麻黄碱。

高凝状态：在 20% ～ 50% 的 AIS 患儿可发现一种或多种血栓前状态[21]。

临床表现 急性起病的新发神经系统功能障碍包括偏瘫、失语、视觉障碍，有时为癫痫发作。大多数非动脉病变引起的 AIS，多突然起病（72%），而由动脉病变所致的卒中患儿，更多表现为进展性、迁延性或反复性发病（68%）[22]。

评估 见表 18.1。

影像学检查：怀疑卒中时可选用 MRI 评估，应包括 T1、T2/FLAIR、T2*（磁敏感）、DWI 和 ADC。CT 对出血非常敏感，也可早期发现缺血性卒中；对于病情不稳定的患儿，可快速获得有助于诊断的证据。所有卒中患儿均应行血管成像检查；患儿 MRA 成像质量通常较高；CTA 空间分辨率较高，但放射线剂量较大。脑动脉造影更常用于评估三级血管分支和小动脉（如疑诊血管炎和烟雾病）；潜在并发症包括穿刺部位血管损伤、血管夹层或穿孔、血栓形成以及造影剂或麻醉引起的并发症。

处置 取决于潜在病因。

■ **支持疗法**，包括避免低氧血症和体温升高，维持正常血糖。儿童急性卒中中的溶栓疗法（tPA）由于证据不充分，目前不作为常规推荐，但有时可适用于符合成人 tPA 标准的青少年卒中。

表 18.1	儿童动脉缺血性卒中（AIS）的评估推荐
影像学检查	MRI ＋头颈部增强 MRA • 若高度怀疑动脉夹层，考虑颈部 MRI T1 压脂像检查 • 如果存在 MRI/MRA 禁忌，CT 和 CTA 可能有助诊断
超声心动图	通过搅拌的生理盐水实施的经胸超声心动图（TTE）（发泡试验）可用来评估： • 结构性心脏病 • 心肌病 • 附壁血栓 • 心内或心外分流
实验室检查	• 全血细胞计数及分类、电解质、尿素氮 / 肌酐 • PT、PTT、纤维蛋白原、D- 二聚体 • 尿 β-HCG（青春期后女性） • 血清和尿液毒理学筛查 • 血培养 • 蛋白 C、蛋白 S、抗凝血酶Ⅲ、活化蛋白 C 抵抗（Ⅴ因子 Leiden）、凝血酶原基因突变 • 同型半胱氨酸 • ESR、CRP、ANA、抗心磷脂抗体、抗 β2- 糖蛋白抗体、狼疮抗凝物 • 脂蛋白谱 • 血红蛋白电泳

- **短期抗凝**，在明确卒中病因之前，可作为儿童卒中的首选治疗，并持续应用 1 周。低分子量肝素：1 mg/（kg·12 h），给药后 4 ～ 6 h 监测抗凝血因子 X a 活性（目标值 0.5 ～ 1 U/ml）。普通肝素也可使用，尤其是在需要逆转抗凝作用的情况下。

- **长期抗凝**，适于患儿有反复心源性栓塞、动脉夹层和特定的高凝状态等风险时。常选择低分子量肝素为初始抗凝药，此后可继续使用或过渡到华法林或新型口服抗凝剂（如利伐沙班）。

- **抗血小板药物**，可用于不伴有 SCD、无明确栓塞复发或严重高凝状态的儿童卒中的二级预防。阿司匹林的常用剂量为 3 ～ 5 mg/（kg·d）；如果出现剂量相关的副作用，可减量至 1 ～ 3 mg/（kg·d）。对于不能耐受阿司匹林的儿童，常用氯吡格雷 1 mg/（kg·d）。

- 若同型半胱氨酸升高，可补充叶酸、维生素 B_{12} 或维生素 B_6。

预后　儿童缺血性卒中的死亡率可高达 20%，半数与导致卒中的潜在疾病有关而非卒中直接导致。50% ～ 80% 的存活儿童出现神经系统后遗症，最常见的为偏瘫；其他后遗症包括注意力不集中、行为异常和认知功能障碍。预后较差的因素包括全身性疾病、多种危险因素、梗死灶面积、皮质受累、血栓栓塞和烟雾病[1]。

儿童脑静脉血栓形成（CVT）

病因　许多儿童有多种 CVT 危险因素，以脱水和缺氧常见。感染性血栓形成可并发脑膜炎、鼻窦炎和中耳炎。易于并发 CVT 的系统性疾病包括：糖尿病（酮症酸中毒时）、炎症性肠病、系统性红斑狼疮、Behcet 病、同型胱氨酸尿症（见下文）和慢性贫血（溶血性贫血、β - 地中海贫血、镰状细胞病、缺铁性贫血）。多达 2/3 的 CVT 患儿存在血栓前疾病[15,21]。类固醇、避孕药、促红细胞生成素和 L- 天冬酰胺酶等药物可增加血栓形成的风险。

临床表现　可表现为癫痫发作、头痛、颅内压升高或脑积水，或由于颅内出血或梗死而表现为神经系统局灶性功能缺失。

诊断　CT 平扫可显示深部和皮质静脉的线性高密度影，或出血伴静脉血栓形成；增强 CT 可显示硬脑膜窦充盈缺损（空三角征），但儿童患者可出现假阳性；MRI 可显示急性或亚急性血栓和伴发的出血（图 18.4）。确诊首选 CT 静脉成像和 MR 静脉成像。

处置

- **支持性治疗**包括补充水分、预防癫痫发作和控制颅内压；对确诊或可疑的化脓性血栓形成患者，应给予适当的抗生素。

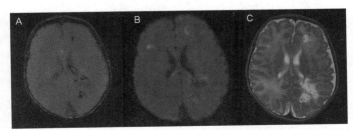

图 18.4　2.5 月龄男婴，轴位 MRI 显示广泛的深部静脉血栓形成。磁敏感加权成像（**A**）显示深部髓质静脉和左背侧丘脑静脉内血栓形成，呈低信号。弥散加权成像（**B**）显示伴发的静脉性梗死。数月后随访 T2 像（**C**）显示梗死面积增大，进展为囊性脑软化灶

- **抗凝治疗**：成人研究表明，使用普通肝素或 LMWH 可使患者获益；儿童小样本研究显示，抗凝治疗安全且可减少死亡率和复发率。目前的指南共识建议对无出血的患儿抗凝治疗 3 ～ 6 个月。外科治疗和血管内治疗的数据较少。
- 最初 3 ～ 6 个月内的**影像学随访**可显示血管再通或持续性血栓形成。
- 应行**眼科学检查**以评估视盘水肿所致的视力丧失。

预后 一项系列性研究显示，6% 的 CVT 患儿 3 年内出现复发性血栓事件，其中 60% 累及颅内血管；2 岁以上，存在持续性血管闭塞、凝血酶原基因突变或未进行抗凝治疗的儿童，其复发风险更高[62]。部分患儿可有认知减退或其他神经系统后遗症，因此需要康复和长期治疗。

儿童非外伤性出血性卒中

病因学 绝大多数儿童出血性卒中可以找到可能的病因（85% ～ 90%）[63]。多数患者存在血管畸形，其他危险因素包括高血压、遗传性或获得性出血倾向、动脉病、颅内肿瘤、非法药物滥用和某些特定的遗传性疾病。

凝血异常患儿，其血小板减少或凝血功能障碍的严重程度与出血风险密切相关；血友病患者，其严重的凝血因子缺乏常导致自发出血，而轻度的凝血因子缺乏所致出血常由外伤诱发。高血压被定义为血压大于针对该年龄、性别和身高人群的血压值的95%，它不是儿童 ICH 的唯一因素，而是与血管畸形和动脉瘤等出血风险增加的疾病共存。大约 80% 的 ICH 患儿在血管性事件之前即有高血压，但很少有长期的高血压或显著的血压升高。

诊断 ICH 最初可通过 CT 或 MRI 发现。
- 需要行 CTA 或 MRA 以评估潜在的血管畸形。
- 鉴于很大比例的儿童出血归因于血管畸形（见下文），如其他检查无阳性发现，应行常规脑血管造影检查（图 18.5）。
- 初始实验室评估应包括全血细胞计数（CBC）、凝血酶原时间（PT）、部分凝血活酶时间（PTT）；若 PT 或 PTT延长，应进一步检查相应凝血因子是否缺乏。若未发现潜在的结构性病变，应评估是否存在其他出血素质（凝血酶时间、血小板聚集试验、血管性血友病因子抗原、因子 XIII）。

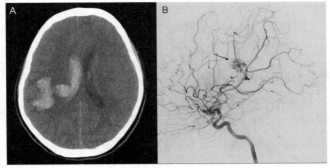

图 18.5 11 岁女孩，头部 CT（**A**）显示左侧顶叶脑实质大量出血破入左侧脑室。常规血管造影（**B**）显示符合动静脉畸形表现的扭曲的血管团（箭头）

处置 支持性治疗措施包括气道支持、控制系统性高血压和颅内高压、预防癫痫发作。通常不推荐对幕上血肿行外科手术清除，但当血肿极大或幕下出血时可考虑手术清除以避免脑疝。推荐对血管畸形和凝血障碍等潜在危险因素进行干预。

非动脉粥样硬化性脑血管病

头颈部动脉夹层

流行病学 头颈部动脉夹层约占儿童缺血性卒中的 7.5%[23-24]，可自发出现，也可因钝挫伤或穿刺伤导致。更常见于年轻患者，通常有动脉夹层家族史；常伴有结缔组织病（Ehlers-Danlos 综合征 IV 型、Marfan 综合征）、主动脉缩窄、常染色显性遗传性多囊肾、成骨不全、动脉粥样硬化、远端动脉扭曲、烟雾综合征和咽部感染。

诊断 血管成像（常规造影、MRA、CTA）可提示"线样征"、双腔征、短而光滑的锥形狭窄；载体动脉闭塞。颈部 MRI T1 压脂像及增强 MRA 通常作为一线评估方法，CTA 不推荐用于儿童患者。

处置 有关成人患者的研究没有明确抗血小板治疗或抗凝治疗哪种受益更明显，二者均可用于儿童。应用低分子量肝素、华法林（目标 INR2.0 ～ 3.0）或新型口服抗凝药物（如利伐沙班）治疗疗程一般持续 3 ～ 6 个月，若症状反复则可相应延长；抗凝治疗应避免用于颅内血管夹层的患者（由于存在蛛网膜下腔出血的风险）和大面积脑梗死初期患者（由于存在出血转化的风险）。抗血小板治疗是相对合理的替代治疗，且治疗疗程应大于 6 个月，尤其是存在影像学检查异常时。

烟雾病和烟雾综合征

慢性进行性颈内动脉颅内段狭窄，而大脑中动脉、大脑前动脉和大脑后动脉及基底动脉的狭窄较少出现；可为单侧或双侧；"烟雾"（日语 moyamoya）指血管成像显示雾状的纤细的血管网。该病占所有儿童卒中的 6%[25-26]。

流行病学

烟雾病：特发性；最常见于日本（发病率 3/10 万），美国少见（0.086/10 万）；与白人儿童相比，亚洲儿童（OR4.6）和黑人儿童（OR2.2）更常见[27-28]。发病年龄呈双峰：好发于 10 岁以内的儿童（更可能发生缺血事件）和 30～40 岁成人（更可能发生出血事件）。遗传性因素可能具有重要作用（一级亲属的发病率为 6%～12%），但机制不清；与特定的 HLA 单倍型有关（HLA B40，B52）。

烟雾综合征：继发于已经明确的基础疾病，包括颅内放射治疗史、Down 综合征、神经纤维瘤病 1 型、SCD。

临床表现 卒中和短暂性脑缺血症状通常见于过度通气和哭泣（由于脑血管收缩）、咳嗽或用力（由于脑灌注压下降）或发热（由于代谢需求增加）时。

诊断 根据 MRA、CTA 或常规血管造影的典型表现诊断，但其他辅助检查可能提供重要的诊断信息。

- CT/MRI 可显示皮质分水岭区、基底神经节、深部白质或脑室周围的小面积梗死灶。MRI 可显示颈内动脉（ICA）、大脑中动脉（MCA）和大脑前动脉（ACA）的流空效应消失，伴基底神经节和丘脑侧支血管的异常流空影（图 18.6）。
- EEG 显示过度通气后背景节律变慢（"再募集"）。
- 经颅多普勒（TCD）可协助诊断和术后随访。
- 多种技术（氙 CT、PET、MR 灌注、乙酰唑胺 SPECT）有助于确定静息态灌注或血流储备，以预测治疗后功能性灌注的改善情况。
- 有常见高危险相关疾病或既往有单侧疾病（27% 最后发展

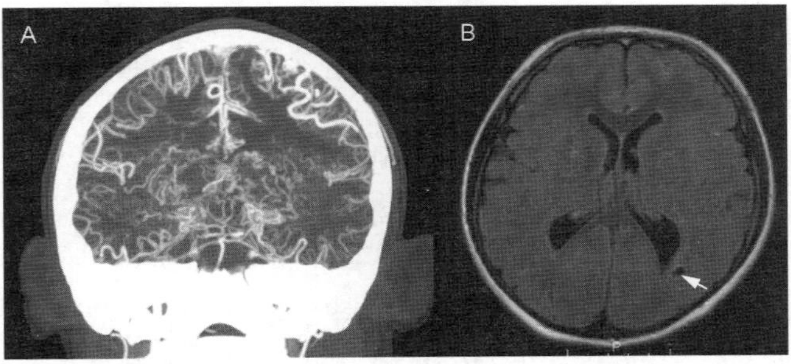

图 18.6 8 岁男孩的 CTA（**A**）和 MRI FLAIR（**B**），其患 21 三体综合征和烟雾病。CTA 显示大脑后动脉起源较远处的双侧颈内动脉末端狭窄，伴丰富的深部侧支（烟雾血管）和软脑膜侧支。MRI 显示大脑后-中动脉交界区域的慢性脑白质梗死灶（箭头示）

为双侧受累）病史的患者，可考虑 MRA 筛查。

处置 虽然相关文献很多，但并无临床对照试验来指导如何选择药物或手术治疗，或选择哪种手术方式。

- **外科血运重建**（直接或间接血管吻合）被用于认知功能减退或复发或呈进展性症状的患者[25]。Meta 分析表明，87% 的患者受益于血运重建，但各种术式之间无差异[29]。潜在并发症：术后卒中、自发性或创伤性硬膜下血肿、脑出血（ICH）。围术期处置包括镇静和镇痛（避免哭闹和过度通气），避免低血压、低血容量、体温过高和低碳酸血症。
- **抗血小板治疗**（阿司匹林 3～5 mg/kg），可用于患者手术风险较低或病情较轻时，也可作为术后常规治疗。
- **钙通道阻滞剂**，可改善难治性头痛，减少难治性 TIA 的发作频率和严重程度。

纤维肌性发育不良

非动脉粥样硬化性、节段性、非炎症性血管病，常影响肾动脉和 ICA 颅外段（距离分叉处 3～4 cm），20%～30% 累及脑血管。卒中继发于受累动脉的狭窄或夹层，或来源于狭窄动脉的栓子；约 7% 的患者出现血管瘤[1]。常应用抗血小板或抗凝治疗；若症状再次出现，可考虑血管成形术和（或）支架置入或动脉内膜切除术。其他手术治疗包括脑动脉瘤的弹簧圈栓塞术。

Fabry 病

α-半乳糖苷酶缺陷引起的 X 连锁神经鞘脂贮积症，导致鞘

糖脂和 α-D-半乳糖基的沉积。血管病的主要原因是神经酰胺三己糖苷（Gb3）在血管内皮细胞及血管平滑肌细胞中的逐渐沉积，引起小血管狭窄/闭塞，更常见于椎−基底动脉系统。导致卒中风险增加的其他因素可能包括心脏病和血压调节异常（高血压或低血压）、大血管扩张延长导致的血流淤滞和血栓形成、高凝状态、早发性动脉粥样硬化和自身免疫性疾病[30]。

流行病学 活产新生儿的发病率约为 1/117 000，男性约为 1/40 000[31]。已发现 α-GAL 基因 > 400 个突变，包括新发突变。据估计在 55 岁以下的隐源性卒中患者中，1.2% 为 α-GAL 基因突变[32]。女性 Fabry 病的卒中（27%）较男性（21%）更常见，但女性卒中的发病年龄（43.4 岁）较男性（28.8 岁）大[33-34]。

临床表现 卒中可能是 Fabry 病的最初表现[34]，而且多影响后循环；脑 MRI T2 像的典型表现为小血管病变导致的进行性白质高信号。儿童患者 CNS 外表现包括由周围神经病导致的疼痛危象（肢体感觉异常）、发热、少汗和运动不耐受，以及各种器官特异性表现（表 18.2）。

处置 一旦发现临床体征和症状，建议使用 α-半乳糖苷酶

表 18.2　Fabry 病的非神经系统表现

皮肤	血管角质瘤
	少汗 / 无汗
肾	蛋白尿
	肾小管功能障碍
	终末期肾病
眼	角膜螺纹状混浊
	晶状体和晶状体后混浊（Fabry 白内障）
	前囊和囊下楔形脂质沉积
	视网膜血管改变（血管迂曲）
胃肠道	反复腹泻、呕吐或便秘
	餐后胀痛
	早饱
	体重减轻
心脏	肥厚型心肌病
	收缩或舒张功能障碍
	瓣膜病（二尖瓣反流）
	冠心病
	心律失常

进行酶替代治疗（enzyme replacement therapy，ERT），1 mg/kg，静脉注射，每 2 周一次，能显著降低血管内皮细胞 Gb3 的堆积。ERT 可有效预防神经系统症状恶化和卒中，但机制仍不明确。

Sneddon 综合征

非炎症性动脉病，特征性表现为网状青斑和脑血管病；遗传学机制不明，但有报道提示为常染色体显性遗传。包括多灶性脑梗死、小血管及中等大小的血管闭塞和烟雾样动脉病；网状青斑可早于脑血管病 10 年出现。年发病率约 4/100 万；常见于女性，通常青年人发病；40% ～ 60% 的患者检出抗磷脂抗体[35-36]。

家族性动脉病

伴皮质下梗死和白质脑病的常染色体显性遗传性脑动脉病（CADASIL）

由 *NOTCH3* 基因突变引起；逐渐进展的小的深部白质梗死，导致皮质下痴呆[37]。

伴皮质下梗死和白质脑病的常染色体隐性遗传性脑动脉病（CARASIL；Maeda 综合征）

中国和日本人群多发的小血管动脉病，由 *HTRA* 基因突变引起；表现为成年早期出现的皮质下梗死和腔隙性卒中，伴斑秃和脊柱强直[38]。

伴有脑白质营养不良的常染色体显性遗传性视网膜血管病（AD-RVCL）

微血管内皮病变引起的视网膜病、偏头痛、雷诺现象和卒中，与 *TREX1* 基因突变有关。HERNS（遗传性血管内皮病变、视网膜病、肾病和卒中）是本病的一个亚型，以进行性视力下降、黄斑水肿、中心凹周围微血管病性毛细血管扩张症、偏头痛样头痛、反复卒中、痴呆和肾功能不全为特征性表现。尚无有效疗法[39]。

结缔组织病

Ehlers-Danlos 综合征Ⅳ型

由 *COL3A1* 基因突变引起，导致Ⅲ型胶原蛋白的异常；可为常染色体显性或隐性遗传；伴有显著的脑血管异常和颅内动脉瘤、颈动脉海绵窦瘘、动脉破裂和夹层的高风险。

Marfan 综合征

由微纤维蛋白 1 基因（*RBN1*）突变引起。卒中可由主动脉、头颈动脉夹层所致或心肌病导致的心源性栓塞所致。

弹力纤维性假黄瘤

由 *ABCC6* 基因突变引起的常染色体隐性遗传病；特征性表现为弹性组织的钙化和退变，导致皮肤、眼和血管异常。脑血管并发症可能归因于早期颈动脉粥样硬化或血管畸形（颈动脉海绵窦瘘、动脉瘤、蛛网膜下腔出血）或相关心脏疾病（冠心病、充血性心力衰竭）的并发症，约 25% 的患者患有高血压。

COL4A1 相关性疾病

特征性表现为脑小血管病、眼球缺陷和包括肌肉痉挛、肾病、心律失常和雷诺现象在内的系统性损害的临床表型谱。婴儿期可表现为由出血或梗死引起的偏瘫和癫痫发作，或在生命后期出现卒中、出血、肌张力障碍、智力障碍或先兆偏头痛。神经影像学可显示因产前或围生期出血、脑白质病、腔隙性梗死和脑微出血引起的脑穿通性囊肿[40]。

炎性血管病

可伴随颅内感染或非感染性炎性疾病发生，可累及大、中或小动脉。

感染性血管炎

卒中常见于患有慢性感染（如结核性脑膜炎）和急性化脓性脑膜炎（高达 25%）的儿童。与卒中和血管炎相关的感染源包括疟原虫、曲霉菌、梅毒螺旋体、支原体、疏螺旋体、巴尔通体、布鲁菌、立克次体、柯萨奇 9 病毒、加利福尼亚脑炎病毒、副黏病毒。

感染后血管炎

追溯病史，高达 1/3 的 2 ～ 10 岁的 AIS 患儿有水痘后血管病，表现为单侧 ICA 远端、MCA 近端或 ACA 的狭窄[41]。

短暂性脑动脉病（CNS 原发性非进展性脉管炎）

与水痘后血管病的表现类似，但既往没有水痘感染史，是一种病因不明的疾病；相对常见，通常为自限性[42]。

非感染性炎性血管炎

伴有血管炎的系统性风湿性疾病包括系统性红斑狼疮（SLE）和 Takayasu 大动脉炎（图 18.7）。原发性 CNS 脉管炎很少见，为肉芽肿性坏死性血管病，典型表现为头痛和意识障碍。

Susac 综合征（视网膜耳蜗血管病）

脑、视网膜和内耳的罕见微血管病，儿童比成人更常见；特征性表现为视网膜分支动脉闭塞、感音神经性耳聋和因多发性微小梗死导致的脑病；病因不清，但皮质类固醇和环磷酰胺治疗有效提示炎症参与本病的发病。

诊断　全身性炎症标志物通常正常；CSF 常有蛋白质升高和淋巴细胞增多。钆增强 MRI 常显示异常（＞90%）。血管造影检查可显示节段性狭窄、闭塞或外周动脉瘤，也可以正常。软脑膜活检是最具特异性的诊断方法，但也可以阴性。

治疗　进展性非感染性炎性血管病通常采用皮质类固醇和细胞毒药物（如环磷酰胺）治疗。

加速的动脉粥样硬化性疾病

同型胱氨酸尿症

常染色体隐性遗传病，常由胱硫醚 β- 合成酶缺乏引起，导致血浆同型半胱氨酸和甲硫氨酸的水平升高；也可由同型半胱氨酸甲基转移酶和 5,10- 亚甲基四氢叶酸还原酶（MTHFR）缺乏引起。

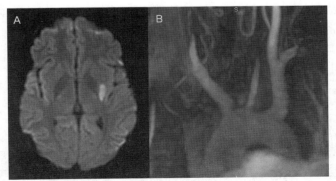

图 18.7　患 Takayasu 大动脉炎的 15 岁女性患者，轴位弥散加权 MRI（**A**）显示左侧 MCA 供血区域脑梗死。MRA（**B**）显示双侧颈总动脉闭塞

通常认为高同型半胱氨酸血症降低内源性一氧化氮的生物利用度，引起内皮功能障碍，导致氧化应激和动脉粥样硬化加速；引起卒中的机制包括因动脉病变和动脉夹层引起的动脉内血栓形成[43]。

流行病学　世界各地报告的发病率差异较大（1/58 000 ～ 1/100 万）。目前已发现 > 90 个基因突变。

临床表现

神经系统表现包括卒中（小血管和动脉-动脉血栓栓塞）、癫痫发作、精神发育迟滞和神经精神性异常。

系统性表现包括近视、骨质疏松、长骨变细变长（肢体细长症）、晶状体异位、包括外周动脉性和静脉性血栓形成的血栓栓塞及心肌梗死。血管性血栓栓塞事件的风险在 16 岁之前为 25%，30 岁前为 50%。其中 32% 的血管性事件为卒中[44]。

治疗　补充维生素 B_6（300 ～ 600 mg/d），以促进同型半胱氨酸代谢为半胱氨酸（尽管大剂量会引起周围神经病）。叶酸、甜菜碱和维生素 B_{12} 也用于促进同型半胱氨酸代谢为甲硫氨酸。推荐无甲硫氨酸饮食伴半胱氨酸补充疗法。抗血小板治疗用于预防复发性血栓栓塞事件。

异常脂蛋白血症

遗传性异常脂蛋白血症的血管病变可能是由脂蛋白介导的血管内皮损伤引起，常累及颅内血管而不是颈动脉分叉处（见于典型的动脉粥样硬化）。已报道多个与卒中有关的家族性异常脂蛋白血症（表 18.3）。脂蛋白（a）升高也是儿童卒中的一个已知危险因素。部分早衰综合征患者（de Lange、Deckel、Bloom 及 Cockayne 综合征）的高密度脂蛋白（HDL）可能降低，低密度脂蛋白（LDL）和极低密度脂蛋白（VLDL）可能升高，导致患儿在青春期死于血管病。

心源性卒中

占 1 月龄至 18 岁儿童缺血性卒中的 15% ～ 25%[45]。

先天性心脏病

是 15 岁以下儿童卒中最常见的心源性危险因素，伴有先天性心脏缺陷。

结构性危险因素　心内分流（如房间隔或室间隔缺损）。

表 18.3　卒中相关的遗传性异常脂蛋白血症

综合征	遗传方式	基因	实验室检查	临床表现
家族性高胆固醇血症	AD	*LDLR*	胆固醇升高，结合于 LDL 受体	脑腱黄瘤、角膜环、冠心病
家族性高甘油三酯血症	AD	*APOA5*、*LIPI*	甘油三酯升高	
家族性低 α 脂蛋白血症	AD	*APOA1*、*ABCA1*	HDL 降低	早发性动脉粥样硬化、早发性冠心病
Tangier 病	AR	*ABCA1*	HDL 降低	增生的橙色扁桃体、肝脾大、淋巴结病、神经病、低胆固醇血症、早发性动脉粥样硬化

AD，常染色体显性遗传；AR，常染色体隐性遗传

血液学危险因素　红细胞增多症、贫血、凝血异常。

围术期危险因素　围术期的低氧血症和低心输出状态、心肺转流术所致的气体和微粒栓塞、低灌注。

分流

右向左分流易导致反常栓塞（静脉来源的栓子绕过肺循环）。卵圆孔常在出生时关闭，但 1～29 岁的人群中仍有高达 35% 的人存在卵圆孔未闭（PFO）[46]。不明原因的卒中患者 PFO 的患病率可能更高，但目前尚不清楚在缺乏其他危险因素的情况下关闭卵圆孔是否能使患者受益。反常栓塞也可出现在肺动静脉瘘。若发现卒中患者存在分流，应用多普勒超声评估是否存在上下肢深静脉血栓；MR 静脉成像（MRV）可显示易导致髂股静脉血栓形成的 May-Thurner 综合征的解剖异常（左髂总静脉被右髂总动脉压迫）（图 18.8）。

瓣膜性心脏病

20%～40% 累及左侧心脏的感染性心内膜炎患者会出现神经系统并发症，最常见为 MCA 供血区域栓塞导致的卒中或短暂性脑缺血发作（TIA），出血（由化脓性栓子或真菌性动脉瘤破裂引起）也可发生。非感染性瓣膜病也可导致卒中发作，包括风湿

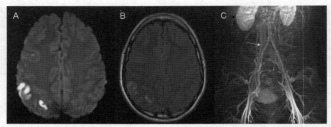

图 18.8 17 岁女性患者，轴位 DWI（**A**）和 FLAIR（**B**）序列显示右顶叶的栓塞性梗死，其后发现 PFO。盆腔 MRA（**C**）显示 May-Thurner 综合征的解剖异常，即左髂总静脉被右髂总动脉压迫（箭头）

性二尖瓣狭窄、Libman-Sacks 心内膜炎、瓣膜肿瘤（黏液瘤、纤维弹性组织瘤）、钙化（儿童罕见，但可见于 20 岁之前患前后联合主动脉瓣或患全联合瓣膜疾病的患者）。

心律失常

心律失常是儿童卒中罕见的原因，但心房颤动可见于甲状腺功能亢进、风湿性心脏病或先天性心脏病术后的患儿。

充血性心力衰竭

可能诱发心源性卒中。常伴有线粒体疾病、肌营养不良、先天性肌病、Friedreich 共济失调、传染性疾病（Chagas 病、柯萨奇病毒）。

处置

对先天性心脏病、较大的间隔缺损（而非 PFO）及心房黏液瘤，应行外科修补术。对有心源性卒中复发高危因素（不包括 PFO）的患儿，指南推荐使用普通肝素和低分子量肝素（LMWH）抗凝，持续应用 LMWH 或华法林抗凝治疗至少 1 年或持续抗凝至病变修复。对卒中复发风险低或复发风险不明显的患儿，指南建议服用阿司匹林至少 1 年。由 PFO 引起的卒中，其最佳治疗方案仍不明确，但如果反复血栓栓塞的危险因素明确，应考虑抗凝治疗和（或）修复术。患有自体瓣膜心内膜炎的患儿不建议抗凝治疗。

血液病

镰状细胞病（SCD）

SCD 会同时增加血栓性和出血性梗死的风险。

流行病学 SCD 患儿缺血性卒中的发病率为每年 238/10 万，出血性卒中的发病率为每年 47.5/10 万[47]。风险随年龄变化而不同：HbSS 患者 20 岁前总的卒中风险为 11%（45 岁前为 24%），HbSC 患者 20 岁前的风险则相对较低（2%）。首次卒中高发于 2 ～ 5 岁（年发病率约 1%），6 ～ 9 岁次之（年发病率约 0.7%）。20 ～ 29 岁之间缺血性卒中的发病率最低，出血性卒中的发病率则最高[48]。

许多既往无卒中病史的患者经 MRI 检查有"静默性"梗死灶（约 20%），常位于额及顶叶皮质、皮质下和边缘区。有 TIA 病史、收缩期高血压、近期急性胸部综合征、低血红蛋白、白细胞计数高、TCD 显示血流速度增快及 MRI 发现无症状病灶的患者，缺血性卒中的风险较高。

临床表现　SCD 患者卒中的表现多样。大血管病最常累及 ICA 床突上段、MCA 近端以及 ACA。往往表现为急性 MCA 缺血或梗死，ACA 和 PCA 供血区域受累相对较少。可发生分水岭梗死，且可继发烟雾综合征（参见上文）。小血管性梗死可为症状性或非症状性，最常影响前循环供血区的基底神经节和深部白质。动脉瘤破裂、静脉窦血栓形成或脆弱的烟雾血管破裂均可引起脑出血。

处置　**急性卒中的处置：**恢复脑灌注、纠正低氧血症、控制低血压。大多数专家还推荐换血疗法使 HbS ＜ 30%。**SCD 患者卒中的一级和二级预防：**定期输血使 HbS ＜ 30% 是预防的重点。这种治疗方法基于"镰状细胞贫血卒中预防试验（STOP）Ⅰ 和 Ⅱ"。经颅多普勒（TCD）可发现 2 ～ 16 岁高危儿童（双侧血流速度＞ 200 cm/s）。STOP 试验发现，未经治疗的儿童每年卒中的患病风险为 10%。定期输血使 HbS 低于 30%，则每年卒中患病风险＜ 1%（STOP Ⅰ）。不建议停止定期输血，因为其可导致 TCD 高危表现再次出现（4 ～ 9 个月内 39%），以及即使 TCD 表现正常，仍有卒中风险（5%）（STOP Ⅱ）[49]。羟基脲可替代定期输血作为一级预防，但目前证据尚不足。骨髓移植可稳定脑血管病。SCD 患者并发烟雾综合征时可考虑搭桥手术。

建议 2 岁以上患儿通过 TCD 进行卒中风险筛查。

SCD 患儿的 TCD 评估

正常 TCD（＜ 170 cm/s）：每年复查一次

TCD 170 ～ 184 cm/s：每 6 个月复查一次

TCD 185 ～ 199 cm/s：每 3 个月复查一次

TCD ＞ 200 cm/s：1 个月复查一次；如果 TCD 显示血流速度持续升高，则开始定期输血

获得性贫血

缺铁性贫血 常见于儿童，是与 TIA、AIS、CVT 相关的危险因素。既往无卒中危险因素的健康儿童，超过一半可检出缺铁性贫血[50]。

微血管病性溶血性贫血 可引起缺血性或出血性梗死，导致癫痫发作和神经系统局灶性损害。在溶血性尿毒症综合征，神经系统功能障碍预示着预后不良和对透析的需求增加[51]。

红细胞增多症

真性红细胞增多症及其他由突变血红蛋白、2,3-二磷酸甘油酸代谢异常或促红细胞生成素导致的红细胞增多症在儿童卒中少见。血小板增多可因微血管闭塞而导致 TIA，或因静脉或动脉血栓形成而导致卒中。

血小板缺陷

遗传性血小板缺陷（如 Wiskott-Aldrich 综合征、血小板减少-桡骨缺失综合征）可诱发出血性卒中，并可引起婴儿致命性颅内出血。

异常纤维蛋白原血症

纤维蛋白原 α 亚单位基因（*FGA*）突变引起的常染色体显性遗传病，可引起纤维蛋白原结构和稳定性的多种改变；部分异常纤维蛋白原血症患者伴发静脉和动脉性血栓形成。

血栓前状态

遗传性和获得性血栓前状态与儿童卒中显著相关（表 18.4）。在 20% ～ 50% 的 AIS 患儿和 33% ～ 99% 的 CVT 患儿中，至少可发现一种血栓前状态[21]。AIS 患儿和 CVT 患儿明确的**遗传性凝血异常**包括抗凝血酶 III 缺乏、V 因子 Leiden 突变、蛋白 C 和蛋白 S 缺乏、凝血酶原基因突变（*G20210A*）[6,52]。**蛋白 C 和蛋白 S 缺乏**可为遗传性（AD）或获得性。遗传性缺陷最常合并血浆蛋白浓度下降（Ⅰ型），或蛋白浓度正常但活性减弱（Ⅱ型）；蛋白 S 缺乏症还可表现为总蛋白浓度正常、游离蛋白浓度降低及蛋白活性减弱（Ⅲ型）。临床上具有不同表现。新生儿期纯合子缺陷可表现为广泛的血栓形成（新生儿暴发性紫癜），纯合子蛋

表 18.4　诱发 AIS 的血栓前状态
遗传性血栓前疾病
• 蛋白 C 缺乏
• 蛋白 S 缺乏
• 抗凝血酶Ⅲ缺乏
• Ⅴ因子 Leiden
• 异常纤维蛋白原血症
高同型半胱氨酸血症
• 胱硫醚 β 合成酶缺乏（典型的同型胱氨酸尿症）
• MTHFR 缺乏
• 维生素 B_{12} 缺乏
• 甲硫氨酸代谢异常
抗磷脂抗体综合征
微血管病性溶血性贫血
• 溶血性尿毒症综合征
• 血栓性血小板减少性紫癜
• 弥散性血管内凝血（DIC）
阵发性睡眠性血红蛋白尿
红细胞增多症和血小板增多症
妊娠
口服避孕药

白 S 缺乏通常认为个体不能存活。获得性蛋白 C 缺乏的病因包括：肝病、感染性休克、弥散性血管内凝血（DIC）、术后状态、化疗（甲氨蝶呤、环磷酰胺、L- 门冬酰胺酶）。获得性蛋白 S 缺乏则见于妊娠、口服避孕药、DIC、HIV 感染、肾病综合征、肝病和 L- 门冬酰胺酶化疗。基于年龄的特定实验室标准对解读儿童蛋白 C 和蛋白 S 测量值极为重要，新生儿和婴儿的浓度显著低于正常成人。**抗磷脂抗体综合征**可为原发或继发于其他疾病（系统性红斑狼疮和其他风湿性疾病、Sneddon 综合征），与血小板减少、活化部分凝血活酶时间（APTT）延长、下肢痛性溃疡、心脏瓣膜病、网状青斑有关。**妊娠**是青春期女性一个重要的获得性血栓前状态，因为在此期间血浆存在多种危险因素（血小板黏附性增强，纤维蛋白原和Ⅶ、Ⅷ、Ⅸ、Ⅹ、Ⅻ因子增加，蛋白 C、蛋白 S 及循环性血浆纤溶酶原激活物减少）。动脉性缺血性卒中更常见于妊娠期，CVT 则更常见于产后期。妊娠期禁忌华法林抗凝，因其有致畸风险。**口服避孕药**与剂量相关的脑

血栓形成有关。

卒中的代谢原因

线粒体疾病

卒中样发作最常见于 **MELAS 综合征**（线粒体脑病、乳酸酸中毒和卒中样发作），但也有报道见于 MERRF 综合征（肌阵挛性癫痫伴破碎红纤维）、Kearns-Sayre 综合征和 Leigh 综合征。卒中样发作的原因尚未完全清楚，可能是由线粒体性血管病（由小血管线粒体和血管功能障碍引起的缺血所致）或线粒体性细胞病（氧化磷酸化障碍导致 ATP 耗尽和能量失衡继发的细胞毒性效应）引起[30,53]。

流行病学 MELAS 最常由线粒体 DNA 突变 m.3243A ＞ G 引起（80%）[54]；无明显种族倾向性，但患病率差异较大（英格兰东北部约 8/10 万，澳大利亚约 236/10 万）[55]。首发症状常于 40 岁左右出现，儿童也可发病，发病年龄越小提示预后越差。

临床表现 卒中样发作通常伴有偏头痛和癫痫发作。MRI 显示卒中样病灶的扩散特性与偏头痛的皮质扩散抑制相似。CNS 外的表现与其他线粒体疾病相似（见第 8 章）。

治疗 有些研究显示卒中样发作后立即输注 L- 精氨酸（0.5 g/kg）可改善病情，随后继续给予 L- 精氨酸 [0.15 ～ 0.3 g/（kg·d）] 治疗可降低复发频次和严重程度。研究还显示艾地苯醌（合成辅酶 Q_{10} 类似物）有预防卒中样发作的作用[30,53]。

有机酸尿症和其他代谢性疾病

丙酸和甲基丙二酸尿症患者可出现两侧对称性基底神经节区缺血性卒中；病因大多不明，但可能与有氧代谢损害和能量产生障碍有关。小脑出血可见于异戊酸、丙酸和甲基丙二酸尿症患者[43]。

戊二酸尿症Ⅰ型 通常出现急性神经危象，特征性表现为肌张力低下或广泛性肌强直、脑病和肌张力障碍，可由普通的儿童感染诱发；神经影像学显示两侧纹状体坏死，被认为源于卒中样机制[56]。

卒中样发作可见于**尿素循环障碍**（鸟氨酸氨甲酰转移酶缺乏

症、氨甲酰磷酸合成酶 I 缺乏症、瓜氨酸血症）和糖基化 1a 的先天性障碍[43]。

偏头痛和卒中

偏头痛和卒中之间的关系复杂且尚未完全清楚。部分偏头痛患者的卒中可归因于偏头痛性梗死，但可能罕见；诊断标准是严格的（ICHD-II，2004）。其他病因可能包括局部或全身性血管病、反常栓塞、潜在的遗传性或代谢性疾病及药物（如曲坦类药物）。

偏头痛性脑梗死的诊断标准

既往诊断明确的先兆性偏头痛

梗死必须发生于典型偏头痛发作时

一个或多个先兆症状持续 > 60 min

神经影像学检查证实缺血性梗死

排除其他梗死原因

流行病学　据估计，50 岁以下患者 1% ～ 17% 卒中是由偏头痛引起。儿童偏头痛相关卒中的发病率尚不清楚（据估计 15 ～ 44 岁人群中，年发病率为 6.9/10 万）。先兆性偏头痛患者发生卒中的风险最高［女性缺血性卒中的年患病率为（1.8 ～ 4）/10 000，45 岁以下女性风险更高］，普通型偏头痛的卒中风险可能不会增加。其他危险因素包括口服避孕药、抽烟、抗磷脂抗体阳性。

病理生理学　已提出数个发病机制。

偏头痛性梗死：偏头痛先兆的初始事件假定为扩散式去极化（由钠泵介导的稳态被打破而产生的慢电位改变）。由于有足够的能量供应和完整的代谢，因一氧化氮（NO）形成增加所致的局部脑血流（rCBF）增加导致血管扩张，从而导致扩散性抑制（由于去极化阻滞导致脑电静息）。病理情况下（如 NO 产生减少时），严重的小血管收缩可导致长时间低灌注（扩散性缺血）[57]。

血管病：偏头痛与血管内皮功能障碍、系统和血管反应性变化、循环性血栓前状态和促炎性因子（血管性血友病因子、基质金属蛋白酶）及血管活性肽增加有关，上述某些因素可能增加头颈动脉夹层的风险[58]。

卵圆孔未闭：间歇性右向左分流可能与先兆性偏头痛和反常栓塞的发病机制相关，但仍有争议。

药物：在体研究表明，曲坦类药物引起血管收缩和增加对血管加压素的反应[59-60]；尽管一些试验表明无不良反应，但基底型偏头痛、偏瘫型偏头痛和有持续先兆的偏头痛患者应避免使用[61]。无先兆性偏头痛的女性患者服用含雌激素的口服避孕药可极大增加卒中的风险。

与偏头痛和卒中相关的遗传疾病：偏头痛也可为卒中相关性遗传综合征的表现之一：MELAS、CADASIL、遗传性出血性毛细血管扩张症（HHT）、Sneddon 综合征。家族性偏瘫型偏头痛（FHM）可导致不可恢复的神经功能缺失。大多数发作可完全恢复，但多次发作后可能残留永久性肢体无力。有报道轻微头部外伤后出现反复缺血性卒中见于 *CACNA1A*（FHM1）、*ATP1A2*（FHM2）、*SCN1A*（FHM3）基因突变患者。

处置 避免口服避孕药、曲坦类药物、麦角类药物、β 受体阻滞剂。推荐治疗：托吡酯、拉莫三嗪、丙戊酸、阿米替林。乙酰唑胺对 *ATP1A2* 和 *SCN1A* 突变的 FHM 和 CADASIL 常常有效，维拉帕米可能对 *CACNA1A* 突变的 FHM 最有效。抗血小板药物可作为卒中的二级预防。

血管畸形和动脉瘤

血管畸形

儿童自发性颅内出血最常见的原因（＞40%）[63]。

动静脉畸形（AVM） 占非创伤性 ICH 的 30% ～ 50%；常发生于幕上区域（80%），可表现为出血（75%）、癫痫发作、局灶性神经功能障碍或颅内高压。估计每年的出血风险是 2% ～ 4%，其中约 25% 的出血为致命性[64-65]。多发性 AVM 可见于遗传性出血性毛细血管扩张症（HHT），而且也是其他遗传性疾病的特征。AVM 破裂或严重的症状性 AVM 可行栓塞、显微外科切除术或立体定向放射治疗。未破裂 AVM 的治疗仍有争议，可选择观察病情及对症治疗。

海绵状畸形 可发生在脑和脊髓，13% 的散发病例和 50% 的家族性病例为多发性。未治疗患者每年出血复发的风险是 4.5%，深部病灶出血的风险可能更高[66]。高达 75% 的家族性病例有 *CCM1*、*CCM2* 或 *CCM3* 基因突变[67]。MRI T2 加权梯度回波序列对海绵状血管畸形最敏感，甚至可检出血管造影阴性的病灶。

治疗措施 AVM 可行栓塞、显微外科切除术或立体定向放射治疗。海绵状血管畸形可行显微外科手术或立体定向放射治疗。

颅内动脉瘤

大多数动脉瘤患儿表现为蛛网膜下腔出血（SAH），但儿童动脉瘤发生 SAH 的可能性小于成人；其他表现包括脑室或脑实质出血（特别是真菌性动脉瘤）。

囊状动脉瘤 儿童相对少见，大多发生于颅内大动脉的分支处。与成人相比，儿童更容易发生巨大动脉瘤（> 10 cm）和累及后循环[68-69]；约 5% 有多发性动脉瘤。多于 2 岁前或 10 岁后出现症状[70]，但也有报道新生儿动脉瘤破裂。动脉瘤患者一级亲属中动脉瘤的患病率增加 4 倍，其中兄弟姐妹的风险最高。主动脉缩窄、常染色体显性遗传性多囊肾病、结缔组织病、纤维肌性发育不良和 SCD 患者发生颅内动脉瘤的风险增高。

真菌性动脉瘤 可发生于感染性心内膜炎、慢性肺感染、脑膜炎或静脉窦炎患儿，倾向于侵犯大脑血管远端。

治疗 囊状动脉瘤可应用螺圈栓塞或外科切除。真菌性动脉瘤的手术治疗通常不考虑，可应用适当的抗生素治疗。

Galen 静脉畸形（VGAM）

脉络膜动脉的异常动静脉分流可导致 Markowski 正中前脑静脉瘤样扩张，持续的分流阻碍 Galen 静脉的正常发育，因此 VGAM 是种误称。原发性 VGAM 占所有先天性血管异常的30%。Galen 静脉瘤（相邻脑实质动静脉畸形引起）是独立的一组疾病，有时称为继发性 VGAM[71]。

临床表现 多数表现为新生儿期高排出量心力衰竭，静脉回流增加和右向左分流可加重肺动脉高压和终末器官缺血。婴儿可能因脑积水表现为巨颅和癫痫发作，脑积水可能为梗阻性（大脑导水管受 VGAM 压迫）或交通性（颅内静脉压高导致 CSF 吸收减少）。少数年长儿童或成人表现为头痛或颅内出血。

诊断 床旁检查可发现巨颅和颅内听诊杂音。头颅超声可检出 VGAM 和脑积水，血管成像应选择 MRA（在儿童优先于CTA）。常规血管造影仍是金标准，需采用血管内介入技术。其他辅助检查包括超声心动图（评估心功能不全）、EEG（评估ICU患者的癫痫发作）、肾和肝功能检查（评估终末器官缺血情况）。常规超声筛查和胎儿MRI有助于**产前诊断**。

处置

- **支持性治疗**用于稳定心脏和其他系统功能，应先于介入或手术治疗；利尿剂、正性肌力药物和血管扩张剂可减少VGAM的血流。
- **血管内介入治疗**为主要的治疗方法，目的在于恢复血流动力学的生理性平衡；常采取渐进性栓塞的方式，以防血流动力学快速变化继发出血和血栓形成。初次介入治疗的最佳时机是 4 ~ 5 月龄时，后续治疗应间隔 4 ~ 8 周；对症状严重的新生儿，可行急诊栓塞治疗。
- **手术治疗**是血管内介入治疗失败后的最后手段；若栓塞治疗无法缓解脑积水，可行 CSF 分流术。

预后 未经治疗的 VGAM，因持续性的静脉淤血致脑萎缩和不可逆的脑损伤；严重时，新生儿可表现为快速脑萎缩（"大脑融化"），婴幼儿可随脑萎缩、钙化和癫痫发作的进展出现进行性认知功能下降。

血管内治疗的总体死亡率为 10.6%，新生儿期介入治疗的死亡率（52%）较婴儿（7.2%）和幼儿（0%）更高。随访得知，74%有较好的认知功能恢复，其余患者则出现脑发育迟滞（15.6% 中度，10.4% 重度）[72]。

脊髓血管疾病

脊髓血管畸形少见，但它是脊髓损伤的严重病因。由于直接压迫、出血和缺血，可出现神经系统症状[73]。多数病例可通过MRI 和脊髓血管成像确诊。

动静脉畸形

一般认为是先天性疾病；约一半患者表现为慢性缺血的症状，其余 50% 表现为急性血管事件。约 20% 的患者有相关血管异常性疾病，包括 Klippel-Trénaunay-Weber 综合征、Osler-Weber-Rendu 综合征，或其他脊髓或颅内血管异常。

球囊性动静脉畸形 未累及实质的致密、复杂的动静脉团。通常位于颈髓节段，但可见于所有脊髓节段。常于 30 ~ 40 岁时表现为神经功能缺失。可采取手术切除或介入栓塞治疗。

青少年动静脉畸形 多重滋养血管参与的扩张的大血管团，跨越多个脊髓节段，并侵犯脊髓实质。少见，最常发生于颈髓和胸髓上段。由于脊髓受累的程度不同，常需要分期治疗，包括介入栓塞和手术切除[74]。

髓周动静脉瘘

硬膜内髓外血管（常为脊髓前动脉分支和脊髓旁引流静脉）之间直接相通，最常见于脊髓胸段、腰段及脊髓圆锥。患者一般在 30 ～ 40 岁时由于脊髓缺血而逐渐起病（Foix-Alajouanine 综合征），儿童或青春期可出现更加严重的损害[75]。可采取手术或血管内栓塞治疗（较大的、高灌注病变优先考虑血管内治疗）。

海绵状血管畸形

与大脑海绵状血管畸形类似，但更少见（图 18.9）。可表现为急性出血、亚急性进行性神经功能缺失或阵发性神经功能障碍。脊髓血管成像多为阴性。对有症状的病变应行外科手术切除。

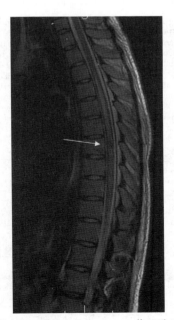

图 18.9 19 岁女性患者，胸椎矢状位 MRI T2 像显示 T_7 节段的低信号髓内病灶（箭头），与海绵状血管畸形一致。而 T_3 ～ T_{10} 节段则出现与之相关的高信号和脊髓肿胀

复杂血管畸形

非常罕见的畸形，累及脊髓周围组织，包括椎体和皮肤（Cobb 综合征），有时累及腹腔或胸腔器官；见于 Osler-Weber-Rendu 综合征。

参考文献

1. Roach ES, Golomb MR, Adams R, et al. Management of stroke in infants and children: a scientific statement from a Special Writing Group of the American Heart Association Stroke Council and the Council on Cardiovascular Disease in the Young. *Stroke.* 2008;39(9):2644–2691.
2. Nelson KB, Lynch JK. Stroke in newborn infants. *Lancet Neurol.* 2004;3(3):150–158.
3. Fullerton HJ, Wu YW, Zhao S, et al. Risk of stroke in children: ethnic and gender disparities. *Neurology.* 2003;61(2):189–194.
4. Golomb MR, Fullerton HJ, Nowak-Gottl U, et al. Male predominance in childhood ischemic stroke: findings from the international pediatric stroke study. *Stroke.* 2009;40(1):52–57.
5. Golomb MR, MacGregor DL, Domi T, et al. Presumed pre- or perinatal arterial ischemic stroke: risk factors and outcomes. *Ann Neurol.* 2001;50(2):163–168.
6. Grabowski EF, Buonanno FS, Krishnamoorthy K. Prothrombotic risk factors in the evaluation and management of perinatal stroke. *Semin Perinatol.* 2007;31(4):243–249.
7. Ferriero DM. Neonatal brain injury. *N Engl J Med.* 2004;351(19):1985–1995.
8. Golomb MR. Outcomes of perinatal arterial ischemic stroke and cerebral sinovenous thrombosis. *Semin Fetal Neonatal Med.* 2009;14(5):318–322.
9. Kirton A, DeVeber G. Advances in perinatal ischemic stroke. *Pediatr Neurol.* 2009;40(3):205–214.
10. Sreenan C, Bhargava R, Robertson CM. Cerebral infarction in the term newborn: clinical presentation and long-term outcome. *J Pediatr.* 2000;137(3):351–355.
11. Mercuri E, Rutherford M, Cowan F, et al. Early prognostic indicators of outcome in infants with neonatal cerebral infarction: a clinical, electroencephalogram and magnetic resonance imaging study. *Pediatrics.* 2000;103(1):39–46.
12. Ramaswamy V, Miller SP, Barkovich AJ, et al. Perinatal stroke in term infants with neonatal encephalopathy. *Neurology.* 2004;62(11):2088–2091.
13. Golomb MR, Garg BP, Carvalho KS, et al. Perinatal stroke and the risk of developing childhood epilepsy. *J Pediatr.* 2007;151(4):409–413.
14. Kurnik K, Kosch A, Sträter R, et al. Recurrent thromboembolism in infants and children suffering from symptomatic neonatal arterial stroke: a prospective follow-up study. *Stroke.* 2003;34(12):2887–2892.
15. deVeber G, Andrew M, Adams C, et al. Cerebral sinovenous thrombosis in children. *N Engl J Med.* 2001;345(6):417–423.
16. Carvalho KS, Bodensteiner JB, Connolly PJ, et al. Cerebral venous thrombosis in children. *J Child Neurol.* 2001;16(8):574–580.
17. Ganesan V, Prengler M, McShane MA, et al. Investigation of risk factors in children with arterial ischemic stroke. *Ann Neurol.* 2003;53(2):167–173.
18. Amlie-Lafond C, Bernard TJ, Sébire G, et al. Predictors of cerebral arteriopathy in children with arterial ischemic stroke: results of the International Pediatric Stroke Study. *Circulation.* 2009;119(10):1417–1423.
19. Sträter R, Becker S, von Eckardstein A, et al. Prospective assessment of risk factors for recurrent stroke during childhood—a 5-year follow-up study. *Lancet.* 2002;360(9345):1540–1545.
20. Ganesan V, Prengler M, Wade A, et al. Clinical and radiological recurrence after childhood arterial ischemic stroke. *Circulation.* 2006;114(20):2170–2177.
21. Barnes C, deVeber G. Prothrombotic abnormalities in childhood ischemic stroke. *Thromb Res.* 2006;118(1):67–74.
22. Braun KP, Rafay MF, Uiterwaal CS, et al. Mode of onset predicts etiological diagnosis of arterial ischemic stroke in children. *Stroke.* 2007;38(2):298–302.
23. Fullerton HJ, Johnson SC, Smith WS. Arterial dissection and stroke in children. *Neurology.* 2001;57(7):1155–1160.
24. Sébire G, Fullerton H, Riou E, et al. Toward the definition of cerebral arteriopathies

in childhood. *Curr Opin Pediatr.* 2004;16(6):617–622.

25. Smith ER, Scott RM. Spontaneous occlusion of the circle of Willis in children: pediatric moyamoya summary with proposed evidence-based practice guidelines. A review. *J Neurosurg Pediatr.* 2012;9(4):353–360.

26. Ibrahimi DM, Tamargo RJ, Ahn ES. Moyamoya disease in children. *Childs Nerv Syst.* 2010;26(10):1297–1308.

27. Uchino K, Johnston SC, Becker KJ, et al. Moyamoya disease in Washington State and California. *Neurology.* 2005;65(6):956–958.

28. Nagaraja D, Venna A, Taly AB, et al. Cerebrovascular disease in children. *Acta Neurol Scand.* 1994;90(4):251–255.

29. Fung LW, Thompson D, Ganesan V. Revascularisation surgery for paediatric moyamoya: a review of the literature. *Childs Nerv Syst.* 2005;21(5):358–364.

30. Testai FD, Gorelick PB. Inherited metabolic disorders and stroke part 1: Fabry disease and mitochondrial myopathy, encephalopathy, lactic acidosis, and strokelike episodes. *Arch Neurol.* 2010;67(1):19–24.

31. Meikle PJ, Hopwood JJ, Clague AE, et al. Prevalence of lysosomal storage disorders. *JAMA.* 1999;281(3):249–254.

32. Rolfs A, Böttcher T, Zschiesche M, et al. Prevalence of Fabry disease in patients with cryptogenic stroke: a prospective study. *Lancet.* 2005;366(9499):1794–1796.

33. Mehta A, Ricci R, Widmer U, et al. Fabry disease defined: baseline clinical manifestations of 366 patients in the Fabry Outcome Survey. *Eur J Clin Invest.* 2004;34(3):236–242.

34. Sims K, Politei J, Banikazemi M, et al. Stroke in Fabry disease frequently occurs before diagnosis and in the absence of other clinical events: natural history data from the Fabry Registry. *Stroke.* 2009;40(3):788–794.

35. Aladdin Y, Hamadeh M, Butcher K. The Sneddon syndrome. *Arch Neurol.* 2008;65(6):834–835.

36. Hilton D, Footitt D. Neuropathological findings in Sneddon's syndrome. *Neurology.* 2003;60(7):1181–1182.

37. Lesnik Oberstein SA, Boon EM, Terwindt GM. CADASIL. In: Pagon RA, Bird TD, Dolan CR, et al, eds. *GeneReviews* [Internet]. Seattle, WA: University of Washington; 2000.

38. Onodera O, Nozaki H, Fukutake T. CARASIL. In: Pagon RA, Bird TD, Dolan CR, et al, eds. *GeneReviews* [Internet]. Seattle, WA: University of Washington; 2010.

39. Richards A, van den Maagdenberg AM, Jen JC, et al. C-terminal truncations in human 3′-5′ DNA exonuclease TREX1 cause autosomal dominant retinal vasculopathy with cerebral leukodystrophy. *Nat Gen.* 2007;39(9):1068–1070.

40. Plaisier E, Ronco P. COL4A1-related disorders. In: Pagon RA, Bird TD, Dolan CR, et al. eds. *GeneReviews* [Internet]. Seattle, WA: University of Washington; 2009.

41. Lanthier S, Armstrong D, Domi T, et al. Post-varicella arteriopathy of childhood: natural history of vascular stenosis. *Neurology.* 2005;64(4):660–663.

42. Sébire G. Transient cerebral arteriopathy in childhood. *Lancet.* 2006;368(9529):8–10.

43. Testai FD, Gorelick PB. Inherited metabolic disorders and stroke part 2. *Arch Neurol.* 2010;67(2):148–153.

44. Mudd SH, Skovby F, Levy HL, et al. The natural history of homocystinuria due to cystathionine beta-synthase deficiency. *Am J Hum Genet.* 1985;37(1):1–31.

45. DeVeber G. Risk factors for childhood stroke: little folks have different strokes! *Ann Neurol.* 2003;53(2):149–150.

46. Agnetti A, Carano N, Sani E, et al. Cryptogenic stroke in children: possible role of patent foramen ovale. *Neuropediatrics.* 2006;37(1):53–56.

47. Earley CJ, Kittner SJ, Feeser BR, et al. Stroke in children and sickle-cell disease: Baltimore-Washington Cooperative Young Stroke Study. *Neurology.* 1998;51(1):169–176.

48. Ohene-Frempong K, Weiner SJ, Sleeper LA, et al. Cerebrovascular accidents in sickle cell disease: rates and risk factors. *Blood.* 1998;91(1):288–294.

49. Mehta SH, Adams RJ. Treatment and prevention of stroke in children with sickle cell disease. *Curr Treat Options Neurol.* 2006;8(6):503–512.

50. Maguire JL, deVeber G, Parkin P. Association between iron-deficiency anemia and stroke in young children. *Pediatrics.* 2007;120(5):1053–1057.

51. Bale JF Jr, Brasher C, Siegler RL. CNS manifestations of the hemolytic-uremic syndrome. Relationship to metabolic alterations and prognosis. *Arch DisChildhood.* 1980;134(9):869–872.

52. Kenet G, Lütkhoff LK, Albisetti M, et al. Impact of thrombophilia on risk of arterial ischemic stroke or cerebral sinovenous thrombosis in neonates and children: a systematic review and meta-analysis of observational studies. *Circulation.* 2010;121(16):1838–1847.

53. Finsterer J. Management of mitochondrial stroke-like-episodes. *Eur J Neurol.*

2009;16(11):1178–1184.

54. Goto Y, Horai S, Matsuoka T, et al. Mitochondrial myopathy, encephalopathy, lactic acidosis, and stroke-like episodes (MELAS): a correlative study of the clinical features and mitochondrial DNA mutation. *Neurology*. 1992;42(3, pt 1):545–550.

55. Manwaring N, Jones MM, Wang JJ, et al. Population prevalence of the MELAS A3243G mutation. *Mitochondrion*. 2007;7(3):230–233.

56. Strauss KA, Puffenberger EG, Robinson DL, et al. Type I glutaric aciduria, part 1: natural history of 77 patients. *Am J Med Genet C Semin Med Genet*. 2003;121C(1):38–52.

57. Dreier JP. The role of spreading depression, spreading depolarization and spreading ischemia in neurological disease. *Nat Med*. 2011;17(4):439–447.

58. Tietjen GE. Migraine as a systemic disorder. *Neurology*. 2007;68(19):1555–1556.

59. Limmroth V, May A, Auerbach P, et al. Changes in cerebral blood flow velocity after treatment with sumatriptan or placebo and implications for the pathophysiology of migraine. *J Neurol Sci*. 1996;138(1–2):60–65.

60. Maassen VanDenBrink A, Bax WA, Ramrattan NN, et al. Human isolated coronary artery contraction to sumatriptan: a post hoc analysis. *Cephalalgia*. 1999;19(7):651–654.

61. Klapper J, Mathew N, Nett R. Triptans in the treatment of basilar migraine and migraine with prolonged aura. *Headache*. 2001;41(10):981–984.

62. Kenet G, Kirkham F, Niederstadt T, et al. Risk factors for recurrent venous thromboembolism in the European collaborative paediatric database on cerebral venous thrombosis: a multicentre cohort study. *Lancet Neurol*. 2007;6(7):595–603.

63. Al-Jarallah A, Al-Rifai MT, Riela AR, et al. Nontraumatic brain hemorrhage in children: etiology and presentation. *J Child Neurol*. 2000;15(5):284–289.

64. Smith ER, Butler WE, Ogilvy CS. Surgical approaches to vascular anomalies of the child's brain. *Curr Opin Neurol*. 2002;15(2):165–171.

65. Fullerton HJ, Achrol AS, Johnston SC, et al. Long-term hemorrhage risk in children versus adults with brain arteriovenous malformations. *Stroke*. 2005;36(10):2099–2104.

66. Moriarity JL, Clatterbuck RE, Rigamonti D. The natural history of cavernous malformations. *Neurosurg Clin N Am*. 1999;10(3):411–417.

67. Revencu N, Vikkula M. Cerebral cavernous malformation: new molecular and clinical insights. *J Med Genet*. 2006;43(9):716–721.

68. Proust F, Toussaint P, Garniéri J, et al. Pediatric cerebral aneurysms. *J Neurosurg*. 2001;94(5):733–739.

69. Huang J, McGirt M, Gailloud P, et al. Intracranial aneurysms in the pediatric population: case series and literature review. *Surg Neurol*. 2005;63(5):424–432.

70. Orozco M, Trigueros F, Quintana F, et al. Intracranial aneurysms in early childhood. *Surg Neurol*. 1978;9(4):247–252.

71. Recinos PF, Rahmathulla G, Pearl M, et al. Vein of Galen malformations: epidemiology, clinical presentation, management. *Neurosurg Clin N Am*. 2012;23(1):165–177.

72. Lasjaunias PL, Chng SM, Sachet M, et al. The management of vein of Galen aneurysmal malformations. *Neurosurgery*. 2006;59(5 suppl 3):S184–S194.

73. Rodgers RB, Pritz MB. Vascular disorders of the spinal cord in children and young adults. In: Biller J, ed. *Stroke in children and young adults*. Philadelphia, PA: Saunders; 2009:327–333.

74. Spetzler RF, Detwiler PW, Riina HA, et al. Modified classification of spinal cord vascular lesions. *J Neurosurg*. 2002;96(2 suppl):145–156.

75. Gueguen B, Merland JS, Riche MC, et al. Vascular malformations of the spinal cord: intrathecal perimedullary arteriovenous fistulas fed by medullary arteries. *Neurology*. 1987;37(6):969–979.

19 新生儿神经病学

Breda C. Hayes, Kalpathy S. Krishnamoorthy, and Janet S. Soul

陈玉珍 译　刘献增　方筱静　校

颅内出血

轴内出血

生发基质 / 脑室周围−脑室内出血（IVH）

- 是新生儿颅内出血最常见的类型

发病率

- 有报告显示早产新生儿发病率为 13%～65%，但整体发病率为 20%～25%[1]。
  - IVH 风险与孕龄呈负相关。
- 不同医院和地区之间存在差异性。
- 若母亲为高血压患者，其所生的新生儿 IVH 风险较低[2]。
- 因围生期和新生儿期护理的改善，早产新生儿 IVH 的总体发病率降低；然而，极早产新生儿存活率的增加意味着在这一群体中 IVH 仍然是死亡和残疾的主要原因。
- 足月新生儿的发病率远远低于早产儿；一项研究显示存活的足月新生儿各种类型颅内出血的发生率为 2.7/10 万[3-4]。

发病机制[5]

血管内因素

- 缺血及再灌注（如低血压或血容量不足的治疗）；
- 脑自动调节功能受损；
- 脑血流波动；
- 脑血流量增加（如高碳酸血症、容量增加）；
- 脑静脉压增加（如气胸）；
- 凝血功能异常。

血管性因素

- 生发基质毛细血管容易破裂：壁薄腔大；
- 动脉发育不成熟：从大血管急性过渡到毛细血管网络，而不是逐步呈树枝状过渡。

血管外因素

- 纤溶活性增强;
- 在脑组织中血管支撑较差。

IVH 分级 (根据 Volpe 分级) [5]

- Ⅰ级:出血限于生发基质;
- Ⅱ级:侧脑室内出血(矢状位出血面积占脑室面积的 10% ～ 50%);
- Ⅲ级:侧脑室内出血(出血面积大于脑室面积的 50% 或脑室扩大);
- 脑室周围出血性梗死(periventricular hemorrhagic infarction,PHI)——实质回声密度病变伴同侧大的 IVH,通常被称为Ⅳ级 IVH。
  - 这种静脉性梗死(通常)由大量的 IVH 造成脑室周围白质静脉引流梗阻所致。

IVH 的处置

- 支持性治疗(包括纠正凝血、循环和呼吸支持);
- 对 IVH ≥Ⅱ级的新生儿,每日监测囟门和头围,连续行头部超声(US)检查,以监测进行性脑室扩张的发展。

IVH 的并发症 (表 19.1)

脑室周围出血性梗死

- 如上述,这是一种大量脑室内出血的并发症,但常被称为Ⅳ级 IVH。

进行性脑室扩大 (PVD) / 脑出血后脑积水

- 发生于 25% 的早产新生儿[6]。
- PVD 通常是由脑脊液(CSF)被蛛网膜颗粒重吸收障碍所致。
- 梗阻性脑积水极少由血凝块阻塞导水管或脑室孔所致。
- PVD 需要与脑萎缩导致的稳定型脑室扩大相鉴别。

死亡

- 死亡可发生于两侧大量 IVH 的灾难性表现中。
- 伴 PVD 患儿的死亡率高于不伴 PVD 的患儿。

存活患儿的神经系统后遗症

- 脑室周围白质软化(periventricular leukomalacia,PVL)和

表 19.1 早产新生儿脑室内出血（IVH）的并发症

IVH 严重程度	死亡率（%）	进行性脑室扩大（%）	神经系统后遗症（%）
Ⅰ 级	5	5	5
Ⅱ 级	10	20	15
Ⅲ 级	20	55	35
脑室周围出血性梗死	50	80	90

IVH 之间有着很强的相关性。目前尚不明确二者之间的相关程度是否为因果性，或者两个疾病之间是否为具有相同病理机制的平行关系。有数据显示 IVH 可能加重 PVL，源于 CSF 中非蛋白结合铁的存在[7]。

- 迟发性脑瘫、主要的神经感觉功能异常和认知功能障碍的可能性随 IVH 量的增多而增加，特别是伴有 PHI 和（或）PVD 的并发症。
- PHI 经常导致轻、中或重度偏瘫。
- 长期的认知障碍伴学习困难较为常见。
  - 言语学习和言语记忆障碍尤为常见。
  - Ⅲ～Ⅳ级 IVH 患儿的言语学习、日常记忆、视觉结构和视空间能力显著低于 Ⅰ～Ⅱ级患儿。
- 感觉障碍（失认、触觉过敏、触觉低下、运用障碍）也可与 IVH 相关。
- 视觉障碍（斜视、视神经萎缩和早产儿视网膜病变）的风险在 IVH 时明显增加，尤其是伴有 PHI。
- PVD 增加了神经系统障碍和残疾的可能性。
- 在足月新生儿中，伴或不伴 PVD 的 IVH 引起神经系统后遗症仅有极少数报道[8-9]；同种免疫性血小板减少症可能是预后不良的一个因素（可能与 IVH 量有关）。

PVD 的处置
- 每日监测头围、囟门和连续进行头部超声检查。
- 大约有 38% 的早产新生儿未经治疗的 PVD 不再进展和（或）自发缓解[6]。
- 当有快速进展性和（或）持续性脑室扩大的证据时，可通过连续腰椎穿刺（简称腰穿）减小脑室容积 ± 增高的颅内压。
  - 应放出足够的 CSF 以减少脑室容积和（或）颅内压（ICP）

（每次腰穿放出的量为 10 ～ 15 ml/kg 体重）。

- 应持续进行腰穿，直到连续性超声检查显示脑室大小稳定或缩小，或认为有必要进行手术而且手术可行。
- 如果腰穿不成功，考虑脑室穿孔（PVD 可能为非交通性）。

■ 纤维蛋白溶解试验

- 5 项随机试验显示，对伴有 IVH 和 PVD 的新生儿脑室内注射纤溶酶，对死亡率和分流依赖率无显著影响。治疗风险包括脑膜炎和继发性 IVH。
- 一项被称为 DRIFT（引流、灌注和纤溶治疗）的高风险治疗曾通过一项国际随机临床试验进行测试。尽管这种方法不能显著降低对分流手术的需要，但可降低死亡率或严重残疾的风险（54% *vs.* 71%），而且可缓解 2 岁时的严重认知功能障碍（31% *vs.* 59%）[10]。由于风险高（如继发性 IVH），这种疗法没有被广泛采用。

脑实质内出血

脑实质内出血（IPH）指的是出血进入脑实质。

原因

■ 外伤（包括非事故性创伤）。

■ 凝血功能异常。

■ 动静脉畸形（AVM）、动脉瘤，如 Galen 静脉。

■ 静脉性梗死

- 大量 IVH 后静脉充血或阻塞；
- 静脉窦血栓形成（sinovenous thrombosis，SVT）后静脉充血或阻塞。

神经系统预后

■ 取决于脑实质损伤的部位和面积。

■ 可包括癫痫及运动、认知和（或）感觉障碍。

轴外出血

软脑膜下出血（蛛网膜下腔出血的一种类型——见下文）

■ 出血位于软脑膜层和皮质表面之间，最常见于颞叶周围。

■ 似乎与局部创伤相关，如器械协助分娩[11]。

■ CT 或 MRI 显示血液沿着脑回和脑沟的轮廓呈带状聚集。

- 痫性发作为最常见的体征，婴儿其他方面表现正常。

蛛网膜下腔出血（SAH）

- SAH 更常并发其他类型的颅内出血，如 IVH、硬膜下出血等。
- 原发性 SAH 很少出现明显的临床体征，除非出血量大。
- 少量的 SAH 可引起痫性发作，婴儿其他方面正常。
- 大量的 SAH 可能会导致脑积水 ± 痫性发作。

硬膜下血肿（SDH）及硬膜外血肿

- SDH 和硬膜外血肿最常见于外伤（如产伤或非事故性外伤），但硬膜外血肿较少见。
- 小量的 SDH 与分娩有关：常见且无临床表现。
- SDH 罕见的病因有凝血功能异常和戊二酸尿症 1 型。
- 大量的 SDH 和硬膜外血肿均可出现颅内压升高的体征。
  - 昏睡、呕吐、囟门膨出、头体积增大、高音调哭声、易激惹、喂养困难、痫性发作或意识丧失。
- 临床特征基于出血量、部位和年龄（如急性、亚急性或慢性）。
- 对有颅内压升高和明显神经功能缺损体征的大量血肿，早期手术清除血肿可以挽救生命。
- SDH/ 硬膜外血肿的出血量、部位和年龄以及患者的神经系统和内科疾病通常决定疗程和预后。

帽状腱膜下血肿（SGH）

- 中重度 SGH 的患病率约为 1.5/10 000 [12]。
- SGH 多由既往已经存在的危险因素导致（如凝血性疾病）。
- 胎头吸引会引起新生儿帽状腱膜下出血。
- 任何伴有头皮肿胀和血细胞比容下降的新生儿均应考虑 SGH。
- 足月婴儿，这种腱膜下空间可容纳 260 ml 血液。
- 死亡可由出血过多和低血容量性休克所致，大量出血进入帽状腱膜下。
- 密切监测生命体征、意识水平、血细胞比容、血气、头围以及组织低灌注的体征。

- 所有诊断 SGH 的新生儿均应行凝血功能检查。

胎头血肿

- 很常见，通常不需要进行治疗或诊断性检查。
- 血液聚集在骨膜之下。
- 受骨缝限制（如果不伴发颅骨骨折）。
- 由分娩过程中滑动 / 撕裂所致
- 常见于产钳和胎头吸引。
- 通常为良性，但如果出血量大，可加重黄疸。
- 需数周到数月吸收（边缘可钙化，而中心可早期吸收，表现为"火山口"样外观）。
- 大量出血的胎头血肿可能伴发凝血异常（维生素 K 缺乏症、8 因子缺乏等）。

早产儿脑病 / 脑白质损伤 / 脑室周围白质软化

- 典型的脑室周围白质软化（PVL）表现为局灶性坏死性病变和周围的胶质增生，可形成囊肿，通常在出生后 2 ～ 4 周发现。
- 近期 MRI 显示更加弥漫的非囊性脑白质损伤[13]。
- 囊性和非囊性表现通常都是双侧性和对称性。
- 组织学显示小胶质细胞活化和髓鞘形成前的少突胶质细胞缺失。
- 侧脑室三角区和前角背外侧的脑室周围白质是 PVL 最常累及的区域。
- 近期 MRI 和神经病理学研究显示大脑和小脑神经元结构也常受损[14-15]。
- 灰质损伤可能反映基板神经元的损害，在皮质发育早期出现，基板神经元引导传入性和传出性丘脑皮质神经元的投射[16]。
- PVL 患者脑组织弥漫性丧失导致脑室扩大、轴外 CSF 空间扩大和不成熟的脑回发育。

发病率

- 据报道，在过去的几年囊性 PVL 在极低出生体重新生儿中的发病率已经下降到 5% 左右。

■ 弥漫性非囊性 PVL 目前被认为是早产新生儿最常见的脑损伤形式，足月时 MRI 检查显示发病率高达 70%[17]。

病理生理学

缺氧、缺血和炎症都可损伤脑室周围白质的少突胶质细胞前体细胞（preOL）。

■ 缺氧-缺血
  ● 位于皮质穿支动脉和深部豆纹动脉之间的"分水岭区"白质在低血压期间对缺血敏感。
  ● 低碳酸血症（一种潜在的血管收缩剂）是 PVL 独立的危险因素[18]。
■ 炎症
  ● 缺氧-缺血导致的自由基形成和红细胞降解，如伴发 IVH。
  ● 感染：PVL 与胎膜早破、产妇绒毛膜羊膜炎、产后感染、新生儿手术和坏死性胃肠炎相关。

诊断

■ 由于床旁超生检查安全、可行及较低的门槛和成本，而 MRI 检查存在困难，颅内超声检查仍是 PVL 筛查和监测优先考虑的方法。
■ MRI 尤其是 DTI 在检测弥漫性 PVL 方面较超声更敏感[19]。然而，发现更微小的 PVL 很少改变处置，因为所有的早产婴儿均需进行密切随访和发育方面的服务，了解身体异常表现和发育进展情况。
■ 产后第 1 周即可见囊性 PVL；然而，囊性 PVL 通常出现在生后第 2～4 周，并很容易被超声检测到。
■ 弥漫性 PVL
  ● 通过颅脑超声或 MRI 显示脑室的过度扩大（常伴随侧脑室形态异常）和扩大的轴外空间。
  ● 弥漫性异常高信号强度（diffuse excessive high signal intensity，DEHSI）的意义尚不清楚。
    ● 因为足月龄时的早产儿 DEHSI 发病率高，在受孕龄 50 周后消失，有时在校正年龄 2 岁时神经系统表现正常，DEHSI 可能不是白质损伤的表现，而是早产相关的发育现象[20]。

- 点状白质病变看起来是白质损伤的另一种形式，但神经病理学和临床意义尚不清楚[19-21]。
- 建议在生后 3 ～ 5 天首先通过颅脑超声进行筛查，生后 7 ～ 10 天和 30 天及校正孕龄 36 周和（或）出院前或相当足月时复查。

预后

- 取决于 PVL 的严重程度和范围；然而，认知障碍、脑瘫或较轻度的运动障碍、视觉感知或其他感觉功能障碍的发生率高。
- 囊性 PVL 倾向于损害更多的支配下肢功能的内侧纤维束，导致痉挛性双侧瘫痪，而上肢痉挛/功能不全较轻。
- 广泛的脑白质受累可导致四肢瘫，包括面肌无力。
- 不伴显著运动障碍的继发性认知缺陷的发病率高，部分原因为 PVL 区域上方的皮质神经元的密度减少[14]。
- 认知和（或）行为缺陷可能非常特异，如视觉运动和感知障碍、结构性运用障碍或注意力缺陷。
- 注意力缺陷和工作记忆受损可能与丘脑背内侧核和丘脑网状核的损伤有关[15]。
- 视觉障碍：PVL 患儿可有视觉感知障碍，或严重的 PVL 时出现双侧下部视野缺损。
- 点状脑白质病变和脑室扩大与认知和精神运动发育迟滞、运动迟缓和脑瘫有显著相关性[20]。

新生儿脑病

定义

"临床上定义为足月新生儿生后最初几天出现的神经功能障碍综合征，表现为呼吸运动起始和维持困难、肌张力及腱反射下降、意识水平下降和频繁癫痫发作"[22]。

- 根据严重程度分为三级[23]（见表 19.2 ）。

病因

- 产时窒息导致的缺氧-缺血性脑病
- 感染
- 药物暴露

表 19.2 足月新生儿缺氧–缺血性脑病三个临床阶段的不同特征

	阶段 1	阶段 2	阶段 3
意识水平	过度警觉	嗜睡或反应迟钝	昏睡
神经肌肉控制			
肌张力	正常	轻度肌张力低下	松弛
姿势	轻度远端屈曲	重度远端屈曲	间歇性去大脑
牵张反射	过度活跃	过度活跃	低下或缺失
节段性肌阵挛	出现	出现	缺乏
复杂的反射			
吮吸反射	弱	弱或缺乏	缺乏
拥抱反射	强；阈值低	弱，不完整，阈值高	缺乏
眼前庭反射	正常	过度活跃	弱或缺乏
颈强直	轻微	强	缺乏
自主神经功能	广泛交感神经兴奋	广泛副交感神经兴奋	交感、副交感均抑制
瞳孔	瞳孔散大	瞳孔缩小	不定，常为大小不等；对光反射差
心率	心动过速	心动过缓	不定
支气管和唾液分泌	少	多	不定
胃肠蠕动	正常或减弱	增加；腹泻	不定
痫性发作	无	常见；局灶或多灶性	不常见（排除去大脑状态）
EEG 表现	正常（清醒）	早期：低电压，连续性 δ 和 θ 波 后期：周期性波型（清醒） 癫痫发作：局灶性 1 ～ 1.5 Hz，棘–慢波	早期：周期性波型伴等电位相 晚期：完全性等电位
持续时间	< 24 h	2 ～ 14 天	数小时至数周

Sarnat HB, Sarnat MS. Neonatal encephalopathy following fetal distress. A clinical and electroencephalographic study. Arch Neurol. 1976；33（10）：696-705.

- 围生期动脉缺血性卒中
- 代谢性或其他遗传性疾病

- 脑畸形、癫痫性脑病

通过临床病史来明确是否需要进一步的检查来除外这些疾病。

缺氧–缺血性脑病（HIE）

发病率

- 不同国家/地区 HIE 的发病率差别很大。
- 一项广泛的回顾性调查认为，发达国家中足月存活新生儿 HIE 的发病率为 2.5/1000（范围 1.2/1000～7.7/1000）[24]。

定义

一种由分娩前期或分娩时脑缺血和缺氧引起的急性进展性脑病。

试验性低温治疗需满足三套标准（A、B 和 C），这些标准通常作为临床指南来评估低温治疗的合理性。

- 标准 A，至少符合下列情况之一的＞36 孕周的新生儿要住进 NICU：
  - 出生后 10 min 时 Apgar 评分＜5。
  - 在出生后 10 min 时持续需要复苏，包括气管内插管或面罩吸氧。
  - 出生后 60 min 内出现酸中毒（定义为脐带、动脉或毛细血管中血 pH＜7.00）。
  - 出生 60 min 内任何血液标本中（动脉、静脉或毛细血管）碱缺失＞16 mmol/L。

符合这些标准的新生儿使用 B 标准进行评估：

- 标准 B，中重度脑病，包括意识状态改变（嗜睡、木僵或昏迷）以及至少下列情况之一：
  - 肌张力低下。
  - 反射异常，包括动眼或瞳孔异常。
  - 吸吮缺失或力弱。
  - 临床痫性发作。

符合标准 A 和 B 的新生儿应用标准 C 进行评估［振幅整合脑电图（aEEG）并不用于所有的试验］。

- 标准 C，至少记录 30 min 的 aEEG，显示以下结果：
  - 正常背景伴一些痫性活动。
  - 中度异常活动。

- 抑制性活动。
- 持续的痫性活动。

新生儿 HIE 的处置

一般性考虑

- 稳定新生儿（通气、给氧和循环）。
- 早期考虑被动降温（见下文）。
- 全套败血症检查，在等待结果时应用广谱抗生素治疗。
- 注意监测血糖——低血糖症很常见，可能加重缺氧-缺血性脑损伤。
- 监测水和电解质（钠、镁）很重要，通常需要限制液体量，特别是有肾功能不全时。

特殊考虑

温度控制

- 一旦怀疑 HIE，应立即关闭加温系统，如复苏过程中。
- 被动降温应持续进行，直到决定进行积极降低体温治疗。
- 如果一个新生儿适合进行低温治疗，应尽快进行，而且应在出生后 6 h 内。
- 低温治疗只能在一个可以进行神经系统评估、监测和随访的单元进行。需要自动控制的冰毯或冰帽。如果没有，应将婴儿转移到有这些设备和经验的单元。
- 应经常监测或优先持续性监测核心（直肠或食管）温度，确保新生儿体温保持在 33.5±1℃。
- 降温应持续 72 h，除非有禁忌（致死性染色体异常、严重的先天性异常、症状性全身性先天性病毒感染、症状性全身性细菌感染、出血性体质或大量颅内出血），这种情况可能需要复温。
- 降温时核心目标温度是 33.5℃（33 ～ 34℃），可接受范围是 32.5 ～ 34.5℃（食管或直肠探头）。

痫性发作的处置

- 早期治疗痫性发作（包括亚临床发作）较为重要，可能改善预后[25]（见癫痫发作的管理章节）。
- 对于发现新生儿癫痫发作，常规 EEG 优于 aEEG[26]。目前指南建议对脑病和（或）疑似癫痫发作的患儿，行 24 h EEG 监测[27]。

新生儿 HIE 影像学

一般考虑

- 磁共振（MR）技术最适于 HIE。

- 早期头部超声可用来除外颅内出血，大量颅内出血是低温治疗的禁忌证。

- 如果早期进行影像学检查，T1 和 T2 加权磁共振成像、弥散加权成像和磁共振波谱的组合最好。

- 磁共振参数，如 T1 和 T2 特征、代谢率以及扩散率在损伤后随时间而变化。

  - 表观弥散系数（ADC）

    - 应缩短至急性缺血-缺氧后 6 h 进行，即使常规 MRI 正常[28]。

    - 显示双相变化模式：在 2 ～ 3 天时达到最低点，7 ～ 10 天时表现为假性正常，然后升高至高于正常水平[29]。

    - 低温治疗可使扩散性下降和限制性弥散的时间延长，时间可延长至假性正常[30]。

- 研究认为，1 ～ 4 周之间成像（在萎缩变得明显之前）是预测神经系统功能障碍严重程度的最佳时机[31-32]。

足月 HIE 损伤的形式

- 缺氧-缺血性损伤的持续时间和严重程度决定了脑损伤的形式。

- 急性严重的窒息

  - 伴随深部灰质核团（基底神经节和丘脑）± 脑干核团及中央区皮质的损伤。

  - 可发展为弥漫性脑损伤伴有皮质的灰白质分化丧失，严重时可累及海马和脑干。

  - 在严重的急性缺血-缺氧性脑病，内囊后肢（PLIC）、脑干、海马区和大脑皮质为易损伤区，这可能反映特定神经元群对缺血-缺氧的易感性，如由于灰质神经元和早期髓鞘形成时的高代谢率。

  - 皮质高信号与较轻的急性损伤相关（图 19.1A ～ C，图 19.2）。

- 持续时间较长的部分性窒息：

  - 累及血管分水岭区的分水岭型缺血模式（大脑前-中动

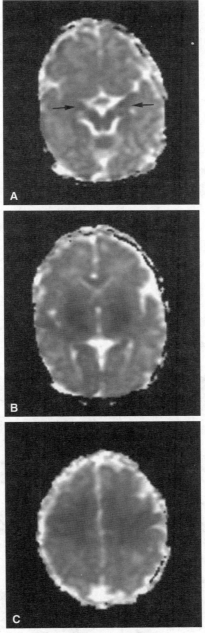

图 19.1 基底神经节 / 丘脑损伤模式，生后 5 天 MRI。ADC 成像显示与限制性弥散一致的黑色区域。**A.** 中脑和两侧海马区域（箭头示）。**B.** 两侧丘脑和基底神经节区。**C.** 两侧中央沟区域的皮质

脉和大脑后-中动脉）。

- 主要影响白质，严重时可影响皮质灰质。
- 多见于低血压、感染和低血糖症（图 19.3A 和 B）。

■ 偶见脑白质中散在的点状出血灶，约 5% 的病例可出现局灶性脑出血[33]（图 19.4）。

■ 任何损害都可能出现一系列脑损伤[34]，任何一种长时间的窒息性损伤都可导致更加弥漫的脑损伤。

新生儿 HIE 预后

一般考虑

■ 脑病的严重程度与神经系统预后之间存在密切的关系。

■ 一般情况下，轻微脑病的患儿较少出现神经系统损害；然而，一些研究显示轻微脑病的患儿发育水平介于健康对照儿童和中度新生儿脑病之间[33]。

■ 患中度脑病的患儿临床表现不同，脑损伤的部位和范围不同，儿童发生残疾的程度也不同（如主要位于皮质下或分水岭区；见下文"影像学与预后"）。

- EEG（传统和 / 或振幅整合性）和脑 MRI 检查有助于预测预后。

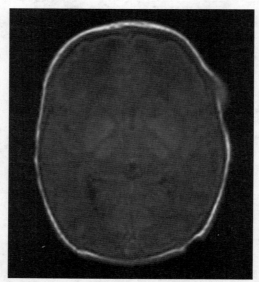

图 19.2　基底神经节 / 丘脑损伤模式，生后 6 天 MRI。T1 像显示两侧豆状核和丘脑外侧核异常高信号。两侧内囊后肢的正常高信号丧失

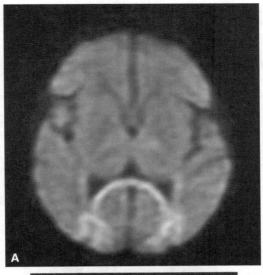

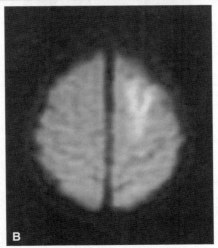

图 19.3 损伤的分水岭模式，生后 4 天 MRI。弥散加权成像（DWI）显示两侧后分水岭区（**A**）、前分水岭的前部（**B**）异常高信号

- 严重、弥漫性的脑损伤预后普遍较差。
  - 几乎所有患儿均死亡或遗留严重残疾［脑瘫（痉挛性 ± 肌张力障碍性四肢瘫）、智力障碍 ± 感觉障碍和癫痫］。
- 长期和（或）频繁的痫性发作与脑损伤和神经系统预后不良独立相关。

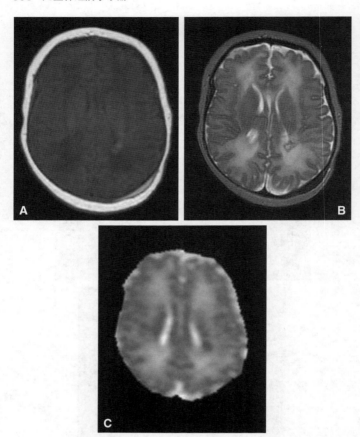

图 19.4　点状的出血性损害，生后 7 天 MRI。成像显示邻近左侧脑室体部的深部白质信号异常。**A.** T1 高信号。**B.** 局灶性 T2 高信号伴周围低信号。**C.** ADC 成像显示受累区域低信号与限制性弥散一致

- 研究报道，3.5 岁时癫痫的发病率约为 10%[35]，年长者发病率可能更高。
- 约 9% 的 HIE 存活者可出现视觉障碍[36]。HIE 后独立性视觉障碍罕见一旦出现，常常合并运动障碍，主要源于基底神经节损害。

HIE 脑电图与预后

- 研究发现，早期 aEEG 背景异常对预测神经系统预后不良具有高度敏感性（0.93）。
- 背景正常对预测神经系统预后良好具有高度特异性（0.93）

（ n = 56，中位年龄为 5 h ）[37]。

- 早期 aEEG 背景异常的预测价值可由于低温治疗而改变。
  - 非低温治疗的新生儿生后 3 ~ 6 h 异常 aEEG 的阳性预测值（ positive predictive value，PPV ）为 84%，低温治疗新生儿为 59%[38-40]。
- 患严重 HIE 的新生儿经低温治疗后常规 EEG 仍是神经发育长期预后的一项较强的预测因素[41-43]。
- 第 7 天 EEG 背景正常化提示预后良好。
- 早期 EEG 异常与神经影像异常相关时，EEG 背景的预测价值增加。

HIE 影像学与预后

在某个特定区域，脑损伤的主要形式较损伤的严重程度对神经发育的预后有更大的预测价值。

- 孤立性基底神经节 / 丘脑损伤——取决于损伤的程度。
  - 内囊后肢（ PLIC ）正常信号强度的丧失与邻近的基底神经节和丘脑损伤密切相关，且是异常运动预后的一个可靠的预测因素（主要是痉挛性 ± 肌张力障碍性四肢瘫）[31,34,44]。
  - 小的、离散的基底神经节和丘脑损伤，认知功能可保留。
  - 中央沟周围皮质和海马受累提示较重的认知和运动功能障碍。
  - 海马萎缩会出现记忆损害。与语义记忆相比，叙事记忆和句子重复的亚区损害更为明显。
- 分水岭型损害可能与认知损害相关[34,45-46]。
  - 轻度分水岭损伤（主要累及白质）运动障碍相对较轻（如近端无力），认知保留，但广泛性损害可导致运动、认知和感觉（尤其是视觉）损害或残疾。
  - 孤立性认知损害可不伴运动功能缺损。此外，早期评估时认知障碍可能难以发现，显示出长期随访的必要性[47]。
  - 轻度脑白质损伤的长期预后不同，常伴有轻微的认知和行为损害[33]。
  - 严重的白质损伤与脑瘫（通常为痉挛性四肢瘫）、小头畸形和认知 ± 感觉障碍有关。

- 预后的严重性也取决于基底神经节 / 丘脑损伤的程度。

生化检查

- 生化检查结果［乳酸脱氢酶（LDH）、CPK、肾和肝功能］反映全身性窒息，在出生后 96 h 变化较大，不应用于评估神经系统的预后。
- 在诊断 HIE 时，这些检查的主要价值在于对其他评估方法（临床 / 神经影像）是一种补充。

新生儿缺血性卒中

新生儿缺血性卒中包括围生期动脉缺血性卒中（perinatal arterial ischemic stroke，PAS），推测为出生前或围生期卒中，以及脑静脉窦血栓形成（CSVT）[48]。

相关因素

- 很多危险因素已被识别，但新生儿卒中确切的病理生理学还不完全清楚。
- SVT 新生儿可有分娩时和（或）围生期并发症的病史，常表现出脑病的征象 ± 痫性发作。
  - 产伤
  - 弥漫性缺氧-缺血性损伤
  - 败血症 / 脑膜炎
  - 脱水
  - 先天性心脏疾病
- 大部分动脉缺血性卒中的新生儿表现为痫性发作，与 SVT 相比，脑病的严重性较轻。
- 围生期抑郁症或其他围生期并发症病史也可发生 PAS（图 19.5）。

围生期动脉缺血性卒中（PAS）

足月新生儿

- PAS 被定义为发生在出生后 28 天内的血栓栓塞性事件[49]。
- 活产儿中 PAS 的发病率是 1/5000 ～ 1/2800，是足月和近足月新生儿脑瘫最常见的原因。
- 围生期卒中的发病率为非新生儿期儿科卒中的 17 倍。

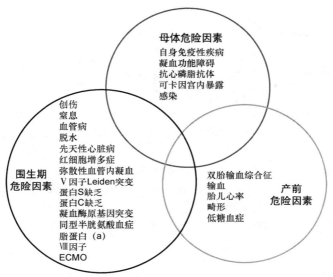

图 19.5 新生儿卒中的相关危险因素。Adapted from Raju TNK，et al. NICHD-NINDS Perinatal Stroke Workshop Participants. Ischaemic perinatal stroke: summary of a workshop sponsored by the National Institute of Child Health and Human Development and the National Institute of Neurological Disorders and Stroke. Pediatrics 2007；120：609-616.

- 伴有 PAS 的新生儿可表现为急性发作（常在出生后前 3 天内有复发性局灶性癫痫发作）或一直保持无症状，直到 4 ～ 8 个月时出现偏瘫[50]。

早产新生儿

- PAS 可能在早产新生儿中较多见，据报道 < 35 孕周新生儿的发病率为 7/1000[51]。
- 在早产儿群体中，明确的危险因素是双胎输血综合征、胎动减少和低血糖症[52]。
- 早产新生儿往往缺乏临床体征，因此，可能会漏诊或误诊。
- 豆纹动脉梗死在早产儿中非常常见，而皮质梗死少见[51]。
- 早产儿组大脑中动脉（MCA）的豆纹支易受累，足月新生儿 MCA 的皮质支易受累，在早产新生儿中使用超声检查可帮助诊断。

PAS 预后

足月新生儿

- 总残疾率为 60% ~ 81%[53,49]。
- 晚发型常与运动功能预后不良相关，因为其表现为偏瘫，且内囊较常受累[49]。
- 脑瘫发生率约为 60%。
  - 在 20 例 9 个月至 9 岁的患儿中，MRI 所见的皮质脊髓束华勒变性（Wallerian degeneration，WD）的程度与先天性偏瘫的分布和严重程度相关[54]。
- 一项报告显示，基底神经节、内囊和大脑皮质受累是导致偏瘫的必要因素[55]。
  - 癫痫发生率约为 39%[49]。
  - 约 25% 存在认知 / 语言障碍。
  - 约 25% 存在行为异常。

早产新生儿

- 早产儿较足月儿预后差。
  - 尤其是在语言发育方面。
  - 早产新生儿半球间的联系比足月新生儿少[56]。
  - 与主干血管或内囊后肢受累相比，早产新生儿分水岭梗死预后较好[56]。
- 因为缺乏基础性疾病的情况下复发率极低，PAS 后采用抗凝剂或抗血小板制剂进行长期预防缺乏依据[57]。

脑静脉性梗死

- 足月或早产新生儿 SVT 可导致脑静脉性梗死（见下文有关 SVT）。
- 在早产新生儿中，生发层出血可阻塞脑室周围组织的静脉引流，导致静脉性梗死。

静脉窦血栓形成（SVT）

- 新生儿发病率为（1 ~ 12）/10 万。
- 广泛的脑白质损伤是早产新生儿脑损伤的主要形式。
- 脑静脉性梗死可能继发于 SVT；然而，这可能代表 SVT 更严重的预后结果。
- 需要高度怀疑 SVT 的指征：
  - ECMO 时出现的新生儿瘫痪。

- 足月新生儿出现脑室内或丘脑梗死（尤其是单侧）。
- 早产新生儿伴有难以预测的迟发性双侧白质病变 ± 无其他并发症的新生儿期 IVH。

■ 新生儿最常受累的静脉窦是上矢状窦和横窦。

■ 新生儿广泛的静脉窦梗阻、头皮静脉扩张及囟门膨隆伴颅缝开裂可伴发神经系统体征。

■ 诊断依赖于 MRI 静脉成像或多普勒超声显示静脉窦内血流减少或大栓子的存在或未检测到血流。

■ 新生儿 SVT 抗凝治疗有争议。

- 多因素分析显示未经抗凝治疗是预后不良的独立危险因素[58]。
- 据报道，有 25% 的新生儿患者发生血块播散[59]。
- 虽然无临床试验，SVT 患者建议静脉应用普通肝素或低分子量肝素至少 6 周，不超过 3 个月。
- 当存在大面积梗死或显著出血时，不推荐使用。

■ 需要进行放射学检查随访（超声 ±MRI）。

■ 如果未使用抗凝药物，超声或 MRI 可检测到亚临床进展，提示需要抗凝治疗。

■ 如果使用抗凝药物，超声或 MRI 可以检测到严重的颅内出血，提示需要停止抗凝治疗。

SVT 预后

■ 据报道预后变化很大，最近的研究显示预后较好，反映症状较轻的新生儿的诊断率和（或）治疗水平提高[60]。

■ 出现静脉性梗死提示预后差[61-62]。

■ 死亡率波动在 2% ～ 19%。

■ 中重度损害占存活者的 40% ～ 45%。

■ 新生儿后癫痫占存活者的 16% ～ 41%。

■ 早产儿的预后较差[51]。

新生儿癫痫发作

■ 新生儿期是各个时期中最容易发生痫性发作的时期，尤其是在出生后的第 1 周。

■ 发病率——足月存活新生儿的发病率为（0.7 ～ 2.7）/1000。

- 早产新生儿的发病率较高。

定义

临床

- 异常的、刻板的、发作性的神经功能改变（如感觉、行为或自主神经），发生在足月新生儿出生后 28 天内或早产新生儿孕龄 44 周前[63]。

脑电图

- 10 s 或以上的反复性、演变性放电或节律性慢波。

分类（Volpe）

- 微小发作（50%）
- 阵挛性发作（25%）
- 肌阵挛发作（20%）
- 强直性发作（5%）
- 无发作性反复行为

由于髓鞘不完整，全面性强直-阵挛发作在新生儿中罕见。

病因

- 缺氧-缺血、广泛性或局灶性/多灶性梗死［如围生期（胎儿宫内窘迫、产妇出血）、产后（心搏骤停）］。
- 出血，如 IVH、IPH、SAH、SDH、脑动脉和静脉性梗死等。
- 脑发育畸形，如多脑回、神经元异位、无脑回畸形等。
- 代谢，如低糖血症、低钙血症、低钠血症、先天性代谢缺陷和吡哆醇依赖等。
- 感染，如脑炎、脑膜炎、脑脓肿、宫腔内/先天性（风疹、弓形虫、巨细胞病毒、单纯疱疹病毒）。
- 创伤，包括非事故性创伤。
- 停药，如麻醉剂、镇静剂、巴比妥类药物等。

处置

一般原则

- 维持新生儿生命体征稳定（通气、给氧和循环）。
- 识别潜在的病因，给予适当治疗，尤其是代谢异常。
- 等待感染性检查结果的同时给予抗生素治疗。

神经系统处置

- 如果持续时间较长或反复发作，开始抗惊厥药物治疗（见下文抗惊厥治疗），并行 EEG 检查。

- 如果对多种抗惊厥药耐药，且没找到明确病因，考虑试用吡哆醇（维生素 B_6）、5′- 磷酸吡哆醛（PLP）± 叶酸。

检查

- 血气。
- 完整的败血症检查，包括腰椎穿刺。
- 血清电解质，包括钙、镁和磷。
- 神经影像（最好为 MRI；如果早产 / 情况不稳定，给予超声检查；CT 仅适用于紧急情况）。
- EEG
- 如下所示：
  - 弓形虫病、风疹、巨细胞病毒、单纯疱疹病毒滴度。
  - 毒理学筛查。
  - 代谢筛查，如乳酸 / 丙酮酸、氨基酸（血清和 CSF）、尿液有机酸、CSF 神经递质。
  - 染色体 ± 遗传回顾。
  - 眼科。

抗惊厥治疗

- 世界上大多数中心的一线抗惊厥药物是**苯巴比妥**。
  - 负荷剂量是 15 ～ 20 mg/kg。
  - 进一步弹丸式给药可给予 5 ～ 10 mg/kg，最大量为 40 mg/kg。
  - 维持剂量为 5 mg/（kg·d）（因半衰期长，也可单次给药）。
  - 予负荷剂量 15 ～ 20 mg/kg，据报道癫痫发作控制率在 40% 左右。
  - 采用弹丸式给药，达总量 40 mg/kg 时，控制率可为 70% 左右[64]。
  - 治疗性药物监测——治疗窗为 20 ～ 40 mg/L。
- 二线抗惊厥药物治疗的选择在各个中心不同。
  - **苯妥英 / 磷苯妥英**与苯巴比妥的疗效相似[65]。
    - 苯妥英的负荷剂量是 15 ～ 20 mg/kg。
    - 维持剂量是 5 ～ 8 mg/(kg·d)，分次口服，每日 3 ～ 4 次。
    - 肾功能不全和低白蛋白血症的患者中毒风险增加。

- 治疗性药物监测——治疗窗 10 ~ 20 μg/ml。
- 局部反应的风险（高碱性）；因此，优先选用碱性较弱的前体药物磷苯妥英（1.5 mg/kg 磷苯妥英相当于 1 mg/kg 苯妥英）。
- **苯二氮䓬类药物**（引起镇静，并可能伴有分泌蓄积）
  - **劳拉西泮**：0.05 ~ 0.1 mg/kg，静脉推注 2 ~ 5 min；可重复使用。
  - **咪达唑仑**：0.06 ~ 0.15 mg/kg 静脉推注，随后静脉滴注 0.1 ~ 0.4 mg/（kg·h）。半衰期短。可导致早产新生儿不自主运动。
  - **氯硝西泮**：0.1 ~ 0.2 mg/kg，缓慢静脉注射或口服/消化道给药。
- 利多卡因
  - 没有广泛使用——在欧洲一些中心使用。
  - 心脏不良反应，如室性心动过速或心室颤动，应密切监测，但并不经常观察到。
  - 不应该给予苯妥英。
  - 典型的方案（足月新生儿）：10 min 内给药 2 mg/kg，随后持续性给予 6 mg/（kg·h）12 h，之后 4 mg/（kg·h），持续 12 h，继续给药 2 mg/（kg·h），持续 12 h，然后停止。
  - 在大多数情况下，负荷剂量足够，而不需要给予维持量。
  - 在接受低温治疗的新生儿，可能需要减少维持剂量。
- **针对新生儿发作的新型抗惊厥药**：新生儿药物使用的经验及安全性和有效性数据有限。
  - 布美他尼
    - 抑制 Na^+-K^+-2Cl^- 共转运体 NKCC1 的袢利尿剂。
    - 大鼠研究发现，抑制皮质神经元 NKCC1 可导致细胞内氯离子浓度升高，从而抑制痫性放电。
    - 目前处于临床试验阶段，只有一篇已发表的病例报告。
  - 左乙拉西坦
    - 作用机制尚不清楚。
    - 增强 GABA 抑制途径和抑制 N 型钙通道，逆转抑制性甘氨酸电流，降低 K^- 整流电流，调节神经递质释放。
- 新生儿中可见一些药代动力学报告，但没有随机临床试验或使用长程 EEG 监测疗效的研究。
- **托吡酯**
  - 增强 GABA 活性，抑制谷氨酸受体钾盐镁矾介导的传导，调节 Na^+ 和 Ca^{2+} - 依赖性动作电位。
  - 对难治性癫痫发作有效，但缺乏静脉制剂，限制了多种病因所致的急性新生儿癫痫发作的使用。

吡哆醇依赖性癫痫和磷酸吡哆醛（PLP）反应性癫痫

- 新生儿痛性发作的罕见原因。
- 典型表现包括出生后数小时出现的难治性癫痫发作，对传统抗癫痫药物抵抗。
- 可出现发作性烦躁、易激惹和偶发的肌张力减低或喂养困难。
- 注射用吡哆醇可很快控制癫痫发作。
- 可通过试验性治疗、CSF 神经递质分析和特殊的基因检测进行诊断。
  - EEG 监测下静脉输注吡哆醇 50 ～ 100 mg。EEG 正常化可明确吡哆醇依赖性癫痫。
  - 1 天内予最小剂量的 PLP，每次 10 mg/kg，每日 3 次，或试验性给予 PLP 30 ～ 50 mg/（kg·d），分成 4 ～ 6 次。
    - 癫痫发作停止表示可能为吡哆醇依赖性癫痫或 PLP 反应性癫痫。

叶酸反应性癫痫发作

- 表现类似吡哆醇依赖性 / 缺乏性癫痫。
- 经验性叶酸治疗为每次 5 mg，每日 2 次，间隔 6 h，或试验性给予 3 ～ 5 mg/（kg·d），持续 2 ～ 3 天。
- CSF 中单胺代谢分析具有特征性峰值。

Glut-1 缺乏

- 葡萄糖转运缺陷。
- 早发性癫痫发作、肌张力低下、运动障碍、学习困难和小颅畸形的可治疗性病因，但通常见于新生儿期后的婴

　　儿中。

- CSF/ 血的糖比值为 0.35（范围 0.19 ～ 0.49）。
- 生酮饮食治疗。
- 苯巴比妥可加重癫痫发作。

良性睡眠肌阵挛

- 通常被误认为痫性发作。
- 新生儿检查和发育正常。
- 特征性表现为仅出现在杂乱模式睡眠（如无节律性）期间的肢体"闪电"样肌阵挛。
- 观察到一次典型发作就可以诊断（如家庭录像）。
- 对该病的认识非常重要，以避免不必要的检查。
- 常与新生儿戒断综合征相关。

神经过敏

- 对刺激敏感，容易被肢体的被动运动阻止。
- 运动类似高频、低幅的震颤。
- 不伴自主神经功能改变。
- 不伴有眼球偏斜。
- 检查钙和葡萄糖。
- 考虑母体药物暴露（如海洛因 / 阿片制剂、可卡因、SSRI）。

先天性感染

　　早期诊断和及时治疗至关重要。在一般情况下，怀孕后越晚出现感染，病情越轻。

巨细胞病毒（CMV）

- 最常见的先天性病毒感染。
  - 在美国，每年约有 1% 的新生儿或每年有 40 000 名新生儿出现先天性 CMV 感染。
  - 这些新生儿中只有 10% 为症状性。
    - 神经系统表现（取决于感染的时间）
      - 小头畸形、颅内钙化和迁移性 CNS 缺陷（如果感染发生在怀孕中期，会出现多脑回、皮质发育不良、无脑回畸形）。

- 非神经系统表现
  - 血小板减少症、胎儿宫内生长受限、肝脾大、高结合胆红素血症和脉络膜视网膜炎。
- 5% ～ 17% 会发展为进行性感音神经性耳聋和（或）4 岁内出现其他神经发育障碍。
- 需在儿童早期对患者进行听力随访检查。
  - 儿童期最常见的非遗传性感音神经性耳聋的原因。
  - 感染可以出现在产前（胎盘、宫颈）、分娩时或产后（母乳、输血，如早产）。

诊断

产前诊断

- 孕妇血清抗体 IgM 和 IgG，为非特异性。
- 羊水病毒培养
  - 特异性为 100%。
  - 高假阴性率。
  - 羊水 PCR。
  - 受孕 21 周后的敏感性和特异性。

产后诊断

- 尿 CMV
  - 无症状性新生儿的发病率高（70%），不会出现并发症——限制筛查。
- CMV 特异性免疫球蛋白（IgM）。
- 血清 PCR 检测 CMV DNA。
- MRI 是相关大脑异常的最适合的检查方法。
- 梯度回波或磁敏感加权序列和超声可用于检测钙化（由于高剂量放射线暴露的风险，避免使用 CT）。
- 所有婴儿都应接受正规的眼科检查和听力检查。

治疗

- 伴有胎儿活动性感染的孕妇应检测 CMV IgG 抗体。
- 静脉注射更昔洛韦或口服缬更昔洛韦。
  - 可给予孕妇或婴儿。
  - 需要密切监测骨髓抑制、肾毒性和肝毒性。
- 增加好转的可能性，并减少听力恶化的可能性。
- 其他治疗益处尚不明确。

弓形虫病

- 最常见的先天性寄生虫感染。
  - 在活产儿中的发病率为（0.1～1）/1000，每年可导致 400～4000 例新生儿发病。
- 家猫（或一般小猫）是弓形虫的主要宿主。
- 包囊存在于土壤、猫砂、花园蔬菜和水中。
- 假性包囊出现在未煮熟的肉类中。
- 症状和体征包括脑膜脑炎、颅内钙化、脑积水、痫性发作、小颅畸形（较少见）、脉络膜视网膜炎和耳聋。

诊断

产前诊断

- 寄生虫 DNA 的 PCR（羊水或胎血）。
- 产妇弓形虫抗体。

产后诊断

- 胎盘培养。
- 弓形虫特异性 IgG 抗体。
  - IgG 抗体滴度阳性表示过去曾经感染。
- IgM 抗体
  - 高假阳性和假阴性结果。
  - IgM 结果阴性基本可以排除近期感染。
  - IgM 结果阳性——解释起来较困难。
    - 急性获得性感染后长达 18 个月可通过 EIA 检测到。
- 所有感染弓形虫的儿童患者应进行眼科检查。

治疗

- 建议给予 1 年的乙胺嘧啶–磺胺嘧啶及叶酸。
- 需要密切监测可能出现的骨髓抑制和肝毒性。
- 当 CSF 蛋白质 > 1 g/dl 和脉络膜视网膜炎对视力有影响时，考虑泼尼松 1 mg/kg。

风疹

- 在风疹疫苗接种率高的国家罕见。
- 新生儿患者的症状和体征包括：
  - 神经系统表现
    - 脑膜脑炎。

- 非神经系统表现
  - 淋巴结肿大、长骨 X 线可透性、心脏缺陷（肺动脉发育不良和动脉导管未闭）、白内障、黑-白夹杂的脉络膜视网膜炎、小眼畸形、生长受限、肝脾大、血小板减少和紫癜。
- 通常在出生后第 1 年出现症状。

诊断

产前诊断
- 脐血风疹特异性 IgM。
- 羊水 PCR。

产后诊断
- 血清风疹特异性 IgM（新生儿期）。
- 风疹病毒培养（咽分泌物、眼、咽喉、CSF、粪便和尿液）。

治疗
- 尚无有效治疗方法，只有支持治疗。

单纯疱疹病毒（HSV）

- 通常是由于 HSV-2 的传播。
- 如果孕妇既往有 HSV-2 感染史，分娩时病毒传播的概率约为 1%。
- 目前的活动性感染不一定会传播。
- 传播风险
  - 产妇原发性感染为 50%。
  - 母亲只有 HSV-1 抗体时，为 25%。
  - 血清阳性母亲复发性感染，＜ 2%。

症状和体征

- 常在出生后 1 ～ 3 周出现（最长可延迟到出生后 6 周）。
- 神经系统表现
  - 喂养困难、嗜睡、呼吸暂停、囟门隆起、易激惹、痫性发作。
- 非神经系统表现
  - 发热、呼吸窘迫、肝大、黄疸和弥散性血管内凝血（DIC）

- 约 30% 的新生儿表现有 CNS 疾病，1/3 的病例无皮肤异常表现。

诊断

- 病毒培养（口腔、鼻咽、结膜、直肠、皮肤水疱、尿、大便、血液和脑脊液）。
- CSF 的 HSV-PCR 检测（可出现假阴性，因此必须复查）。
- 每个患者都需要进行正式的眼科评估。
- EEG/ 脑 MRI 可能有助于诊断。

治疗

- 静脉给予阿昔洛韦
  - 尽管给予大剂量的阿昔洛韦治疗，因为伴有明显的 CNS 受累，预后往往很差。
  - 即使给予系统治疗，播散性疾病的死亡率介于 50%（HSV-2）和 70%（HSV-1）之间。
  - 在抗病毒治疗过程中或开始抗病毒治疗之前的痫性发作与神经系统并发症的风险增加相关。

头颅大小异常

足月儿正常的头围为 32 ～ 38 cm。

巨头畸形

- 最常见的原因是家族性巨头畸形。
  - 严重神经系统疾病的风险极低。
  - 测量父母的头围。
- 头部超声可以提示哪些结构或液体空间扩大。囟门闭合的较大婴儿或神经系统检查异常的婴儿可行脑部 MRI。

检查

脑积水

- MRI 发现导水管狭窄、交通性脑积水、良性外部积水以及先天性或获得性脑实质异常，可提示病因。
- 弓形虫病滴度（如果脑部 MRI 检查提示）。
- 如果需要，给予眼科检查。
- 有临床指征时，给予遗传学检查。

- 畸形，特别是眼球畸形或有家族史。

无脑积水
- 考虑检测尿有机酸、血清戊二酸（戊二酸尿症 1 型），特别是如果 MRI 显示外侧裂增宽。
- 如有临床指征，进行遗传学检查。

小头畸形
- 定义是头围低于平均值 3 个标准差以上[66]。

检查
- 针对先天性感染（如 CMV），行病毒培养（咽拭子）、血清滴度和尿培养 /PCR 检查。
- 脑 MRI（MRI 优于 CT，因为它对结构异常的检测更为灵敏，并且避免了辐射），或在无法进行 MRI 时行头颅超声检查。
- 如果无法行 MRI 或 CT 检查，可行三维头颅 X 线片发现颅缝早闭。
- 应考虑染色体核型、染色体微阵列、其他特定基因检测（如 *ASPM* 基因）。
- 代谢性检查——如果出现其他症状如痫性发作、异常语调，或脑神经检查。
- 产妇苯丙氨酸水平。
- 胎盘检查，尤其是伴胎儿宫内生长受限时。

肌张力异常

松软婴儿
区分无力和肌张力减低非常重要。
- 肌张力减低是被动运动时关节活动的阻力下降。
- 无力是能够产生的最大力量下降。
- 肌张力减低可不伴有无力。

轴性肌张力减低
- 中枢性原因（约占 80% 的病例）。
  - 缺氧-缺血性脑病。
  - 脑病的其他急性病因（如感染、先天性代谢缺陷、颅内出血等）。

- 大脑畸形。
- 遗传性疾病——染色体异常（如 21 三体）、先天性综合征（如 Prader-Willi 喂养困难综合征、隐睾症、黏性唾液）。
  - 产妇用药。
  - 良性先天性肌张力减低（排除性诊断）。

全身无力伴深部腱反射减退或消失

- 先天性肌营养不良症和肌病。
  - 先天性肌强直性肌营养不良：产妇病史提示子宫肌张力障碍、难产，对母亲进行检查发现握手、敲击鱼际肌时有肌强直。
- 先天性肌无力综合征。
- 新生儿肉毒杆菌中毒（出生后 ≥ 10 天起病）

不累及面部的无力

- 脊髓性肌萎缩（SMA/Werdnig-Hoffmann 病）。
  - 表情警觉好奇，但有明显的远端无力、深部腱反射消失、舌肌纤颤。
- 颈髓损伤（罕见）。
- 周围神经病（罕见）。

无力的评估

临床

- 详细的家族史和既往史（产前、围生期和新生儿期）。
  - 宫内胎动、胎先露和羊水的量。
  - 产妇暴露于毒素或感染。
  - Apgar 评分、需要复苏（提示肌张力低下是否在出生时就已存在）。
  - 12 ～ 24 h 后发病可提示先天性代谢异常。
- 通过检查肌张力、肌力、反射和意识状态对神经系统进行详细评估。
- 一般检查可发现畸形或遗传性疾病的其他体征。

实验室检查

- 全面的败血症检查，包括腰椎穿刺。
- 肝功能检查。

- 血氨。
- 血电解质——葡萄糖、钙、镁。
- 肌酸磷酸激酶检测（最好在分娩后 7 ～ 10 天进行，因为分娩过程中持续存在的肌肉损伤使其在产后早期常常升高）。

神经影像学

- MRI，包括波谱成像，可以描述结构畸形或显示代谢性 / 遗传性疾病的典型异常，如：
  - 灰质异位、无脑回畸形、多小脑回（孤立性或伴先天性肌营养不良）。
  - 颅后窝结构异常（Dandy-Walker 综合征、Joubert 综合征）。
  - 胼胝体异常（Smith-Lemli-Opitz 综合征）。
  - 基底神经节异常信号（线粒体异常）。
  - 深部脑白质异常（Lowe 综合征）。

其他检查

- 电生理检查
  - 神经传导速度（NCV）/ 肌电图（EMG）多用于脊髓前角（SMA）或脊髓疾病、神经肌肉接头病（先天性肌无力），有时也用于肌营养不良或肌病。
- 肌活检包括免疫组化染色和电镜，对代谢性肌病行冰冻肌组织的酶学研究。
  - 如果临床表现支持，在肌活检前应进行 CMD、SMA 的 DNA 检查。
  - 没有遗传学检查可用于肌病和肌营养不良的诊断。
- 遗传和代谢检查应根据婴儿的临床表现进行选择。

关节挛缩

- 以多发性关节挛缩为特征。
- 有许多已知的亚组，具有不同的体征、症状和病因。
- 需要仔细询问家族史和怀孕史。
  - 外源性（在产后逐渐好转）
    - 羊水过少
    - 胎儿窘迫
  - 先天性
    - 可能与以下异常有关：
      - 肌肉

- 中枢神经系统
- 脊髓
- 结缔组织
- 最常见的遗传学病因。

婴儿僵直

惊跳症

- 刺激时僵直加重，睡眠时僵直减轻或消失。
- 父母一方有惊跳病和敲击鼻尖时非习惯性头部回缩和（或）听觉惊跳，支持诊断。
- 晕厥时 EEG、ECG 和 EMG 上出现特征性的复合肌肉动作电位（CMAP）"棘波"。
- 基因分析可确定诊断。

先天性肌张力升高的其他原因

- 脑畸形。
- 产前皮质下损伤。
- 往往没有明显的产前病史。
- 很少作为线粒体病的主要表现。
- 许多其他潜在的遗传因素或其他原因（如先天性感染）导致宫内损伤或脑发育异常。
- 需行脑部 MRI±MRS。
- 考虑适当的遗传学检查。

参考文献

1. McCrea HJ, Ment LR. The diagnosis, management, and postnatal prevention of intraventricular hemorrhage in the preterm neonate. *Clin Perinatol.* 2008;35(4):777–792.
2. Ancel PY, Marret S, Larroque B, et al. Are maternal hypertension and small-for-gestational age risk factors for severe intraventricular hemorrhage and cystic periventricular leukomalacia? Results of the EPIPAGE cohort study. *Am J Obstet Gynecol.* 2005;193(1):178–184.
3. Hanigan WC, Powell FC, Miller TC, et al. Symptomatic intracranial hemorrhage in full-term infants. *Childs Nerv Syst.* 1995;11(12):698–707.
4. Baumert M, Brozek G, Paprotny M, et al. Epidemiology of peri/intraventricular haemorrhage in newborns at term. *J Physiol Pharmacol.* 2008;59(suppl 4):67–75.
5. Volpe JJ. Intracranial hemorrhage: germinal matrix-intraventricular hemorrhage of the premature infant. In: Volpe JJ, ed. *Neurology of the Newborn.* 5th ed. Philadelphia, PA: WB Saunders Co; 2008:517–588.
6. Murphy BP, Inder TE, Rooks V, et al. Posthaemorrhagic ventricular dilatation in the premature infant: natural history and predictors of outcome. *Arch Dis Child Fetal Neonatal Ed.* 2002;87(1):F37–F41.
7. Savman K, Nilsson UA, Blennow M, et al. Non-protein-bound iron is elevated in

cerebrospinal fluid from preterm infants with posthemorrhagic ventricular dilatation. *Pediatr Res.* 2001;49(2):208–212.

8. Jocelyn LJ, Casiro OG. Neurodevelopmental outcome of term infants with intraventricular hemorrhage. *Am J Dis Child.* 1992;146(2):194–197.

9. Mao C, Guo J, Chituwo BM. *Intraventricular haemorrhage and its prognosis, prevention and treatment in term infants. J Trop Pediatr.* 1999;45(4):237–240.

10. Whitelaw A, Jary S, Kmita G, et al. Randomized trial of drainage, irrigation and fibrinolytic therapy for premature infants with posthemorrhagic ventricular dilatation: developmental outcome at 2 years. *Pediatrics.* 2010;125(4):E852–E858.

11. Huang AH, Robertson RL. Spontaneous superficial parenchymal and leptomeningeal hemorrhage in term neonates. *AJNR Am J Neuroradiol.* 2004;25(3):469–475.

12. Davis DJ. Neonatal subgaleal hemorrhage: diagnosis and management. *CMAJ.* 2001;164(10):1452–1453.

13. Volpe JJ. Encephalopathy of prematurity includes neuronal abnormalities. *Pediatrics.* 2005;116(1):221–225.

14. Andiman SE, Haynes RL, Trachtenberg FL, et al. The cerebral cortex overlying periventricular leukomalacia: analysis of pyramidal neurons. *Brain Pathol.* 2010;20(4):803–814.

15. Ligam P, Haynes RL, Folkerth RD, et al. Thalamic damage in periventricular leukomalacia: novel pathologic observations relevant to cognitive deficits in survivors of prematurity. *Pediatr Res.* 2009;65(5):524–529.

16. McQuillen PS, Sheldon RA, Shatz CJ, et al. Selective vulnerability of subplate neurons after early neonatal hypoxia-ischemia. *J Neurosci.* 2003;23(8):3308–3315.

17. Woodward LJ, Anderson PJ, Austin NC, et al. Neonatal MRI to predict neurodevelopmental outcomes in preterm infants. *N Engl J Med.* 2006;355(7):685–694.

18. Resch B, Neubauer K, Hofer N, et al. Episodes of hypocarbia and early-onset sepsis are risk factors for cystic periventricular leukomalacia in the preterm infant. *Early Hum Dev.* 2012;88(1):27–31.

19. Rutherford MA, Supramaniam V, Ederies A, et al. Magnetic resonance imaging of white matter diseases of prematurity. *Neuroradiology.* 2010;52(6):505–521.

20. de Bruïne FT, van den Berg-Huysmans AA, Leijser LM, et al. Clinical implications of MR imaging findings in the white matter in very preterm infants: a 2-year follow-up study. *Radiology.* 2011;261(3):899–906.

21. Ramenghi LA, Fumagalli M, Righini A, et al. Magnetic resonance imaging assessment of brain maturation in preterm neonates with punctate white matter lesions. *Neuroradiology.* 2007;49(2):161–167.

22. Nelson KB, Leviton A. How much of neonatal encephalopathy is due to birth asphyxia? *Am J Dis Child.* 1991;145(11):1325–1331.

23. Sarnat HB, Sarnat MS. Neonatal encephalopathy following fetal distress. A clinical and electroencephalographic study. *Arch Neurol.* 1976;33(10):696–705.

24. Graham EM, Ruis KA, Hartman AL, et al. A systematic review of the role of intrapartum hypoxia-ischemia in the causation of neonatal encephalopathy. *Am J Obstet Gynecol.* 2008;199(6):587–595.

25. van Rooij LG, Toet MC, van Huffelen AC, et al. Effect of treatment of subclinical neonatal seizures detected with aEEG: randomized, controlled trial. *Pediatrics.* 2010;125(2):E358–E366.

26. Shellhaas RA, Soaita AI, Clancy RR. Sensitivity of amplitude-integrated electroencephalography for neonatal seizure detection. *Pediatrics.* 2007;120(4):770–777.

27. Shellhaas RA, Chang T, Tsuchida T, et al. The American Clinical Neurophysiology Society's Guideline on Continuous Electroencephalography Monitoring in Neonates. *J Clin Neurophysiol.* 2011;28(6):611–617.

28. Soul JS, Robertson RL, Tzika AA, et al. Time course of changes in diffusion-weighted magnetic resonance imaging in a case of neonatal encephalopathy with defined onset and duration of hypoxic-ischemic insult. *Pediatrics.* 2001;108(5):1211–1214.

29. McKinstry RC, Miller JH, Snyder AZ, et al. A prospective, longitudinal diffusion tensor imaging study of brain injury in newborns. *Neurology.* 2002;59(6):824–833.

30. Bednarek N, Mathur A, Inder T, et al. Impact of therapeutic hypothermia on MRI diffusion changes in neonatal encephalopathy. *Neurology.* 2012;78(18):1420–1427.

31. Rutherford MA, Pennock JM, Counsell SJ, et al. Abnormal magnetic resonance signal in the internal capsule predicts poor neurodevelopmental outcome in infants with hypoxic-ischemic encephalopathy. *Pediatrics.* 1998;102(2,pt 1):323–328.

32. Cowan F. Outcome after intrapartum asphyxia in term infants. *Semin Neonatol.* 2000;5(2):127–140.

33. de Vries LS, Jongmans MJ. Long-term outcome after neonatal hypoxic-ischaemic

encephalopathy. *Arch Dis Child Fetal Neonatal Ed.* 2010;95(3):F220–F224.

34. Okereafor A, Allsop J, Counsell SJ, et al. Patterns of brain injury in neonates exposed to perinatal sentinel events. *Pediatrics.* 2008;121(5):906–914.

35. Robertson CM, Perlman M. Follow-up of the term infant after hypoxic-ischemic encephalopathy. *Paediatr Child Health.* 2006;11(5):278–282.

36. Badawi N, Felix JF, Kurinczuk JJ, et al. Cerebral palsy following term newborn encephalopathy: a population-based study. *Dev Med Child Neurol.* 2005;47(5):293–298.

37. al Naqeeb N, Edwards AD, Cowan FM, et al. Assessment of neonatal encephalopathy by amplitude-integrated electroencephalography. *Pediatrics.* 1999;103(6,pt 1):1263–1271.

38. Thoresen M, Hellström-Westas L, Liu X, et al. Effect of hypothermia on amplitude-integrated electroencephalogram in infants with asphyxia. *Pediatrics.* 2010;126(1):E131–E139.

39. Takenouchi T, Rubens EO, Yap VL, et al. Delayed onset of sleep-wake cycling with favorable outcome in hypothermic-treated neonates with encephalopathy. *J Pediatr.* 2011;159(2):232–237.

40. Gucuyener K, Beken S, Ergenekon E, et al. Use of amplitude-integrated electroencephalography (aEEG) and near infrared spectroscopy findings in neonates with asphyxia during selective head cooling. *Brain Dev.* 2012;34(4):280–286.

41. Wyatt JS, Gluckman PD, Liu PY, et al. Determinants of outcomes after head cooling for neonatal encephalopathy. *Pediatrics.* 2007;119(5):912–921.

42. Mariani E, Scelsa B, Pogliani L, et al. Prognostic value of electroencephalograms in asphyxiated newborns treated with hypothermia. *Pediatr Neurol.* 2008;39(5):317–324.

43. Nash KB, Bonifacio SL, Glass HC, et al. Video-EEG monitoring in newborns with hypoxic-ischemic encephalopathy treated with hypothermia. *Neurology.* 2011;76(6):556–562.

44. Cowan FM, de Vries LS. The internal capsule in neonatal imaging. *Semin Fetal Neonatal Med.* 2005;10(5):461–474.

45. Biagioni E, Mercuri E, Rutherford M, et al. Combined use of electroencephalogram and magnetic resonance imaging in full-term neonates with acute encephalopathy. *Pediatrics.* 2001;107(3):461–468.

46. Rutherford M, Srinivasan L, Dyet L, et al. Magnetic resonance imaging in perinatal brain injury: clinical presentation, lesions and outcome. *Pediatr Radiol.* 2006;36(7):582–592.

47. Miller SP, Ramaswamy V, Michelson D, et al. Patterns of brain injury in term neonatal encephalopathy. *J Pediatr.* 2005;146(4):453–460.

48. Kirton A, deVeber G. Cerebral palsy secondary to perinatal ischemic stroke. *Clin Perinatol.* 2006;33(2):367–386.

49. Lee J, Croen LA, Lindan C, et al. Predictors of outcome in perinatal arterial stroke: a population-based study. *Ann Neurol.* 2005;58(2):303–308.

50. Golomb MR, MacGregor DL, Domi T, et al. Presumed pre- or perinatal arterial ischemic stroke: risk factors and outcomes. *Ann Neurol.* 2001;50(2):163–168.

51. Kersbergen KJ, Groenendaal F, Benders MJ, et al. The spectrum of associated brain lesions in cerebral sinovenous thrombosis: relation to gestational age and outcome. *Arch Dis Child Fetal Neonatal Ed.* 2011;96(6):F404–F409.

52. Benders MJ, Groenendaal F, Uiterwaal CS, et al. Maternal and infant characteristics associated with perinatal arterial stroke in the preterm infant. *Stroke.* 2007;38(6):1759–1765.

53. Lynch JK, Nelson KB. Epidemiology of perinatal stroke. *Curr Opin Pediatr.* 2001;13(6):499–505.

54. Bouza H, Dubowitz LM, Rutherford M, et al. Prediction of outcome in children with congenital hemiplegia: a magnetic resonance imaging study. *Neuropediatrics.* 1994;25(2):60–66.

55. Boardman JP, Ganesan V, Rutherford MA, et al. Magnetic resonance image correlates of hemiparesis after neonatal and childhood middle cerebral artery stroke. *Pediatrics.* 2005;115(2):321–326.

56. Benders MJ, Groenendaal F, De Vries LS. Preterm arterial ischemic stroke. *Semin Fetal Neonatal Med.* 2009;14(5):272–277.

57. Kurnik K, Kosch A, Strater R, et al. Recurrent thromboembolism in infants and children suffering from symptomatic neonatal arterial stroke: a prospective follow-up study. *Stroke.* 2003;34(12):2887–2892.

58. Grunt S, Wingeier K, Wehrli E, et al. Cerebral sinus venous thrombosis in Swiss children. *Dev Med Child Neurol.* 2010;52(12):1145–1150.

59. Berfelo FJ, Kersbergen KJ, van Ommen CH, et al. Neonatal cerebral sinovenous thrombosis from symptom to outcome. *Stroke.* 2010;41(7):1382–1388.
60. Kersbergen KJ, Groenendaal F, Benders MJ, de Vries LS. Neonatal cerebral sinovenous thrombosis: neuroimaging and long-term follow-up. *J Child Neurol.* 2011;26(9):1111–1120.
61. Kenet G, Kirkham F, Niederstadt T, et al. Risk factors for recurrent venous thromboembolism in the European collaborative paediatric database on cerebral venous thrombosis: a multicentre cohort study. *Lancet Neurol.* 2007;6(7):595–603.
62. Jordan LC, Rafay MF, Smith SE, et al. Antithrombotic treatment in neonatal cerebral sinovenous thrombosis: results of the International Pediatric Stroke Study. *J Pediatr.* 2010;156(5):704–710, 10E1–10E2.
63. Thibeault-Eybalin MP, Lortie A, Carmant L. Neonatal seizures: do they damage the brain? *Pediatr Neurol.* 2009;40(3):175–180.
64. Gilman JT, Gal P, Duchowny MS, et al. Rapid sequential phenobarbital treatment of neonatal seizures. *Pediatrics.* 1989;83(5):674–678.
65. Painter MJ, Scher MS, Stein AD, et al. Phenobarbital compared with phenytoin for the treatment of neonatal seizures. *N Engl J Med.* 1999;341(7):485–489.
66. King MD, Stephenson JBP. *A Handbook of Neurological Investigations in Children.* London: Mac Keith Press; 2009.

儿童神经性睡眠障碍

Mandeep Rana, Umakanth Khatwa, and Sanjeev V. Kothare

袁远 译 刘献增 方筱静 校

儿童正常睡眠

定义 可逆性的知觉分离和对周围环境无反应的行为状态。

生理学 生理和行为过程的复杂混合[1]。根据生理学参数分为两个不同的阶段:**快速动眼(rapid eye movement,REM)睡眠**和**非快速动眼(non-rapid eye movement,NREM)睡眠**(表 20.1)。

成熟期变化 在整个生命周期内睡眠结构持续发生变化(图 20.1 和图 20.2),但最重要的变化发生在生命的最初几年里。出生后前 3 个月,通过 REM 睡眠从觉醒过渡到睡眠(称为新生儿活动睡眠)。REM 和 NREM 睡眠从出生时每 50 ~ 60 min 循环交替一次过渡到成年后每 90 min 交替一次。REM 睡眠从出生(占睡眠的 50%)经儿童早期到成年(占睡眠的 20% ~ 25%)逐渐减少。慢波睡眠在儿童早期达到顶峰,在青春期开始减少,成年期继续减少。

觉醒-睡眠调节的机制 "双机制模式"(图 20.3):自我平衡的睡眠驱动("机制 S")和内源性昼夜时间("机制 C")的相互作用[2-3]。S 在清醒时产生,在睡眠中消散;C 随着近乎完美的 24 h 周期振荡[4-5]。

儿童睡眠障碍的评估[63]

病史 ①日常就寝时间:睡眠联想和行为、睡眠环境和睡眠

表 20.1 睡眠分期:传统分期与最新分期定义的对比

睡眠类型	类型的描述	传统分期定义	最新分期定义
NREM	"浅睡眠"	1,2	N1,N2
	"深睡眠"或慢波睡眠	3,4	N3
REM	做梦睡眠	REM	R
	异相睡眠		

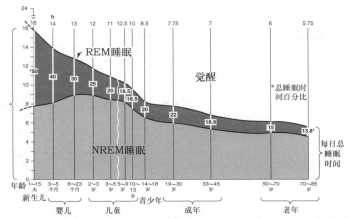

图 20.1 随着年龄变化,每日总睡眠时间以及 REM 和 NREM 分布的改变。注意新生儿和婴儿存在大量的 REM 睡眠[61]。总睡眠时间随年龄增长而减少。(From Roffwarg HP,Muzio JN,Dement WC. Ontogenetic development of the human sleep-dream cycle. Science. 1966;152(3722):604-619,with permission.)

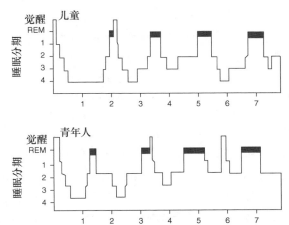

图 20.2 不同年龄 NREM 和 REM 睡眠周期:从童年到成年期的睡眠成熟。儿童期慢波睡眠最明显,随着年龄的增长而逐渐减少。从儿童到成年期 REM 睡眠逐渐减少。儿童第一个 NREM 周期持续时间超过 90 min,不同于成年人 60 min 左右。还要注意 REM 睡眠在后半夜增加。这可能是为什么夜惊发生在前半夜而梦魇出现在后半夜的生理机制[62]。(From Mindell JA,Owens JA. Biology of Sleep. In:Clinical Guide to Pediatric Sleep:Diagnosis and Management of Sleep Problems. Philadelphia,PA:LWW;2003,with permission.)

时间表,包括工作日和周末、晚间活动,如看电视、上网、发短信和发邮件;②**夜间症状**:打鼾、觉醒、躁动、下肢运动、呼吸

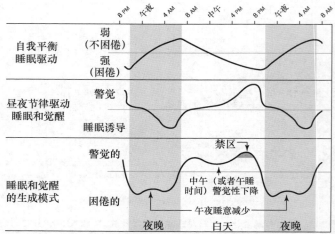

图 20.3 双机制模式（自我平衡和昼夜节律驱动）控制睡眠和觉醒。自我平衡驱动在清醒期积累，在睡眠期消散；而昼夜节律驱动呈 24 h 周期性摆动。禁区是指这些驱动达到最大值的时间段，这期间儿童很难入睡[3]。（From Ferber R. How to Solve Your Child's Sleep Problems. New York，NY：Simon and Schuster；2009，with permission.）

暂停、出汗、口干、经口呼吸；③**日间症状：**嗜睡、疲劳、打盹；④**用药史和精神病史：**哮喘、胃食管反流性疾病（GERD）、过敏、慢性肺病、镰状细胞病、疼痛，以及神经系统疾病，如癫痫、头痛、脑瘫、发育迟缓、注意力缺陷多动障碍（ADHD）、孤独症（ASD）、抑郁、焦虑和双相情感障碍。⑤**家族史：**睡眠呼吸暂停、发作性睡病、不宁腿综合征（restless leg syndrome，RLS）、长时间的睡眠需求。⑥**药物：**咖啡因、酒精、镇静剂和兴奋剂。

体格检查　①**生长参数：**身高、体重、体重指数（BMI）、颈围。②**耳鼻喉检查：**鼻中隔偏曲、鼻甲肥大、腺样体扁桃体肥大、口咽拥挤、巨舌。③**颅面特征：**腺样体肿大面容、高腭穹、中面部发育不全、颌后缩、反咬合。④**神经系统检查：**特别针对伴有 RLS 症状、日间过度嗜睡、非典型异态睡眠和痫性发作的儿童。

工具

多导睡眠图（PSG）

睡眠期连续记录几项生理参数，包括脑电图（EEG）、心电图（ECG）、眼电图（EOG）、通过胸带和腹带测定呼吸动作、气流、通过脉搏血氧测定和呼气末 CO_2 测定气体交换、采用肌电图（EMG）监测下肢和下颌活动、打鼾和扩音器。PSG 用于评估：

（1）睡眠呼吸障碍（SDB）：阻塞性睡眠呼吸暂停（obstructive sleep apnea，OSA）、中枢性睡眠呼吸暂停和低通气。

（2）夜间事件：异态睡眠与夜间痫性发作（也见表 3.2 和表 6.16，并注意异态睡眠本身并不是行 PSG 的指征）、REM 行为障碍、周期性肢体运动障碍（periodic limb movements disorder，PLMD）。

（3）原因不明的嗜睡。

（4）发作性睡病：通常在多次睡眠潜伏期试验（multiple sleep latency test，MSLT）前行 PSG 检查，以排除 OSA，并评估睡眠持续时间。

（5）睡眠状态感知障碍。

（6）持续气道正压通气（CPAP）/ 双水平正压通气调节。

（7）特殊人群 SDB：

- 神经肌肉无力：低通气和 OSA。
- Chiari 1 和 2 型畸形：中枢性睡眠呼吸暂停、OSA 和低通气。
- 慢性呼吸系统疾病：气体交换异常。
- 镰状细胞疾病：OSA。
- 唐氏综合征、Prader-Willi 综合征：OSA。

多次睡眠潜伏期试验（MSLT）

评估日间入睡趋势的有效方法。

CSF 检查

偶尔通过测定 CSF 下视丘分泌素 / 食欲素水平对发作性睡病 / 猝倒进行确诊。下视丘分泌素 / 食欲素水平 < 110 pg/ml 对伴有猝倒发作的发作性睡病的诊断特异性 > 95%，对无猝倒发作的发作性睡病的诊断特异性 > 50%[6-7]。

其他检查项目

小儿睡眠问卷，如"BEARS"算法（表 20.2）[8]。**睡眠日志**评估 24 h 的睡眠-觉醒行为。**体动记录仪**是一项用于评估失眠 / 昼夜节律紊乱的有效工具，它是基于一种假定，即出现运动提示觉醒，缺乏运动提示睡眠[9]。

表 20.2 BEARS 睡眠筛选程序

	幼儿/学龄前儿童 (2～5岁)	学龄儿童 (6～12岁)	青少年 (13～18岁)
就寝时间问题	你的孩子就寝、入睡有问题吗?	你的孩子入睡有问题吗? (P) 你上床睡觉有问题吗? (C)	你入睡有困难吗? (C)
日间过度嗜睡	你的孩子日间过度疲劳或睡眠很多吗? 他/她打盹吗?	你的孩子早晨起床困难吗? 日间困倦吗? 或打盹吗? (P) 你感到很疲劳吗? (C)	你白天很多时间感到困倦吗? 在学校时, 或在开车时也困倦吗? (C)
夜间觉醒	你的孩子夜间有多次觉醒吗?	你的孩子晚上似乎醒来很多次吗? 有梦游或噩梦吗? (P) 你晚上醒来很多次吗? 再入睡有困难吗? (C)	夜晚你会醒很多次吗? 再入睡困难吗? (C)
睡眠的规律性和持续时间	你的孩子有规律的入睡和觉醒时间吗? 它们是什么?	上学的日子你的孩子何时入睡, 何时起床? 周末呢? 你认为他/她睡眠充足吗? (P)	上学期间的晚上你通常什么时间入睡? 周末呢? 你通常能睡多长时间? (C)
打鼾	你的孩子频繁打鼾或夜间呼吸困难吗?	你的孩子有很大的鼾声或夜间呼吸困难吗? (P)	你的孩子大声打鼾或夜间呼吸困难吗?

注意: 适用于学龄儿童和青少年: (P) 指向父母的问题。(C) 指向儿童的问题。"BEARS" 的设计旨在指导如何将心血入睡史融入儿童的睡眠史。睡眠的每个方面都有一组与年龄相关的"引发问题"用于临床回顾。

Owens JA, Dalzell V. Use of 'BEARS' sleep screening tool in a pediatric residents' continuity clinic: a pilot study. Sleep Med. 2005; 6 (1): 63-69.

儿童失眠症

儿童行为性失眠（表 20.3）

定义　难以入睡，睡眠维持困难，或两者兼有，有明确的行为学病因[10,64]。

病理生理学　①**设限型睡眠障碍**的特征性表现是看护者限制设定不足造成的睡眠拖延或拒绝睡眠。②**入睡相关型睡眠障碍**的特征性表现是孩子依赖于特定的刺激、物体或外界条件才能入睡或觉醒后再入睡。在缺乏这些条件时，入睡显著延迟。**夜间觉醒**实际上在儿童早期很常见（表 20.4），发生在正常睡眠周期之间，所以每 90 ～ 120 min 会出现短暂的觉醒。每个孩子对这种觉醒的反应不同：自我抚慰型儿童在没有父母的干预时可重新入睡；哭闹型儿童通过哭泣或起床叫醒父母，这种类型通常是由看护者过度干预导致的结果。

治疗　①良好的睡眠卫生、规律的就寝时间和午睡时间以及积极强化，可以促进良好的夜间睡眠。②将昏昏欲睡但仍觉醒的孩子放在床上有帮助。③药物治疗（表 20.5）对轻微的行为性失眠不常用。目前治疗儿童失眠的药物尚未被 FDA 批准[11-12]。适应证：行为干预失败、内科疾病、神经发育障碍、精神性及遗传性疾病。禁忌证：药物滥用、药物之间的相互作用和伴发 OSA。

表 20.3　儿童行为性失眠

A. 基于父母或其他成年照顾者的报告，孩子的临床症状符合失眠的标准。

B. 孩子失眠的模式符合下面描述的入睡相关型或设限型失眠。

　1.**入睡相关型睡眠障碍**包括以下各种情况：

　　（1）入睡过程延长且需要特殊的条件。

　　（2）入睡联想有问题或要求很高。

　　（3）缺乏相关疾病，入睡明显延迟或睡眠中断。

　　（4）儿童夜间醒来需要看护者干预才能重新入睡。

　2.**设限型睡眠障碍**包括以下各种情况：

　　（1）个体难以入睡或维持睡眠。

　　（2）个体拖延或拒绝在适当时间就寝或夜间觉醒后拒绝回到床上。

　　（3）看护者未能设定充分的或适当的限制来帮助孩子确定适当的睡眠行为。

C. 睡眠障碍不能更好地被其他睡眠障碍、内科或神经系统疾病或所使用的药物来解释。

ICSD：Diagnostic and Coding Manual. 2nd ed.；2005，23.

表 20.4　夜醒的原因	
睡眠卫生不良	**异态睡眠**
不恰当的午睡	**NREM 异态睡眠**
睡眠时间不一致	意识错乱型觉醒
过量饮用咖啡	梦游症
环境因素	夜惊
孩子行为 / 父母与孩子交互作用	**REM 异态睡眠**
入睡相关障碍	REM 行为障碍
设限型睡眠障碍	梦魇
夜间恐惧	**器质性或精神疾病**
原发性失眠	焦虑 / 抑郁
反复觉醒的片段睡眠	疼痛
阻塞性睡眠呼吸暂停（OSA）	药物滥用
睡眠的周期性肢体运动（PLMS）	精神病
发作性睡病	癫痫
磨牙症	头痛
其他	哮喘
夜间痫性发作	胃食管反流疾病

儿童睡眠相关呼吸障碍

阻塞性睡眠呼吸暂停（OSA）

病理生理学　OSA 是睡眠时上呼吸道阻力增加，导致气道间歇性出现部分或完全关闭，伴打鼾、呼吸用力增加，从而导致睡眠片段化和（或）气体交换异常[13]。

流行病学　OSA 可出现于任何年龄段的儿童，从新生儿到青少年，但 2 ～ 6 岁为发病高峰，正是淋巴样组织增生和腺样体扁桃体肥大的高峰时期。第二个高峰发生在青春期，而且最有可能继发于肥胖。总的患病率为 2.2% ～ 3.8%[14-15]，而肥胖儿童高达 36%[16]。

危险因素：非洲裔美国人、青春期后男性、肥胖、早产儿、肌张力减低、颅面综合征、喉软骨软化症、脑瘫、胃食管反流、甲状腺功能减退、镰状细胞病、Prader-Willi 综合征、唐氏综合征（最常见，巨舌导致 OSA，面中部发育不全，小颌畸形，肌张力减低）。

症状　**日间症状**包括张口呼吸、晨起头痛、行为和情绪改变、学习困难、注意力持续困难、多动和日间过度睡眠[17-19]。**夜**

表 20.5　儿童失眠的药物治疗

药物	剂量	半衰期（h）	不良反应	耐受性/停药	安全性
氯硝西泮	0.01 mg/kg	19～60	日间镇静，认知改变，顺行性遗忘	有	滥用，呼吸抑制
氟西泮	15～30 mg	48～120			
夸西泮	7.5～30 mg	48～120			
替马西泮	15～30 mg	3～25			
艾司唑仑	1～2 mg	8～24			
三唑仑	0.125～0.25 mg	8～24			
水合氯醛	50 mg/kg	10	胃肠道反应，眩晕	有	肝毒性，呼吸抑制
可乐定	0.05～0.3 mg	6～24	血压波动		
胍法辛	0.5～2 mg	24			
唑吡坦	5～10 mg	2～4		通常无	
扎来普隆	5～10 mg	1～2			
艾司佐匹克隆	1～3 mg	4～6			
曲唑酮	25～50 mg	30～120	抗胆碱作用		阴茎异常勃起

表 20.5 儿童失眠的药物治疗（续表）

药物	剂量	半衰期（h）	不良反应	耐受性/停药	安全性
阿米替林	0.5～2 mg/kg	4～8	REM 减少		心脏作用
褪黑素	3～9 mg	3～9	日间镇静	无	痫性发作加重
苯海拉明	1 mg/kg	4～6	日间镇静	可能	抗胆碱作用
Hydoxyzine	0.6 mg/kg	6～24			

用于儿童失眠的选择性草药

名称	作用机制	剂量	睡眠作用	注释
缬草	与苯二氮䓬类（BDZ）受体结合	2～3 g，3 次/日	缩短入睡潜伏期，改善睡眠质量	毒副作用小
甘菊	与 BDZ 受体结合	1～3 g，3 次/日	缩短入睡潜伏期	升高血压反应
卡瓦胡椒	CNS 镇静剂	60～120 mg/d	改善睡眠质量	弱的抗焦虑作用
薰衣草	CNS 镇静剂	精油吸入	改善睡眠质量	增强酒精作用

Van der Heijden KB，Smits MG，Van Someren EJ，et al. Idiopathic chronic sleep onset insomnia in attention-deficit/hyperactivity disorder: a circadian rhythm sleep disorder. Chronobiol Int. 2005; 22（3）: 559-570.

间症状包括打鼾、张口呼吸、呼吸暂停、气喘、反常呼吸、出汗、呼吸困难、遗尿和异常睡姿（如颈部过伸）。

诊断 PSG 有助于确定诊断和评估 OSA 的严重性。对伴有 OSA 的患儿，PSG 也是一种重要的基线测量方法，治疗后需要通过 PSG 评估残留的功能缺损。

治疗 ①**腺样体扁桃体切除术：**推荐的一线治疗。高达 40% 的患儿术后 PSG 可能仍有 OSA[20]，特别是肥胖儿童。②**持续正压通气（CPAP）治疗：**适于中重度 OSA 但没有行手术矫正阻塞的儿童。③**白三烯拮抗剂、鼻用类固醇，**可减少腺样体扁桃体的大小[21]，如鼻腔用布地奈德和氟替卡松，与孟鲁司特联用，用于轻度 OSA 或术后仍有轻微的 OSA[22]。④**手术选择：**鼻甲切除术、鼻中隔偏曲矫正术、上颌窦扩张术、舌缩小术和罕见的气管切开术。⑤**减肥：**对于所有超重儿童都非常重要。

预后／并发症 小儿 OSA 后遗症见表 20.6。

表 20.6 小儿睡眠呼吸暂停后遗症
代谢性
C 反应蛋白升高
胰岛素抵抗
高胆固醇血症
转氨酶升高
胰岛素样生长因子减少
生长激素分泌减少
神经认知
攻击行为
学校表现不好
抑郁
注意力缺陷
多动
喜怒无常
心血管
自主神经功能障碍
系统性高血压
睡眠中缺乏正常的血压下降
左心室功能异常
肺动脉高压
异常的心率变异性
血管内皮生长因子升高

中枢性睡眠呼吸暂停

定义 呼吸暂停持续 20 s 或至少出现 2 次无吸气动作的呼吸缺失，伴脑电觉醒或氧饱和度至少下降 3%。

病理生理学 有些患者中枢性通气驱动可能会降低，导致通气控制不稳定，从而引起中枢性睡眠呼吸暂停。一般认为当其导致慢性间断性低氧血症、心动过缓或睡眠片段化时，对心血管功能或神经认知发育会造成不良影响。

病因 先天性中枢性低通气综合征（CCHS）、Chiari 畸形、Leigh 综合征、Joubert 综合征、脑 / 脑干肿瘤、Rett 综合征、药物（毒品、麻醉剂）、软骨发育不全、中枢神经系统感染后、呼吸道合胞病毒感染和缺血-缺氧性脑病。

周期性呼吸（PB）

定义 / 病理生理学 反复出现的 3 次或 3 次以上呼吸暂停，持续 3 s 或更长时间，每次间隔 20 s 或 20 s 以上的正常呼吸。PB 在出生后第 1 周最少，2 ～ 4 周达到顶峰，到 4 个月时开始减少，6 个月后罕见[23]。足月婴儿 PB 占总睡眠时间的百分比为 0% ～ 5%。过多的 PB 在婴儿早期仍持续存在提示中枢神经系统异常。

昼夜节律失调性睡眠障碍

昼夜时间维持系统的改变或患者的昼夜节律与影响睡眠时机或时程的外源性因素明显不一致，而导致的持续性或反复性的睡眠障碍（图 20.4）。昼夜节律相关性睡眠障碍导致失眠或日间过度睡眠，并损害社交、职业或其他功能[24,65]。

睡眠时相延后型睡眠障碍（DSPD）

定义 / 病理生理学 日常睡眠表现为入睡困难和早晨觉醒困难。相对于社会可接受的时间，觉醒时间通常延迟 2 h 以上[23]。通常伴随情绪和人格改变[25-26]。

流行病学 在青少年和青年人中患病率为 7%[27]，为最常见的昼夜节律失调性睡眠障碍[28]。

治疗 ①坚持良好的睡眠卫生。②并发的精神障碍应予以诊断和治疗。③工作日和周末均应规律作息。④在日常就寝时间前至少 4 ～ 6 h 给予褪黑素 0.5 ～ 1 mg 可以促进入睡，并改善睡眠

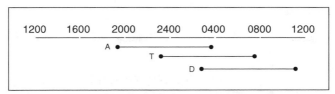

图 20.4　昼夜节律失调性睡眠障碍患儿睡眠和觉醒时间分布[1]。A，睡眠时相提前型睡眠障碍；T，典型的睡眠时相；D，睡眠时相延后型睡眠障碍。(From Avidan A. Normal sleep. In：Kryger M，ed. Principles and Practice of Sleep Medicine. Philadelphia，PA：Saunders；2010：61-68.)

质量。⑤光疗法：早晨接受 10 000 lux 亮光照射（商用光疗设备）约 30 min，将有助于觉醒时间提前。⑥时间疗法（每日连续推迟睡眠时间 1 ～ 2 h，持续 5 ～ 6 天，直到获得期望的睡眠时间）。如果上述疗法失败，恒定地保持期望的睡眠时间可能有效[29]。

睡眠时相提前型睡眠障碍（ASPD）

　　定义　日常入睡和觉醒时间相对于期望时间要早几个小时[24]。晚上早睡和清晨早醒（清晨失眠）。睡眠时间相对其年龄正常。

　　流行病学　在儿童中不常见，但在老年人中常见。中年人和老年人的患病率为 1%，并随年龄增长而增加。

　　治疗　已报道时间疗法（每 2 天提前 3 h 就寝直到所期望的时间），但很快复发[30]。美国睡眠医学会制订的实践指导将傍晚亮光治疗作为 ASPD 的治疗选择[24]。

不规则的睡眠-觉醒障碍

　　定义　缺乏明显的睡眠-觉醒昼夜节律。睡眠-觉醒模式暂时紊乱，以致睡眠和觉醒期在 24 h 的整个周期内变化不定。24 h 内都会出现小睡。相对其年龄，总的睡眠时间正常[24]。失眠和过度睡眠的症状与当天的时间有关。

　　病因和病理生理学　生物钟的解剖或功能异常是可能的病因。见于痴呆、阿尔茨海默病、脑外伤、智障儿童、失明和颅咽管瘤术后。

　　治疗　早晨亮光照射，晚上服用褪黑素，偶尔使用催眠药[31-32]。

时差

　　定义　内源性生物钟所产生的睡眠和觉醒周期与因时区改变

而产生的睡眠–觉醒模式暂时性不匹配[24]。

症状 睡眠紊乱（东向时差，失眠；西向时差，日间嗜睡），全身不适、胃肠道紊乱。

治疗 调整生理节律系统以适应新时区常需要数天，每跨一个时区需要1天左右。在适当的时机给予亮光照射和暗光／黑暗可以加快适应新的时区[33]。

异态睡眠

在入睡、睡眠中或睡眠觉醒过程中发生的令人不悦的行为事件或经历，可分为：① NREM 睡眠觉醒障碍，② REM 睡眠觉醒障碍，③其他异态睡眠（表 20.7）[34]。

NREM 睡眠觉醒障碍

定义 多发生在慢波睡眠（slow-wave sleep，SWS）占优势的前半夜。在这类疾病中，在 REM 睡眠前会出现由 SWS 向浅睡眠的异常过渡。患者既不清醒也没有完全入睡。

流行病学 发病年龄通常为 2～12 岁，至青春期缓解。**危险因素**包括阳性家族史、睡眠剥夺、不规则的作息时间、发热和疾病、药物（如水合氯醛）、变换环境后的睡眠、压力和焦虑，

表 20.7 最常见的异态睡眠临床特征

特征	NREM 睡眠觉醒障碍	夜间痫性发作	REM 睡眠行为障碍
起病年龄	通常发生于儿童期，随年龄增长而减少	任何年龄	通常＞50岁，男性多见
在睡眠周期中的时间段	通常在夜间的前 1/3	在 NREM 睡眠 1 或 2 期的任何时间	首次发病通常在入睡后 1～2h
频率	每夜很少＞1～2次，少见于日间小睡	常常很频繁，可发生于日间小睡	可发生于夜间，少见于日间小睡
刻板性	低	高	低
发作后意识错乱	典型	多变	不常见

Mahowald MS, Schenck CH. Parasomnias. In: Kryger MH, ed. Atlas of Clinical Sleep Medicine. 2010: 206.

以及片段性睡眠，如阻塞性睡眠呼吸暂停（OSA）和睡眠的周期性肢体运动（periodic limb movements of sleep，PLMS）。

亚型　①**儿童睡行症（梦游症）**与成人具有共同特征。孩子通常很安静且可以在房间的不同地方行走。患儿存在摔伤、穿破窗户划伤、甚至低体温的风险。②**意识错乱型觉醒**始于呻吟，并逐渐进展为意识错乱和伴有哭泣和扑打的易激惹行为。患儿不能被充分唤醒，可能需要 5～15 min 才能再次入睡。③**夜惊**是从SWS 期戏剧性部分觉醒。患儿可突然坐起并尖叫，伴剧烈的令人毛骨悚然的哭泣。伴随出汗、瞳孔扩大和心动过速等自主神经功能激活。次日无法回忆这些事件。

鉴别诊断　梦魇、夜间惊恐发作、痫性事件和丛集性头痛。

诊断性检查　详细地询问病史，记录入睡后多久出现这些事件，以及是否在小睡和觉醒时出现。个别情况下，同步视频脑电图监测有助于与癫痫发作相鉴别。

治疗　安抚、使用安全措施（门、门窗从外面反锁），并保证与年龄相符的充足睡眠。药物治疗包括苯二氮䓬类（BDZ）[氯硝西泮（CZP）、奥沙西泮（OXA）]，三环类抗抑郁药（TCA）用于频繁发作或有较高受伤风险的严重发作。

REM 睡眠觉醒障碍

（1）梦魇　伴有强烈的害怕或恐惧感的生动梦境可使患儿从睡眠中觉醒。患儿通常可详细地描述梦境。较少出现的梦魇不需要进一步评估，而频繁出现的梦魇会导致广泛性焦虑障碍和分离性焦虑症的患病率增加。梦魇也可能是性虐待的一个标志。

流行病学　常见（3～6 岁的儿童占 30%～90%）。

（2）REM 行为障碍　缺乏 REM 睡眠的肌张力低下，表现为与梦境相关的复杂运动，且这些运动是强力的并有暴力倾向。

流行病学　儿童少见。可在下列情况中出现：发作性睡病、脑干肿瘤、青少年型帕金森病（PD）、橄榄脑桥小脑变性、使用选择性 5- 羟色胺再摄取抑制剂（SSRI），及一些遗传综合征，如Smith-Magenis 综合征。

其他异态睡眠

其他异态睡眠包括夜间遗尿症、睡眠相关的分离障碍、爆炸头综合征、睡眠相关饮食或性功能障碍、夜间呻吟。

嗜睡症 / 日间过度睡眠

在一天主要的清醒期内无法保持清醒和警觉，导致无意识地陷入困倦或睡眠[35]。在成年人，日间过度睡眠（excessive daytime sleepiness，EDS）最常见的原因是睡眠质量欠佳。其他原因包括发作性睡病、特发性嗜睡症和复发性嗜睡症（表 20.8）。

发作性睡病

定义 持续终生的神经系统 REM 睡眠障碍，特征性表现为 EDS、夜间睡眠紊乱、猝倒（姿势性张力丧失，由情绪变化诱发，尤其是大笑）、入睡前 / 觉醒前幻觉和睡眠瘫痪；后三者是 REM 睡眠进入觉醒 / 睡眠状态的异常表现[36]。发作性睡病可能伴随或不伴随猝倒发作。

流行病学 北美和欧洲的患病率为 1/4000。男性和女性的发病率相同。症状通常出现在十几岁或二十几岁早期。

病理生理学 下丘脑外侧食欲素 -1 分泌神经元缺失，可能由自身免疫引起。不伴猝倒发作的发作性睡病患者 CSF 食欲素 -1 水平往往正常，但伴有猝倒的发作性睡病患者食欲素大幅减少。发作性睡病与 HLA-DR2 和 HLA-DQ1 相关。HLA DQB1*0602 是发作性睡病相对敏感的标志物，95% 伴有猝倒发作的发作性睡病患者为阳性，但 25% 的正常人群中也可出现。家族性病例也有报道。

表 20.8 儿童群体日间过度睡眠（EDS）的原因

睡眠不足	伴精神或内科疾病的睡眠障碍
睡眠剥夺 / 睡眠限制	焦虑 / 抑郁
片段性睡眠	药物滥用
OSA/ 睡眠呼吸障碍	精神病
肥胖低通气综合征	癫痫
PLMS	头痛
磨牙症	哮喘
昼夜节律障碍	GERD
DSPD	疼痛
原发性 EDS	药物
发作性睡病	
特发性嗜睡症	
复发性嗜睡症	

诊断性检查　伴猝倒发作的发作性睡病可通过临床诊断，但不伴猝倒发作的发作性睡病需要进一步的检测以证实诊断，如夜间 PSG 显示片段性睡眠和缩短的 REM 潜伏期，并排除其他器质性睡眠障碍（OSA、PLMS）。MSLT 诊断发作性睡病的标准包括平均睡眠潜伏期≤ 8 min，并且在 5 次日间小睡试验中有 2 次或 2 次以上从 REM 期入睡。

治疗　发作性睡病的治疗，见表 20.9[37]。

特发性嗜睡症（IH）

定义　EDS 几乎每天均出现且至少持续 3 个月，而不能被其他睡眠障碍、内科疾病、神经系统或精神疾病、药物应用和毒品滥用解释。它可能被误诊为不伴猝倒发作的发作性睡病。与发作性睡病不同，IH 缺乏 REM 进入睡眠和觉醒状态以及夜间睡眠中断。IH 进一步被分为伴或不伴长时睡眠（> 10 h），小睡通常不能使其清醒[36]。

复发性嗜睡症

（1）**Kleine-Levin 综合征**　反复发作的过度睡眠，持续数天到数周，但在过度睡眠间期具有正常的睡眠模式和功能。在发病

表 20.9　发作性睡病的药物治疗

药物	成人每日剂量（mg）	儿童每日剂量（mg）
EDS		
莫达非尼	100 ～ 600	50 ～ 200
哌甲酯	10 ～ 60	10 ～ 30
右苯丙胺	5 ～ 50	5 ～ 30
去氧麻黄碱	5 ～ 40	5 ～ 40
苯丙胺 / 右苯丙胺混合剂	10 ～ 60	10 ～ 30
司来吉兰	20 ～ 40	没有可用的剂量
猝倒		
丙米嗪	25 ～ 200	1.5 ～ 5 mg/（kg·d）
氯米帕明	10 ～ 200	3 mg/（kg·d）
去甲丙米嗪	25 ～ 200	25 ～ 200
氟西汀	20 ～ 60	5 ～ 30

Zarowski M，Dinar TA，Kothare SV. Narcolepsy. Minerva Pneumol. 2009；48：345-375.

期间，患者可在任何地方持续睡眠 16 ～ 20 h，可伴情绪和认知障碍、食欲增加和过度的性行为。这种发作一年发生 1 ～ 10 次，数年后（中位数 4 年）逐渐缓解[35]。更常见于男孩；多于青春期早期发病，也见于老年女性。

（2）月经期相关嗜睡症 出现在月经初潮后第 1 个月内。发作通常持续 1 周，在月经期快速缓解[34]。

睡眠相关运动障碍

不宁腿综合征（RLS）

定义 表现为难以入睡和维持睡眠。诊断标准与成人基本类似，包括：①急于活动下肢或下肢不适感，②不活动时异常感觉症状加重，③活动后感觉症状缓解，④晚间出现[38]。儿童伴随一些额外的特点（表 20.10）[39]。

流行病学 常见，成年人 5% ～ 10%，8 ～ 17 岁约 2%[40]。

诊断性检查 RLS 主要为临床诊断，而 PLMS 通过 PSG 监测到腿部运动进行诊断。另一方面，PLMD 的特征为周期性 PLMS 发作伴睡眠模式紊乱和（或）日间疲劳及困倦，而其他睡眠障碍难以解释。

病理生理学 RLS 与多巴胺功能障碍有关。其他假设认为大脑内铁存储不足[38]。原发性 RLS 本质上为特发性。推测是常染色体显性遗传模式。继发性 RLS 可与多种不同的疾病相关，包括缺铁性

表 20.10　儿童患者 RLS 的诊断（年龄 2 ～ 12 岁）
4 个基本标准：①急于活动下肢或下肢不适感。②不活动时异常感觉加重。③活动后感觉症状缓解。④晚间出现。
A. 儿童符合 RLS 诊断的全部四个基本标准，且能用他或她自己的话描述腿部不适感觉。
或
B. 儿童符合 RLS 诊断的全部四个基本标准，但是不能用他或她自己的话描述腿部不适。
和
C. 儿童至少具有以下 3 项中的 2 项： 　1. 符合其年龄的睡眠障碍。 　2. 父母或兄弟姐妹中有确诊的 RLS 患者。 　3. PSG 记录到睡眠中每小时周期性肢动指数为 5 或以上

Zarowski M，Dinar TA，Kothare SV. Narcolepsy. Minerva Pneumol. 2009；48：345-375.

贫血、肾病、妊娠和特定药物。在成年人，研究表明 70% 的 RLS 患者伴有 PLMS，而只有 20% 的 PLMD 患者有 RLS。尚无针对儿童患者的相关研究。注意力缺陷多动障碍（ADHD）与 RLS 和 PLMD 相关，但尚不清楚 ADHD 与 RLS 和 PLMD 的因果关系[41]。

鉴别诊断　RLS 的鉴别诊断包括周围神经病、慢性关节炎、皮炎、静坐不能和逐渐加重的疼痛。

治疗　缺铁（血清铁蛋白 < 50 ng/ml）时给予补铁，良好的睡眠卫生，避免咖啡因，抗组胺药、防寒 / 鼻窦制剂以及止吐剂（表 20.11）。治疗药物包括苯二氮䓬类（BDZ）药物和多巴胺受体激动剂，尽可能以最低剂量起始并逐渐增量。药物治疗在儿童患者中的应用未见报道。

睡眠相关的节律性运动障碍

幼儿常表现为撞头和身体摇摆，并作为自我安抚行为。这些可发生在刚入睡时，或发生在正常夜间觉醒后。处置包括评估潜在影响睡眠的疾病，如 OSA。对父母进行安全和行为脱敏的相关指导。对于严重和持续性的病例可考虑使用苯二氮䓬类药物。

有特殊需要的儿童睡眠障碍

睡眠障碍在神经发育障碍的儿童中非常普遍（表 20.12）[42]。这种睡眠障碍包含在下列疾病的诊断标准之中，如 Angelman 综合征、Prader-Willi 综合征、Smith-Magenis 综合征和 Williams 综合征。睡眠障碍的原因可为内科或神经系统疾病（如痫性发作、GERD、夜尿）、睡眠障碍（睡眠呼吸暂停、RLS、PLMD、昼夜节律障碍）、精神障碍（如焦虑、ADHD）、药物应用（如抗抑郁药、兴奋剂）及行为因素，包括因这些疾病导致的交流障碍而无

表 20.11　儿童患者每日 RLS 的治疗方法

非药物干预措施

1. 精神提醒活动
2. 禁食咖啡因、尼古丁和酒精
3. 考虑患者是否使用可能加重 RLS 的药物
4. 适当补铁

药物疗法（FDA 批准用于中-重度原发性 RLS）

1. 罗匹尼罗
2. 普拉克索

表 20.12 神经发育障碍患儿的睡眠问题

睡眠问题	孤独症	Angelman 综合征	Prader-Willi 综合征	Williams 综合征
入睡困难性失眠	++			
睡眠维持困难性失眠	+	++	+	
OSA			+	
日间嗜睡			++	+
夜间痫性发作	+	++		

Picchietti DL，Underwood DJ，Farris WA，et al. Further studies on periodic limb movement disorder and restless legs syndrome in children with attention-deficit hyperactivity disorder. Mov Disord. 1999；14（6）：1000-1007.

法理解父母的期望。与神经发育障碍相关的其他原因包括神经递质异常和对环境的敏感性增加。

治疗途径包括行为矫正、避免日间过度小睡、夜间服用褪黑素和使用其他促进睡眠的药物。将患儿服用的其他药物的促进睡眠特性最大化，也可有所帮助[41]。

注意力缺陷多动障碍（ADHD）和睡眠

病理生理学 睡眠障碍可能为多因素，包括与 ADHD 直接相关或与共患病（如 OCD、情绪障碍、焦虑、PLMD 和 SDB）相关（表 20.13）[43]。

流行病学 ADHD 患儿睡眠障碍的患病率是健康对照组的 5 倍[44-45]。

表 20.13 ADHD 患儿睡眠障碍的主观和客观报告

主观	客观（测试方式）
拒绝就寝	入睡潜伏期延长（ACT）
入睡困难	每小时多次睡眠分期转换（PSG）
夜间觉醒	较高的呼吸暂停-低通气指数（PSG）
早晨觉醒困难	较低的睡眠效率指数（PSG）
睡眠呼吸障碍	总睡眠时间减少（ACT）
日间嗜睡	睡眠潜伏期缩短（MSLT）

ACT，体动记录仪；PSG，多导睡眠图；MSLT，多次睡眠潜伏期试验

Picchietti DL，Underwood DJ，Farris WA，et al. Further studies on periodic limb movement disorder and restless legs syndrome in children with attention-deficit hyperactivity disorder. Mov Disord. 1999；14（6）：1000-1007.

治疗 治疗潜在的 SDB、PLMS 和 RLS（表 20.14）有助于改善 ADHD 患儿的神经行为功能，同时改善注意力不集中及多动行为[41]。睡眠卫生的促进和褪黑素的使用可有效地改善慢性入睡困难性失眠（表 20.5）[46-47]。

癫痫和睡眠

流行病学 常见的共患病。1% ～ 2% 的睡眠障碍患儿患有癫痫，20% 的癫痫患者只在睡眠中出现痫性发作[48]。30% 的夜间痫性发作患儿存在异态睡眠。

病理生理学 因 NREM 睡眠期丘脑-皮质突触活动的同步化，NREM 睡眠被认为能促进痫性发作，这将会导致痫性放电的扩散。另一方面，因 REM 睡眠期神经元为去同步化放电方式，REM 睡眠可防止癫痫发作。

诊断注意事项 癫痫患儿的睡眠障碍为多因素的，因为：①癫痫本身，②抗癫痫药物（AED）（如苯二氮䓬类药物减少 SWS，

表 20.14 RLS/PLMS 患儿的药物治疗

药物	作用机制	剂量	不良反应	安全性
可乐定	中枢性 α_2 肾上腺素受体激动剂	0.05 ～ 0.3 mg	低血压、口干、心动过缓	夜惊反弹、REM 抑制
氯硝西泮	GABA-A 受体激动剂	0.01 mg/kg	日间镇静、认知困难	呼吸抑制、耐受、成瘾
左旋多巴/卡比多巴	多巴胺代谢前体	25/100 mg（1/2片）至 3 片/日	幻觉、意识错乱、直立性低血压	胸部增大
普拉克索	非麦角类多巴胺受体激动剂	0.125 ～ 0.75 mg	头痛、低血压、日间嗜睡	冲动控制行为、赌博、胸部增大
罗匹尼罗	非麦角类多巴胺受体激动剂	0.5 ～ 4 mg	头痛、低血压、日间嗜睡	冲动控制行为、赌博、胸部增大
加巴喷丁	增强神经元 GABA 合成	100 ～ 500 mg	嗜睡、易激惹、行为恶化	视物模糊、震颤、体重增加、嗜睡

Pillar G，Shahar E，Peled N，et al. Melatonin improves sleep-wake patterns in psychomotor retarded children. Pediatr Neurol. 2000；23（3）：225-228.

苯妥英缩短睡眠潜伏期，拉莫三嗪、乙琥胺和非尔氨酯可诱发失眠），③**与癫痫共存的可治疗性睡眠障碍**如 SDB 和 PLMS 会导致睡眠片段化而产生 EDS，反而会导致痫性发作难以控制[49]。**睡眠相关癫痫综合征**（见第 5 章）包括常染色体显性遗传夜间额叶癫痫（autosomal dominant nocturnal frontal lobe epilepsy，ADNFLE）、青少年肌阵挛癫痫（JME）、伴中央颞区棘波的良性癫痫（BECTS）和 Landau-Kleffner 综合征（LKS）。

治疗 癫痫发作与睡眠 / 觉醒周期的相关性对于癫痫的治疗具有重要意义，例如可在夜间使用更高剂量的 AED。

头痛（HA）和睡眠障碍

病理生理学 一些头痛综合征与睡眠之间关系密切但很复杂，目前尚不完全明了[50]。尽管睡眠对终止头痛发作具有奇特的作用，但很多时候患者在夜间或清晨唤醒时伴有头痛。此外，头痛可能是睡眠障碍性疾病如 OSA、PLMS 或发作性睡病的临床表现之一，且睡眠紊乱也可能由头痛综合征所致。头痛诊所注意到 17% 的患者头痛出现在夜间或清晨最后的觉醒期之前[51]。

头痛相关综合征 已被第 2 版 ICSD 认可。①**偏头痛：**可以发生在日间或睡眠中。50% 的偏头痛发作出现在上午 4:00 至 9:00 之间。与特定的睡眠周期无固定相关性。②**丛集性头痛：**多发于睡眠中，特别是 REM 睡眠期。③**慢性阵发性偏侧头痛：**严重的疼痛发作主要发生于夜间，与 REM 睡眠密切相关，冠以 "REM 睡眠锁定性头痛"的专用术语。④**睡眠性头痛**是一种罕见的头痛类型，通常使患者从睡眠中觉醒。头痛为广泛性或单侧性，持续5 ～ 60 min，每晚会出现 1 ～ 3 次。无头颅自主神经受累。可出现在 REM 睡眠或 SWS 期间。

其他疾病 高血压、神经系统疾病（如脑瘤、动静脉畸形和外伤）、精神疾病（如抑郁）和睡眠障碍（打鼾、OSA）可能导致睡眠期或睡眠觉醒期头痛。

治疗 基于头痛的类型给予药物干预。

创伤性脑损伤患者的睡眠障碍

睡眠 - 觉醒障碍，尤其是 EDS、疲劳和嗜睡，在创伤性脑损伤（TBI）后常见，这些问题会显著影响生活质量。

睡眠呼吸障碍（SDB）

睡眠呼吸障碍包括中枢性睡眠呼吸暂停、OSA、睡眠相关低通气和缺氧，可能由脑和脊髓损伤引起，可被其他器官的伴随性损伤加重，特别是上呼吸道损伤。由于这些患者常服用镇静和催眠药物，可加重 SDB。

创伤后嗜睡

创伤后嗜睡不仅常见于严重的脑损伤，也见于不伴意识丧失的轻微头部损伤。

创伤后发作性睡病

罕见，只有少数病例报道。头部外伤可为发作性睡病的触发因素，头部外伤之前就已经存在发作性睡病[52]；或者头部外伤直接影响下丘脑食欲素神经元[53]。

其他睡眠障碍

伴昼夜节律反转的昼夜节律紊乱[54]、失眠[55-56]可能由疼痛、焦虑、抑郁、药物、康复期不良睡眠环境[57]和偶尔失去做梦引起，也可能与视觉记忆损害有关[58]。

治疗　睡眠相关症状应给予治疗。嗜睡可以用兴奋性药物治疗。OSA 可能需要耳鼻喉科处置或气道正压通气。儿童头部外伤后继发的睡眠障碍的预后情况尚无报道。预后往往取决于脑损伤的部位、范围以及是否存在共患病。

脑肿瘤患儿的睡眠

病理生理学　因为睡眠和觉醒都是受大脑调控的，因此脑肿瘤和睡眠之间的关系复杂。可通过 3 种机制影响睡眠：①脑肿瘤患儿与健康儿童相比，发生睡眠障碍的患病率相同；②致命性疾病的存在给患儿和家庭造成的心理压力；③由肿瘤、手术、化疗和癌症并发症（包括癌症相关疲劳、疼痛、癫痫、肥胖、内分泌病、心力衰竭、失明和药物等）对脑造成的直接损伤。OSA 可能与肥胖和甲状腺功能减退有关，而中枢性睡眠呼吸暂停可能是由于延髓的呼吸控制中枢损伤或膈神经损伤引起，以及由于麻醉药的使用引起[59-60]。在这些孩子中还可出现失眠和昼夜节律紊乱等其他问题。

治疗 针对睡眠障碍进行干预的目的是改善日间功能，减少睡眠障碍对生活质量的影响。

参考文献

1. Avidan AY. Normal sleep. In: Kryger MH, ed. *Principles and Practice of Sleep Medicine*. Philadelphia, PA: Saunders; 2010:61–68.
2. Borbély AA, Wirz-Justice A. Sleep, sleep deprivation, and depression. A hypothesis derived from a model of sleep regulation. *Hum Neurobiol*. 1982;1(3):205–210.
3. Sheldon SH, Ferber R, Kryger MH, eds. *Principles and Practices of Pediatric Sleep Medicine*. Philadelphia, PA: Elsevier Saunders; 2005.
4. Fuller PM, Gooley JJ, Saper CB. Neurobiology of the sleep-wake cycle: sleep architecture, circadian regulation, and regulatory feedback. *J Biol Rhythms*. 2006;21(6):482–493.
5. Saper CB, Cano G, Scammell TE. Homeostatic, circadian, and emotional regulation of sleep. *J Comp Neurol*. 2005;493(1):92–98.
6. Nishino S, Ripley B, Overeem S, et al. Hypocretin (orexin) deficiency in human narcolepsy. *Lancet*. 2000;355(9197):39–40.
7. Nishino S, Ripley B, Overeem S, et al. Low cerebrospinal fluid hypocretin (Orexin) and altered energy homeostasis in human narcolepsy. *Ann Neurol*. 2001;50(3):381–388.
8. Owens JA, Dalzell V. Use of 'BEARS' sleep screening tool in a pediatric residents' continuity clinic: a pilot study. *Sleep Med*. 2005;6(1):63–69.
9. Ancoli-Israel S, Gehrman P, Martin JL, et al. Increased light exposure consolidates sleep and strengthens circadian rhythms in severe Alzheimer's disease patients. *Behav Sleep Med*. 2003;1(1):22–36.
10. Gaylor, EE, Goodlin-Jones BL, Anders TF. Classification of young children's sleep problem: a pilot study. *J Am Acad Child Adolesc Psychiatry*. 2001;40(1):61–67.
11. Mindell JA, Emslie G, Blumer J, et al. Pharmacologic management of insomnia in children and adolescents: consensus statement. *Pediatrics*. 2006;117(6):E1223–E1232.
12. Owens JA, Babcock D, Blumer J, et al. The use of pharmacotherapy in the treatment of pediatric insomnia in primary care: rational approaches. A consensus meeting summary. *J Clin Sleep Med*. 2005;1(1):49–59.
13. Section on Pediatric Pulmonology, Subcommittee on Obstructive Sleep Apnea Syndrome. American Academy of Pediatrics. Clinical practice guideline: diagnosis and management of childhood obstructive sleep apnea syndrome. *Pediatrics*. 2002;109(4):704–712.
14. Schlaud M, Urschitz MS, Urschitz- Duprat PM, et al. The German study on sleep-disordered breathing in primary school children: epidemiological approach, representativeness of study sample, and preliminary screening results. *Pediatr Perinat Epidemiol*. 2004;18(6):431.
15. Rosen Cl, Larkin EK, Kirchner HL, et al. Prevalence and risk factors for sleep-disordered breathing in 8- to 11-year-old children: association with race and prematurity. *J Pediatr*. 2003;142(4):383–389.
16. Marcus CL, Curtis S, Koerner CB, et al. Evaluation of pulmonary function and polysomnography in obese children and adolescents. *Pediatr Pulmonol*. 1996;21(3):176–183.
17. Gottlieb DJ, Chase C, Vezina RM, et al. Sleep-disordered breathing symptoms are associated with poorer cognitive function in 5-year-old children. *J Pediatr*. 2004;145(4):458–464.
18. Chervin RD, Archbold KH, Dillon JE, et al. Associations between symptoms of inattention, hyperactivity, restless legs, and periodic leg movements. *Sleep*. 2002;25(2):213–218.
19. Chervin RD, Dillon JE, Archbold KH, et al. Conduct problems and symptoms of sleep disorders in children. *J Am Acad Child Adolesc Psychiatry*. 2003;42(2):201–208.
20. Guilleminault C, Huang YS, Glamann C, et al. Adenotonsillectomy and obstruc-

tive sleep apnea in children: a prospective survey. *Otolaryngol Head Neck Surg.* 2007;136(2):169–175.

21. Kheirandish-Gozal L, Gozal D. Intranasal budesonide treatment for children with mild obstructive sleep apnea syndrome. *Pediatrics.* 2008;122(1):E149–E155.

22. Kheirandish L, Goldbart AD, Gozal D. Intranasal steroids and oral leukotriene modifier therapy in residual sleep-disordered breathing after tonsillectomy and adenoidectomy in children. *Pediatrics.* 2006;117(1):E61–E66.

23. Katz ES. Disorders of central respiratory control during sleep in children. In: Barkoukis TJ, Matheson JK, Ferber R, et al., eds. *Therapy in Sleep Medicine.* 1st ed. Philadelphia, PA: Saunders; 2011.

24. Circadian rhythm sleep disorders. In: *The International Classification of Sleep Disorders.* 2nd ed. Westchester, IL: American Academy of Sleep Medicine; 2005:117–136.

25. Alvarez B, Dahlitz MJ, Vignau J, et al. The delayed sleep phase syndrome: clinical and investigative findings in 14 subjects. *J Neurol Neurosurg Psychiatry.* 1992;55(8):665–670.

26. Regestein QR, Monk TH. Delayed sleep phase syndrome: a review of its clinical aspects. *Am J Psychiatry.* 1995;152(4):602–608.

27. Thorpy MJ, Korman E, Spielman AJ, et al. Delayed sleep phase syndrome in adolescents. *J Adolesc Health Care.* 1988;9(1):22–27.

28. Dagan Y, Eisenstein M. Circadian rhythm sleep disorders: toward a more precise definition and diagnosis. *Chronobiol Int.* 1999;16(2):213–222.

29. Reid KJ, Zee PC. Circadian rhythm sleep disorders. In: Kryger MH, ed. *Atlas of Clinical Sleep Medicine.* Philadelphia, PA: Saunders; 2010:91–97.

30. Wagner DR. Disorders of the circadian sleep-wake cycle. *Neurol Clin.* 1996;14(3):651–670.

31. Jan MM. Melatonin for the treatment of handicapped children with severe sleep disorders. *Pediatr Neurol.* 2000;23(3):229–232.

32. Pillar G, Shahar E, Peled N, et al. Melatonin improves sleep-wake patterns in psychomotor retarded children. *Pediatr Neurol.* 2000;23(3):225–228.

33. Drake CL, Wright KP Jr. Shift work, shift work disorder, and jet lag. In: Kryger MH, Roth T, Dement WC, eds. *Principles and Practice of Sleep Medicine.* 5th ed. St. Louis, MO: Elsevier Saunders; 2011:784–798.

34. Parasomnias. In: *The International Classification of Sleep Disorders.* 2nd ed. Westchester, IL: American Academy of Sleep Medicine; 2005:137–167.

35. Hypersomnias of central origin. In: *The International Classification of Sleep Disorders.* 2nd ed. Westchester, IL: AASM; 2005:79–105.

36. Avidan AY. Narcolepsy and idiopathic hypersomnia. In: Kryger MH, ed. *Atlas of Clinical Sleep Medicine.* Philadelphia, PA: Saunders; 2010:107–114.

37. Zarowski M, Dinar TA, Kothare SV. Narcolepsy. *Minerva Pneumol.* 2009;48:345–375.

38. Avidan AY. Restless legs syndrome and periodic limb movements in sleep. In: Kryger MH, ed. *Atlas of Clinical Sleep Medicine.* Philadelphia, PA: Saunders; 2010:115.

39. Sleep related movement disorders. In: *The International Classification of Sleep Disorders.* 2nd ed. Westchester IL: AASM; 2005:177–196.

40. Picchietti D, Allen RP, Walters AS, et al. Restless legs syndrome: prevalence and impact in children and adolescents—the Peds REST study. *Pediatrics.* 2007;120(2):253–266.

41. Picchietti DL, Underwood DJ, Farris WA, et al. Further studies on periodic limb movement disorder and restless legs syndrome in children with attention-deficit hyperactivity disorder. *Mov Disord.* 1999;14(6):1000–1007.

42. Goldman SE, Malow BA. Autism and other neurodevelopmental disorders. In: Kothare SV, Kotagal S, eds. *Sleep in Childhood Neurological Disorders.* 1st ed. New York, NY: Demos; 2011:143–153.

43. Spruyt K, Gozal D. Sleep and ADHD: daytime and nighttime phenotype. In: Kothare SV, Kotagal S, eds. *Sleep In Childhood Neurological Disorders.* 1st ed. New York, NY: DEMOS; 2011:41–55.

44. Nutt DJ, Fone K, Asherson P, et al. Evidence-based guidelines for management of attention-deficit/hyperactivity disorder in adolescents in transition to adult services and in adults: recommendations from the British Association for Psychopharmacology. *J Psychopharmacol.* 2007;21(1):10–41.

45. Corkum P, Moldofsky H, Hogg-Johnson S, et al. Sleep problems in children with attention-deficit/hyperactivity disorder: impact of subtype, comorbidity, and stimulant medication. *J Am Acad Child Adolesc Psychiatry.* 1999;38(10):1285–1293.

46. Van der Heijden KB, Smits MG, Van Someren EJ, et al. Idiopathic chronic sleep

onset insomnia in attention-deficit/hyperactivity disorder: a circadian rhythm sleep disorder. *Chronobiol Int.* 2005;22(3):559–570.

47. Weiss MD, Wasdell MB, Bomben MM, et al. Sleep hygiene and melatonin treatment for children and adolescents with ADHD and initial insomnia. *J Am Acad Child Adolesc Psychiatry.* 2006;45(5):512–519.

48. Mahowald MS, Schenck CH. Parasomnias. In: Kryger MH, ed. *Atlas of Clinical Sleep Medicine.* 2010:206.

49. Bazil CW. Sleep and epilepsy. *Curr Opin Neurol.* 2000;13(2):171–175.

50. Culebras A. Headache disorders and sleep. In: Culebras A, ed. *Sleep Disorders and Neurologic Disease.* New York, NY: Informa Health Care; 2007.

51. Paiva T, Farinha A, Martins A, et al. Chronic headaches and sleep disorders. *Arch Intern Med.* 1997;157(15):1701–1705.

52. Reeves AG, Plum F. Hyperphagia, rage, and dementia accompanying a ventromedial hypothalamic neoplasm. *Arch Neurol.* 1969;20(6):616–624.

53. Haugh RM, Markesbery WR. Hypothalamic astrocytoma. Syndrome of hyperphagia, obesity, and disturbances of behavior and endocrine and autonomic function. *Arch Neurol.* 1983;40(9):560–563.

54. Yuste R, MacLean JN, Smith J, et al. The cortex as a central pattern generator. *Nat Rev Neurosci.* 2005;6(6):477–483.

55. Achermann P, Werth E, Dijk DJ, et al. Time course of sleep inertia after nighttime and daytime sleep episodes. *Arch Ital Biol.* 1995;134(1):109–119.

56. Dinges D. Napping patterns and effects in human adults. In: Dinges D, ed. *Sleeping and Alertness: Chronobiological, Behavioral and Medical Aspects of Napping.* New York, NY: Raven Press; 1989:171–204.

57. Dinges D. Are you awake? Cognitive performance and review during hypnopompic state. In: Bootzin RK, J Kihlstrom, Schacter D, eds. *Sleep and Cognition.* Washington, DC: American Psychological Association; 1990:159–175.

58. Kuboyama T, Hori A, Sato T, et al. Changes in cerebral blood flow velocity in healthy young men during overnight sleep and while awake. *Electroencephalogr Clin Neurophysiol.* 1997;102(2):125–131.

59. Rosen GM, Bendel AE, Neglia JP, et al. Sleep in children with neoplasms of the central nervous system: case review of 14 children. *Pediatrics.* 2003;112(1, pt 1): E46–E54.

60. Rosen GM, Shor AC, Geller TJ. Sleep in children with cancer. *Curr Opin Pediatr.* 2008;20(6):676–681.

61. Roffwarg HP, Muzio JN, Dement WC. Ontogenetic development of the human sleep-dream cycle. *Science.* 1966;152(3722):604–619.

62. Mindell JA. Biology of sleep. In: Mindell JA, Owens JA, eds. *Clinical Guide to Pediatric Sleep, Diagnosis, and Management of Sleep Problems.* Philadelphia, PA: Lippincott Williams and Wilkins; 2003:17.

63. Chervin RD, Hedger K, Dillon JE, et al. Pediatric sleep questionnaire (PSQ): validity and reliability of scales for sleep-disordered breathing, snoring, sleepiness, and behavioral problems. *Sleep Med.* 2000;1(1):21–32.

64. Ivanenko A, Crabtree VM, Obrien LM, et al. Sleep complaints and psychiatric symptoms in children evaluated at a pediatric mental health clinic. *J Clin Sleep Med.* 2006;2(1):42–48.

65. Morgenthaler TI, Lee-Chiong T, Alessi C, et al. Practice parameters for the clinical evaluation and treatment of circadian rhythm sleep disorders. An American Academy of Sleep Medicine report. *Sleep.* 2007;30(11):1445–1459.

在线资源

www.aasmnet.org – American Academy of Sleep Medicine

www.nhlbi.nih.gov/about/ncsdr – NIH National Center on Sleep Disorders Research

www.sleepresearchsociety.org – Sleep Research Society

神经眼科学

Kevin A. Shapiro and Gena Heidary

额日登娜希　译

刘献增　方筱静　校

儿童视力评估

这一部分对儿童患者视觉功能的神经眼科精细评估进行了大体概括。重点关注视力发育标识和与年龄相匹配的评估方法，为临床评价提供一个框架。

视敏度

定义　测量在高对比度下的精细辨别能力。

评估　应用与年龄相匹配的测量方法对远视力进行评估，可转换为标准的 Snellen 视力量表。正常视觉发育的标识如表 21.1 所示。

婴幼儿（0～3 岁）　评估注视及追踪光或玩具的能力。视动性眼球震颤可确认皮质视觉，在第 6 周时可以通过整个视野的大光栅获得。在第 8～12 周时眼球震颤可能进一步发展，且很可能是视力损害的先兆。徘徊样、无目的的眼球运动可能预示着更

表 21.1　视觉发育标识

年龄	瞳孔对光反射	眨眼反射	注视和跟踪	平滑追踪	色觉	立体视觉	Snellen 视敏度
足月	出现	出现	—	—	—	—	20/400～20/1600
3 月龄	—	—	出现	出现	出现	—	20/400
6 月龄	—	—	—	—	—	出现	20/400
1 岁	—	—	—	—	—	—	20/50～20/100
4 岁（中央凹成熟）	—	—	—	—	—	—	20/32 或更好

严重的视觉损害。为了量化视敏度，可使用 Teller 敏锐度卡片，这是一种具有黑白条纹交替光栅的卡片。

学龄前儿童（3～5岁） 为了量化，在适当的时候应用图形视标（Allen 或 Lea 符号）或字母视标（HOTV 字母，滚动的 E 视力表）进行视力测定。

学龄儿童（＞5岁） 通常使用 Snellen 视力表，也可以使用同学龄前儿童一样的方法。

视网膜检影法可用于确定视觉变化不是继发于可校正的屈光不正。

色觉

标准测试包括假等色的石原颜色板和 Hardy-Rand-Rittler（HRR）板块。更详细的测试，包括 Farnsworth-Munsell 15- 或 100- 颜色测试，可用于进一步描述色觉障碍类型（即很难在红-绿光谱区区分颜色：红色盲或绿色盲；或者很难在蓝-黄光谱区区分颜色：蓝色盲）。视力损害可影响色觉测试（＜20/200）。单眼色觉障碍是同侧视神经病变的一种特征。

视野

评估 婴幼儿（9个月至3岁）：通过评估双眼每个象限对玩具或光的扫视功能来测试视野。如果可能，行单眼测试。

学龄前儿童（3～5岁）：可通过让学龄前儿童注视检查者两眼之间的某个点进行评估，让儿童指向周边视野中移动的手指。

学龄儿童（＞5岁）：采用之前描述的面对面视野。8～9岁儿童可使用正规的 Goldmann 视野测量，青少年和年龄更大者可使用自动化的 Humphrey 视野测量。

瞳孔检查

在亮光与黑暗的条件下，检查瞳孔的大小、形状和对称性。

形状 形状不规则瞳孔可由多种先天性疾病所致（无虹膜、虹膜缺损、孤立性瞳孔异位），它也可由局部创伤或炎症引起。

对称性 生理性瞳孔大小不等时，瞳孔反射正常，在亮光和黑暗条件下，两侧瞳孔大小相对不对称的程度相同。大多数情况下，亮光与黑暗时瞳孔大小的差异＜1 mm。在光照条件下，瞳孔大小差异较大提示较大侧瞳孔副交感神经异常，且可能提示第

3 对脑神经功能障碍（见下文"第 3 对脑神经麻痹"）。在黑暗条件下，瞳孔大小差异较大提示较小侧瞳孔交感神经异常（见下文"Horner 综合征"）。

光反射　检查直接和间接瞳孔对光反射最好是在一个昏暗的房间里，给予明亮的光线，让患者注视遥远的目标物。采用摆动的闪光灯测试来评估**相对传入性瞳孔缺陷**，这种缺陷为视神经功能非对称性损伤的特征。在黑暗中，瞳孔收缩表明**反常性瞳孔反射**。鉴别诊断包括视网膜疾病，如先天性静止性夜盲症和全色盲（见下文"视网膜营养不良 / 退行性疾病"）。

眼球一致性和运动性

一致性　观察休息时每只眼睛角膜光反射的位置以检测偏差（Hirschberg 方法）。观察头位，内斜视患儿头明显转向患侧提示第 6 对脑神经麻痹，头偏离患侧可能代表第 4 对脑神经麻痹。

运动性　测试双眼的共轭运动（旋转），之后分别测试每只眼睛的运动，另一眼被遮住（单眼运动）。辐辏痉挛时，旋转和单眼运动之间有差异；旋转显示外展受限，但单眼运动显示每只眼睛完全外展，有助于鉴别是否源于第 6 对脑神经麻痹。

外眼检查　注意眼眶异常（如眼球突出）和眼睑（如上睑下垂或眼睑退缩）。

前眼检查　任何眼球前部的异常（如结膜、角膜、前房、虹膜或晶状体的异常），都可以借助手持式灯光或使用裂隙灯检查发现。

眼底检查

玻璃体　注意玻璃体的透明度，并记录是否存在异常细胞。

视神经　评估视盘的大小、颜色和边界的清晰度，注意视盘周围异常。

中央凹　评估视网膜中央凹的轮廓（白化病患者凹陷缺失或发育不全）。注意黄斑区的任何色素变化。

血管　注意视网膜小动脉和小静脉的走行和直径。

周边视网膜　瞳孔扩大时可观察到。要特别注意周边视网膜的任何色素变化。

传入通路功能障碍

视网膜营养不良 / 退行性疾病

疑似儿童视网膜疾病的表现如下：双眼视力丧失、光敏感性、色觉缺陷、限于夜间或日间的视力丧失。有不明原因的视觉障碍、眼球震颤或因低于正常视力或真正视力丧失而继发的徘徊样眼球运动并被误诊为心因性或非器质性的视网膜疾病患者，常常建议到神经眼科就诊。

Leber 先天性黑矇

先天性视网膜营养不良累及视杆细胞和视锥细胞[1]。

遗传学 通常是常染色体隐性遗传，偶尔是常染色体显性遗传。

临床表现 视力损害程度不等，但出生时就可能出现徘徊样、无目的的眼球运动征象，眼指征阳性（用手指压眼睛或揉眼睛），高度远视；视网膜检查初始可能正常。

评估 视网膜电图（ERG）有助于诊断。

全色盲

先天性、非进行性视锥细胞受体缺陷，男性常见；儿童出现眼球震颤、视力下降、色觉障碍和反常性瞳孔反射（昏暗光线下瞳孔收缩）[2]。

完全性全色盲 常染色体隐性遗传，视锥细胞功能缺陷；视力范围 20/200 ～ 20/400。

非完全性全色盲 最常见的色觉缺陷；X 连锁遗传，视力范围 20/40 ～ 20/400；可残留有对一种或不同组合形式的红、绿、蓝色光刺激敏感。

先天性静止性夜盲症

以暗适应受损为特征，通常高度近视；视力范围 20/20 ～ 20/200，并且不随时间推移而恶化。

遗传学 已知有各种亚型和遗传因素。X 连锁形式最常见，由于 *Nyx* 基因突变（编码夜盲蛋白）[3]。

Stargardt 黄斑营养不良

儿童期发病的黄斑变性遗传综合征。随着时间的推移，萎缩性黄斑变性伴视网膜中央凹色素的变化可能形成牛眼样外形（牛眼黄斑病变）；在视网膜周边出现黄色斑点；色觉障碍；可被误认为心因性视力丧失，因为初期尽管视力丧失，但视网膜可能正常。

遗传学 常染色体隐性遗传，继发于 *ABCA4* 基因突变。

评估 疾病早期 ERG 通常正常。荧光血管造影显示脉络膜发黑。

白化病

遗传性疾病，特征性表现为眼球结构色素减少（眼白化病）或眼球结构、皮肤和头发色素减少［眼皮肤白化病（oculocutaneous albinism，OCA）］。

遗传学 最常见的 OCA 是常染色体隐性遗传，眼白化病是 X 连锁隐性遗传；显性遗传形式的 OCA 已被报道，但罕见。

临床表现 低于正常视力、眼球震颤、虹膜透照缺陷（通过含色素的虹膜看到红色反射）、畏光、视网膜中央凹发育不全、眼底金黄色、在视交叉处的前视觉通路纤维异常交叉。

全身疾病相关性 白化病和出血倾向见于 Hermansky-Pudlak 综合征。在波多黎各（Puerto Rican）后裔患者中更为常见。Chediak-Higashi 综合征患者白化病和感染的易感性增加。

评估 必要时做遗传学测试和相关的系统性疾病检查。

急性特发性盲区扩大

单侧的旁中央盲点扩大，导致中心视物模糊；被认为是一种病毒感染后的视网膜病变；有时可自发缓解，但并不总是。

评估 多灶 ERG 可发现视盘周围区域的视网膜功能异常[4]。

视网膜疾病症候群

视网膜变性见于多种综合征和神经退行性疾病，包括神经鞘脂贮积病和神经元蜡样脂褐质沉积症。

Joubert 综合征

发作性新生儿呼吸急促和呼吸暂停、节奏性伸舌、共济失调、肌张力低下和粗大运动延迟；50% 的患者有视网膜营养不良，视敏度 20/60 ~ 20/200。具有遗传异质性。MRI 显示特征性小脑蚓部发育不全或发育低下，伴脑干裂和小脑上脚形态学改变

（臼齿征）[5]。

视神经发育障碍

在严重视力损害的患儿，先天性视盘畸形约占 15%；被认为由损伤或妊娠早期发育不良引起[6]。学龄前儿童常出现单侧异常伴斜视（最常见的是内斜视）；婴儿期出现双眼异常，有视力低下和眼球震颤。伴发 CNS 畸形和系统性疾病的患病率较高，常需要进一步检查。

胚胎发生

胚胎神经管闭合后（约受孕后 4 周），神经管前部进一步外翻，形成视柄（近端）和视杯（远端）。视网膜神经节细胞（retinal ganglion cell，RGC）轴突直接向视杯投射并进入视柄，形成视神经；所有 RGC 轴突在受孕约 20 周时进入视神经。在发育期间，约 200 万的 RGC 发出轴突至视神经；大约 1/2 的这些轴突发生程序性细胞死亡，所以成人视神经包含约 120 万根轴突。在受孕约 20 周时，前部视觉通路的髓鞘化始于外侧膝状体，足月时髓鞘化到达筛板水平，生后 2 年内髓鞘化持续进行；足月前后膝状体－皮质纹状区通路出现髓鞘化，大约在生后 4 个月完全成熟。

视神经发育不良

视盘最常见的先天畸形[7]；表现为视神经头异常小、脱色（灰色或苍白），反映视神经轴突缺失，常伴有视盘周围光环（双环征）。

流行病学　多种产前因素，包括低龄产妇、初产[8]和暴露于致畸剂［酒精、可卡因、麦角酸二乙酰胺（LSD）、苯环己哌啶（PCP）、苯妥英、奎宁］可使风险增加[9]；患有糖尿病母亲的婴儿可发生节段性发育不良[10]。

遗传学　单纯性视神经发育不良，目前没有明显的相关基因。

临床表现　局部的视野缺陷和视野缩窄，视敏度从正常（如果黄斑纤维不受累）至无光感；双眼受累较单眼受累常见；可伴发其他 CNS 畸形、眼球异常和多系统遗传病。

评估　①神经影像 MRI。②内分泌评估：尽管 MRI 未发现垂体解剖结构的异常，仍可能出现内分泌功能障碍。生长激素不足导致的垂体性侏儒症最为常见，也可出现甲状腺、肾上腺和性腺轴功能不全，全垂体功能减退或因抗利尿激素（ADH）缺乏导致的尿崩症；常见高泌乳素血症。

伴发疾病 透明隔-视神经发育不良（de Morsier 综合征）：视神经发育不良，透明隔缺乏，胼胝体变薄或发育不全；与 *HesX1* 基因突变有关[11]。

视神经不发育

视神经和视盘、视网膜神经节和神经纤维层以及视神经血管完全缺失，有时在相当于视盘位置处出现白色区域或空腔[12]；通常单眼受累，并在患侧眼常伴有其他畸形（小眼、虹膜发育不全、白内障、眼缺损、视网膜发育不良）；双眼受累时，通常伴发 CNS 畸形[12]。

视神经缺损

位于视盘颞下部中心的界限清楚的碗状凹陷，常累及相邻的脉络膜和视网膜；是由于胚胎期视柄和视杯的胎裂闭合不良所致[13-14]。

遗传学 散发性或遗传性，遗传形式多样（常染色体显性遗传、常染色体隐性遗传和 X 连锁遗传）[15]；可合并多系统疾病，包括 CHARGE 综合征（60% 有 *CHD7* 基因突变）、Walker-Warburg 综合征、线性脂腺痣综合征（见下文）。

临床表现 可能会出现小眼、小角膜、虹膜缺陷或斜视；视敏度轻微或严重下降，容易出现浆液性视网膜脱离。

评估 考虑遗传评估以排除相关的综合征。

视盘小凹

视盘处的圆形或卵圆形压迹，由发育不良的视网膜疝入因筛板缺陷形成的口袋中所致。

临床表现 可出现不同程度的视敏度和视野缺陷，伴有浆液性视网膜脱离[16]。

牵牛花综合征

眼底部的漏斗形凹陷，累及视盘；由于中央区神经胶质呈簇状增生（像牵牛花一样），使视神经看上去变大，周围由脉络膜视网膜色素紊乱环绕；发自视盘的视网膜血管呈放射状走行。

临床表现 视敏度降低（通常是 20/200 到数手指，尽管有报道 20/20 视力和没有光感的病例），或在中线缺陷疾病的后续检查中被发现（见下文）。

伴发异常 ①经蝶骨基底部脑膨出：隐匿性中线先天畸形，脑膜袋通过蝶骨的圆形缺损突入鼻咽部；患儿可能有其他中线缺损（眼距过宽、中线唇裂、腭裂、胼胝体发育不良、视神经交叉缺如、全垂体功能减退），可能会出现 CSF 鼻漏或呼吸道阻塞的症状。②血管异常：约 45% 的患者有牵牛花综合征，包括颈动脉发育不全和烟雾综合征[17]。

评估 MRI 和 MRA 可以评估伴发异常。

视盘异常倾斜

视盘看起来向两侧倾斜，鼻上部抬高；视网膜血管起源异常。继发于眼底鼻下部和视盘的向后扩张；可能有双颞侧视野缺失，从而不遵守垂直经线。

髓鞘化视网膜神经纤维

白色条纹状斑片，位于视盘的上极和下极（少见，可见离散的斑片与视盘分开），可提高视盘并掩盖视盘边缘；通过其远端边缘的不规则的扇形外形而被识别。可能伴有高度近视、弱视和视野缺损。发病机制不清，可能有家族性（常染色体显性遗传）。

视盘肾综合征

视盘呈中央型凹陷，大小正常，视网膜血管自视盘边缘发出后呈放射状走行；伴有肾功能不全。

遗传学 常由 *PAX2* 基因突变导致[18]。

临床表现 视敏度一般正常，但由于脉络膜或视网膜发育不良或浆液性视网膜脱离，视力可能下降；因视网膜发育不全而致周边视野缺损。

评估 肾检查，包括肾超声。

Aicardi 综合征

婴儿痉挛症、胼胝体发育不全，以及围绕在视盘周围的特异性视盘周围脉络膜视网膜腔隙或"穿孔性病变"（视网膜色素上皮缺陷），视盘往往异常。男性考虑是 X- 连锁致死性遗传。

视神经萎缩

对前部视通路任何不同损害的最终结果导致视网膜神经节细胞轴突缺失。表现为视盘大小正常，颜色苍白，常伴有较少的细血管。检查发现视神经萎缩的程度与视敏度无太大关系。

压迫性视神经病

视神经萎缩可能源于视通路的慢性压迫性损害。

视神经胶质瘤

肿瘤源于视神经轴突周围的星形胶质细胞，低级别最常见，病理上与青少年的毛细胞型星形细胞瘤相同。最初表现为视盘水肿，但最终导致视神经萎缩。

流行病学　75% 的患者发病 10 年内死亡，90% 在 20 年内死亡。

临床表现　尽管一些视神经胶质瘤不会影响视力，但可能出现视力丧失；斜视、无痛性眼球突出和单眼眼球震颤都可能是视神经胶质瘤的征象。

伴发疾病　25% 的患者伴有 1 型神经纤维瘤病（NF-1）。在 NF-1 患者中，视神经胶质瘤的发病率为 10%～70%；NF-1 患者神经胶质瘤可能为多灶性，单独影响双侧视神经。

评估　MRI 常显示视神经眶部均匀增厚和扭结，视交叉增大，浸润下丘脑。

预后　不同；也可保持稳定、增大或自然消退。

治疗　有争议，取决于肿瘤对视觉功能的影响。可考虑观察、化疗、手术切除肿瘤；考虑到有增加 NF-1 继发性肿瘤的风险，以及对血管完整性（辐射引起的烟雾病）和神经发育的继发性影响，放疗不太常用。

颅咽管瘤

儿童最常见的幕上肿瘤。肿瘤经常会压迫前视觉通路，引起内分泌功能障碍；可出现跷跷板样眼球震颤。

先天性脑积水

儿童视神经萎缩常见的原因，视神经萎缩往往与皮质视觉丧失同时发生。主要机制可能是颅内压长期增高。

中毒性和营养性视神经病

严重的营养不良和药物导致对称性、通常隐匿性的双侧视神经病变，伴视敏度丧失和中心盲点（表 21.2）。

外伤性视神经病

一侧或两侧的视神经损害可源于直接或间接性创伤，包括视神经挫伤、撕脱伤或裂伤，或出血进入视神经鞘内；起初视盘通常正常，触发事件后迅速萎缩[19]。大剂量的类固醇治疗并不能确定是否有益，反而可能有害[20]。

放射性视神经病

前通路累积剂量 50 ～ 60 Gy 或单次剂量＞ 10 Gy 时增加放射性视神经病的风险[21]，可发生在放疗后数周内（早发型）或治疗后数年，放疗后 18 个月为发病高峰（晚发型）。

遗传性视神经病

一组遗传异质性疾病，多伴有线粒体功能障碍；全身性线粒体疾病也可导致视神经萎缩[22]。

显性遗传性视神经萎缩（Kjer）

遗传性视神经萎缩最常见的形式；起病隐匿，发病年龄通常介于 4 ～ 8 岁。

遗传性 呈不完全外显和多种表型的常染色体显性遗传；遗传异质性，最常见的突变位点为 *OPA1*，也可在 *OPA3*（显性遗传

表 21.2 中毒性和营养性视神经病

维生素缺乏	毒物暴露
维生素 B_1	乙胺丁醇
维生素 B_6	氯霉素
维生素 B_{12}	利福平
维生素 B_2	卡莫司汀
叶酸	长春新碱
	甲醇
	铅
	钴

Adapted from Brodsky MC. Pediatric Neuro-ophthalmology. 2nd ed. New York，NY：Springer；2010 and Grant WM. Toxicology of the Eye. 3rd ed. Springfield，IL：Charles C. Thomas；1986，with permission.

性视神经萎缩伴白内障）、*OPA4* 和 *OPA5* 位点发生突变[23]。

临床表现　往往在常规视觉筛查中发现；视敏度通常是 20/70 ～ 20/100（范围：20/20 到数手指），但同一个体的双眼之间还可能有差异；也常见轻度畏光和色觉障碍。

预后　青春期后视觉功能通常稳定；80% 的 45 岁以上患者视敏度好于 20/200。

Leber 遗传性视神经病变（LHON）

线粒体病导致视力迅速下降，更常见于男性；发病年龄通常在 18 ～ 35 岁（范围：1 ～ 80 岁）。女性携带这种突变基因的风险 < 10%。

遗传学　母系遗传，与线粒体 DNA 突变有关[23]；3 个最常见的突变包括线粒体（m.）11778 G > A（最常见）、m.3460 G > A 和 m.14484 T > C，其中 m.14484 T > C 突变所致的视力障碍更可能自发恢复。除了原发致病性突变，研究发现许多线粒体突变 / 多态性与 LHON 呈弱相关，但不足以发病。

临床表现　快速进展的、无痛的单眼视力下降，通常在数天至数月内累及另一只眼；急性期可发现视盘周围毛细血管扩张和视网膜神经纤维层肿胀，但缺乏真正的视神经水肿。

预后　视敏度通常稳定在约 20/200，伴色觉障碍；中央区暗点；最常见的为永久性损伤，但有些患者可显示视力恢复。

评估　荧光血管造影可用于区分 LHON 视神经假性肿胀与真正的视神经水肿。没有证据表明 LHON 视神经周围有渗出，但真正的视神经水肿在视神经周围可见到荧光素渗出。

Wolfram 综合征（DIDMOAD）

尿崩症、糖尿病、视神经萎缩和感音性耳聋所组成的临床症候群[24]。

流行病学　大多数患者 < 25 岁，不同年龄段临床表现不同；糖尿病确诊的平均年龄为 9 岁，视神经萎缩为 12 岁，尿崩症在 15 ～ 20 岁，临床性耳聋 > 20 岁。

遗传学　已发现 4p16.3 上 *WFS1* 基因的几个突变（也伴发显性遗传性视神经萎缩及听力丧失），该位点缺失可引起多种线粒体基因缺失。

临床表现 视力丧失伴视神经萎缩，最终视力通常低于 20/200。

评估 MRI 显示广泛的脑干、小脑中脚和小脑半球萎缩，伴垂体后叶信号减低。

隐性视神经萎缩

单一症状的、孤立的、较少见的遗传性视神经萎缩；出生时出现或在幼年时逐渐形成；以严重的视觉缺陷为特征（视敏度低于 20/200，伴全色盲）[25]。

Behr 综合征

隐性视神经萎缩的一种形式，伴其他相关的神经系统异常，包括共济失调、痉挛和精神发育迟滞；通常在 1 ～ 8 岁起病；可与其他几种遗传病重叠[26]。

Costeff 综合征（甲基戊烯二酸尿症 3 型）

常染色体隐性遗传性疾病，早期出现双侧视神经萎缩、锥体外系功能障碍、晚发性痉挛，有时出现认知功能损害；由 *OPA3* 基因完全性缺失的纯合子突变引起[23]。尿中 3- 甲基戊烯二酸和 3- 甲基戊二酸水平升高。

伴发的神经退行性疾病

包括多种类型疾病，如先天性视网膜病、感染性视网膜病、视网膜中央动脉阻塞、脊髓小脑共济失调（SCA）、家族性自主神经功能异常以及伴水肿、高度节律失常和视神经萎缩的进行性脑病（progressive encephalopathy with edema，hypsarrhythmia，and optic atrophy，PEHO）。有关代谢性疾病的详细描述，请参阅第 7 章。

视神经水肿

多种原因，包括颅内压升高、炎症、缺血或视神经压迫、代谢障碍或眼球内炎症，引起的视神经头内轴突转运中断而导致的视盘抬高。

假性视盘水肿

视盘异常抬高类似病理性视神经肿胀或水肿的表现，继发于视盘脉络膜玻璃疣。脉络膜玻璃疣是筛板前的球状凝固物，通常认为可能是由轴突聚集引起慢性、轻度的视神经病所致（通常为遗传性）；婴儿和儿童被包埋的脉络膜玻璃疣可不明显，但随着疣体变大或钙化可逐渐明显；可引起视野缺损、缺血性视神经病变和脉络膜新生血管形成。

评估 尽管仔细的眼底检查可显示假性视盘肿胀，但通过其他影像学技术来确定诊断非常重要。视盘脉络膜玻璃疣可通过超声、光学相干断层扫描（OCT）或 CT 扫描发现；儿童患者首选超声或 OCT。

视盘水肿

指继发于颅内压（ICP）升高的双侧视神经肿胀。

临床表现 全身症状包括头痛、搏动性耳鸣（"耳边心跳声"）、恶心 / 呕吐、颈部疼痛。视觉症状包括视物模糊、短暂性黑矇（"黑矇"持续数秒钟，常在弯腰、站立或 Valsalva 动作时出现）、视野缺损、复视。

评估 如果患者配合，做完整的眼科评估，包括正规视野检查。脑部 / 眼眶 MRI 和头颅 MRV 及必要时腰椎穿刺用来明确 ICP 升高。诊断首先考虑继发于 ICP 升高的视盘水肿，包括颅内占位性病变伴梗阻性脑积水、混合性压迫性视神经病 / 梗阻性脑积水、发育异常（导水管狭窄）、脑膜炎引起的颅缝早闭与特发性颅内高压（IIH）；MRV 可排除静脉窦血栓形成。

特发性颅内高压

是指无占位病变或脑积水的 ICP 升高的症状和体征。危险因素包括：使用四环素 / 米诺环素、异维 A 酸和治疗急性早幼粒细胞白血病的全反式维 A 酸（ATRA）。IIH 患者 MRI 和 MRV 的征象包括视神经周围蛛网膜下腔扩大、视神经突出至眼球、眼球扁平化、空蝶鞍和横窦变窄（见第 14 章）。慢性视盘水肿可导致视神经萎缩和永久性视力丧失。治疗包括降低 ICP 的药物，如乙酰唑胺 10 ~ 15 mg/kg 每日 2 ~ 3 次，及外科手术（脑室分流术或视神经鞘开窗术）。

全身性疾病导致的视盘水肿

可见于多种全身性疾病，有些疾病与引起视神经萎缩的疾病相重叠。

视神经炎

常在发病前数天至数周内有发热性疾病，可由多种病毒和细菌性病原体引起；免疫接种后视神经炎也有报道，可为 ADEM 的一个特征。

临床表现 视力丧失，儿童常双侧受累（50% ~ 75%）；成人发生眼动性疼痛较儿童更常见。

评估 MRI 可评估颅内病变（脱髓鞘病）。腰穿除外感染、ICP 升高和白血病。考虑胸部 X 线检查（评估结核病和结节病）。寻找全身性疾病的症状和体征。

治疗 儿童患者缺乏有明确疗效的对照性研究，但往往基于成人研究行静脉内皮质类固醇治疗。

预后 初期视力丧失可能较难治疗，但恢复普遍良好。

与小儿多发性硬化（MS）相关 研究发现，儿童视神经炎后有发生 MS 的风险，MRI 显示有 CNS 病变时，发生 MS 的风险更高。

视神经脊髓炎（Devic 病）

由水通道蛋白 4 抗体导致的坏死性脊髓病；常表现为急性双侧视神经炎；一般伴随严重的视力丧失，但一些研究发现儿童视力恢复的预后较好。

Leber 特发性星状视神经视网膜炎

是单眼视力丧失、视盘肿胀伴视盘周围纹路和黄斑部星状变化的临床综合征，被认为源于局部自身免疫性血管炎。

病因 与多种感染因子有关，尤其是猫抓病；其他原因包括莱姆病、弓蛔虫、弓形虫、流行性腮腺炎、流行性感冒、水痘、EBV、西尼罗河病毒、结核病、梅毒、钩端螺旋体病。

临床表现 通常在 2～4 周前有感染性前驱症状；视力丧失（20/50～20/200）伴传入性瞳孔反应缺陷；中央暗点，随时间发展黄斑部星状改变。

预后 大多预后良好，但恢复比视神经炎需要更长时间。因为这种疾病与多发性硬化无明显相关，因此重要的是与视神经炎相鉴别。

白血病

白血病可通过多种机制导致视盘肿胀，包括白血病浸润视神经头、视盘水肿和缺血性视神经病。

糖尿病性视盘病

双侧视盘水肿可能见于某些青少年发病型糖尿病患者，主要发病年龄 10～30 岁；症状常较轻微，可自发缓解[27-28]。

视神经肿瘤

视神经肿瘤可能位于筛板前或眼球后。

■ von Hippel-Lindau 病性**视盘血管瘤**。

- 结节性硬化症的**视盘星形细胞错构瘤**。
- 与神经纤维瘤病 1 型（NF-1）相关的**视神经胶质瘤**。
- **视神经鞘脑膜瘤**（儿童患者较少见）。

恶性高血压

源于恶性高血压的视盘肿胀见于肾小球肾炎、肾动脉狭窄和系统性血管炎；如果血压下降太快，可能出现由视盘缺血导致的失明[29]。

结节病

视盘肿胀可能是由于局部肉芽肿浸润（特征性的"菜花"表现）、眼内炎症、因占位效应所致的视盘水肿或脑积水伴 CNS 病变[30]。

葡萄膜炎

视盘肿胀可继发于眼球内炎症。重要原因包括风湿性疾病、川崎病和链球菌感染后葡萄膜炎（表 21.3）。

表 21.3　视盘肿胀的鉴别诊断

仅有视觉受累	伴有神经系统或全身症状的视力丧失
视神经胶质瘤	视盘水肿伴
视神经视网膜炎	特发性颅内高压（IIH）
Leber 遗传性视神经病	梗阻性脑积水
假性视盘水肿	硬脑膜静脉窦血栓形成
	颅缝早闭
	脑膜炎
	视通路胶质瘤（散发性或 NF1 型）
	视神经炎伴
	急性播散性脑脊髓炎（ADEM）
	多发性硬化（MS）
	视神经脊髓炎
	内源性视神经肿瘤伴
	von Hippel-Lindau 病（血管瘤）
	结节性硬化症（星形细胞错构瘤）
	葡萄膜炎
	系统性血管炎
	结节病
	白血病视神经浸润
	恶性高血压
	糖尿病性视盘病

视交叉疾病

视交叉发育不良

视交叉中部棒状结构缺失，视神经和视束正常；视野和视敏度正常，但缺乏立体视觉；发病早期患者有跷跷板性眼球震颤[31]。

视交叉胶质瘤

视神经胶质瘤累及视交叉（见上文），表现为单侧或双侧（非对称性）视神经萎缩和视力丧失；可伴有间脑综合征或下丘脑受累所致的内分泌功能障碍；可能由于浸润到第三脑室而伴有梗阻性脑积水[32]。

蝶鞍 / 鞍上病变

视交叉受压导致双颞侧偏盲；此类病变包括颅咽管瘤、Rathke 裂囊肿以及儿童患者不常见的垂体腺瘤。

视交叉神经炎

出现双侧（常不对称）的视敏度下降和视野缺损（双颞侧偏盲）[33-34]。

视交叉后视觉障碍

皮质性视觉障碍

由膝状体-纹皮质通路损害所致的部分或完全性视力丧失（皮质盲）[35-37]。

病因 儿童常因围生期缺氧-缺血性损伤或卒中所致，也可因脑膜炎、血糖过低、创伤、大脑畸形、脑积水、遗传性或代谢性疾病所致；偶尔可能为独立性发病，患儿其他方面正常[38]。

临床表现 不同程度的视力丧失（非常轻微至完全失明）；在熟悉的环境、近距离可以较好地看见物体，而单调背景下视物较差；有些患儿偏爱某种颜色或周边视力；有些患儿对亮度低或移动物体的视敏度更高[39]。视力丧失程度可随警觉状态、疾病、药物、痫性发作、环境变化（噪声、颜色、光亮条件）而波动[39]。可能有凝视亮光来源的倾向（光凝视）；相反，大约 1/3 患儿有轻度畏光。

评估 MRI 可能显示弥漫性大脑萎缩、双侧枕叶梗死、顶-

枕叶分水岭梗死或脑发育障碍；常规视觉诱发电位（VEP）有助于监测视力恢复。

预后　随着时间的推移和视觉康复早期干预，不同程度的视力改善可能对预后产生重大影响。

皮质下视觉障碍（SVI）

视放射损伤导致视力丧失，这常见于早产儿脑室周围白质软化。

临床表现　常见的表现包括视敏度下降、视神经发育不良、下部视野缩窄、伴潜在眼球震颤的内斜视[40]；即使视敏度正常，SVI 儿童可能难以解释视觉环境，特别是视空间定位和复杂图案，如人脸和字词[41]。

视觉成熟延迟（DVM）

视觉功能自然性发育滞后，不伴有影像学异常；视网膜、视神经、视觉皮质和扫视性眼球运动系统的功能完整；被认为是由于视觉联合区发育不成熟所致。

流行病学　有些患儿有早产史或小于胎龄，伴宫内可卡因暴露；其他患儿伴发全身性或眼部疾病或精神发育迟滞。

预后　单独性 DVM 通常在 1 岁内视力恢复，但仍有相当比例的患儿有发育延迟或学习障碍；当伴发其他疾病时，预后不同。

先天性同侧偏盲

先天性病变累及一侧枕叶导致单纯性偏侧视野缺损；特征性的视盘和视神经纤维层改变（同侧半视神经萎缩）伴带状苍白或对侧视盘萎缩和同侧视盘的颞侧苍白[42]。

病因　围生期半球性卒中或白质软化[43]、脑穿通性囊肿、动静脉畸形[44]、神经节神经胶质瘤；少数先天性视束损害[45]。

短暂性视力丧失

偏头痛和偏头痛等位征

是儿童期发作性视觉障碍最常见的原因，常无特征性搏动性头痛。有些患儿描述为特征性的闪烁盲点扩大或筑城图（闪光暗点），但儿童较成年人更容易描述多种其他形式的视觉障碍。

- **一过性黑矇**：一过性单眼失明，起病快，缓解迅速；在儿童和青年患者，黑矇更常见于偏头痛而非血管阻塞。

- **高级皮质功能紊乱**：包括色觉丧失（中枢性全色盲）、人脸识别异常（面容失认症）、阅读困难（失读症），以及时间、感觉和体像扭曲（Alice 梦游仙境综合征）。
- **持续性偏头痛先兆（视雪症）**：有些偏头痛患儿出现持续数月至数年的视觉现象；累及整个视野，由弥漫性小颗粒组成，描述成无频道的电视画面、雪花、点、雨和蚂蚁。治疗可能比较困难，但根据病例报告，建议应用呋塞米[46]或丙戊酸[47]。

癫痫

癫痫发作病灶位于初级视觉皮质或视觉联合皮质的患儿可能有刺激性的视幻觉或皮质盲（发作期或发作后期）。

- **枕叶癫痫**：儿童较成人常见；视觉现象取决于枕叶内位置；初级视觉皮质癫痫发作可能会出现基本的闪光幻觉，而二级视觉联合皮质发作可能会产生五彩环形或球形图案的幻觉。
- **Panayiotopoulos 综合征**：儿童早期出现夜间眼球偏斜、恶心、呕吐和自主神经症状；10% 的患者视觉症状包括基本的或复杂的视幻视、错觉、模糊或失明[48]。
- **Gastaut 特发性儿童枕叶癫痫**：年长儿童发病，短暂性日间视觉性发作，表现为基本的视幻觉、眼球运动的感觉性错觉和眼球强直性偏斜[49]。
- **症状性枕叶癫痫**：常见原因包括 Sturge-Weber 综合征、皮质发育不良、新生儿低血糖症、腹部疾病、线粒体疾病、创伤性脑外伤、脑穿通性囊肿、神经胶质瘤和血管瘤。
- **颞叶癫痫**：发作源于颞区视觉联合皮质，可产生有关运动的和相互作用的人、动物和物体的复杂幻觉。

创伤后失明

头枕部创伤可引起短暂性失明，有时在创伤后数分钟至数小时发生；常伴有其他脑震荡后症状；持续数分钟至 1 天（通常为数小时），可完全恢复。

颈动脉夹层

颈动脉夹层可产生短暂性单眼视力丧失或闪光性暗点，类似于偏头痛；椎动脉夹层也可出现短暂性视觉症状。

心因性视力丧失

最常见于 9 ～ 11 岁的女孩（"弱视女生综合征"）；表现为

双侧视敏度下降，检查发现通常为 20/30 ～ 20/100；视野检查发现视野狭窄；常见头痛及眼睛疲劳症状。

诊断 不同的检查方法可能均提示非器质性视力下降；通过鼓励，检查结果通常得以改善；视动性眼球震颤可能正常；心因性视力丧失的立体视力往往正常。如果患者能够配合，只有通过一系列全面的眼科检查，包括色觉测试和规范性视野检查，才可做出排除性的诊断。

治疗 识别潜在的心理诱因；告知患儿这种视觉障碍在儿童中较为常见，且通常能够改善；除非有明确的基础性精神疾病、明显的或长时间的功能障碍或外伤史，原则上大多数患儿不需要到精神科就诊。

传出通路功能障碍

瞳孔疾病

调节麻痹

对光反射和会聚功能保留。健康儿童中有时可能为良性和一过性。调节麻痹也可因头颈部外伤、全身性疾病（如糖尿病）、神经肌肉疾病、神经系统疾病、眼球疾病和 21 三体引起。

Adie 强直性瞳孔

单侧或双侧瞳孔变大、强直，对光刺激产生缓慢的收缩反应，随后再次出现缓慢、强直性扩大。由副交感神经失支配所致，通过对稀释的毛果芸香碱产生收缩反应而被证实；儿童罕见。

眼球运动障碍

眼球运动障碍的患儿可出现复视症状和眼球不同轴、头位旋转 / 头位倾斜或上睑下垂体征。

动眼神经麻痹

动眼神经损伤可导致其所支配的肌肉（上部分支：上直肌、提上睑肌；下部分支：下直肌、内直肌、下斜肌和瞳孔括约肌）完全或部分性无力。

病因 40% ～ 50% 为先天性，常有异常再生征象；20% ～ 40%

为外伤性；10% ～ 20% 由动脉瘤或肿瘤所致[50-52]；极少数由眼肌麻痹性偏头痛或周期性动眼神经麻痹所致（见下文）[53]。

临床表现 ①**完全性动眼神经麻痹**：显著的外斜视和轻度下斜视伴完全性上睑下垂和瞳孔扩大。②**异常再生（动眼神经联带运动）**：可在动眼神经损伤后数周至数月出现，体征包括眼睑回缩伴向下凝视（假性 von Graefe 征）、瞳孔对光反射差但眼球可正常收缩伴内收（假性阿-罗瞳孔）。

评估 MRI/MRA 用来评估肿瘤或动脉瘤。对先天性单侧动眼神经麻痹（见下文"先天性脑神经失支配疾病"）进行 *CFEOM3* 基因检测。

预后 先天性动眼神经麻痹的新生儿可在数周至数月后恢复部分功能。常见弱视[54]且功能恢复不良，尽管以整容为目的的手术可能有用。

滑车神经麻痹

最常见的孤立性脑神经麻痹，也是孤立性垂直复视最常见的病因；是由上斜肌功能障碍导致的眼球内陷和旋转障碍。

病因 约 2/3 为先天性，颅面畸形（10%）、外伤（5%）或其他原因少见，血管性和肿瘤性原因极其罕见；双侧受累更常见于外伤[52,55]。先天性滑车神经麻痹通常为非家族性、无症状性，可伴斜颈；由于慢性头部倾斜可出现面部不对称。

临床表现 头部通常向患眼的对侧倾斜；水平性凝视偏离患眼，头部向患眼倾斜时加重。

评估 在获得性病例中多行 MRI 检查（如 NF2 患儿的滑车神经神经鞘瘤）。

预后 获得性麻痹可在 6 个月内缓解。先天性或后天顽固性滑车神经麻痹可行手术治疗。

展神经麻痹

由于外直肌功能障碍导致的患侧眼球外展受限。

病因 在一系列病例中，最常见的病因是肿瘤（20% ～ 45%），但估计可能代表转诊人群；其他原因包括外伤（20% ～ 40%）、ICP 升高（15%）、感染或感染后炎症（10% ～ 20%）[52,56]。

先天性展神经麻痹 罕见，通常见于新生儿期，可能在出生后第 1 个月改善或缓解。

良性复发性展神经麻痹　病毒感染或免疫接种后出现的单侧展神经麻痹。起病突然且伴严重的外展功能缺陷；患儿可在病程的第 8 ～ 12 周出现几次发作，随后大部分病例可完全缓解[57]。

临床表现　双眼水平性复视在看远处物体时较近侧更为严重，头转向患侧。向患侧眼球注视时非共同性内斜视明显，偏离患侧注视时非共同性内斜视减轻。

评估　考虑肿瘤时选用 MRI，考虑 ICP 升高时行腰椎穿刺。

预后　许多外伤所致的展神经麻痹在 6 个月内自发恢复；斜视和弱视发生率高，弱视治疗取决于患者的年龄；不能完全恢复者可行斜视矫正术。

眼肌麻痹性偏头痛

至少 2 次偏头痛性头痛发作，伴有或随后 4 天内头痛侧出现一支或多支眼球运动神经麻痹；必须行 MRI 排除肿瘤。

流行病学　通常 10 岁前发病。

临床表现　常累及动眼神经（与展神经受累的比率为 10：1），累及所有分支和瞳孔；眼肌麻痹与头痛程度一致，可持续 3 ～ 4 天；反复性或长时程发作可持续长达 1 个月或最终发展为永久性。

评估　使用 MRI 检测肿瘤。

多发性脑神经麻痹

绝大多数由外伤导致（包括颅底骨折）。鉴别诊断包括浸润性肿瘤、白血病、炎症性疾病（吉兰-巴雷综合征、多发性硬化、结节病、感染）。

共轭凝视麻痹

水平性凝视麻痹

损伤累及对侧额叶眼区、同侧脑桥旁正中网状结构或展神经核所致，见于某些先天性脑神经失支配疾病（见下文）和 Gaucher 疾病 3 型。

向下凝视麻痹

通常是由于两侧损伤累及中脑网状结构和影响内侧纵束头端

间质核所致，具有 Niemann-Pick 病 C 型特征。

向上凝视麻痹

见于背侧中脑综合征（见下文），最常见的原因是脑积水和其他压迫性病变引起的背侧中脑综合征；孤立性向上凝视麻痹的原因包括维生素 B_1 或 B_{12} 缺乏、Miller-Fisher 综合征或先天性纤维化综合征引起的下直肌功能受限；还可见于严重先天性失明的儿童。

核间性眼肌麻痹

一侧眼球不能内收，或双眼向一侧凝视时，外展眼球出现眼震；由内侧纵束病变所致；病因包括脱髓鞘疾病、脑干肿瘤、维生素 B_{12} 缺乏、感染、血管炎、创伤和代谢性疾病。

先天性脑神经失支配疾病

以眼外肌和面部肌肉缺乏神经支配为主要特征。

先天性眼外肌纤维化（CFEOM）

先天性限制性眼肌麻痹、眼球向下凝视固定、水平性斜视、上睑下垂；由于在早期发育过程中神经支配异常，导致眼外肌和提上睑肌被纤维组织所取代[58]。

遗传学　三个基因位点，具有不同的临床表型：CFEOM 1 型是常染色体显性遗传，是由于 12 号染色体上 *KIF21A* 基因突变所致；CFEOM 2 型是常染色体隐性遗传，是由于 11q13.1 染色体上 *PHOX2A* 基因突变所致；CFEOM 3 型是常染色体显性遗传，外显率不同，源于 16p24.2 ~ q24.3 染色体上 *TUBB3* 基因突变。

临床表现　CFEOM 1 型和 2 型一般累及双侧，CFEOM 3 型可以有不同程度的单侧眼睑下垂；特定的肌肉可不同程度受累。

Möbius 序列

由于面神经和展神经发育不全，导致先天性面部肌肉无力和水平性凝视麻痹（有时不对称）；垂直性凝视保留；也可能影响三叉神经、迷走神经和舌下神经，常伴有肢体和肌肉骨骼的畸形、常规运动障碍、协调不良和呼吸异常。病因不清[59]。

Duane 综合征

发育异常特征性表现为动眼神经支配的外直肌神经支配异常[60-61]，更常见于女性，影响左眼；可以是单侧或双侧。

遗传学 大多数病例为散发性，2% ～ 5% 为常染色体显性遗传。

临床表现 该病存在三种临床表型，其中Ⅰ型最常见。Ⅰ型患者患眼外展功能受限，Ⅱ型患者患眼内收功能受限，Ⅲ型患者患眼的外展和内收功能都受限。患者眼球内收时睑裂缩小、眼球回缩和异常眼球运动（急速向上和急速向下）。

伴发疾病 大约 1/3 的病例有其他全身性表现，包括感音神经性耳聋（10%）及脊椎、肾和肢体畸形；可作为其他全身性疾病的一部分（Wildervanck 综合征、Goldenhar 综合征、Okihiro 综合征、Holt-Oram 综合征、肢端肥大-肾-眼综合征）。

先天性眼球运动失用症

随意扫视运动不能，但反射性扫视活动存在；几乎总是影响水平性扫视运动，垂直性扫视运动保留，但在极少数病例可影响垂直性眼动。

流行病学 通常为散发性，但有家族性病例报道；可伴发神经退行性疾病和 CNS 畸形综合征。

临床表现 需要大幅度的水平性摆头来完成视觉注视；通常在 6 个月大时，患儿能控制头部和颈部时出现；早期由于不能注视和跟踪，通常被怀疑为失明；检查时可发现前庭性眼震和视动性眼震的快相缺失；患儿也可出现言语失用、躯干失用、肌张力减低和发育迟滞。

伴发疾病 包括 Joubert 综合征（见上文）、溶酶体病（Gaucher病 3 型、Krabbe 病、Niemann-Pick 病 C 型）、共济失调-毛细血管扩张症、Cockayne 综合征、Pelizaeus-Merzbacher 病、伴眼球失用的隐性共济失调和脊髓小脑共济失调 2 型（SCA2）。

评估 MRI 可显示伴发的胼胝体发育不良、丘部异常、小脑蚓部发育不良。

婴儿期短暂性眼动障碍

新生儿可出现多种良性、短暂性核上性眼球运动障碍。

新生儿短暂性斜视

健康足月新生儿初期可出现外斜视或内斜视；大部分内斜视可在出生后 2 ～ 3 个月矫正，大部分外斜视会在 4 ～ 6 个月时矫正。

强直性向下凝视

婴儿清醒时双眼间歇性向下偏移（睡眠期消失）；这种症状可借助眼球头部旋转或"玩偶头"手法加以克服，通常在生后 6 个月时恢复。必须与脑积水导致的"落日征"（主要表现为眼球向下凝视，有时伴有眼睑回缩）进行区分。

强直性向上凝视

比强直性向下凝视少见，可能是遗传性下视性眼球震颤的一种变异型。

眼肌病和重症肌无力

眼外肌比骨骼肌对能量的需求高，因其运动单位小、运动神经元放电率高、血流速度快和线粒体容积高。因此，对线粒体疾病和神经肌肉疾病特别敏感[62-63]（在第 6 章有详细讨论）。

慢性进行性眼外肌麻痹（CPEO）

起病隐袭，进展缓慢，对称性眼外肌麻痹和眼睑下垂，可见于多种线粒体疾病。**Kearns-Sayre 综合征**为 CPEO、视网膜色素变性和心脏传导阻滞的三联征，当怀疑该病时，应进行心脏检查。

重症肌无力

特征性表现为选择性骨骼肌易疲劳，因为病变位于神经肌肉接头水平，可单独累及眼肌（眼肌型重症肌无力），或表现为包括眼肌受累的更广泛的系统性疾病。

先天性肌无力综合征

患儿在出生后不久或儿童早期发病；与重症肌无力不同，其潜在的病因不是继发于自身免疫性机制，因此免疫抑制治疗无效；根据定义，患者血清中不一定有乙酰胆碱受体（AChR）抗体或肌肉特异性激酶蛋白（MuSk）抗体。治疗包括乙酰胆碱酯酶抑制剂。

青少年重症肌无力

传统的自身免疫性机制为针对神经肌肉接头的抗体。可表现为上睑下垂和弥漫性眼肌麻痹。评估包括血清抗体检测：AChR 的阻断、结合和调节，以及 MuSK 抗体检测，尽管很多重症肌无力患者可能为血清阴性；相关疾病的实验室检查，包括甲状腺疾病。EMG 有助于确定诊断，胸部影像学检查可排除胸腺瘤。治疗包括免疫抑制剂、乙酰胆碱酯酶抑制剂。

眼球震颤和眼球振荡

眼球震颤可能为先天性、潜在性（单眼闭合时出现）或后天获得性；皮质性视力丧失时，通常不出现眼球震颤，但因脑室周围白质软化所致 SVI 患儿可以出现；在视觉功能极差的患儿中，应与徘徊样眼球运动（缓慢的、无目的的眼球来回漂移）相区别。根据定义，眼球震颤与其他形式的眼球振荡不同，因眼球震颤时眼球运动的起始相为慢相。

婴儿眼球震颤

共轭性、节律性眼球振荡，通常为水平方向；钟摆样或跳动样眼球震颤；有时称之为先天性眼球震颤，但很少在出生时出现，除非家族性病例。

遗传学 孤立性婴儿眼球震颤可能为散发性，或为 X 连锁、常染色体显性或隐性遗传模式。

临床表现 通常在出生后 8 ～ 12 周发病，患儿可通过转动头部以保持眼睛位于"无眼震区"，此时眼球震颤最不明显且视敏度最好（表 21.4）。

评估 必须对原发性感觉性视觉缺陷（见于约 50% 的病例）或可能提示某种潜在神经系统病因（获得性眼球震颤、垂直性/旋转性眼球震颤、单侧受累）的特征进行评估。仅有眼球震颤的临床特征无法可靠地预测是否存在感觉缺失。

表 21.4　婴儿眼球震颤的特征
双眼受累和共轭性
单平面（向各个方向凝视时眼球震颤平面不变）
双眼振幅相似
能通过会聚运动抑制
试图注视、视觉活动增强或焦虑时加重
无振动幻视
视动反射倒置（与预期方向相反时诱发眼球震颤）
常可识别"无眼震区"
伴随点头或摇头（10%）

Adapted from Dell'Osso LF, Daroff RB. Nystagmus and saccadic intrusions and oscillations. In: Glaser JS, ed. Neuro-ophthalmology. Philadelphia, PA: Lippincott Williams & Wilkins; 1999: 369-401, with permission.

神经影像检查 可用来排除影响眼球运动的基础性神经系统疾病。

治疗 如有必要采取适当的屈光矫正以优化视敏度，弱视评估，斜视手术可能有助于缓解与眼球震颤"无眼震区"相关的严重斜颈。

隐性眼球震颤（融合发育不良性眼球震颤综合征）

遮挡一只眼睛时出现急动性眼球震颤，当遮盖另一只眼时出现快相朝向未遮盖眼的急动性眼震；见于双眼融合发育过程中断时（如婴儿期患内斜视的儿童）。**隐性眼球震颤表现**：可见于弱视或斜视患儿双眼睁开时；一只眼睛由于皮质抑制导致功能性闭合，另一只眼睛外展注视时出现双眼水平急动性眼震；与婴儿眼球震颤难以区分。

点头痉挛

眼球震颤、点头和痉挛性斜颈的症候群；眼球震颤可能为不对称性，而且有时为单眼性（单侧眼球震颤最常见的原因）；在18个月内发病（通常在 6 ～ 12 个月），通常在发病后 1 ～ 2 年内好转，但可持续到 8 岁。

评估 MRI 排除视通路胶质瘤。其症状与该病类似，但仅根据临床表现不易与点头痉挛区分。

周期性交替性眼球震颤（PAN）

大约每 2 min 眼球震颤的方向就会逆转；过渡期可包括上跳性或下跳性眼球震颤或方波样跳动。可为先天性或伴发神经系统疾病。

先天性 PAN 高达 17% 的伴有婴儿眼球震颤的患儿会出现周期性交替，可伴发白化病。

获得性 PAN 通常见于年长的儿童或成人，原因包括多发性硬化、颅后窝病变、小脑变性、脑积水和 Arnold-Chiari 畸形。

与神经系统疾病相关的眼球震颤

跷跷板样眼球震颤

一只眼睛向上内旋转，另一只眼睛向下外旋转的钟摆样眼球震颤；常见于累及鞍上区 / 鞍旁区的肿瘤患者（儿童则考虑颅咽管瘤），也是视交叉发育不良的特征；罕见先天性。

背侧中脑综合征（Parinaud 综合征）

由于背侧中脑受压，导致伴有向上凝视麻痹、近光离散和上睑挛缩（Collier 征）的辐辏-回缩性眼球震颤。

病因　在婴儿提示先天性中脑导水管狭窄；在学龄儿童提示松果体区肿瘤，包括松果体瘤、生殖细胞瘤或顶盖神经胶质瘤；在脑积水的大龄儿童提示分流失败。

上跳性眼球震颤

在眼球凝视位时出现快相向上的眼震，与脑干病变有关。

下跳性眼球震颤

在眼球凝视位时出现快相向下的眼震，与颈髓延髓交界处的病变（如 Chiari 畸形）、小脑病变（包括脊髓小脑变性）和锂中毒有关。

眼球振荡

斜视眼阵挛

表现为快速的、不随意的、多向量的、混乱无序的、共轭性快速眼球运动，无跳跃间隔；当眼球运动仅在水平面内运动时称为眼球扑动。

病因　儿童主要考虑神经母细胞瘤，也可是伴有多发性肌阵挛和头颈部冲击式扭转的良性自身免疫性脑炎的一种表现（"舞动的眼和脚"）。其他原因包括毒素暴露和感染。在新生儿中，该症状可能为一种良性短暂的现象。

评估　腹部成像和尿儿茶酚胺可用来评估神经母细胞瘤，全套副肿瘤检查以识别抗神经元抗体（即使隐匿性神经母细胞瘤也会出现）。

治疗　促肾上腺皮质激素（ACTH）对早期副肿瘤性斜视眼阵挛的疗效良好，类固醇、静脉内注射免疫球蛋白和血浆交换也可用于治疗，皮质类固醇或静脉内注射免疫球蛋白对自身免疫性病例有效。

眼睑功能障碍

先天性上睑下垂

以前认为是一种先天性肌病，但现在认为是一种先天性脑神经失支配综合征，伴有上睑提肌神经错误地支配同侧上直肌；表现为向上凝视时位于下垂眼睑下的同侧眼球过度上转，但在最初凝视时无垂直性眼球偏转。已经发现了几个基因位点[64-65]。

Marcus-Gunn 颌动瞬目反射（三叉神经-动眼神经联带运动）

新生儿期通常表现为不同程度的单侧眼睑下垂；当喂养婴儿时，观察到每次吸吮运动伴随眼睑向上抽搐；被认为是由于支配上睑提肌的动眼神经和支配下颌翼状肌的三叉神经运动支的某个分支的异常活化和联合收缩所致[66]。

过度眨眼

自发性眨眼的频率随年龄而变化（< 18 个月：2 ~ 5/min；大龄儿童：10/min；> 20 岁：20/min）；可见于抽动障碍或痫性发作；当伴有失神发作时，提示 Jeavons 综合征（伴失神发作的眼睑肌阵挛），该综合征中的眼睑抽搐和眼球向上偏斜与闭目后出现的或闪光刺激诱发的不规则棘-慢复合波放电相关[67]。

霍纳综合征

源于支配眼睛的交感神经受损。临床特征包括在暗环境中瞳孔缩小伴明显不等大、轻度上睑下垂（1 ~ 2 mm）和下眼睑抬高（反向上睑下垂）、伴有患侧瞳孔色浅的虹膜异色症；如果病变在颈动脉分叉处的近端，可能出现无汗。

病因 最主要的原因是神经母细胞瘤，可见于 3.5% 的霍纳综合征患儿；可能为先天性或由于围生期创伤（如臂丛神经损伤）[68-69]；同侧颈内动脉发育不良[70-71]，颈动脉夹层[72]；神经母细胞瘤以外的其他占位性疾病（如神经节瘤、NF1 患者中的神经纤维瘤）[73]。

评估 药物测试可明确诊断。脑 / 颈 / 上胸部 MRI/MRA 用来评估先天性肿瘤和血管畸形，结合尿儿茶酚胺代谢产物检测（高香草酸和香草扁桃酸）评估神经母细胞瘤[69]。

神经皮肤疾病的眼科表现

特殊的神经眼科表现见表 21.5。详细了解这些疾病参见第 12 章。

表 21.5 神经皮肤疾病的眼科表现

NF1	Lisch 结节，视神经和视通路胶质瘤，角膜神经肿大，视网膜错构瘤；眼睑的丛状神经纤维瘤
NF2	后囊下白内障，视网膜错构瘤
结节性硬化症	视网膜或视盘周围星形细胞错构瘤（75%），视网膜色素上皮（RPE）色素脱失
von Hippel-Lindau	视网膜血管母细胞瘤，视盘血管瘤
Sturge-Weber	青光眼，脉络膜血管瘤
Klippel-Trénaunay-Weber	葡萄酒色痣，眼眶静脉曲张，虹膜异色症，视网膜静脉曲张，脉络膜血管瘤
共济失调–毛细血管扩张	结膜毛细血管扩张，眼球运动失用，眼肌麻痹

参考文献

1. Henderson R, Lorenz B, Moore AT. Clinical and molecular genetic aspects of Leber's congenital amaurosis. In: Krieglstein GK, Weinreb RN, eds. *Essentials in Ophthalmology. Pediatric Ophthalmology, Neuro-ophthalmology, Genetics*. Berlin, Germany: Springer-Verlag; 2006:133–155.
2. Michaelides M, Hunt DM, Moore AT. The cone dysfunction syndromes. *Br J Ophthalmol*. 2004;88(2):291–297.
3. Pieh C, Simonsz-Toth B, Gottlob I. Nystagmus characteristics in congenital stationary night blindness (CSNB). *Br J Ophthalmol*. 2008;92(2):236–240.
4. Volpe NJ, Rizzo JF III, Lessell S. Acute idiopathic blind spot enlargement syndrome: a review of 27 new cases. *Arch Ophthalmol*. 2001;119(1):59–63.
5. Brancati F, Dallapiccola B, Valente EM. Joubert syndrome and related disorders. *Orphanet J Rare Dis*. 2010;5:20.
6. Taylor D. Developmental abnormalities of the optic nerve and chiasm. *Eye (Lond)*. 2007;21(10):1271–1284.
7. Rahi JS, Cable N; British Childhood Visual Impairment Study Group. Severe visual impairment and blindness in children in the UK. *Lancet*. 2003;362(9393):1359–1365.
8. Patel L, McNally RJ, Harrison E, et al. Geographical distribution of optic nerve hypoplasia and septo-optic dysplasia in Northwest England. *J Pediatr*. 2006;148(1):85–88.
9. Taylor D. Optic nerve axons: life and death before birth. *Eye (Lond)*. 2005;19(5):499–527.
10. Kim RY, Hoyt WF, Lessell S, et al. Superior segmental optic hypoplasia. A sign of maternal diabetes. *Arch Ophthalmol*. 1989;107(9):1312–1315.
11. Polizzi A, Pavone P, Iannetti P, et al. Septo-optic dysplasia complex: a heterogeneous malformation syndrome. *Pediatr Neurol*. 2006;34(1):66–71.
12. Margo CE, Hamed LM, Fang E, et al. Optic nerve aplasia. *Arch Ophthalmol*. 1992;110(11):1610–1613.
13. Brodsky MC. Congenital optic disk anomalies. *Surv Ophthalmol*. 1994;39(2):89–112.
14. Pollock S. The morning glory disc anomaly: contractile movement, classification, and embryogenesis. *Doc Ophthalmol*. 1987;65(4):439–460.
15. Warburg M. Update of sporadic microphthalmos and coloboma. Non-inherited anomalies. *Ophthalmic Pediatr Genet*. 1992;13(2):111–122.
16. Bonnet M. Serous macular detachment associated with optic nerve pits. *Arch Clin Exp Ophthalmol*. 1991;229:526–532.
17. Lenhart PD, Lambert SR, Newman NJ, et al. Intracranial vascular anomalies in patients with morning glory disk anomaly. *Am J Ophthalmol*. 2006;142(4):644–650.
18. Parsa CF, Silva ED, Sundin OH, et al. Redefining papillorenal syndrome: an underdiagnosed cause of ocular and renal morbidity. *Ophthalmology*. 2001;108(4):738–749.

19. Mahapatra AK. Optic nerve injury in children. A prospective study of 35 patients. *J Neurosurg Sci.* 1992;36(2):79–84.

20. Levin LA, Beck RW, Joseph MP, et al. The treatment of traumatic optic neuropathy: the International Optic Nerve Trauma Study. *Ophthalmology.* 1999;106(7):1268–1277.

21. Lessell S. Friendly fire: neurogenic visual loss from radiation therapy. *J Neuroophthalmol.* 2004;24(3):243–250.

22. Newman NJ. Hereditary optic neuropathies: from the mitochondria to the optic nerve. *Am J Ophthalmol.* 2005;140(3):517–523.

23. Carelli V, Lamorgia C, Valentino ML, et al. Retinal ganglion cell neurodegeneration in mitochondrial inherited disorders. *Biochim Biophys Acta.* 2009;1787(5):518–528.

24. Domenech E, Gomez-Zaera M, Nunes V. Wolfram/DIDMOAD syndrome, a heterogenic and molecularly complex neurodegenerative disease. *Pediatr Endocrinol Rev.* 2006;3(3):249–257.

25. Barbet F, Gerber S, Hakiki S, et al. A first locus for isolated autosomal recessive optic atrophy (ROA1) maps to chromosome 8q. *Eur J Hum Genet.* 2003; 11(12):966–971.

26. Felicio AC, Godeiro-Junior C, Alberto LG, et al. Familial Behr syndrome-like phenotype with autosomal dominant inheritance. *Parkinsonism Relat Disord.* 2008;14(4):370–372.

27. Pavan PR, Aiello LM, Wafai MZ, et al. Optic disc edema in juvenile-onset diabetes. *Arch Ophthalmol.* 1980;98(12):2193–2195.

28. Barr CC, Glaser JS, Blankenship G. Acute disc swelling in juvenile diabetes. Clinical profile and natural history of 12 cases. *Arch Ophthalmol.* 1980;98(12):2185–2192.

29. Hayreh SS, Servais GE, Virdi PS. Fundus lesions in malignant hypertension. V. Hypertensive optic neuropathy. *Ophthalmology.* 1986;93(1):74–87.

30. Phillips YL, Eggenberger ER. Neuro-ophthalmic sarcoidosis. *Curr Opin Ophthalmol.* 2010;21(6):423–429.

31. Sami DA, Saunders D, Thompson DA, et al. The achiasmia spectrum: congenitally reduced chiasmal decussation. *Br J Ophthalmol.* 2005;89(10):1311–1317.

32. Sylvester CL, Drohan LA, Sergott RC. Optic-nerve gliomas, chiasmal gliomas and neurofibromatosis type 1. *Curr Opin Ophthalmol.* 2006;17(1):7–11.

33. Newman NJ, Lessell S, Winterkorn JM. Optic chiasmal neuritis. *Neurology.* 1991; 41(8):1203–1210.

34. Kawasaki A, Purvin VA. Idiopathic chiasmal neuritis: clinical features and prognosis. *Arch Ophthalmol.* 2009;127(1):76–81.

35. Edmond JC, Foroozan R. Cortical visual impairment in children. *Curr Opin Ophthalmol.* 2006;17(6):509–512.

36. Afshari MA, Afshari NA, Fulton AB. Cortical visual impairment in infants and children. *Int Ophthalmol Clin.* 2001;41(1):159–169.

37. Hoyt CS. Visual function in the brain-damaged child. *Eye (Lond).* 2003;17(3): 369–384.

38. Lowery RS, Atkinson D, Lambert SR. Cryptic cerebral impairment in children. *Br J Ophthalmol.* 2006;90(8):960–963.

39. Jan JE, Groenveld M, Sykanda AM, et al. Behavioural characteristics of children with permanent cortical visual impairment. *Dev Med Child Neurol.* 1987;20(5):571–576.

40. Brodsky MC, Fray KJ, Glasier CM. Perinatal cortical and subcortical visual loss: mechanisms of injury and associated ophthalmologic signs. *Ophthalmology.* 2002;109(1):85–94.

41. Jacobson L, Ek U, Fernell E, et al. Visual impairment in preterm children with periventricular leukomalacia—visual, cognitive and neuropediatric characteristics related to cerebral imaging. *Dev Med Child Neurol.* 1996;38(8):724–735.

42. Hoyt WF, Rios-Montenegro EN, Behrens MM, et al. Homonymous hemioptic hypoplasia. Fundoscopic features in standard and red-free illumination in three patients with congenital hemiplegia. *Br J Ophthalmol.* 1972;56(7):537–545.

43. Ragge NK, Barkovich AJ, Hoyt WF, et al. Isolated congenital hemianopia caused by prenatal injury to the optic radiation. *Arch Neurol.* 1991;48(10):1088–1091.

44. Kupersmith MJ, Vargas M, Hoyt WF, et al. Optic tract atrophy with cerebral arteriovenous malformations: direct and transsynaptic degeneration. *Neurology.* 1994;44(1):80–83.

45. Murphy MA, Grosof DH, Hart WM Jr. Congenital optic tract syndrome: magnetic resonance imaging and scanning laser ophthalmoscopy findings. *J Neuroophthalmol.* 1997;17(4):226–230.

46. Rozen TD. Treatment of a prolonged migrainous aura with intravenous furosemide. *Neurology.* 2000;55(5):732–733.

47. Rothrock JF. Successful treatment of persistent migraine aura with divalproex sodium. *Neurology.* 1997;48(1):261–262.

48. De Rose P, Perrino F, Lettori D, et al. Visual and visuoperceptual function in children with Panayiotopoulos syndrome. *Epilepsia.* 2010;51(7):1205–1211.

49. Caraballo R, Koutroumanidis M, Panayiotopoulos CP, et al. Idiopathic childhood occipital epilepsy of Gastaut: a review and differentiation from migraine and other epilepsies. *J Child Neurol.* 2009;24(12):1536–1542.

50. Ng YS, Lyons CJ. Oculomotor nerve palsy in childhood. *Can J Ophthalmol.* 2005;40(5):645–653.

51. Miller NR. Solitary oculomotor nerve palsy in childhood. *Am J Ophthalmol.* 1977;83(1):106–111.

52. Holmes JM, Mutyala S, MausTL, et al. Pediatric third, fourth, and sixth nerve palsies: a population-based study. *Am J Ophthalmol.* 1999;127(4):388–392.

53. Barroso LH, Abreu SG, Finkel E, et al. Cyclic oculomotor paresis in Rio. *J Clin Neuroophthalmol.* 1991;11(2):136.

54. Ing EB, Sullivan TJ, Clarke MP, et al. Oculomotor nerve palsies in children. *J Pediatr Ophthalmol Strabismus.* 1992;29(6):331–336.

55. Tarczy-Hornoch K, Repka MX. Superior oblique palsy in pediatric patients. *J AAPOS.* 2004;8(2):133–140.

56. Lee MS, Galetta SL, Volpe NJ, et al. Sixth nerve palsies in children. *Pediatr Neurol.* 1999;20(1):49–52.

57. Mahoney NR, Liu GT. Benign recurrent sixth (abducens) nerve palsies in children. *Arch Dis Child.* 2009;94(5):394–396.

58. Andrews CV, Hunter DG, Engle EC. Congenital fibrosis of the extraocular muscles. In: Pagon RA, Bird TD, Dolan CR, eds. *GeneReviews [Internet].* Seattle, WA: University of Washington; 2011.

59. Verzijl HT, van der Zwaag B, Cruysberg JR, et al. Möbius syndrome redefined: a syndrome of rhombencephalic maldevelopment. *Neurology.* 2003;61(3): 327–333.

60. Andrews CV, Hunter DG, Engle E. Duane syndrome. In: Pagon RA, Bird TD, Dolan CR, eds. *GeneReviews [Internet].* Seattle, WA: University of Washington; 2010.

61. Kekunnaya R, Gupta A, Sachdeva V, et al. Duane retraction syndrome: series of 441 Cases. *J Pediatr Ophthalmol Strabismus.* 2012;49(3):164–169.

62. Schoser BG, Pongratz D. Extraocular mitochondrial myopathies and their differential diagnosis. *Strabismus.* 2006;14(2):107–113.

63. Kaminski HJ, Richmonds CR, Kusner LL, et al. Differential susceptibility of the ocular motor system to disease. *Ann N Y Acad Sci.* 2002;956:42–54.

64. Engle E, Castro AE, Macy ME, et al. A gene for isolated congenital ptosis maps to a 3-cM region within 1p32-p34.1. *Am J Hum Genet.* 1997;60(5):1150–1157.

65. McMullan T, Collins AR, Tyers AG, et al. A novel X-linked dominant condition: X-linked congenital isolated ptosis. *Am J Hum Genet.* 2000;66(4):1455–1460.

66. Pratt SG, Beyer CK, Johnson CC. The Marcus Gunn phenomenon. A review of 71 cases. *Ophthalmology.* 1984;91(1):27–30.

67. Striano S, Capovilla G, Sofia V, et al. Eyelid myoclonia with absences (Jeavons syndrome): a well-defined idiopathic generalized epilepsy syndrome or a spectrum of photosensitive conditions? *Epilepsia.* 2009;50(suppl 5):S15–S19.

68. Jeffery AR, Ellis FJ, Repka MX, et al. Pediatric Horner syndrome. *J AAPOS.* 1998; 2(3):159–167.

69. Mahoney NR, Liu GT, Menacker SJ, et al. Pediatric Horner syndrome: etiologies and roles of imaging and urine studies to detect neuroblastoma and other responsible mass lesions. *Am J Ophthalmol.* 2006;142(4):651–659.

70. Ryan FH, Kline LB, Gomez C. Congenital Horner's syndrome resulting from agenesis of the internal carotid artery. *Ophthalmology.* 2000;107(1):185–188.

71. Fons C, Vasconcelos M, Vidal M, et al. Agenesis of internal carotid artery in a child with ipsilateral Horner's syndrome. *J Child Neurol.* 2009;24(1):101–104.

72. Robertson WC, Pettigrew LC. "Congenital" Horner's syndrome and carotid dissection. *J Neuroimaging.* 2003;13(4):367–370.

73. Cackett P, Vallance J, Bennett H. Neurofibromatosis type 1 presenting with Horner's syndrome. *Eye (Lond).* 2005;19(3):351–353.

22 儿童中枢神经系统感染

Arnold J. Sansevere and Nagagopal Venna

康晓萍 译 刘献增 朱莎 校

儿童中枢神经系统（CNS）感染，解释脑脊液（CSF）的一般特征很重要。不同年龄段患儿的正常值不同（表 22.1）。

脑膜炎

急性脑膜炎[1-3]

定义 脑膜（硬脑膜、软脑膜和蛛网膜）或柔脑膜（软脑膜和蛛网膜）的炎症。

发病机制 ①微生物从远处感染的血源性播散；②微生物从被感染的鼻窦、中耳或乳突处通过导静脉播散。

临床表现[1,4] 典型征象包括发热、头痛、呕吐及颈强直。然而，根据患儿年龄的不同，这些征象可能缺如。颅内压（ICP）增高的征象也可能非常明显，如库欣三联征和脑神经病（特别是第 6 或第 4 对脑神经麻痹）。高达 40% 的感染患儿会出现癫痫发作[5]。

急性细菌性脑膜炎

临床表现为下面两种形式：①突然暴发性起病，迅速进展，出现休克、紫癜、弥散性血管内凝血（DIC）、昏迷和（或）24 h 内死亡；②脑膜炎前驱期征象，持续数天的发热、上呼吸道感染或胃肠道症状，继之出现昏睡和易激惹。

表 22.1 不同年龄段的正常 CSF 特征

	早产儿	足月儿（0～30 天）	儿童
白细胞（计数 /μl）	0～25	7.3±13.9	0～7
糖（mg/dl）	24～63	51.2±12.9	40～80
蛋白质（mg/dl）	65～150	64.2±24.2	5～40

Custer JW. Blood chemistries and body fluid. In: Custer JW, Rau RE, eds. The Harriet Lane Handbook. 18th ed. Philadelphia, PA: Elsevier; 2009: 686.

病因 不同年龄段的常见细菌感染如下[1,4,6]。**新生儿**：无乳链球菌、大肠埃希菌、单核细胞增多性李斯特菌、肺炎链球菌。**儿童和青少年**：脑膜炎奈瑟球菌、肺炎链球菌、流感嗜血杆菌。

诊断性检查 血培养：很重要，可揭示 8% ～ 90% 病例的致病菌[1]。腰椎穿刺（LP）：临床怀疑 ICP 增高时考虑 LP。ICP 增高征象：抗生素试验性治疗＞神经影像学＞根据结果考虑 LP（短期抗生素治疗不会显著影响 CSF 检查结果）。无 ICP 增高征象：LP 同时抗生素试验性治疗。立即 LP 的禁忌证：① ICP 增高的证据［库欣三联征、意识改变的情况下出现脑神经病变（特别是第 6 或第 4 对脑神经麻痹）］；②严重心-肺功能不全；③皮肤感染；④潜在的出血性疾病（血小板减少是相对禁忌证）[1,6]。

鉴别诊断 扁桃体周围脓肿、脑脓肿、咽后脓肿。

治疗 无须等待 CSF 结果即可开始治疗！

针对可疑细菌的抗生素治疗[1,5]

- 新生儿 / ＜ 3 个月婴儿：氨苄西林＋头孢噻肟或庆大霉素。
- 新生儿 / 早产儿：万古霉素＋头孢他啶。
- ＞ 3 个月至＜ 50 岁：头孢曲松或头孢噻肟。
- 耐药性肺炎链球菌：头孢曲松＋万古霉素或利福平。
- 神经外科、分流或头部外伤：头孢他啶＋萘夫西林或氟氯西林（或万古霉素＋氨基糖苷类）。
- 接触奈瑟菌属感染患者的预防：利福平（2 d）、头孢曲松肌注（1 次）、阿奇霉素（1 次）。

类固醇：怀疑细菌性脑膜炎的患儿，建议早期使用。研究认为可减少 CNS 炎症和降低 ICP，同时降低总死亡率、急性期并发症和长期后遗症（特别是听觉功能）。应用抗菌药物 1 h 后给药可能没用。地塞米松 0.6 mg/（kg·d），每日 4 次，持续 2 ～ 4 日，应在首次应用抗生素之前或同时使用。新生儿期的应用尚未确定[1,5]。

并发症 脑积水、硬膜下积液、硬膜外脓肿、静脉窦血栓形成、ICP 升高、低钠血症（SIADH）、痫性发作、脑血管炎。

神经系统后遗症 耳聋是细菌性脑膜炎最常见的神经系统后遗症，发生率高达 15% ～ 30%（肺炎链球菌患者风险最高）[1]。癫痫发生率＜ 5%[1]。智力障碍、运动障碍、偏瘫、失明、学习困难。

病毒性/无菌性脑膜炎

定义为临床表现和实验室检查支持脑膜炎，但细菌培养阴性。尽管一般认为表现为暴发性病程的脑膜炎、脑炎提示细菌感染，但也不总是这样。当出现系统性体征如皮疹、厌食、关节痛和全身不适时，提示病毒感染引起的病毒血症。

不同年龄段的临床表现 **新生儿**：在新生儿期，可不出现发热。常见症状包括呼吸暂停、呼吸急促、痫性发作、局灶性神经功能缺损、意识障碍、易激惹、生长停滞、呕吐、黄疸、败血症、低体温、高热、角弓反张。**儿童和青少年**：头痛（＜3岁儿童不明显）、发热、颈强直、畏光、畏声、呕吐、眼球运动时疼痛、皮肤瘀点和瘀斑。

体格检查 颈强直：出现克氏征（髋关节屈曲90°，小腿抬高伸直时出现疼痛）和（或）布氏征（仰卧位被动屈颈时出现膝和髋关节的不随意屈曲）。也可尝试下巴贴胸（早期更敏感）或让儿童吻膝。如果出现疼痛均考虑阳性。**注意**：左右转动颈部时不应产生疼痛[5]。仅约1/3的患儿新生儿期出现前囟饱满[1]。这是一个晚期体征。视盘水肿在急性脑膜炎中罕见，多提示慢性疾病，例如静脉窦血栓、特发性ICP增高、慢性脑膜炎。**脑神经病变提示ICP增高**，展神经（第6对脑神经）麻痹最常见，滑车神经（第4对脑神经）、动眼神经（第3对脑神经）麻痹或三叉神经（第5对脑神经）麻痹相对少见。以上常被认为是假性定位体征。动眼神经麻痹提示钩回疝。其他体征如淋巴结肿大、肝脾大、皮疹和口腔损伤可伴随脑膜体征，如果存在上述体征，提示由病毒引起。

病因 常见病毒性脑膜炎的病原体见表22.2和表22.3。

表22.2　DNA病毒

科	型	传播	季节
疱疹病毒科	HSV-1[1]，HSV-2[2]，CMV，VZV，HHV-6[3]	人类接触	四季
腺病毒科	腺病毒	人类接触	冬季/晚秋

[1] HSV-1感染是散发性脑炎最常见的原因。
[2] HSV-2是新生儿疱疹病毒感染最常见的原因，通常由母婴传播导致。
[3] HHV-6多见于免疫功能不全患儿。

Adapted from Swaima SF, Ashwal S, Ferriero DM, et al. Pediatric Neurology: Principles and Practice. 4th ed. St. Louis, MO: Mosby; 2006: 1569-1684 and Roos KL, Greenlee JE. Meningitis and encephalitis. Continuum (Minneap Minn). 2011; 17 (5): 1010-1023, with permission.

表 22.3　RNA 病毒

科	型	传播	季节
细小 RNA 病毒科	非脊髓灰质炎肠道病毒 柯萨奇病毒 埃可病毒 其他肠道病毒[1] 脊髓灰质炎病毒 1～3 型	粪-口	夏季和早秋
披膜病毒科	东方马脑炎病毒、西尼罗河病毒	蚊子	夏季和秋季
副黏病毒科	呼吸道合胞病毒、麻疹和腮腺炎病毒、副流感病毒	人类接触	冬季
正黏病毒科	流感病毒	人类接触	冬季

[1] 肠道病毒：无菌性脑膜炎最常见的原因。
Adapted from Swaima SF, Ashwal S, Ferriero DM, et al. Pediatric Neurology: Principles and Practice. 4th ed. St. Louis, MO: Mosby; 2006: 1569-1684 and Roos KL, Greenlee JE. Meningitis and encephalitis. Continuum (Minneap Minn). 2011; 17 (5): 1010-1023, with permission.

　　诊断性检查　腰椎穿刺行 CSF 分析（表 22.4）。

慢性脑膜炎

　　定义　脑膜炎的临床症状出现 > 4 周。

　　鉴别诊断　结核分枝杆菌、病毒性脑膜炎、寄生虫、肿瘤。

表 22.4　CSF 分析

	压力	外观	WBC	细胞类型	蛋白质	糖
细菌性	↑↑	浑浊	50～100/ >1000	中性粒细胞	↑/↑↑↑	降低
病毒性	正常/↑	清亮	N/10～ 1000	淋巴细胞	正常/↑	正常
结核性	↑	清亮	10～1000	淋巴细胞	正常/↑↑	正常/ 降低
真菌性	↑	清亮	N/100～ 1000	混合性	正常/↑↑	正常/ 降低

注意：急性细菌性脑膜炎早期 CSF 可出现淋巴细胞占优势的 CSF 细胞数增多（如李斯特菌）[6]。
急性病毒性脑膜炎 CSF 可出现中性粒细胞为主的 CSF 细胞数增多[3]。
Adapted from Swaima SF, Ashwal S, Ferriero DM, et al. Pediatric Neurology: Principles and Practice. 4th ed. St. Louis, MO: Mosby; 2006: 1569-1684 and Behrman R. Nelsons Textbook of Pediatrics. 18th ed. Philadelphia, PA: Saunders; 2007: 2513-2524.

结核性脑膜炎[1]

继发于结核分枝杆菌感染。

临床表现 多为亚急性或慢性起病，但也可急性起病。

病史 家庭成员中有结核病患者或来自结核病流行国家，可能有重要意义。

发病机制 CNS 感染由身体其他部位的原发病灶扩散引起。

症状和体征 表现无特异性，整体健康状况恶化。患儿易激惹，伴低热、恶心、呕吐和头痛。胃肠道症状突出。晚期可出现意识水平下降。

体格检查 通常无颈强直，可出现视盘水肿。检查可见眼脉络膜结核性病变。可出现单侧或双侧脑神经功能障碍（尤其是第7 对脑神经），继发于基底部脑膜炎。

诊断性检查 胸部 X 线检查和 PPD 阴性不能排除结核性脑膜炎。PPD 阳性率高达 60%，胸部 X 线检查阳性率为 50% ～ 90%。大脑 MRI 和头颅 CT 可以显示脑实质病变、梗死征象或结核瘤。也可出现脑积水。如果检查提示脊髓受累，应进行脊髓影像学检查。

治疗 异烟肼、利福平、乙胺丁醇、链霉素、吡嗪酰胺。疗程：服用异烟肼、利福平、吡嗪酰胺 2 个月，每日应用一种氨基糖苷类（在药物敏感性明确之前给予初始治疗）或乙硫异烟胺，然后对药物敏感性结核分枝杆菌使用 7 ～ 10 个月的异烟肼和利福平，每日1 次或每周 2 次（总共 9 ～ 12 月）。如果患者来自已知链霉素耐药地区，则可替代使用卡那霉素、阿米卡星或卷曲霉素[7]。

类固醇：儿童结核性脑膜炎建议使用，但证据尚不充分。合理的用法为泼尼松 2 mg/（kg·d）（最大量 60 mg/d），持续 4 ～ 6 周，之后逐渐减量[1,4,7]。

后遗症 神经：视力和听力损害、偏瘫、智力障碍、痫性发作。其他：下丘脑和基底池受累可导致内分泌疾病，如尿崩症（DI）、性早熟、肥胖及生长延迟。

真菌性脑膜炎

流行病学 CNS 真菌感染在健康儿童中非常少见。危险因素包括极低出生体重（VLBW）婴儿、HIV 感染、肿瘤性疾病（如白血病或淋巴瘤）、干细胞 / 外周细胞移植（骨髓或实质性器官）、近期神经外科手术、留置导管[8]。高危儿童往往免疫力低下，且可能无法产生炎症性反应。发热时需高度怀疑，而脑膜炎征象可能缺如。

常见病因[9-10]　念珠菌属：酵母菌。常见微生物：白色念珠菌和非白色念珠菌类。

发病机制　CNS 感染通常继发于原发部位感染（如肺浸润）。念珠菌可通过血行播散到达脑和其他器官。

临床表现　脑膜炎或脓肿形成。症状包括昏睡、发热、呕吐和其他脑膜炎征象。

诊断　血培养。CSF 以多形核中性粒细胞为主，蛋白质100 mg/dl，糖正常或轻度↓。

治疗　可选择两性霉素 B 或氟康唑。

新型隐球菌感染

新型隐球菌是土壤中的荚膜酵母菌。

发病机制　隐球菌存在于鸽粪或其他鸟粪中。通过吸入和（或）肠道传播。

临床表现　脑膜炎 / 脑炎及脓肿和肉芽肿。以隐匿性慢性头痛为主要表现，也可出现恶心 / 呕吐、发热、畏光和精神状态改变。

诊断　乳胶凝集试验检测隐球菌抗原（最敏感和特异），墨汁染色检测病原体（50% 阳性），或 CSF 培养（75% 阳性）[9]。CSF可正常，但 ICP 通常升高、WBC < 100/mm^3（淋巴细胞占优势）、葡萄糖 < 40 mg/dl。

治疗　静脉注射两性霉素 B 和口服氟胞嘧啶。

荚膜组织胞浆菌感染

双相型真菌。人体温度下以酵母菌形式生长，在室温下为菌丝。流行于美国中部（俄亥俄州和密西西比河谷）。

发病机制　孢子存在于潮湿环境（洞穴、笼子、户外），在干燥气候下经空气传播。

临床表现　颅内高压、意识模糊、痫性发作、尿失禁。

诊断　CSF 组织胞浆菌抗体（阳性率 70% ～ 90%）、抗原（阳性率 40% ～ 70%）和培养（阳性率 20% ～ 60%）[10]。

治疗 播散性感染和其他严重感染推荐用两性霉素 B。伊曲康唑也可能有效。

曲霉菌感染[1,9-10]

临床表现 ①颅内占位性病变；②可累及鼻窦、颅底、脑神经和大脑。③卒中样症状，也可出现精神状态改变、痫性发作和局灶性功能缺损。

诊断 肺、窦道、大脑和皮肤的组织活检是金标准。可做血清半乳甘露聚糖检测，但假阳性率高。

治疗 伏立康唑（HIV 感染儿童无相关研究）、两性霉素 B。

脑炎

定义 可引起精神状态和行为改变的脑实质感染。

临床表现 发热（提示感染）、头痛、意识模糊、行为异常、意识水平下降。

一般检查 病史和体格检查是关键。钆增强 MRI 和腰椎穿刺。

单纯疱疹病毒（HSV）脑炎[1,11-12]

HSV-1 儿童期经口传播获得。儿童可出现疱疹性咽炎、龈口炎、面部和口腔病变。多见于儿童期和成年早期。HSV-1 是最常见的散发性脑炎的病因。

HSV-2 通常是由性接触获得，引起青年生殖器病变（尽管可能无症状）。新生儿感染由于母婴传播。新生儿时期最常见的 HSV 感染原因。HSV-2 感染表现为：①多器官受累的播散性疾病，②局灶性 CNS 症状，③病变局限于皮肤、眼睛和口腔。首发征象在出生后至生后 4 周内出现。CNS 疾病通常在生后 2～3 周内出现[7]。HSV-2 感染是疱疹性脑膜炎最常见的形式。

发病机制 ①原发性口咽部 HSV-1 感染通过三叉神经直接入侵。②病毒再活化后侵入 CNS。③潜伏于 CNS 的 HSV 再活化。

临床表现 **儿童/青年**：发热、精神状态改变、痫性发作（部分性或全面性）、行为改变、失语、缄默、局灶性神经系统体征。当儿童病情迅速进展或仅出现模糊的嗅幻觉时，应该高度怀疑。**新生儿**：呼吸暂停、发育停滞、痫性发作、低体温/高热、局灶性神经系统体征。

诊断性检查 CSF：以淋巴细胞为主的 CSF 细胞增多，糖正常。可出现 RBC 或黄变。CSF PCR 是金标准（敏感性和特异性高）[12]，发病 72 h 内可出现假阴性。病毒培养意义不大。**神经影像学**：MRI 表现——颞叶或岛叶长 T2 信号。CT 表现——颞叶内侧、岛叶和额叶眶区局灶性出血性病变。儿童通常累及颞叶以外的区域[11]。**EEG**：局灶性或弥漫性慢波，周期性一侧性痫样放电（PLED）。

治疗 阿昔洛韦治疗 14 ～ 21 天。剂量：受孕龄 < 35 周，40 mg/（kg·d），每 12 h 一次；受孕龄 > 35 周，60 mg/（kg·d），每 8 h 一次。

神经系统后遗症和预后 发育迟滞、癫痫、人格改变或行为异常、注意力障碍。70% 未经治疗的患儿死亡[1,11]。

EB 病毒（EBV）脑炎[1,13]

发病机制 神经系统后遗症可能继发于免疫因素而不是病毒复制。

临床表现 前驱症状往往先于神经症状，持续几天到数周。行为改变、精神状态改变、发热、头痛、咽喉痛、淋巴结肿大、呕吐、痫性发作、局灶性神经功能缺损。

诊断性检查 常合并其他病原体感染。外周血：血清转氨酶升高、血小板减少、白细胞减少、异常淋巴细胞。CSF：EBV PCR。MRI：在灰质和皮质下白质可见 T2 加权像高信号。

治疗 根据病例研究，考虑使用类固醇和更昔洛韦。

神经系统后遗症 包括脑炎、无菌性脑膜炎、急性播散性脑脊髓炎（ADEM）、横贯性脊髓炎、急性小脑性共济失调、Bell 麻痹、爱丽丝仙境综合征、吉兰-巴雷综合征[1,13]。

水痘-带状疱疹病毒（VZV）脑炎[1,9]

发病机制 感染后，VZV 潜伏于感觉神经节细胞。

临床表现 通常有前驱症状，包括全身不适、咳嗽、流涕和斑丘疹之后发热。儿童在出疹前 2 天至出疹后 5 天具有传染性。

诊断性检查 脑脊液 VZV DNA 的 PCR 检测用于评估神经系统后遗症。

治疗 阿昔洛韦。皮质类固醇适于脉管炎、ADEM 和脊髓病。

神经系统后遗症 不到 0.1% 的健康儿童在患水痘后遗留神经系统后遗症，包括无菌性脑膜炎、脑炎、急性小脑共济失调、ADEM、Bell 麻痹、Ramsay Hunt 综合征（面瘫、疼痛、单侧听力下降）、具有潜在卒中风险的 CNS 血管炎、Reye 综合征（应用阿司匹林治疗时出现呕吐、昏迷、ICP 增高）。可在原发感染后数周至数年出现带状疱疹。

巨细胞病毒（CMV）脑炎[1]

临床表现 主要发生在免疫力低下的儿童。症状无特异性，可包括全身不适、低热和头痛。

发病机制 儿童通过接触成人唾液或尿液中脱落的 CMV 获得。血液和器官移植也可导致儿童感染。

诊断性检查 尿液、血清、CSF 中检测到 CMVDNA。

影像学 MRI 可显示脱髓鞘损害，或皮质或侧脑室旁炎症表现。

治疗 更昔洛韦。

神经系统后遗症 脑膜炎、脑炎、吉兰-巴雷综合征、视网膜炎、脊髓炎。

东方马脑炎[1,5]

高度致死性的虫媒传播性脑炎。

流行病学 主要在毗邻大西洋和墨西哥湾的国家内流行，多见于夏季。

临床表现 主要有以下两种明显的表现：①突然发热、呕吐、昏睡和痫性发作；②前驱症状包括全身不适、关节痛、头痛、发热。

诊断性检查 血清和 CSF 中发现东方马脑炎病毒特异性 IgM 及病毒培养。EEG 显示非特异性弥漫性慢波。影像学检查可正常或提示水肿，可累及丘脑和（或）基底神经节。

治疗 支持性治疗。

亚急性硬化性全脑炎（SSEP）

一种进展性的神经系统退行性病变。

临床表现　患儿在麻疹感染后数年出现肌阵挛、行为和智力障碍、锥体外系功能障碍、痫性发作和视力障碍[14]。

发病机制　不清。

诊断性检查　根据临床表现以及 MRI 和 EEG 表现。病史通常提示麻疹感染。CSF 和血浆麻疹抗体具有重要意义。疾病早期 MRI 可正常。最常见的 MRI 异常为脑室旁和皮质下白质 T2 高信号和脑萎缩。可累及胼胝体、脑干、小脑，基底神经节受累有报道但罕见。

预后　病情可完全或部分缓解；然而，死亡率很高。

莱姆病的 CNS 表现[7,15-16]

流行病学　夏季和初秋是高发季节。在美国东北部和中部大西洋地区流行。

发病机制　伯氏疏螺旋体通过蜱为媒介，从动物传染源到人类宿主。

疾病分期　第 1 期：早期局部病变 / 局部游走性红斑。第 2 期：早期播散性 / 血源性播散 / 螺旋体血症和抗体反应。15% 的患儿表现为多灶性游走性红斑[7]。此期神经系统异常最常见，可在感染后数周到数月内出现。第 3 期：疾病后期 / 慢性关节炎是最常见的特征；然而，可出现晚发性 CNS 和周围神经系统症状。在早期得到治疗的患儿晚期并发症不常见。

临床表现　症状可不明显，包括疲劳、全身不适、头痛、关节炎和低热。随着病情进展，患儿可出现淋巴细胞性脑膜炎症状、单侧或双侧面瘫、周围神经炎。

2% ～ 12% 的莱姆病患儿表现为脑膜炎[15]。

诊断性检查　早期为临床诊断。在发病早期，Lyme 抗体可为阴性，因为感染初期数周内难以检测出抗体。部分在早期使用合适抗菌药物治疗的患儿，可能永远不会出现抗体。

血清学诊断　两步法：①采用酶联免疫法或免疫荧光法行血清抗体筛查（均可因与口腔正常菌群或共存的螺旋体感染产生交叉反应而出现假阳性）。②筛查试验阳性或可疑还需蛋白质印迹确认。筛查试验阴性不需要确认。疾病早期确诊需做 IgG 和 IgM 免疫印迹。疾病晚期确诊仅需 IgG 免疫印迹。莱姆 PCR 因敏感性低而不可靠。

鉴别诊断 无菌性脑膜炎（肠道病毒）。

治疗 见表 22.5。

脑脓肿 [1,17]

发病机制 微生物血源性播散或直接扩散。初始病变与脑炎一致。这种表现可持续数周，随后可继发水肿并可能产生占位效应。然后组织坏死，并被肉芽组织包围。脑脓肿可由多种需氧和厌氧微生物引起。

常见的微生物 自然界中最常见的为厌氧菌、链球菌、葡萄球菌、脆弱类杆菌。新生儿中最常见的为变形杆菌属。

易感因素 脑脓肿常发生于发绀型先天性心脏病、败血症、心内膜炎、神经外科手术后、肺部感染、副鼻窦或耳乳突区感染或外伤。免疫缺陷／免疫抑制患儿也是危险人群。

临床特征 亚急性起病的头痛和发热，可出现局灶性神经系统体征。呕吐、意识错乱、颈强直，也可出现痫性发作。

诊断性检查 血培养对分离微生物可能有重要作用。神经影像检查很关键，确诊需要行增强检查。

影像学特征 ① CT：低密度病变和稍高密度的薄壁。增强

表 22.5 莱姆病的治疗

早期局灶性疾病

8 岁和更年长儿所有年龄段	多西环素 100 mg，口服，2 次／日，14～21 天 阿莫西林 50 mg/（kg·d），口服，3 次／日（最大 1.5 g/d），14～21 天；头孢呋辛 30 mg/（kg·d），2 次／日，或 1 g/d，14～21 天

早期播散性和晚期疾病

面神经麻痹	同早期局灶性疾病，但应用 21～28 天
脑膜炎／脑炎	头孢曲松或青霉素：头孢曲松 75～100 mg/（kg·d），静注或肌注，14～28 天；或青霉素 30 万 U/kg，静注，每 4 h 一次，14～28 天

Modified from American Academy of Pediatrics. In: Pickering LK, Baker CJ, Kimberlin DW, et al., eds. Red Book: 2009 Report of the Committee on Infectious Diseases. 28th ed. Elk Grove Village, IL: American Academy of Pediatrics; 2009: 201-732.

扫描可见薄壁强化。② MRI：脓肿壁在 T1 像为等信号、T2 像低信号。中心区在 T1 像呈等至低信号，T2 像为高信号。增强扫描可见环形强化。弥散成像是区分脓肿与囊肿或坏死性肿瘤的关键。脓肿会限制弥散（DWI 高信号，ADC 低信号）。治疗 1 ～ 2 周后弥散异常会逐渐恢复正常。

治疗 尽早使用抗生素。首先控制升高的 ICP。使用抗生素后根据脓肿的分期可行脓肿切开引流和外科手术切开。在疾病早期或出现多发脓肿时，药物治疗通常作为首选。系列影像学检查有助于评估药物疗效。

神经系统后遗症 慢性痫性发作 / 癫痫。

脑囊虫病 [18]

流行病学 全世界最常见的 CNS 寄生虫病，主要流行于拉丁美洲、墨西哥、印度、中国和撒哈拉以南非洲。

病因 猪肉绦虫的包囊幼虫。

发病机制 人类因食用未煮熟的猪肉而获得的肠道感染。虫卵通过粪便传播或污染农产品而间接感染人类，也可直接通过粪-口途径传播。

临床表现 头痛、呕吐、局灶性神经功能缺损和脑炎。感染灶可在实质内或实质外（儿童不常见）。80% 的病例首发症状为痫性发作。

诊断性检查 病理学是金标准。*神经影像学*是关键。头节的识别具有确诊意义。灰-白质连接处可见囊肿，最常见于顶叶。① CT：钙化、高密度病变。周围可见水肿带。多灶性囊腔呈"星空"样外观。② MRI：相对于白质，T1 像呈等信号或高信号。相对于 CSF，T2 像呈等信号或高信号。应用造影剂钆可见环形增强。钙化病变在所有 MRI 序列均呈低信号。*血清学*：免疫检测的敏感性或特异性尚未被证实。*CSF*：脑实质感染时 CSF 大多正常，但实质外感染时 CSF 可能异常。约 1/3 的患者嗜酸性粒细胞增多。在 X 线片上寻找钙化的囊肿和粪便成虫检查意义不大。

治疗 痫性发作需对症处理。急性期使用皮质类固醇具有重要意义。强化病灶提示退化的囊肿；在这种情况下，疗效不明确。药物治疗为阿苯达唑。吡喹酮为二线药。

HIV [6-7,9,19]

定义 人类逆转录病毒，HIV-1，HIV-2 较少见。

发病机制 人类是唯一已知的宿主。大多数患儿在宫内、出生时通过母婴传播，或母乳喂养获得。其他传播方式包括性接触、污染的器械／针穿刺皮肤、黏膜暴露于被污染的血液或其他体液。

临床表现 儿童可＞5 年无症状。儿童表现为生长停滞、广泛淋巴结肿大、鹅口疮、肝脾大、机会性感染、反复腹泻和神经系统症状，包括精神发育迟滞、新生儿小头畸形和脑病。

诊断性检查 出生后前 3 个月由于体内有母源性抗体，因此抗体检测不可靠。小于 18 个月的儿童，诊断的金标准是 HIV PCR 试验（敏感性 95%，特异性 97%）[7]。若婴儿 2 次不同的标本监测阳性时，则考虑感染。婴儿需在生后第 14 天、1～2 个月和 2～4 月时检测。对于青少年和儿童，酶联免疫法是初筛试验，确诊需蛋白质印迹检查。

治疗 出生后前 6 周内使用齐多夫定。对宫内无暴露的青少年和儿童，根据病毒载量、CD4 计数和临床表现，需行抗逆转录病毒治疗。

神经系统后遗症 原发性后遗症：HIV 脑病、无菌性脑膜炎、脑膜脑炎、肌病、周围神经病。继发性后遗症：中枢神经系统 PML/JC 病毒感染，弓形虫病，CMV、VZV、HHV-6、支原体、真菌感染，原发 CNS 淋巴瘤，卒中。

HIV 脑病 [6,9]

临床表现 可在病毒感染后 2 个月至 5 年发病。突出特征是发育标志缺失、痴呆、痉挛状态和获得性小头畸形。儿童可出现共济失调、运动障碍、肌阵挛和惊厥[9]。

影像学特征 CT：皮质萎缩、脑室扩大、基底神经节钙化。MRI：脑室周围白质和半卵圆中心 T2 像高信号。早期呈斑片状，逐渐扩展融合。

进行性多灶性脑白质病（PML）[6,20]

定义 继发于潜伏的 JC 病毒感染的进行性脱髓鞘病。

发病机制　少突胶质细胞破坏。

临床表现　儿童可表现为缓慢进展的功能缺损，如失明、感觉缺失、轻偏瘫、语言障碍。

诊断　CSF 内 JC 病毒 DNA PCR 检测。MRI：T2 像高信号。CT：白质低密度，无增强。

预后　神经功能迅速衰退。约 6 个月内死亡。

脑室–腹腔分流感染 [1]

临床表现　分流感染多在置管后 1～2 个月内出现。5%～10% 的患儿会发生。通常亚急性起病，但若分流障碍可急性起病。患儿可表现为低热、易激惹、呕吐和其他 ICP 升高征象。既往有癫痫病史的患儿可出现发作频率增加。对 CNS 留置导管的每一位患儿，出现发热时必须考虑分流术后感染。腹膜炎可能是儿童脑室–腹腔分流感染的主要表现。

病因　凝固酶阴性葡萄球菌或金黄色葡萄球菌。革兰氏阴性菌和皮肤正常菌群也可致病。

诊断性检查　非增强螺旋 CT（NCHCT）和放射照相分流序列可用于评估脑积水的恶化，CSF 分析用于评估感染。

治疗　头孢他啶＋萘夫西林或氟氯西林（或万古霉素＋氨基糖苷类）。

参考文献

1. Swaima SF, Ashwal S, Ferriero DM, et al. *Pediatric Neurology Principles and Practice*. 4th ed. St. Louis, MO: Mosby; 2006:1569–1684.
2. Nigrovic LE, Kuppermann N, Malley R. Development and validation of a multivariable predictive model to distinguish bacterial from aseptic meningitis in the post-Haemophilus influenzae era. *Pediatrics*. 2002;110(4):712–719.
3. Negrini B, Kelleher KJ, Wald ER. Cerebrospinal fluid findings in aseptic versus bacterial meningitis. *Pediatrics*. 2000;105(2);316–319.
4. Curtis S, Stobart K, Vandermeer B, et al. Clinical features suggestive of meningitis in children: a systematic review of prospective data. *Pediatrics*. 2010;126(5):952–960.
5. Roos KL, Greenlee JE. Meningitis and encephalitis. *Continuum (Minneap Minn)*. 2011;17(5):1010–1023.
6. Behrman R. *Nelsons Textbook of Pediatrics*. 18th ed. Philadelphia, PA: Saunders; 2007:2513–2524.
7. American Academy of Pediatrics. In: Pickering LK, Baker CJ, Kimberlin DW, et al., eds. *Red Book: 2009 Report of the Committee on Infectious Diseases*. 28th ed. Elk Grove Village, IL: American Academy of Pediatrics; 2009:201–732.
8. Huttova M, Kralinsky K, Horn J, et al. Prospective study of nosocomial fungal meningitis in children—report of 10 cases. *Scand J Infect Dis*. 1998;30(5):485–487.
9. Fenichel GM. *Clinical Pediatric Neurology: A Signs and Symptoms Approach.*

Philadelphia, PA: Elsevier Saunders; 2005:52–60.

10. Mofenson LM, Brady MT, Danner SP, et al. Guidelines for the prevention and treatment of opportunistic infections among HIV-exposed and HIV-infected children: recommendations from CDC, the National Institute of Health, the HIV Medicine Association of the Infectious Diseases Society of America, the Pediatric Infectious Diseases Society, and the American Academy of Pediatrics. *MMWR Recomm Rep*. 2009;58(RR-11):1–166.

11. Ward KN, Ohrling A, Bryant NJ, et al. Herpes simplex serious neurological disease in young children: incidence and long-term out come. *Arch Dis Child*. 2012;97(2):162–165.

12. Ladapo TA, Oyenusi E, Lesi F. Herpes simplex encephalitis. *Niger J Clin Pract*. 2011;14(1):112–114.

13. Doja A, Bitnun A, Jones EL, et al. Pediatric Epstein Barr Virus-associated encephalitis: 10- year review. *J Child Neurol*. 2006;21(5):385–391.

14. Cece H, Tokay L, Yildiz S, et al. Epidemiological findings and clinical and magnetic resonance presentations in subacute sclerosing panencephalitis. *J Int Med Res*. 2011;39(2):594–602.

15. Garro AC, Rutman M, Simonsen K, et al. Prospective validation of a clinical prediction model for Lyme meningitis in children. *Pediatrics*. 2009;123(5):E829–E834.

16. Avery RA, Frank G, Glutting JJ, et al. Prediction of Lyme meningitis in children from a Lyme disease-endemic region: a logistic-regression model using history, physical, and laboratory findings. *Pediatrics*. 2006;117(1):e1–e7.

17. Carpenter J, Stapleton S, Holliman R. Retrospective analysis of 49 cases of brain abscess and review of the literature. *Eur J Clin Microbiol Infect Dis*. 2007;26(1):1–11.

18. Singhi P, Singhi S. Neurocysticercosis in children. *J Child Neurol*. 2004;19(7):482–492.

19. Read JS, Committee on Pediatric AIDS, American Academy of Pediatrics. Diagnosis of HIV-1 infection in children younger than 18 months in the United States. *Pediatrics*. 2007;120(6):E1547–E1562.

20. Berger JR, Scott G, Albrecht J, et al. Progressive multifocal leukoencephalopathy in HIV-1-infected children. *AIDS*. 1992;6(8):837–841.